Limb Salvage of the Diabetic Foot
An Interdisciplinary Approach

糖尿病足 | 多学科保肢治疗

原著 [英] Michael E. Edmonds　　[美] Bauer E. Sumpio

主审 俞光荣　张建中　梁晓军　　主译 赵宏谋　鹿　亮　张明珠

中国科学技术出版社
·北京·

图书在版编目（CIP）数据

糖尿病足：多学科保肢治疗 / (英) 迈克尔・E. 埃德蒙兹 (Michael E. Edmonds)，(美) 鲍尔・E. 苏皮奥 (Bauer E. Sumpio) 原著；赵宏谋，鹿亮，张明珠主译 . — 北京：中国科学技术出版社，2024.7

书名原文：Limb Salvage of the Diabetic Foot: An Interdisciplinary Approach

ISBN 978-7-5236-0485-4

Ⅰ . ①糖… Ⅱ . ①迈… ②鲍… ③赵… ④鹿… ⑤张… Ⅲ . ①糖尿病足—诊疗 Ⅳ . ① R587.2

中国国家版本馆 CIP 数据核字 (2024) 第 039813 号

著作权合同登记号：01-2023-3503

策划编辑	丁亚红　孙　超
责任编辑	丁亚红
文字编辑	陈　雪
装帧设计	佳木水轩
责任印制	徐　飞

出　　版	中国科学技术出版社
发　　行	中国科学技术出版社有限公司
地　　址	北京市海淀区中关村南大街 16 号
邮　　编	100081
发行电话	010-62173865
传　　真	010-62179148
网　　址	http://www.cspbooks.com.cn

开　　本	889mm×1194mm　1/16
字　　数	514 千字
印　　张	20
版　　次	2024 年 7 月第 1 版
印　　次	2024 年 7 月第 1 次印刷
印　　刷	北京盛通印刷股份有限公司
书　　号	ISBN 978-7-5236-0485-4/R・3161
定　　价	298.00 元

译者名单

主　审　俞光荣　同济大学附属同济医院
　　　　张建中　首都医科大学附属北京同仁医院
　　　　梁晓军　西安交通大学医学院附属红会医院

主　译　赵宏谋　西安交通大学医学院附属红会医院
　　　　鹿　亮　中国科学技术大学附属第一医院
　　　　张明珠　首都医科大学附属北京同仁医院

副主译　黄若昆　武汉市第四医院
　　　　赵嘉国　首都医科大学附属北京同仁医院
　　　　赵　会　首都医科大学附属北京朝阳医院
　　　　任甜甜　宁波市第一医院

译　　者（以姓氏汉语拼音为序）
　　　　鲍　鲲　北京朝阳中西医结合急诊抢救医院
　　　　曹广超　徐州仁慈医院
　　　　刁佳宇　陕西省人民医院
　　　　范金柱　西安交通大学医学院附属红会医院
　　　　冯　慧　西安医学院研究生处
　　　　胡　枫　中国科学技术大学附属第一医院
　　　　黄雯洁　武汉市第四医院
　　　　姬维娜　西安交通大学医学院附属红会医院
　　　　纪霖锋　首都医科大学附属北京同仁医院
　　　　李　宁　中国科学技术大学附属第一医院
　　　　李鹏飞　首都医科大学附属北京同仁医院
　　　　李瑞君　吉林大学白求恩第一医院
　　　　李润民　西安交通大学医学院附属红会医院
　　　　梁景棋　西安交通大学医学院附属红会医院
　　　　刘　亮　西安交通大学医学院附属红会医院
　　　　刘培珑　西安交通大学医学院附属红会医院
　　　　罗文强　中国科学技术大学附属第一医院
　　　　马　峰　西安交通大学医学院附属红会医院

裴福春　北京朝阳中西医结合急诊抢救医院

孙成宜　首都医科大学附属北京同仁医院

田　文　上海交通大学医学院附属第一人民医院

王　琼　西安交通大学医学院附属红会医院

温晓东　西安交通大学医学院附属红会医院

徐桂军　天津医院

徐军奎　西安交通大学医学院附属红会医院

杨　杰　西安交通大学医学院附属红会医院

杨晓荣　西安大兴医院

杨鑫权　西安交通大学医学院附属红会医院

于波心　天津医院

于　涛　上海交通大学医学院附属瑞金医院

袁会军　西安交通大学医学院附属红会医院

张　林　北京朝阳中西医结合急诊抢救医院

张心正　南开大学物理科学学院

张　言　西安交通大学医学院附属红会医院

赵有光　同济大学附属同济医院

内 容 提 要

　　本书引进自 Springer 出版社，由英国国王学院医院和美国耶鲁大学医学院的多学科糖尿病足团队成员合作完成，是首部有关糖尿病足多学科协作保肢治疗的实用指南。本书先概要介绍了糖尿病足的评估、分类和处理原则，然后针对糖尿病足的常见临床表现（或进展阶段）进行了系统阐述。书中内容不仅涵盖了足踝外科、内分泌科、心血管内科、周围血管外科、矫形外科、显微外科、创面修复外科、支具辅具中心、康复科等多学科协作诊疗背景下糖尿病足的分类诊断、临床评估和规范化保肢治疗策略，还结合临床实践创新地对糖尿病足进行了分门别类的阐述，细致介绍了各种糖尿病足亚型的临床特点和病理机制，并列明相应的治疗技术要点，以便有针对性地开展诊疗实践。本书内容系统，阐述清晰，图文并茂，可为相关临床医师开展糖尿病足诊疗实践时提供参考。

译者前言

我国是世界上成人糖尿病患者最多的国家，据国际糖尿病联盟预测，到2045年，我国糖尿病患者数量将达到惊人的1.744亿例，伴随而来的糖尿病并发症患病率也会逐年攀升，给经济、社会带来极大负担。糖尿病足是糖尿病远期并发症中最令内分泌科医师和骨科医师头痛的疾病之一，该病起病急，进展迅速，耗费大量人力、物力，但预后往往不佳，病程迁延不愈，终末期截肢手术常常不可避免，给医患双方带来极大救治压力，而行之有效的保肢治疗方法在临床却凤毛麟角，实为一大憾事。

随着我国医改进入深水区和国家加强三级公立医院绩效考核工作的推进，采取多学科协作诊疗模式（MDT）提升医疗质量成为一种大趋势。MDT围绕着"以患者为中心"的理念，在提升医疗质量的同时，促进和带动学科发展，合理控制医疗费用，改善患者就医体验。英国国王学院医院和美国耶鲁大学医学院多学科糖尿病足团队就是这样一个涵盖了足踝外科、内分泌科、矫形与显微外科等多学科背景的专病协作诊疗团队。这两个团队长期致力于糖尿病足的保肢治疗，即保留患者肢体与挽救生命。在书中，他们分享了关于糖尿病足部并发症的评估、分类和处理原则，以及重点的保肢流程和干预方法，并配以丰富的图片和翔实的文字描述，为读者打开了糖尿病足多学科协作下保肢治疗的大门，可作为足踝外科、骨科、内分泌科、周围血管科、介入科、显微外科、创面外科、感染科、支具辅具等多学科医护人员及治疗师的临床指南。

我们衷心希望本书的翻译和出版能对我国的糖尿病足多学科保肢治疗起到积极的促进作用，改善国内糖尿病足患者的生存质量，减轻经济社会负担。书中如有疏漏，恳请读者批评斧正。

西安交通大学医学院附属红会医院　赵宏谋

中国科学技术大学附属第一医院　鹿　亮

首都医科大学附属北京同仁医院　张明珠

原书前言

　　糖尿病的患病率在全球范围内持续增长，同时，糖尿病足并发症的数量也在不断增加。全世界范围内，每 20 秒就有 1 例糖尿病患者进行截肢手术。其实，截肢的糖尿病患者中有 80% 的情况是可预防的。本书致力于糖尿病足保肢，即保留患者肢体与挽救生命。开篇主要概述了糖尿病足的评估、分类和处理原则，之后分别介绍了糖尿病足的四种常见表现，即神经性足、夏科足、缺血性足和感染性足，解释了每种类型并发症的临床表现，并附有诊治流程，阐述了这四种并发症的保肢流程和干预方法，其中包含大量临床照片及相应的治疗技术要点。

　　本书强调了多学科团队对糖尿病足诊治的必要性，并强调帮助团队中每个成员理解其他成员角色的重要性。该团队通常被称为跨学科团队，但书中更多使用了术语"多学科团队"。这些术语的含义可能存在细微差异，但多数作者认为其概念是相通的。

　　本书由英国国王学院医院和美国耶鲁大学医学院多学科糖尿病足团队成员合作完成。这项合作始于 2015 年 10 月，在英国国王学院医院举行了美国耶鲁大学 – 英国国王学院联合血管研讨会，随后又在美国耶鲁大学和泰国举行了两次研讨会，后者与泰国血管协会联合举办。来自美国耶鲁大学和英国国王学院的研讨会参与者共同完成此书。我们非常感激他们愿意在书中分享他们的专业知识。

　　最后，我们要感谢本书的策划编辑 Barbara Lopez-Lucio 和 Joni Fraser，感谢他们的出色协助和耐心，我们对此深表感激。

　　我们希望本书能改善糖尿病足患者的预后，尽可能减少或避免截肢。

Michael E. Edmonds
London, UK

Bauer E. Sumpio
New Haven, CT

献　词
谨以此书献给我们的家人，感谢他们无私的爱与支持。

目　录

第四篇　糖尿病足感染（包括骨髓炎）

开篇 评估、分类、分期和干预
Assessment, Classification, Staging and Intervention

Michael E. Edmonds　Bauer E. Sumpio　著

糖尿病足是一个重大的全球性公共卫生问题。在医疗保健系统中，每 20 秒就会发生一次因治疗失败导致的截肢[1]。然而，截肢并非不可避免，保留肢体是可以实现的。

糖尿病足具备三大病理特征：神经病变、缺血和感染。这些改变共同导致组织坏死的迅速发生，这也是糖尿病足病变的基本过程。这一过程可能非常迅速且具有毁灭性，类似于冠状动脉和脑血管系统的心脏病发作和脑部发作，被称为"糖尿病足发作"。一次糖尿病足发作会很快达到不可逆转的地步，造成不可逆的坏死。因此，早期诊断与快速有效的治疗至关重要。此外，要及早识别足部危象，以便及时采取措施预防糖尿病足发作的发生。本篇介绍了糖尿病足的初步诊治方法，包括对其评估、分类和分期，以便于早期干预，避免截肢。

一、糖尿病足的评估

对糖尿病足的初步诊治从评估开始，以便医生对其分类和分期做基本的判定。

糖尿病足患者分为 2 组。

- 神经性糖尿病足。
- 缺血性糖尿病足。

其中，神经性糖尿病足可以进一步分为 2 种临床分型。

- 足部神经性溃疡。
- 夏科足，可继发溃疡。

缺血性糖尿病足可以进一步分为 3 种临床分型。

- 神经性缺血性足（特点：轻度或中度缺血和神经病变，常并发溃疡）。
- 危重缺血性足。
- 急性缺血性足。

（全球血管指南最近提出了"肢体慢性凶险性缺血"一词，包括一大批患有不同程度缺血的患者，这种缺血往往会延缓伤口愈合，增加截肢的风险，包括神经性缺血性足和危重缺血性足。）

当神经性缺血性足和危重缺血性足发生在严重肾衰竭患者中时，其表现可能受到潜在的肾功能障碍和血管疾病的影响，导致另一种临床表现，称为肾性缺血性足，它可能使 2 种缺血性足的主要表现复杂化。

5 种主要临床表现（2 种神经病变和 3 种缺血性病变）各具有疾病进程特定分期的特征。这些分期已在简明分期系统中描述[2]。该分期系统涵盖了所有类型的糖尿病足部病变，描述了 5 种临床表现的 6 个分期，并强调了病变开始持续进展到终末期坏死（图 0-1）。基于临床表现制订了简明分期系统，分为以下几种。

- 正常足。
- 高风险足。
- 溃疡性足。
- 凶险性足。

分　期　　神经性溃疡　　　　夏科足　　　　神经性缺血性　　　　危重缺血性　　　　急性缺血性

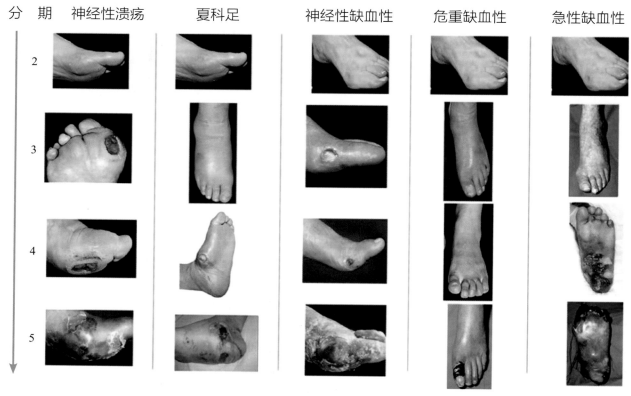

▲ 图 0-1　简明分期系统反映了糖尿病足的自然病程

- 坏死性足。
- 不可挽救足。

在第 4 期中，"凶险性足"是指足部组织有被破坏和失去功能的危险。

- 在神经性足中，感染已经发生并且威胁足部组织发生坏死。
- 在夏科足中，通常感染也是威胁，但在某些情况下纯粹的机械不稳定性威胁足的完整性。
- 在神经性缺血性足中，威胁主要是感染和轻度或中度缺血。
- 在危重缺血性足和急性缺血性足中，缺血趋使足部发生坏死的威胁。

简明分期系统在临床日常评估中非常有用。在设计临床试验和评估治疗的相对有效性时，需要更详细的疾病分期，血管外科学会（Society for Vascular Surgery，SVS）的下肢肢体威胁分类（lower extremity threatened limb classification，LETLC）系统更适合这些工作[3]。在这个分类系统中，在有伤口和感染的背景下要考虑足部灌注。因此，该系统根据伤口范围、缺血程度、是否存在足部感染及其严重程度对截肢风险进行分层。LETLC 系统统称为创面、缺血和足部感染（wound, ischemia, and foot infection，即"WIfI"）分类系统。最近报道其与血供重建后肢体挽救和伤口愈合的概率相关[4]。

为了对糖尿病足进行分类和分期，应全面了解病史并进行检查。

（一）病史

应仔细记录肢体病史，并记录心血管危险因素、用药史和既往干预的详细信息，包括血管、血管内血供重建手术和截肢。

（二）检查

应该由以下 3 部分组成。

- 简单检查。
- 触诊。
- 敏感性检查。

检查应具体包括寻找以下主要临床特征。

- 皮肤破裂。
- 坏疽。
- 感染。
- 局部缺血。

此外，还应检查以下易导致皮肤破裂和溃疡的特征。

- 神经病变。
- 畸形。
- 胼胝。
- 水肿。

1. 皮肤破裂

要仔细检查整个足部和踝关节表面的皮肤破损或伤口，不要忘记足趾之间和足后跟的区域。足趾应轻轻分开以待检查（图 0-2）。组织破裂的典型症状是足部溃疡。然而，裂缝和大疱 / 水疱也代表皮肤破裂。

2. 感染

当皮肤破裂时，它可能成为感染的入口，50% 的溃疡会发生感染。应该仔细检查感染的迹象。这些症状包括病变处的化脓性分泌物和以趾或足部红斑、肿胀和发热为表现的蜂窝织炎（图 0-3），存在神经病变时，这些典型的感染症状可能会减弱。因此，重要的是寻找微妙的感染迹象，包括肉芽组织易碎性增加、伤口臭味、伤口破裂和愈合延迟。

3. 坏疽

皮肤破裂病变可进展为潜在坏死，临床上可为湿性坏疽或干性坏疽。

湿性坏疽继发于脓毒性血管炎，伴有严重的软组织感染和溃疡，是糖尿病足最常见的坏死原因。

在神经性足部病变中，坏疽通常是湿性的，由感染合并足趾、跖骨或足跟溃疡引起，并导致足趾和足部小动脉的脓毒性血管炎（图 0-4）。这些动脉壁被细菌浸润，导致败血性血栓阻塞管腔。湿性坏疽在感染的神经性缺血性足中也很明显，与脓毒性血管炎有相似的病理机制。然而，在神经性缺血性足中，由腿和足动脉闭塞性疾病导致

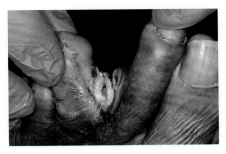

▲ 图 0-2 分离足趾发现趾间溃疡

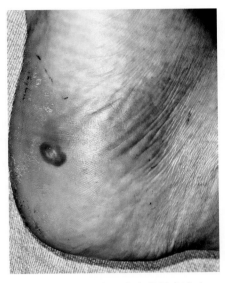

▲ 图 0-3 蜂窝织炎合并足底溃疡

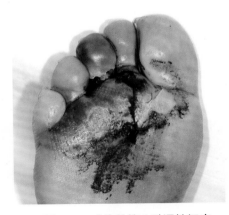

▲ 图 0-4 感染足第 3 趾湿性坏疽

的足动脉灌注减少也是一个重要的易感因素。

干性坏疽是一种坚硬、变黑、干尸化的组织，通常在坏死和活组织之间有明确的界限。对于皮肤黝黑的患者，可能很难诊断。干性坏疽通

常在三种情况下可见：缺血性足即严重缺血、急性缺血（图0-5）和肾性缺血性足（图0-6）。它也可能由足趾栓塞引起。

4. 局部缺血

由于伴随的神经病变，往往缺乏典型的缺血症状，即跛行和休息时疼痛。检测缺血最重要的方法是足动脉触诊。

- 足背蹬长伸肌肌腱外侧可触及足背动脉搏动。
- 胫后动脉可在内踝下方和后方触及。

如果足背动脉和胫后动脉都能被触及，那么就不太可能有严重的缺血。小型手持多普勒可用于确认脉搏的存在并评估血管供应情况。与血压计一起使用，可以测量手臂收缩压和踝部收缩压，并计算踝肱指数（ankle brachial pressure index，ABI），即踝部收缩压与手臂收缩压的比值。在正常受试者中，通常ABI>1，但在缺血的情况下，ABI<1。因此，无脉搏和ABI<1证实为缺血。相反，有脉搏且ABI>1则排除缺血。糖尿病中动脉疾病的特征是肢体远端解剖定位。小腿动脉典型表现为弥漫性内膜钙化，使血管不可收缩，限制了ABI评估的效用[5]。如果动脉钙化，ABI可能随之升高，但只要理解其原因，测量其值仍然很重要。

因此，如果ABI是0.5，那么它是低的，无论足部动脉是否钙化都表明存在严重缺血。事实上，如果存在钙化，ABI的实际值可能会更低。

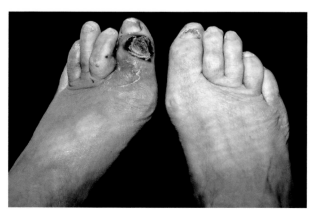

▲ 图0-5　左蹬趾重度缺血性坏死

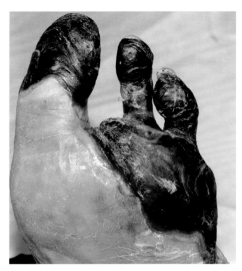

▲ 图0-6　肾性缺血性足趾坏死

评估多普勒波形很重要，它通常是脉冲式的，在心脏收缩期有正向波，随后是短暂的反向波，接着是舒张期进一步的正向波，但在动脉变窄的情况下，波形图显示正向波减少，被称为阻尼（见第18章）。

现在公认的是，缺血可能发生在足部动脉的最远端，可能检测不到ABI。因此，最好包括足背经皮氧含量测定或足趾压力测定。最近的研究表明，趾压在肢体存在潜在缺血的诊断中比踝部压力更敏感，更能预测截肢风险[6, 7]。

对于糖尿病足小动脉和毛细血管水平的微血管异常的影响一直存在争议。毛细血管基底膜增厚等结构异常通常被认为是不显著的。然而，神经病变导致微血管功能性异常，如微血管对组织损伤的反应降低。在静息血流量、毛细血管血流量、血管收缩反应、神经血管反应、血红蛋白氧饱和度和血液流变学方面也有异常描述[8]。

5. WIfI分类系统中创面、缺血和足部感染的分级

创面（包括坏死）、感染和缺血这些主要临床特征决定了足的预后，其在WIfI分类系统中进行分级[9]（表0-1至表0-3）。

6. 神经病变

周围神经病变是糖尿病最常见的并发症，影

分 级	创 面
0 级	无溃疡或坏疽
1 级	下肢或足部小而浅的溃疡；无骨外露，末节趾骨除外；无坏疽
2 级	溃疡较深，骨、关节或肌腱外露；一般不涉及足跟；跟部浅表溃疡，不累及跟骨；坏疽性变化仅限于足趾
3 级	广泛，深度溃疡或坏疽累及前足和（或）中足；足跟深度溃疡 / 坏死 ± 跟骨受累

表 0-1 WIfI 创面分级

WIfI. 创面、缺血和足部感染分类系统

表 0-2 WIfI 缺血程度分级

分 级	踝肱指数	踝部收缩压（mmHg）	经皮局部氧分压（mmHg）
0 级	≥0.80	>100	≥60
1 级	0.6～0.79	70～100	40～59
2 级	0.4～0.59	50～70	30～39
3 级	≤0.39	<50	<30

WIfI. 创面、缺血和足部感染分类系统

表 0-3 WIfI 感染分级

分 级	感 染
0 级	无感染
1 级	轻微感染；下面表现中任意两项。溃疡周围 0.5～2cm 红斑，局部肿胀或硬结，局部压痛或疼痛，局部发热，脓性渗出
2 级	中度（深部）感染。红斑>2cm，或者脓肿形成或感染蔓延至关节或骨
3 级	严重感染。局部感染伴全身炎症反应综合征

WIfI. 创面、缺血和足部感染分类系统

响 50% 的糖尿病患者。尽管神经病变可表现为刺痛和麻木感，但大多数患者无症状，只有通过临床检查才能发现神经病变。周围神经病变可累及感觉神经、运动神经和自主神经。简单的检查通常会发现足部运动神经和自主神经病变的迹象，但感觉神经病变必须通过简单的感觉评估来检测。

(1) 运动神经病变：运动神经病变的典型症状是内侧纵弓高，导致跖骨头突出和前足跖侧受

力。通常不需要对足或腿的运动能力进行复杂评估，但是测试足背屈的能力是必要的，以检测腓神经麻痹引起的足下垂。病变通常是单侧的，会影响患者的步态。

(2) 自主神经病变：周围自主神经病变的典型症状如下。

① 干燥的皮肤会导致皲裂。皮肤干燥继发于排汗减少。排汗减少通常呈长筒袜分布，可以延伸到膝盖。

② 由于动静脉分流，足踝背侧可见静脉突出（图 0-7）。

(3) 感觉神经病变：感觉神经病变可通过以下方法进行简单检测。

① 临床检查。

② 单丝。

③ 神经测定仪。

简单的临床检查包括用棉签检测轻触感知觉，用 128Hz 音叉检测振动觉，比较近端和远端部位，以确认神经病变是否呈对称的长筒袜状分布。

一种检测神经病变的简单技术是使用尼龙单丝，在给予 10g 力量时，垂直于足部的单丝发生弯曲（图 0-8）。单丝应放于以下几个部位，包括蹈趾，第 1、3、5 跖骨头跖侧，足跟底面和足背[10]。在胼胝体被清除之前，单丝不应应用于任何部位。如果患者在测试区感觉不到单丝刺激，那么就说明存在明显的神经病变，并且失去了保护性的痛觉感受。连续在 10 位患者身上使用单丝后，在下一次使用之前应有 24h 的单丝恢复时间[11]。

神经病变还可以采用振动觉阈值检测仪来进一步量化评估（图 0-9）。当使用该仪器用于足部检测时，它会产生振动刺激，并且刺激强度会随着电压的升高而增加。振动觉阈值会随着年龄的增长而不断增高；然而，任何不能感受到 25V 振动刺激的患者都有显著的周围神经病变。用单丝或神经感觉检测仪检测到的失去痛觉保护的患者，都是罹患足部溃疡的易感人群。

7. 畸形

畸形常导致骨性突起，而覆盖骨性突起表面的皮肤就会遭受高的机械压力（图 0-10）。这就导致了足部溃疡的形成，特别是在缺乏痛觉保护和鞋子不合适的情况下。理想情况下，畸形应及早发现并在溃疡发生前穿上合适的鞋子或通过手术获得矫正。

8. 胼胝

胼胝是在压力、剪切力和摩擦力作用下形成的表皮增厚区域。胼胝不应被放任其过度增生，

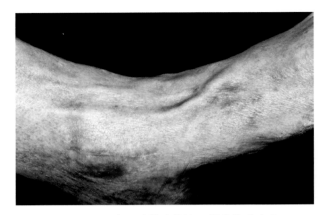

▲ 图 0-7　由于动静脉分流，足背静脉突出

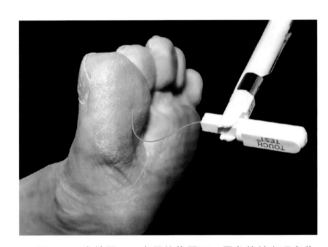

▲ 图 0-8　在给予 10g 力量的作用下，尼龙单丝出现弯曲

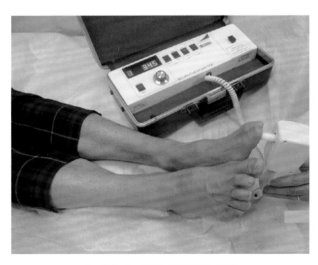

▲ 图 0-9　振动觉阈值检测仪
该仪器会发出振动刺激，随着电压的升高强度增加，直到患者感觉到振动，而此强度即为振动觉的感知阈值

因为它是存在神经性溃疡的常见预兆（图 0–11）。

9. 水肿

足部的组织水肿是导致溃疡的主要因素，往往会加剧不合适鞋子的挤脚程度，还会阻碍溃疡的愈合。水肿可能是单侧抑或是双侧的。

(1) 单侧水肿：这通常与足部或腿部的局部病理改变有关。

病因如下。

① 感染，通常与红斑和皮肤破裂有关。

② 夏科足（单侧足出现的红、肿、热通常是首发症状，水肿可蔓延至膝关节）（图 0–12）。

③ 痛风，也可能表现为足部红、肿、热的体征。

④ 外伤、扭伤或骨折。

⑤ 深静脉血栓形成。

⑥ 静脉功能不全。

⑦ 恶性肿瘤继发淋巴管阻塞而引起的淋巴水肿。

⑧ 盆腔肿块、恶性肿瘤或卵巢囊肿引起的静脉阻塞。

⑨ 局部积血或积脓，也可能表现为具有波动性的肿胀。

(2) 双侧水肿：这通常是继发病变。

① 心力衰竭。

② 低蛋白血症。

③ 肾衰竭。

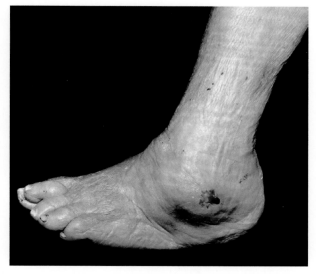

▲ 图 0–10 夏科足踝关节出现的畸形，伴有外踝皮肤破裂

④ 静脉功能不全（有时也可为单侧）。

⑤ 下腔静脉阻塞。

⑥ 淋巴水肿。

⑦ 神经性水肿：糖尿病神经病变导致动脉血流增加和静脉分流而造成的水肿。

二、糖尿病足的分类

区分神经性和缺血性足非常必要，因为它们的治疗将有所不同。感染是神经性和缺血性足中最常见的并发症，会导致糖尿病足患者出现大片组织坏死，也是绝大多数糖尿病足患者截肢的主要原因，故而实现早期诊断和快速干预非常重要。

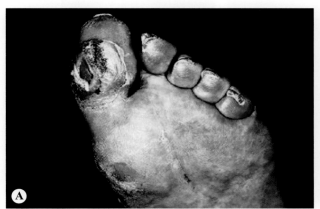
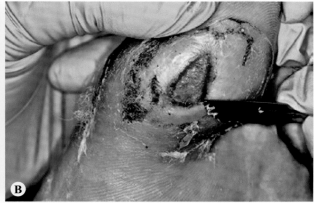

▲ 图 0–11 蹬趾胼胝下溃疡；B. 切除胼胝后显露溃疡

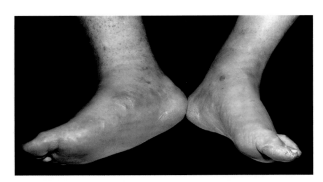

▲ 图 0-12　右足夏科神经性骨关节病出现的红、肿、热

（一）神经性足

• 神经性足指一个有脉搏跳动的、温暖且灌注良好的足，在临床上并不能检测到腿部或足部缺血，其 ABI 是正常的。

• 皮肤可能会干燥和容易裂开。

• 可能会有爪形趾和足弓抬高。

• 在高足底压力的作用下，足和趾的跖侧面有被忽视的胼胝体，以及由此发展形成的溃疡（图 0-13）。

• 尽管有良好的血供，严重感染后也可能出现继发坏死。

• 神经性足可能对轻微创伤有异常反应，这可能会导致骨骼和关节的病变（夏科足）。

（二）缺血性足

缺血性足是一个血流灌注减少、皮温降低的足。它也可能并发水肿，通常继发于心力衰竭或肾衰竭。如果被感染，缺血性足也可能会表现为假性温热。足背动脉和胫后动脉通常无法触及搏动，但在末梢缺血的情况下，足部脉搏仍可触及。

部分缺血性足具有特征性外观。

（三）神经性缺血性足

神经性缺血性足会有轻度至中度缺血，同时伴神经病变。

与无糖尿病且无神经性疾病的缺血性足所呈现的经典临床表现不同，神经性缺血性足的临床表现具有特异性，它的自然病程发展通常要经过跛行、静息痛、溃疡形成和坏死这些阶段。跛行和静息痛等早期体征和症状揭示了该病发展的非糖尿病因素。然而，并发神经病变的糖尿病患者的缺血体征和症状要微妙得多。跛行和静息痛可能不是特征性表现，患者通常没有这些表现，最初可能会因溃疡或坏死而出现组织缺损。

因此，合并有神经病变和缺血先兆且患有溃疡的糖尿病患者是非常脆弱的。正是由于神经病变和缺血的存在，会使糖尿病足患者的足部和其他部位的情况变得复杂，即使心肌梗死也可以无症状。因此，神经性缺血性足最常见的表现是溃疡，通常在足的边缘可以看到，包括趾尖和足跟后部边缘的区域（图 0-14）。溃疡通常由轻微的

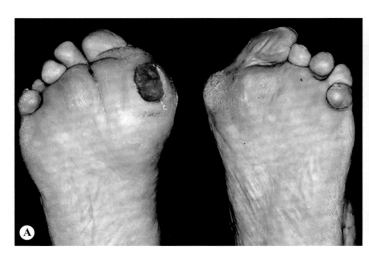
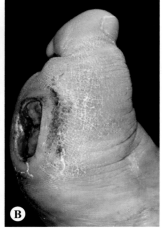

▲ 图 0-13　A. 第 1 跖骨头下高压区足底溃疡；B. 侧面观显示足底溃疡并发蜂窝织炎

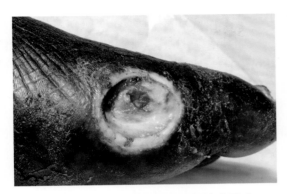

▲ 图 0-14 第 1 跖趾关节内侧溃疡形成

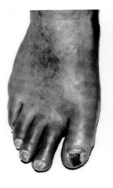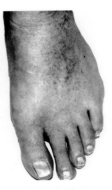

▲ 图 0-15 右足外观显示甲下溃疡形成及其周围皮肤发红

创伤或穿着不合适的鞋子引起。即使存在神经病变且足底压力很高，与典型的神经性足相比，神经性缺血性足的足底溃疡发生率也不高，这可能是缘于神经性缺血性足没有形成严重的足底胼胝，因为胼胝的形成是需要良好血供的。

（四）严重缺血性足

严重缺血性足的外观表现为粉红色且伴有疼痛，在抬高患肢时外观变得苍白，周围可出现红色（图 0-15）。严重缺血性足的颜色可以是假性粉红色或红色。足部可能会出现疼痛，尽管这取决于缺血和神经病变的程度。通过把患足垂在床边，患者可以减轻足部疼痛。严重缺血性足的皮肤紧绷且有光泽。随着血流减少，患足的灌注严重减少，这就导致了溃疡形成和干性坏死。

（五）急性缺血性足

最初表现为患足突然苍白、皮温冰冷且出现斑点，皮肤感觉异常、麻木，最终患足出现瘫痪。

在晚期表现中，会出现广泛坏死（图 0-16）。疼痛的严重程度将取决于神经病变的程度。

对这些缺血性表现更为完整的描述和解释见第 17 章。

三、糖尿病足的分期

糖尿病足的自然病程可分为六期。

（一）一期

足部没有危险。患者没有神经病变、缺血、畸形、胼胝和水肿等危险因素，也不容易发生足部溃疡。

（二）二期

患者出现一种或多种溃疡形成的危险因素，患足可能被分为神经性足和缺血性足。

（三）三期

神经性和缺血性足发生皮肤缺损。这通常是一种溃疡，但由于一些轻微的损伤，如水疱、裂口或擦伤，具有变成溃疡的倾向，它们被包括在三期中。溃疡通常发生在神经性足的足底表面和缺血性足的边缘，但在轻度远端缺血时也可发生在缺血性足的足底表面。

（四）四期

患足处于组织破坏和功能丢失的危险之中。

• 在神经性足中，感染逐渐发展，这是导致足部组织坏死的危险因素。

• 在夏科足中，威胁足部完整性的通常是感染，但在某些情况下机械上的不稳定也会威胁足部完整性。

• 在神经性缺血性足中，感染与轻度或中度缺血是主要的危险因素。

• 在严重缺血性足和急性缺血性足中，缺血是促使患足向坏死发展的一项危险因素。

（五）五期

坏死已经发生。在神经性足中，原因通常是感染。在缺血性足中，尽管有缺血的因素，但感染仍然是组织破坏的最常见原因。

（六）六期

足部出现不可逆的严重坏死，或者有顽固性疼痛或严重不稳定，足已无法保留，需要截肢。

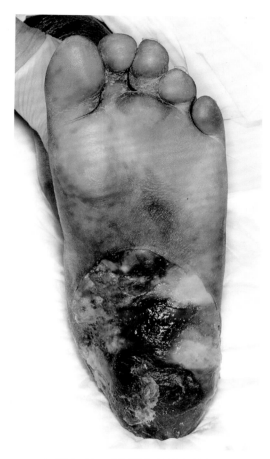

▲ 图 0-16　广泛的急性缺血性坏死

　　分期系统的发展是为了强调神经性足和神经性缺血性足中溃疡的重要性，强调溃疡的发展是糖尿病足自然病程中的关键阶段，也是由感染迅速发展为坏死的关键阶段。

　　然而，分期对于三种少见的情况也有帮助，即夏科足、严重缺血性足和急性缺血性足。图 0-1 显示了这些病变足、神经性及神经性缺血性足的自然病程。

四、干预

　　在糖尿病足的治疗和保肢方面已经取得了两个关键的重大进展，改善了糖尿病患者的治疗预期。首先，人们已经认识到糖尿病足患者在快速发作的感染中反复经历危机，亟须一种特殊形式且易于获得的治疗方式，具体来讲就是在感染进展为坏死之前，获得及时的多学科糖尿病足诊疗服务 [12]。其次就是在这种诊疗服务中，快速诊断缺血和紧急血供重建已被确立为感染的糖尿病缺血性足病治疗的一个重要方面 [13]。

　　成功的糖尿病足管理需要多学科团队的专业知识，以糖尿病足门诊 [14] 为重点提供综合的诊疗服务。

　　糖尿病足门诊应为足部问题患者提供快速介入、早期诊断和及时帮助的诊疗服务 [15, 16]。快速评估和管理是多学科方法的关键部分，因为糖尿病足的病程进展非常迅速。在多学科的糖尿病足治疗中，积极治疗在糖尿病神经性足病和缺血性足病中的感染都是很重要的。急诊服务可以与诊所的常规服务同时开展，这样有新发溃疡的患者就可以在当天就诊。有足部感染和（或）严重缺血的患者亦可通过此紧急服务安排迅速入院。挽救肢体的关键因素是迅速诊断感染和缺血，并及早进行恰当的治疗。此外，患者的身体健康状况还应该得到改善。通过这种方式，可以使溃疡迅速愈合并防止截肢。因此，早期转诊到糖尿病足门诊有三个主要原因。

- 准确诊断溃疡的种类和原因，并采取适当的治疗措施，以促进溃疡的愈合。
- 评估是否存在感染，如果存在，立即开始使用抗生素。感染是糖尿病足组织坏死的主要原因，并且也是截肢的主要原因。
- 立即进行血管评估，评估缺血的患足进行早期血供重建具有必要性。

　　总而言之，重要的就是要实现以下方面的工作。

- 伤口控制。
- 微生物控制。
- 血供控制。
- 机械应力控制。
- 代谢控制。
- 健康宣教。

　　如果不进行微生物控制，感染就会以惊人的速度传播，并可能导致广泛的组织坏死。代谢控制可以确保没有来自系统的、代谢的或营养的干扰阻碍肢体抢救工作。健康宣教则是确保患者了解足部问题的原因和治疗方法[17]。

结论

糖尿病足会以惊人的速度恶化。几天甚至几小时的延误诊疗都是不能接受的。任何延误都可能导致患者失去一条本来可以得到挽救的腿，抑或因溃疡和感染需要数月的治疗，甚至导致患者的死亡。在糖尿病足病程的每个阶段，都有必要尽早干预，控制病情进展，防止进一步恶化，从而挽救肢体。

参考文献

[1] International Diabetes Federation, International Working Group on the Diabetic Foot. Diabetes and foot care: time to act. Brussels: International Diabetes Federation; 2005.

[2] Edmonds ME, Foster AVM. Managing the Diabetic Foot. 3rd ed. Oxford: Wiley; 2014.

[3] Mills JL Sr, Conte MS, Armstrong DG, Pomposelli FB, Schanzer A, Sidawy AN, et al. The Society for Vascular Surgery Lower Extremity Threatened Limb Classification System: risk stratification based on wound, ischemia, and foot infection (WIfI). J Vasc Surg. 2014;59(1):220-34. e1-2.

[4] Zhan LX, Branco BC, Armstrong DG, Mills JL Sr. The Society for Vascular Surgery lower extremity threatened limb classification system based on Wound, Ischemia, and foot Infection (WIfI) correlates with risk of major amputation and time to wound healing. J Vasc Surg. 2015;61: 939-44.

[5] Aboyans V, Ho E, Denenberg JO, Ho LA, Natarajan L, Criqui MH. The association between elevated ankle systolic pressures and peripheral occlusive arterial disease in diabetic and nondiabetic subjects. J Vasc Surg. 2008;48:1197-203.

[6] de Graaff JC, Ubbink DT, Legemate DA, Tijssen JG, Jacobs MJ. Evaluation of toe pressure and transcutaneous oxygen measurements in management of chronic critical leg ischemia: a diagnostic randomized clinical trial. J Vasc Surg. 2003;38(3):528-34.

[7] Cull DL, Manos G, Hartley MC, Taylor SM, Langan EM, Eidt JF, et al. An early validation of the society for vascular surgery lower extremity threatened limb classification system. J Vasc Surg. 2014;60:1535-41.

[8] Korzon-Burakowska A, Edmonds M. Role of the microcirculation in diabetic foot ulceration. Int J Low Extrem Wounds. 2006;5(3):144-8.

[9] Lipsky BA, Aragón-Sánchez J, Diggle M, Embil J, Kono S, Lavery L, et al. IWGDF guidance on the diagnosis and management of foot infections in persons with diabetes. Diabetes Metab Res Rev. 2016;32(Suppl. 1):45-74.

[10] Miranda-Palma B, Sosenko JM, Bowker JH, Mizel MS, Boulton AJM. A comparison of the monofilament with other testing modalities for foot ulcer susceptibility. Diabetes Res Clin Pract. 2005;70(1):8-12.

[11] Booth J, Young M. Differences in the performance of commercially available 10-g monofilaments. Diabetes Care. 2000;23(7):984-8.

[12] Edmonds M. Modern treatment of infection and ischaemia to reduce major amputation in the diabetic foot. Curr Pharm Des. 2013;19(27):5008-15.

[13] Edmonds M. Body of knowledge around the diabetic foot and limb salvage. J Cardiovasc Surg. 2012;53(5):605-16.

[14] Sumpio BE, Armstrong DG, Lavery LA. Andros G; SVS/APMA writing group. The role of interdisciplinary team approach in the management of the diabetic foot: a joint statement from the Society for Vascular Surgery and the American Podiatric Medical Association. J Vasc Surg. 2010;51(6):1504-6.

[15] Canavan RJ, Unwin NC, Kelly WF, Connolly VM. Diabetes and nondiabetes related lower extremity amputation incidence before and after the introduction of better organized diabetes foot care: continuous longitudinal monitoring using a standard method. Diabetes Care. 2008;31:459-63.

[16] Uccioli L, Meloni M, Giurato L, Ruotolo V, Izzo V, Vainieri E, et al. Emergency in diabetic foot. Emerg Med. 2013;3:160. https://doi.org/10.4172/2165-7548.1000160.

[17] Conte MS, Bradbury AW, Kolh P, White JV, Dick F, Fitridge R, et al. Global Vascular Guidelines on the Management of Chronic Limb-Threatening Ischemia. Eur J Vasc Endovasc Surg. 2019;58(1S):S1-S109.e33. https://doi.org/10.1016/j.ejvs.2019.05.006. Epub 2019 Jun 8.

第一篇　神经性足

Neuropathic Foot

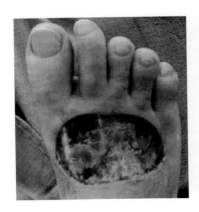
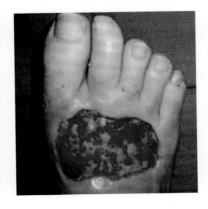
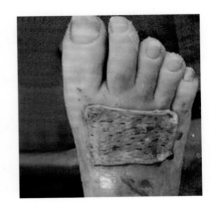

第1章 神经性足的保肢方式与流程
Introduction to the Neuropathic Foot: Limb Salvage Pathway and Algorithm

Nina L. Petrova　Bauer E. Sumpio　Michael E. Edmonds　著

了解神经病变对足部的影响对于糖尿病足的防治至关重要。周围神经是防御系统的重要组成部分，使人体感受外部刺激并做出防御行为。然而，神经病变的进展过程隐匿，使人体对损伤和感染等情况应答迟钝[1]。即使存在感染，也没有明显疼痛、发热和白细胞增多等反应，最终导致组织坏死，形成溃疡。因此，进行手术干预的时机非常重要，并且经常被错过。第2章重点阐述糖尿病神经病变。对于神经病变引起的溃疡，我们在第3章予以阐述。图1-1是我们对于糖尿病足处理的整体流程和原则。

神经性溃疡的治疗

神经性溃疡的治疗中，有两方面是至关重要的。一方面，伤口的处理包括清创和伤口护理，如伤口负压治疗；另一方面，伤口的机械减压和支具固定。为了突出重点，接下来的讨论中将暂时忽略缺血和感染等因素的影响。

（一）第1步——伤口管理：清创术和标准的伤口护理

清创及伤口护理是主要的治疗措施，清除坏死组织的同时，也能除去生物屏障，从而消除减缓伤口愈合的因素[2]。组织缺损可分为轻度和重度，分别对应不同的清创方式。

轻度神经性溃疡为浅表组织缺损，同 WIfl 伤口1级，可以在治疗室简单清创，去除坏死组织，常规伤口护理，密切观察。随着伤口逐渐加深，达到 WIfl 伤口2～3级，则需要外科手术干预，术后专业伤口护理，如深腔伤口需要使用负压技术[3]。

（二）第2步——机械减压治疗：局部减压

神经病变使足部对压力变化感觉迟钝，当压力增加时无法及时感知并做出应答。所以治疗的总原则是溃疡部位减压（图1-1）。最有效的方法是佩戴全接触石膏（见第4章），或者用足底应力鞋垫替代（见第5章），也可穿免负重靴或更换柔软的鞋垫。此外，挂拐、坐轮椅等也可以作为辅助治疗措施。

（三）第3步——基于循证医学的伤口治疗

在创面早期治疗过程中，需每周测量溃疡或伤口面积。常规护理通常持续4周，之后再重新进行评估。若伤口面积缩小不超过50%，则很难在12周内完全愈合[4]。在第4周时，再次评估创面是否存在感染或缺血，并同之前进行比较。如有加重，则需积极对症治疗（见第16章和第30章）。

没有缺血或感染，但愈合较慢时，可以使用辅助治疗，包括细胞与组织制品，如细胞生长因子、干细胞、重组生长因子、富血小板血浆和基质金属蛋白酶抑制药[5]（见第6章）。

此外，最新报道显示，每周接受脱水人羊膜/绒毛膜异体移植治疗的糖尿病下肢慢性溃疡患

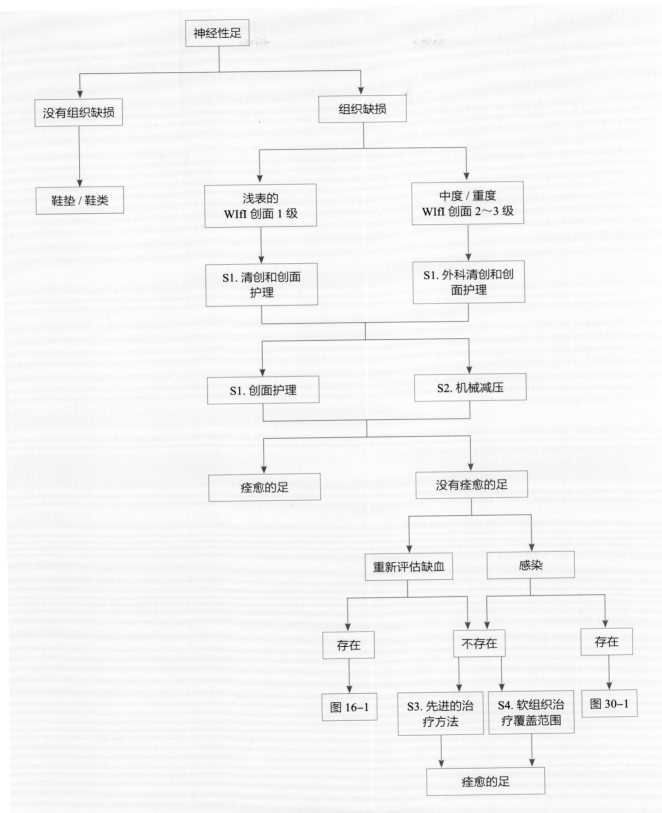

▲ 图 1-1　糖尿病足保肢的原则与流程
创面、缺血和足部感染的 WIfI 分级在开篇中有解释，这里不再赘述。前缀数字（S1～S4）指的是干预步骤

者，12周内愈合率高于对照组。Kaplan-Meier 分析表明，使用脱水人羊膜/绒毛膜可以明显缩短愈合时间，$P<0.0187$[6]。

在 2018 年的一项多中心、单盲随机对照试验中，报道了细胞贴片在糖尿病足、神经性足慢性溃疡、缺血性足（ABI=0.5）患者的国际随机对照试验结果。每周应用自体白细胞、血小板和纤维蛋白的细胞贴片后，132 例慢性溃疡中有 45 例（34%）在 20 周内愈合，而常规治疗组（未经细胞贴片治疗）134 例慢性溃疡中有 29 例（22%）愈合（OR=1.58，95%CI 1.04～2.40，$P=0.0235$）。细胞贴片组的愈合时间比常规治疗组短（$P=0.0246$）[7]。

（四）第 4 步——软组织移植

软组织移植可用于后期创面的覆盖。当创面较大或组织缺损较多，伤口无法直接缝合时，可以尝试这些疗法（见第 7 章和第 8 章），根据具体情况，可采用皮肤移植、带蒂旋转或游离皮瓣等。

结论

神经性足溃疡保肢的途径，概括为四个重要的步骤：清创、减压、伤口护理和创面修复重建。

参考文献

[1] Eneroth M, Apelqvist J, Stenström A. Clinical characteristics and outcome in 223 diabetic patients with deep foot infections. Foot Ankle Int. 1997;18(11):716-22.

[2] Anghel EL, DeFazio MV, Barker JC, Janis JE, Attinger CE. Current concepts in debridement: science and strategies. Plast Reconstr Surg. 2016;138(3 Suppl):82S-93S. https://doi.org/10.1097/PRS.0000000000002651.

[3] Liu Z, Dumville JC, Hinchliffe RJ, Cullum N, Game F, Stubbs N, et al. Negative pressure wound therapy for treating foot wounds in people with diabetes mellitus. Cochrane Database Syst Rev. 2018;10:CD010318. https://doi.org/10.1002/14651858.CD010318.pub3.

[4] Coerper S, Beckert S, Markus A, Küper A, Jekov M, Königsrainer A. Fifty percent area reduction after 4 weeks of treatment is a reliable indicator for healing—analysis of a single-center cohort of 704 diabetic patients. J Diabetes Complicat. 2009;23:49-53.

[5] Boulton AJM, Armstrong DG, Kirsner RS, Attinger CE, Lavery LA, Lipsky BA et al. Diagnosis and management of diabetic foot complications. 2018. Arlington, VA: American Diabetes Association.

[6] Tettelbach W, Cazzell S, Reyzelman AM, Sigal F, Caporusso JM, Agnew PS. A confirmatory study on the efficacy of dehydratedhuman amnion/chorion membrane dHACM allograft in the management of diabetic foot ulcers: A prospective, multicentre, randomised, controlled study of 110 patients from 14 wound clinics. Int Wound J. 2019;16(1):19-29. https://doi.org/10.1111/iwj.12976.

[7] Game F, Jeffcoate W, Tarnow L, Jacobsen JL, Whitham DJ, Harrison EF, et al. Leuco Patch system for the management of hard-to-heal diabetic foot ulcers in the UK, Denmark, and Sweden: an observer-masked, randomised controlled trial. Lancet Diabetes Endocrinol. 2018;6(11):870-8. https://doi.org/10.1016/S2213-8587(18)30240-7.

第 2 章　糖尿病神经病变
Diabetic Neuropathy

Prashanth R. J. Vas　　M. Mahdi-Rogers　著

　　2014 年，全球约有糖尿病患者 4.22 亿例，占全球总人口的 10%[1]。在糖尿病微血管病变并发症中，糖尿病神经病变发病率超过 50%，居于首位，远超视网膜病变和糖尿病肾病。虽然糖尿病神经病变发病存在急性发病形式，但通常隐匿，临床进展缓慢，并且早期症状较轻。虽然全身神经系统都会受累，但最典型的表现是长度依赖性，以感觉为主的远端对称性多发性神经病变（distal symmetrical sensorimotor neuropathy，DSPN）。

　　糖尿病神经病变可以直接或间接增加患者死亡风险，预后极差[2, 3]。特别是随着 DSPN 的发展，后期可能出现神经性疼痛、夏科关节病、足部畸形或溃疡，而慢性溃疡又会增加下肢截肢的风险[4]。此外，糖尿病神经病变也是抑郁症的一个重要风险因素，甚至可以预测抑郁症的严重程度[5]。糖尿病神经病变及其并发症的治疗费用也相当高昂。据估计，2003 年英国治疗糖尿病神经病变的开支约为 2.52 亿英镑（4 亿美元），而在最近的一项统计中，该费用接近12 亿英镑（15 亿美元）[6]。2003 年美国学者发表的另一项研究估计，该支出在 46 亿～137 亿美元[7]。

一、糖尿病神经病变的定义

　　糖尿病神经病变的定义为"排除其他原因后，糖尿病患者出现典型的周围神经或自主神经功能障碍症状和（或）体征的临床状态"[8]。在多伦多糖尿病神经病变专家组的共识文件中，将 DSPN 定义为"由于高血糖和心血管相关危险因素而导致的代谢和微血管变化，继而导致的一种对称性的、长度依赖性的感觉运动神经病变"[9]。另外，糖尿病疼痛性周围神经病被定义为"糖尿病患者周围神经系统异常引起一种特殊的疼痛，呈对称性，常于夜间加重"[9]。

二、神经纤维类型

　　人体中的神经束由大大小小的神经纤维组成。大的神经纤维有髓鞘，传导速度快，介导运动功能，以及触觉、振动觉和本体感觉。小神经纤维大多为无髓鞘（C 纤维）或薄髓鞘（Aδ 纤维），主要调节疼痛、温度和自主神经功能。

三、糖尿病神经病变的分类

　　多年来，人们提出了多种不同的分类方法来总结和概括糖尿病神经病变的不同临床分期和表现，但其中很多都是基于对 PK Thomas 分类方法的不同改动[8, 10]。直到 2009 年，多伦多糖尿病神经病变共识提出，才有了统一的分类标准[9]。糖尿病神经病变主要分为两大类：典型糖尿病神经病变（DSPN）和非典型糖尿病神经病变（疼痛、自主神经和局灶性 / 多灶性神经异常）（表 2–1）。

表 2-1 糖尿病神经病变的分类系统	
美国糖尿病协会糖尿病神经病变分类 2017 版 [11]	多伦多糖尿病神经病变分级共识 [9]

• 弥漫性神经病变
  – DSPN
    ■ 主要是小纤维或主要是大纤维或混合型
  – 自主神经
    ■ 心脏，胃肠，泌尿生殖，低血糖，意识不清，肌肉运动和瞳孔功能异常
• 单神经病变（多发性单神经炎）
  – 孤立性脑神经或周围神经受累或多发性单神经炎
• 神经根病或多神经根病
  – 神经根丛神经病和胸神经根病
	• 典型糖尿病神经病变
	  – 慢性感觉运动（DSPN）
	• 非典型糖尿病神经病变
	  – 疼痛性糖尿病神经病变，自主神经性糖尿病神经病变，伴有神经形态改变的局灶性和多灶性糖尿病神经病变
	• 亚临床糖尿病神经病变

DSPN. 远端对称性多发性神经病变

共识还有附加关于糖尿病神经病变的高危因素、病变前期及确诊病例等不同阶段分类的指导。越来越多的人认识到，神经传导或小纤维测量的异常可能没有任何症状或临床体征。多伦多共识也有相关的亚型分类 [9]。2017 年，美国糖尿病协会将糖尿病神经病变分为：①弥漫性神经病变；②单神经病变；③多神经病变 [11]。弥漫性神经病变进一步被分类为典型糖尿病神经病变（及其亚型）和各种自主神经病变，如心血管、胃肠道和泌尿生殖系统 [11]。

四、流行病学

研究报道，根据不同的定义标准，糖尿病神经病变的发病率在 10%~85%，但实际情况远不止如此 [11-14]。在罗切斯特糖尿病神经病变研究中，66% 的胰岛素依赖型糖尿病个体和 59% 的非胰岛素依赖型糖尿病个体都存在神经病变 [13]。在匹兹堡糖尿病并发症的流行病学研究中，对 1950—1980 年诊断的 1 型糖尿病的前瞻性研究表明，存在症状、体征和腱反射异常的神经病变患者，在 30 岁以下的人群中发病率为 34%，而在 30 岁以上的人群中，发病率则为 58% [15]。在糖尿病控制和并发症试验（diabetes control and complications trial，DCCT）中，确诊的 DSPN 和

心脏自主神经病变的患病率分别为 6% 和 4.5% [14]。为确定糖尿病足溃疡的发病率和危险因素，西北糖尿病足研究小组进行了一项研究，结果表明，中度 DSPN 患病率为 22%，21% 对 10g 尼龙丝感觉测试不敏感 [16]。另一项来自英国的研究显示，在糖尿病病程中位数为 8 年的糖尿病患者中，DSPN 患病率为 29% [17]。一项欧洲前瞻性并发症研究报道，在 7.3 年的随访中，糖尿病神经病变的发病率为 24% [18]。

疼痛是糖尿病患者的常见症状。文献报道的糖尿病疼痛性周围神经病变的发病率在糖尿病患者中为 10%~20%，而在糖尿病神经病变确诊患者中高达 50% [19]。值得注意的是，许多关于糖尿病疼痛性周围神经病变的研究报道并没有排除其他疾病的干扰，从而无法获得确切的糖尿病疼痛性周围神经病变的发病率数据。然而，与 1 型糖尿病患者相比，糖尿病疼痛性周围神经病变和非特异性疼痛症状在 2 型糖尿病患者中更为普遍 [20]。Davies 及其同事对威尔士城市居民的调研指出，有 64% 的糖尿病患者有疼痛症状。然而，只有 19% 的患者是单纯由糖尿病疼痛性周围神经病变引起的 [21]。另有 7.4% 的糖尿病患者合并其他疾病从而引起疼痛，即总发病率为 26.4% [21]。一项来自英国利物浦的研究报道称发病率为

16.2%[22]。令人担忧的是，12.5% 的患者没有明显症状，39.3% 的患者从未接受过任何关于疼痛的治疗[22]。同样，韩国糖尿病协会神经病变研究组的数据表明，所有 2 型糖尿病患者糖尿病疼痛性周围神经病变发病率约为 14%[23]。此外，糖尿病早期糖耐量减低的患者也存在非典型疼痛性神经病[24-26]。

五、糖尿病神经病变的危险因素

研究表明，无论是 1 型还是 2 型糖尿病，通过检测糖化血红蛋白发现的血糖控制不佳与微血管并发症（包括糖尿病神经病变）的发生密切相关[14, 27]。强化血糖控制和加强并发症管理可使典型糖尿病神经病变的发病风险降低 64%[14]。除了升高的糖化血红蛋白，糖尿病的病程也与糖尿病神经病变的发病风险呈正相关。有人认为血糖变化能够促进糖尿病神经病变的发展，但尚存在争议且相关文献不足[28]。高龄[29, 30]、男性[31, 32]、身高[32]、高血压[12]，以及某些族裔（如非洲裔美国人等）因素会增加糖尿病神经病变发生的风险。英国一项随访发现，身材高大、高甘油三酯和高糖化血红蛋白与神经病变的发展呈正相关[33]。一项来自英国的研究发现，对于神经性疼痛，除常规因素外，2 型糖尿病、女性和南亚种族也是致病的高危因素[20]。

控制血糖，降低高危因素并不能完全消除糖尿病神经病变发生的可能，尤其是 2 型糖尿病患者。在欧洲一项研究中，排除了年龄、高血糖和病程的因素后，发现吸烟、高密度脂蛋白、胆固醇、高血压、甘油三酯升高和微量白蛋白尿等因素都与典型糖尿病神经病变的发生独立相关[34]。近年来发现，脂蛋白，特别是甘油三酯，可能在典型糖尿病神经病变发展中发挥着重要作用[35-37]。钠通道[38] 或载脂蛋白 E[39] 的多态性等遗传因素可能使个体糖尿病神经病变的患病风险进一步提高，特别是那些病程较短或某些以疼痛为突出表现的个体。表 2-2 总结了一些重要的危险因素。

六、糖尿病神经病变的发病机制

尽管相关研究取得了重大进展，但糖尿病神经病变的确切病理基础仍不明确。早期主要是研究高血糖的致病机制，在一些新的研究中，特别是对于 2 型糖尿病，也研究了一些高血糖相关的其他因素的作用，并据此提出了多种假说，包括代谢、血管、免疫和异常神经再生机制等。目前为止，还很难确定哪种机制起主导作用。有时糖尿病患者在确诊时已经存在神经病变，甚至在糖尿病前期、出现显著高血糖或微血管病变之前，这表明还存在其他因素，如代谢因素（胰岛素抵抗或信号传导障碍、C 肽缺乏、血脂异常），以及亚硝化氧化应激、线粒体功能障碍、内质网应激等，这些都是导致早期神经病变的原因[40, 41]。图 2-1 是目前已知的糖尿病神经病变机制的示意图。非典型糖尿病神经病变可能有免疫学基础。对患有糖尿病性肌萎缩的患者进行神经标本活检，显

表 2-2　糖尿病神经病变的危险因素	
糖尿病神经病变的危险因素	糖尿病神经病变的风险
糖尿病病程	1.40
糖化血红蛋白	1.48
每单位糖化血红蛋白增加（糖化血红蛋白 %）	1.35～1.80
总胆固醇	1.26
甘油三酯	1.35
体重指数	1.4
体重	1.3
吸烟	1.55
高血压	1.57～1.92
任何视网膜病变	1.7
有无微量或大量蛋白尿	1.48
任何心血管疾病	2.74

改编自 DCCT[14] and EURODIAB[12] data

示有血管周围炎、白细胞浸润伴免疫复合物沉积和微血管内皮增生[42]。

糖尿病神经病变最先发生病变的是小纤维还是大纤维呢？在过去的30年里，随着科技的发展，人们认为小的神经纤维可能最先受损[4, 43, 44]，之后大的神经发生病变，却未被证实。也有些研究表明两者可能同时存在[45, 46]。目前还没有对神经纤维损伤顺序做出的较为满意的前瞻性研究。

七、临床特征

（一）典型糖尿病神经病变：糖尿病性感觉运动周围神经病变

远端对称性多发性神经病变是糖尿病神经病变的最常见症状，约占患者总数的80%。实际上，有些糖尿病神经病变仅表现为典型症状，通常发生在足趾及小腿远端，并逐渐向近端发展，甚至也可能影响到手，表现为"套袜样"感觉障碍，早期仅有麻木或感觉减退等症状。疼痛、感觉亢进、痉挛等也是糖尿病神经病变的常见症状[11]。然而，这些特征与临床或神经生理学研究结果无明确相关性（表2-3）。运动障碍，如步态障碍、肌无力和共济失调可发生在病情的晚期，但鲜有此类报道[47]。

糖尿病神经病变的典型表现为针刺评估感觉异常、振动感知受损、本体感觉改变和反射异常或缺失。出现手和足的小肌肉萎缩、足趾畸形（爪形或锤状趾）和足底胼胝等症状，一般不会出现主要肌肉群的萎缩或重度无力。皮肤神经病变可导致排汗障碍和皮肤干燥。糖尿病性感觉运动周围神经病变是夏科神经关节病的重要致病因素[48]，典型糖尿病神经病变的保护性感觉丧失使神经性足部溃疡的发病率增加[16, 49]。典型糖尿病神经病变经常伴随疼痛等非典型神经病症状[50]。多达50%的糖尿病性感觉运动周围神经病变患者

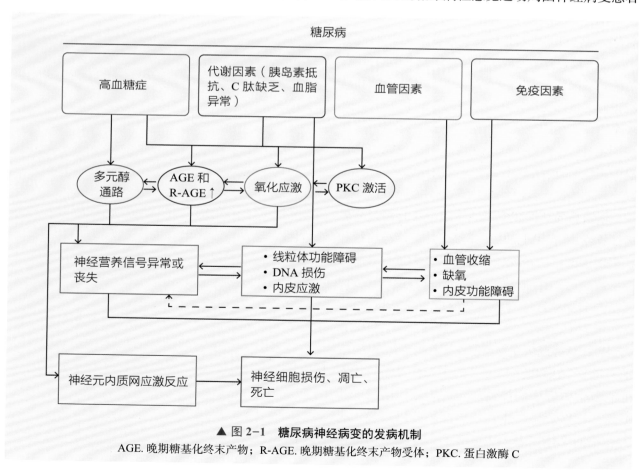

▲ 图2-1 糖尿病神经病变的发病机制

AGE. 晚期糖基化终末产物；R-AGE. 晚期糖基化终末产物受体；PKC. 蛋白激酶C

表2-3 糖尿病神经病变的典型感觉症状	
阴性感觉症状	**阳性感觉症状**
• 无法感觉到触觉刺激，如头发的运动 • 冷热感异常 • 无感觉 • 感觉减退 • 镇痛/痛觉过敏 • 运动无力 • 疲劳	• 烧灼痛 • 感觉过敏 • 异常疼痛 • 感觉异常（刺痛） • 痛性痉挛 • 肌束震颤（少见）

没有症状 [11]。

（二）非典型糖尿病神经病变

1. 糖尿病疼痛性周围神经病变

糖尿病疼痛性周围神经病变通常表现为烧灼痛、刺痛感，有些也表现为特异性疼痛（某些非疼痛感觉，如将床单拉到足上被描述为剧烈疼痛）和痛觉过敏（对疼痛感知异常敏感）。常于夜间加重，许多患者都存在睡眠障碍 [51]。而睡眠不足和持续性疼痛也会使疼痛加重、痛苦、抑郁和生活质量下降，进一步提高发病率 [51, 52]。通常足部为对称性发病，有时也累及手。糖尿病疼痛性周围神经病变可能是糖尿病的首发症状，以及急性疼痛性全身性糖尿病神经病变的主要特征，如治疗诱发的糖尿病神经病变或肌萎缩。

2. 局灶性或多灶性神经病变

糖尿病局灶性和多灶性神经病变通常多见于病程长或40岁以上的患者，并且临床特征明显。糖尿病性腰骶丛神经根病变（糖尿病性肌萎缩）表现为急性或亚急性的下肢剧烈疼痛、感觉丧失、体重显著减轻（通常＞10%）和大腿肌肉无力。颅内局灶性神经病变通常表现为第Ⅲ对或第Ⅵ对神经麻痹或多个脑神经同时发病，表现为疼痛、上睑下垂和复视，持续时间24～48h。多灶性神经病可能同时累及躯干和四肢，需要与慢性炎症性脱髓鞘性多发性神经病相鉴别。

3. 糖尿病性自主神经病变

交感和副交感神经系统的病变表现为心脏、泌尿生殖系统、胃肠道、排汗功能的异常 [53]（表2-4）。心脏自主神经病变表现为心悸、运动耐量降低、头晕和晕厥 [54]。心动过速、体位性低血压、运动期间心率和血压的轻微增加或不增加，以及出现体位性低血压心脏自主神经病变的表现。糖尿病性胃轻瘫会导致恶心、饱腹感增加、反复腹痛和顽固性呕吐等症状 [55]。夜间腹泻和（或）便秘表明低位肠道自主神经受累。泌尿生殖系统自主神经病变与勃起功能障碍、膀胱排空不完全、排尿后残余尿和尿潴留增加有关。

在对糖尿病神经病变患者进行评估时需要保持谨慎，因为典型糖尿病神经病变患者可能表现为非典型特征，反之亦然。此外，许多糖尿病神经病变患者即便是到了晚期，也不一定有症状。因此，不能单纯根据症状有无来确认是否有神经病变。

八、诊断

典型糖尿病神经病变的诊断通常基于临床。标准的神经系统检查可发现振动感知受损（使用128Hz音叉或等效物）、腱反射受损或缺失。测试轻触和针刺感即可以确定感觉丧失的程度，而很少用到神经传导研究，尽管它是确诊典型糖尿病神经病变的金标准。它的主要作用是排除典型糖尿病神经病变中非典型表现的干扰 [56]。美国糖尿病协会在2017版指南中建议使用针刺和温度评估来检测小纤维功能，而振动感知、本体感觉测试、尼龙丝感觉测试和踝关节反射可评估大纤维功能 [11]。许多在临床广泛应用的综合评分都有较高的参考价值，如神经病变评分、多伦多临床

表2-4 糖尿病性自主性神经病
糖尿病自主神经病变的显著特征
• 心悸、运动耐量降低、头晕和晕厥事件 • 直立性低血压 • 恶心、呕吐、胃里感觉迟钝、便秘、腹泻、排尿困难、尿潴留或男女性功能障碍 • 无症状性低血糖（低血糖意识不清）

神经病变评分和密歇根神经病变筛查工具等[57]，都具有良好的内部一致性和可靠性[58]。改良的神经病变评分是一个基于振动、温度、针刺和踝关节反射评估的量表，分值为 10 分，用于对典型糖尿病神经病变的评估[49, 57]。2 分及以下表明没有临床典型糖尿病神经病变，而 3 分及以上则表示存在典型糖尿病神经病变。得分≥6 分，则会明显增加足部溃疡风险（得分≤6 分时，6.3% vs. 1.1%）[16]。

由单纤维尼龙制成的尼龙丝，弯曲时可以始终产生 10g 的负荷（图 2-2）。用于对触觉的评估，灵敏度为 41%～93%，对典型糖尿病神经病变[59]的特异性在 68%～100%。对尼龙丝感觉测试不敏感的晚期神经病变（保护性感觉丧失）和溃疡的高危足，患糖尿病足溃疡的风险增加 1.8～7.7 倍[60]。尼龙丝感觉测试可用于检查典型糖尿病神经病变[61]或作为糖尿病高危足的筛查工具[62]，但测试方法不同。相较于音叉的定性检查，神经测量计则可以对振动觉阈值（vibration perception threshold，VPT）进行定量评估，并且检测方法简单，对轻度典型糖尿病神经病变的检测准确率为 70%[63]，VPT>25V 比 VPT<15V 的患者发生神经性足部溃疡的风险高出 8 倍[64]。Vibratip™

是较新颖的小型电子振动设备，其振幅和频率类似于 128Hz 音叉，可与尼龙丝感觉测试相媲美。Vibratip™ 可以作为典型糖尿病神经病变的筛查工具，但其成本效益尚未明确[65]。Ipswich 触摸测试已成为糖尿病高危足的筛查工具[66]，并且在典型糖尿病神经病变评估中有更广泛的应用[67]。为了方便临床医生高效的评估足部风险，3min 足部快检应运而生，并且已得到美国糖尿病协会的支持[68]。

当这些检查结果为阴性，而患者主诉疼痛等神经症状时，则需要进行小纤维检测。神经传导研究主要用于大纤维的检测，而无法检测小纤维神经病变。美国糖尿病协会建议使用床边针刺和温度评估作为初始测试[11]，但结果存在一定主观性[69]。表皮内神经纤维密度的皮肤活检是微创检查，可以评估小纤维结构异常，被一些专家认为是金标准[70]。体内角膜共聚焦显微镜（in-vivo corneal confocal microscopy，IV-CCM）可以通过观察角膜基底丛中的小神经来无创地评估小纤维结构[71, 72]。它对典型糖尿病神经病变诊断的敏感性和特异性估计分别为 82% 和 52%[72]。也可以使用热和疼痛感知的定量感官测试[73]评估，测量轴突反射介导的微血管耀斑反应[74]，还可以通

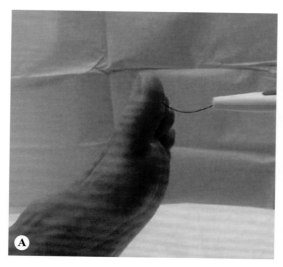
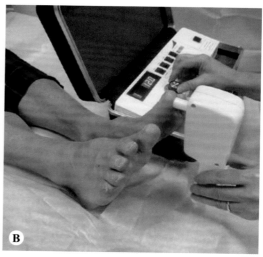

▲ 图 2-2　典型糖尿病神经病变的简易检测工具
A. 将尼龙丝垂直于皮肤表面并使其弯曲，施加 10g 的标准载荷；B. 神经系统测量仪：逐渐加强振动刺激，直到患者能感觉到振动

过评估自主神经功能来评估小纤维功能[57]。

疼痛的量化可以使用数字评分量表（numeric rating scale，NRS）[0分表示"无痛"，10分表示其他极端疼痛（疼痛与患者想象的一样严重）]、视觉模拟评分法（visual analogue scale，VAS）（"在0~10分的量表，您目前的疼痛有多严重？"），或者使用疼痛问卷工具，如简化疼痛量表、麦吉尔疼痛问卷或疼痛调查问卷[75]。糖尿病性自主神经病变的确诊需要器官特异性检查。常用的心血管自主神经测试，包括测量静息心率、心率变异性、深呼吸能力、站立和（或）瓦尔萨尔瓦动作、躺卧和站立血压评估、倾斜测试[76]。放射性核苷酸胃排空研究是评估胃轻瘫的主要方法[77]，在大型医疗机构中也有测量管腔内压力和胃表面电图的复杂工具。

九、鉴别诊断

糖尿病患者神经病变的发病因素有很多（表2-5），因此，需与非糖尿病性多发性神经病变相鉴别，特别是当有非典型特征表现时，如症状持续时间短、严重疼痛、局灶性运动缺陷、共济失调或显著的本体感受异常存在。

十、糖尿病性神经病变的治疗

糖尿病性神经病变的主要治疗策略包括良好的血糖控制、预防心血管事件和良好的神经性疼痛管理，但目前还没有官方推荐的治疗药物。

（一）血糖控制

研究证明，1型糖尿病患者控制好血糖可以有效降低糖尿病神经病变的发生率[14, 18, 78, 79]。在糖尿病控制及并发症试验研究，接受胰岛素强化治疗的患者中，典型糖尿病神经病变发病率降低了64%，心脏自主神经病变发病率降低了45%[14]。一项对32例新确诊1型糖尿病患者进行长达24年的随访中，他们血糖始终接近正常（血红蛋白低于7%），与我们的干预性治疗关系密切[78]。胰腺移植[80]和胰岛素泵治疗[81]可以改善小纤维指数。文献记载，2型糖尿病患者严格控

表2-5 糖尿病神经病变的鉴别诊断
• 糖尿病神经病变的鉴别诊断
• 酗酒或营养不良（如胃旁路手术后）
• 药物引起
• 慢性肾脏疾病
• 维生素 B_{12} 和叶酸缺乏症
• 遗传性疾病
• 炎症相关（慢性炎性脱髓鞘性多神经根病变）
• 副肿瘤（恶性肿瘤或单克隆丙种球蛋白）
• 甲状腺疾病
• 椎管狭窄
• 自身免疫（血管炎、类风湿、干燥、肌瘤等）
• 感染（获得性免疫缺陷综合征、乙型和丙型肝炎、梅毒、莱姆病）

制糖尿病并不能特别有效地预防和治疗糖尿病神经病变[82, 83]。UKPDS 研究对新确诊的2型糖尿病患者加强控糖治疗，进行15年随访后，报道了 VPT 的改善（0.60，95%CI 0.39~0.94，$P<0.05$）。ACCORD 研究招募了5500例病程为8.5年的2型糖尿病患者，并对他们进行了中位数为3.7年的随访[83]。结果显示，虽然神经病变症状有轻微改善（5%），但神经病变的发病率未见明显降低[83]。Cochrane Meta 分析得出结论，虽然2型糖尿病的年化风险差异有趋势，但没有达到统计学意义（$P=0.06$）[79]。对于1型和2型糖尿病，作者提出了警告，随着血糖控制的加强，严重低血糖的风险显著增加，这需要作为风险/效益考虑的一部分[79]。

（二）神经性疼痛的管理

神经性疼痛的治疗往往充满挑战且结果不可预测。虽然没有直接证据表明良好的血糖有利于疼痛管理，但疼痛患者的血糖值普遍偏高[84]，因此应该强调控制血糖的重要性。糖尿病疼痛性周围神经病变的治疗是使用一种或多种止疼药物来缓解症状。对乙酰氨基酚或非甾体抗炎药（如布洛芬）有助于缓解轻、中度疼痛，但作用有限。应尽早转诊到专科疼痛医院治疗。

三环类抗抑郁药（阿米替林、去甲替林、丙

米嗪）、抗惊厥药（普瑞巴林、加巴喷丁）和 5-羟色胺和去甲肾上腺素再摄取抑制药（serotonin and norepinephrine reuptake inhibitor，SNRI）度洛西汀是目前的首选药物（表 2-6）。美国神经病学协会推荐使用普瑞巴林作为一线用药[85]，但美国神经病理性疼痛学小组（Neuropathic Pain Special Interest Group，NeuPSIG）与美国国家健康和临床优化研究所（National Institute for Health and Clinical Excellence，NICE）建议临床医生首选度

洛西汀、阿米替林或普瑞巴林[75, 86, 87]。关于二线治疗方案尚无统一意见，建议在三种一线药物之间切换，使用局部利多卡因贴剂或抗惊厥药（如丙戊酸钠和卡马西平），或者引入阿片类药物（如曲马多）。对于顽固性疼痛，可以考虑使用普瑞巴林和度洛西汀联合治疗。COMBO-DPN 研究表明，联合治疗和高剂量单药治疗的镇痛作用相当[88]。这些发现与一项针对 56 例患者的小型对照研究结果形成鲜明对比，后者发现加巴喷丁和去甲替林

表 2-6　神经性疼痛药物、作用机制和 NICE 2013 与 NeuPSIG 2015 指南

药　物	作　用	NICE 指南（2013）[87]	NeuPSIG[86]
三环药物（阿米替林、去甲替林、丙米嗪）	5-羟色胺-去甲肾上腺素再摄取抑制药，钠通道阻滞药，毒蕈碱受体拮抗药，25～150mg，每天 1 次或 2 次	一线用药，预防用药	一线用药，65 岁或以上最大用量（75mg/d）
普瑞巴林	钙通道阻滞药，300～600mg，分 2 剂服用	一线用药，预防用药	一线用药
度洛西汀	5-羟色胺-去甲肾上腺素再摄取抑制药	一线用药，预防用药	一线用药
加巴喷丁	钙通道阻滞药 1200～3600mg，分 3 次	备选一线方案	一线用药
卡马西平	钠通道阻滞药	二线或三线用药	非推荐用药
丙戊酸钠	中枢疼痛抑制药，可抑制 γ-氨基丁酸	二线或三线用药	推荐用药
拉莫三嗪	钠通道阻滞药，中枢抑制疼痛	二线或三线用药	非推荐用药
利多卡因 / 利多卡因 5% 贴剂	外围直接封锁钠通道	需要转介专科服务，非口服药首选	二线治疗
辣椒素贴剂（8%）	瞬时受体电位通道亚家族 V 成员 1 的激活	需要转介专科服务	二线治疗，但尚不清楚是否推荐用于糖尿病治疗
曲马多	弱 μ 阿片受体激动药，5-羟色胺-去甲肾上腺素再摄取抑制药	仅用于急性抢救治疗，不是作为最初的一线使用	二线用药
其他阿片类药物			三线用药，报道显示，缓释羟考酮和吗啡是研究最多的阿片类药物

联合用药优于加巴喷丁或去甲替林单药治疗[89]。

度洛西汀的起始剂量为60mg，每天1次（夜间），最大剂量为60mg，每天2次。肝功能不全和表皮生长因子受体小于30ml/(min·1.73m²)是绝对禁忌证，HbA1c略有上升[0.52 vs. 0.19（安慰剂）][90]。普瑞巴林的起始剂量为每天150mg，分2次或3次服用，必要时可增加到每天600mg，分2次或3次服用。它具有额外的抗焦虑特性，可改善睡眠质量[91]。不良反应是可以诱发脑病和加重充血性心力衰竭，需要警惕。此外，与加巴喷丁相比，药效缓和且服用方便。一项研究表明，度洛西汀虽然可以快速镇痛，但后期效果不及普瑞巴林[88]。一线药物的治疗周期通常为3~11天[11, 86]。由于传统药物的局限性，糖尿病疼痛性周围神经病变的局部治疗和非药物治疗方案也被广泛应用，5%利多卡因药物贴剂[92]、Opsite®喷雾[93]和0.075%辣椒素乳膏、缓释他喷他多都获得了肯定的临床疗效[94]。非药物治疗也被广泛应用，如心理支持、针灸、经皮脊髓刺激和运动，但缺乏足够试验证据[95]。在现实中想要完全解决神经性疼痛是很困难的。在临床试验中，疼痛缓解30%或减少2分（满分10分）就被认为是有效的[48]。此外，主观疼痛缓解30%~50%可视为神经性疼痛治疗有效[96]。因此，降低患者对疼痛治疗的期望值也很重要。

（三）自主神经病变的管理

体位性低血压的治疗有助于减轻因体位改变引起的不适，改善患者活动能力，从而减少或避免过度使用扩张血管药物。防止容量不足和安全的体位改变（缓慢站立）是治疗的关键。盐皮质激素氟氢可的松的疗效已得到认可[97]，但会出现水肿、高钠血症、低钾血症和仰卧位高血压等症状[76]。受体激动药米多君已被美国食品药品管理局（Food and Drug Administration，FDA）批准用于治疗神经源性体位性低血压，但过量服用也可能出现仰卧位高血压[97]。出现与心脏自主神经病变相关的症状需要转诊至心脏病科进行专科治疗。促动力药物（如甲氧氯普胺和多潘立酮）可

用于胃轻瘫的治疗[55]。止吐药可缓解恶心和呕吐，但持续时间较短，因此有些医疗中心会植入胃电刺激器（胃起搏器）[98]。止泻药（如磷酸可待因）可用于改善糖尿病性腹泻。提高患者教育水平、严密监测血糖、加强糖尿病宣教等可以减少低血糖的发生，如饮食控制和规范胰岛素治疗等[99, 100]。

（四）心血管危险因素的管理

糖尿病神经病患者心血管事件和死亡的风险增加[2, 3, 101]，因此控制和改善危险因素非常重要。降压、降脂、戒烟和健康生活习惯都是治疗的重要内容。

（五）改善性治疗

预防或减缓神经元损伤是糖尿病神经病变治疗的根本，近30年里也已经出现了很多可以逆转神经病变潜力的药物。醛糖还原酶抑制药（雷尼司他）虽然能在一定程度上改善神经传导速度[102]，但要么存在耐受问题（泽那司他、托瑞司他），要么效果不尽如人意[103]。在糖尿病神经病变的研究中提出了氧化应激的概念，并且已经做了很多相关研究。在ALADIN Ⅲ研究中发现，α-硫辛酸是一种抗氧化药和自由基清除药，3周内以600mg/d的剂量输注，可以有效改善2型糖尿病多发性神经性疼痛、感觉异常和麻木症状[104]，但这些作用并没有持续很长时间。NATHAN Ⅰ期试验中将460例患有轻、中度典型糖尿病神经病变的糖尿病患者随机分配到α-硫辛酸组和安慰剂组，为期4年，都没有达到预期效果。其他药物，如蛋白激酶C抑制药，在实验中的积极效果也没有成功复制到人体中[106]。神经生长因子[107]、血管内皮生长因子和C肽的作用目前正在测试中[108]。

（六）糖尿病足部风险评估

足部溃疡是糖尿病神经病变最严重的并发症，发病率为15%~25%[49]。此外，也可能发展为夏科关节病。美国糖尿病协会规定，所有患者应从确诊2型糖尿病开始或确诊1型糖尿病5年后进行糖尿病神经病变年度评估[109]，包括足部

视觉检查、晚期神经病变评估、足部搏动触诊和足部风险的分类[109, 110]。然后，科普给中高危人群和溃疡患者。出现任何新发溃疡或红肿、发热症状，应迅速医院或糖尿病足专科诊所就诊。

结论

糖尿病神经病变最常见的类型是缓慢进展的远端对称性感觉异常（典型糖尿病神经病变），神经系统的任何部分都可受累。同一个体中可能存在一种或多种发病形式，使死亡风险增加。但发病机制尚不清楚，可能同时涉及高血糖等多种致病因素。虽然没有单一的诊断标准，临床可通过典型的症状和体征做出明确诊断。越来越多的人认为，小纤维损伤出现在糖尿病神经病变的早期。因缺乏有效的治疗方法，良好的血糖控制是唯一被验证过有效的治疗方案。长期随诊包括每年年度评估神经病变程度、有效疼痛管理和医患沟通、专科对症规范治疗。

参考文献

[1] Danaei G, Finucane MM, Lu Y, Singh GM, Cowan MJ, Paciorek CJ, Lin JK, et al. National, regional, and global trends in fasting plasma glucose and diabetes prevalence since 1980: systematic analysis of health examination surveys and epidemiological studies with 370 country-years and 2.7million participants. Lancet. 2011;378:31-40.

[2] Maser RE, Mitchell BD, Vinik AI, Freeman R. The association between cardiovascular autonomic neuropathy and mortality in individuals with diabetes: a meta-analysis. Diabetes Care. 2003;26:1895-901.

[3] Hsu WC, Chiu SYH, Yen AMF, Chen LS, Fann CY, Liao CS, et al. Somatic neuropathy is an independent predictor of all- and diabetes-related mortality in type 2 diabetic patients: a population-based 5-year follow-up study (KCIS No. 29). Eur J Neurol. 2012;19:1192-8.

[4] Vas PR, Edmonds ME. Early recognition of diabetic peripheral neuropathy and the need for one-stop microvascular assessment. Lancet Diabetes Endocrinol. 2016;4(9):723-5. https://doi.org/10.1016/S2213-8587(16)30063-8.

[5] Vileikyte L, Gonzalez JS. Recognition and management of psychosocial issues in diabetic neuropathy. Handb Clin Neurol. 2014;126:195-209.

[6] Hex N, Bartlett C, Wright D, Taylor M, Varley D. Estimating the current and future costs of Type 1 and Type 2 diabetes in the UK, including direct health costs and indirect societal and productivity costs. Diabet Med. 2012;29:855-62.

[7] Gordois A, Scuffham P, Shearer A, Oglesby A, Tobian JA. The health care costs of diabetic peripheral neuropathy in the US. Diabetes Care. 2003;26:1790-5.

[8] Boulton AJ, Vinik AI, Arezzo JC, Bril V, Feldman EL, Freeman R, et al. Diabetic neuropathies: a statement by the American Diabetes Association. Diabetes Care. 2005;28:956-62.

[9] Tesfaye S, Boulton AJ, Dyck PJ, Freeman R, Horowitz M, Kempler P, et al. Diabetic neuropathies: update on definitions, diagnostic criteria, estimation of severity, and treatments. Diabetes Care. 2010;33:2285-93.

[10] Thomas PK. Classification, differential diagnosis, and staging of diabetic peripheral neuropathy. Diabetes. 1997; 46(Suppl 2):S54-7.

[11] Pop-Busui R, Boulton AJM, Feldman EL, Bril V, Freeman R, Malik RA, et al. Diabetic neuropathy: a position statement by the american diabetes association. Diabetes Care. 2017; 40:136-54.

[12] Tesfaye S, Chaturvedi N, Eaton SE, Ward JD, Manes C, Ionescu-Tirgoviste C, et al. Vascular risk factors and diabetic neuropathy. N Engl J Med. 2005;352:341-50.

[13] Dyck P, Kratz K, Karnes J, Litchy W, Klein R, Pach J, et al. The prevalence by staged severity of various types of diabetic neuropathy, retinopathy, and nephropathy in a population-based cohort the Rochester diabetic neuropathy study. Neurology. 1993;43:817.

[14] Martin CL, Albers JW, Pop-Busui R. Neuropathy and related findings in the diabetes control and complications trial/ epidemiology of diabetes interventions and complications study. Diabetes Care. 2014;37:31-8.

[15] Maser RE, Steenkiste AR, Dorman JS, Nielsen VK, Bass EB, Manjoo Q, et al. Epidemiological correlates of diabetic neuropathy. Report from Pittsburgh epidemiology of diabetes complications study. Diabetes. 1989;38:1456-61.

[16] Abbott CA, Carrington AL, Ashe H, Bath S, Every LC, Griffiths J, Hann AW, Hussein A, et al. The north-west diabetes foot care study: incidence of, and risk factors for, new diabetic foot ulceration in a community-based patient cohort. Diabet Med. 2002;19:377-84.

[17] Young MJ, Boulton AJ, MacLeod AF, Williams DR, Sonksen PH. A multicentre study of the prevalence of diabetic peripheral neuropathy in the United Kingdom hospital clinic population. Diabetologia. 1993;36:150-4.

[18] Tesfaye S, Stevens LK, Stephenson JM, Fuller JH, Plater M,

Ionescu-Tirgoviste C, et al. Prevalence of diabetic peripheral neuropathy and its relation to glycaemic control and potential risk factors: the EURODIAB IDDM Complications Study. Diabetologia. 1996;39:1377-84.

[19] Veves A, Backonja M, Malik RA. Painful diabetic neuropathy: epidemiology, natural history, early diagnosis, and treatment options. Pain Med. 2008;9:660-74.

[20] Abbott CA, Malik RA, van Ross ER, Kulkarni J, Boulton AJ. Prevalence and characteristics of painful diabetic neuropathy in a large community-based diabetic population in the U.K. Diabetes Care. 2011;34:2220-4.

[21] Davies M, Brophy S, Williams R, Taylor A. The prevalence, severity, and impact of painful diabetic peripheral neuropathy in type 2 diabetes. Diabetes Care. 2006;29:1518-22.

[22] Daousi C, MacFarlane IA, Woodward A, Nurmikko TJ, Bundred PE, Benbow SJ. Chronic painful peripheral neuropathy in an urban community: a controlled comparison of people with and without diabetes. Diabet Med. 2004;21:976-82.

[23] Kim SS, Won JC, Kwon HS, Kim CH, Lee JH, Park TS, et al. Prevalence and clinical implications of painful diabetic peripheral neuropathy in type 2 diabetes: results from a nationwide hospital-based study of diabetic neuropathy in Korea. Diabetes Res Clin Pract. 2014;103:522-9.

[24] Novella SP, Inzucchi SE, Goldstein JM. The frequency of undiagnosed diabetes and impaired glucose tolerance in patients with idiopathic sensory neuropathy. Muscle Nerve. 2001;24:1229-31.

[25] Singleton JR, Smith AG, Russell JW, Feldman EL. Microvascular complications of impaired glucose tolerance. Diabetes. 2003;52:2867-73.

[26] Ziegler D, Rathmann W, Dickhaus T, Meisinger C, Mielck A. Neuropathic pain in diabetes, prediabetes and normal glucose tolerance: the MONICA/KORA Augsburg surveys S2 and S3. Pain Med. 2009;10:393-400.

[27] Intensive blood-glucose control with sulphonylureas or insulin compared with conventional treatment and risk of complications in patients with type 2 diabetes (UKPDS 33). Lancet. 1998;352(9131):837-53.

[28] Siegelaar SE, Kilpatrick ES, Rigby AS, Atkin SL, Hoekstra JB, DeVries JH. Glucose variability does not contribute to the development of peripheral and autonomic neuropathy in type 1 diabetes: data from the DCCT. Diabetologia. 2009;52:2229-32.

[29] Franklin GM, Shetterly SM, Cohen JA, Baxter J, Hamman RF. Risk factors for distal symmetric neuropathy in NIDDM. The San Luis Valley Diabetes Study. Diabetes Care. 1994;17:1172-7.

[30] Dyck PJ, Litchy WJ, Lehman KA, Hokanson JL, Low PA, O'Brien PC. Variables influencing neuropathic endpoints. The Rochester diabetic neuropathy study of healthy subjects. Neurology. 1995;45:1115-21.

[31] Stratton IM, Holman RR, Boulton AJM. Risk factors for neuropathy in UKPDS. Diabetologia. 2004;47(Suppl 1):A47.

[32] Perkins BA, Orszag A, Ngo M, Ng E, New P, Bril V. Prediction of incident diabetic neuropathy using the monofilament examination: a 4-year prospective study. Diabetes Care. 2010;33:1549-54.

[33] Paisey RB, Darby T, George AM, Waterson M, Hewson P, Paisey CF, Thomson MP. Prediction of protective sensory loss, neuropathy and foot ulceration in type 2 diabetes. BMJ Open Diabetes Res Care. 2016;4(1):e000163.

[34] Tesfaye S, Selvarajah D. The Eurodiab study: what has this taught us about diabetic peripheral neuropathy? Curr Diab Rep. 2009;9:432-4.

[35] Wiggin TD, Sullivan KA, Pop-Busui R, Amato A, Sima AA, Feldman EL. Elevated triglycerides correlate with progression of diabetic neuropathy. Diabetes. 2009;58:1634-40.

[36] Vas PR, Sharma S, Rayman G. LDIflare small fiber function in normal glucose tolerant subjects with and without hypertriglyceridemia. Muscle Nerve. 2015;52:113-9.

[37] Vincent AM, Hinder LM, Pop-Busui R, Feldman EL. Hyperlipidemia: a new therapeutic target for diabetic neuropathy. J Peripher Nerv Syst. 2009;14:257-67.

[38] Nilsen KB, Nicholas AK, Woods CG, Mellgren SI, Nebuchennykh M, Aasly J. Two novel SCN9A mutations causing insensitivity to pain. Pain. 2009;143:155-8.

[39] Ahlqvist E, van Zuydam NR, Groop LC, McCarthy MI. The genetics of diabetic complications. Nat Rev Nephrol. 2015;11:277-87.

[40] Callaghan BC, Cheng HT, Stables CL, Smith AL, Feldman EL. Diabetic neuropathy: clinical manifestations and current treatments. Lancet Neurol. 2012;11:521-34.

[41] Vincent AM, Callaghan BC, Smith AL, Feldman EL. Diabetic neuropathy: cellular mechanisms as therapeutic targets. Nat Rev Neurol. 2011;7:573-83.

[42] Pasnoor M, Dimachkie MM, Kluding P, Barohn RJ. Diabetic neuropathy part 1: overview and symmetric phenotypes. Neurol Clin. 2013;31:425-45.

[43] Smith AG, Singleton JR. Idiopathic neuropathy, prediabetes and the metabolic syndrome. J Neurol Sci. 2006;242:9-14.

[44] Breiner A, Lovblom LE, Perkins BA, Bril V. Does the prevailing hypothesis that small-fiber dysfunction precedes large-fiber dysfunction apply to type 1 diabetic patients? Diabetes Care. 2014;37:1418-24.

[45] Ziegler D, Papanas N, Zhivov A, Allgeier S, Winter K, Ziegler I, et al. Early detection of nerve fiber loss by corneal confocal microscopy and skin biopsy in recently diagnosed type 2 diabetes. Diabetes. 2014;63:2454-63.

[46] Papanas N, Ziegler D. Polyneuropathy in impaired glucose tolerance: is postprandial hyperglycemia the main culprit? A mini-review. Gerontology. 2013;59:193-8.

[47] Boulton AJ. Diabetic neuropathy: classification, measurement and treatment. Curr Opin Endocrinol Diabetes Obes. 2007;14:141-5.

[48] Petrova NL, Moniz C, Elias DA, Buxton-Thomas M, Bates M, Edmonds ME. Is there a systemic inflammatory response in the acute charcot foot? Diabetes Care. 2007;30:997-8.

[49] Boulton AJ, Kirsner RS, Vileikyte L. Neuropathic diabetic foot ulcers. New England J Med. 2004;351:48-55.

[50] Søfteland E, Brock C, Frøkjær JB, Brøgger J, Madácsy L, Gilja OH, et al. Association between visceral, cardiac and sensorimotor polyneuropathies in diabetes mellitus. J Diab Complicat. 2014;28:370-7.

[51] Alleman CJ, Westerhout KY, Hensen M, Chambers C, Stoker M, Long S, et al. Humanistic and economic burden of painful diabetic peripheral neuropathy in Europe: a review of the literature. Diabetes Res Clin. 2015;109(2):215-25. https://doi.org/10.1016/j.diabres.2015.04.031.

[52] Selvarajah D, Cash T, Sankar A, Thomas L, Davies J, Cachia E, et al. The contributors of emotional distress in painful diabetic neuropathy. Diab Vasc Dis Res. 2014;11:218-25.

[53] Vinik AI, Maser RE, Mitchell BD, Freeman R. Diabetic autonomic neuropathy. Diabetes Care. 2003;26:1553-79.

[54] Spallone V, Bellavere F, Scionti L, Maule S, Quadri R, Bax G, et al. Recommendations for the use of cardiovascular tests in diagnosing diabetic autonomic neuropathy. Nutr Metab Cardiovasc Dis. 2011;21:69-78.

[55] Camilleri M. Diabetic gastroparesis. N Engl J Med. 2007;356:820-9.

[56] Malik RA. Why are there no good treatments for diabetic neuropathy? Lancet Diab Endocrinol. 2014;2:607-9.

[57] Vas PR, Sharma S, Rayman G. Distal sensorimotor neuropathy: improvements in diagnosis. Rev Diabet Stud. 2015;12:29-47.

[58] Yang Z, Chen R, Zhang Y, Huang Y, Hong T, Sun F, et al. Scoring systems to screen for diabetic peripheral neuropathy. Cochrane Database Syst Rev. 2018;(7):CD010974. https://doi.org/10.1002/14651858.CD010974.pub2.

[59] Dros J, Wewerinke A, Bindels PJ, van Weert HC. Accuracy of monofilament testing to diagnose peripheral neuropathy: a systematic review. Ann Family Med. 2009;7:555-8.

[60] Tan LS. The clinical use of the 10g monofilament and its limitations. A review. Diab Res Clin Pract. 2010;90:1-7.

[61] Perkins BA, Olaleye D, Zinman B, Bril V. Simple screening tests for peripheral neuropathy in the diabetes clinic. Diabetes Care. 2001;24:250-6.

[62] Singh N, Armstrong DG, Lipsky BA. Preventing foot ulcers in patients with diabetes. JAMA. 2005;293:217-28.

[63] Bril V, Perkins BA. Comparison of vibration perception thresholds obtained with the Neurothesiometer and the CASE IV and relationship to nerve conduction studies. Diabet Med. 2002;19:661-6.

[64] Young MJ, Breddy JL, Veves A, Boulton AJ. The prediction of diabetic neuropathic foot ulceration using vibration perception thresholds. A prospective study. Diabetes Care. 1994;17:557-60.

[65] Willits I, Cole H, Jones R, Dimmock P, Arber M, Craig J, et al. Vibra tip for testing vibration perception to detect diabetic peripheral neuropathy: a NICE medical technology guidance. Appl Health Econ Health Policy. 2015;13(4):315-24. https://doi.org/10.1007/s40258-015-0181-6.

[66] Rayman G, Vas PR, Baker N, Taylor CG Jr, Gooday C, Alder AI, et al. The Ipswich touch test: a simple and novel method to identify inpatients with diabetes at risk of foot ulceration. Diabetes Care. 2011;34:1517-8.

[67] Madanat A, Sheshah E, Badawy EB, Abbas A, Al-Bakheet A. Utilizing the Ipswich touch test to simplify screening methods for identifying the risk of foot ulceration among diabetics: The Saudi experience. Prim Care Diabetes. 2015;9(4):304-6. https://doi.org/10.1016/j.pcd.2014.10.007.

[68] Miller JD, Carter E, Shih J, Giovinco NA, Boulton AJ, Mills JL, et al. How to do a 3-minute diabetic foot exam. J Fam Pract. 2014;63:646-9, 653-6.

[69] Dyck PJ, Overland CJ, Low PA, Litchy WJ, Davies JL, Dyck PJ, et al. "Unequivocally Abnormal" vs "Usual" signs and symptoms for proficient diagnosis of diabetic polyneuropathy: Cl vs N Phys Trial. Arch Neurol. 2012;69:1609-14.

[70] Lauria G, Hsieh ST, Johansson O, Kennedy WR, Leger JM, Mellgren SI, et al. European Federation of Neurological Societies/Peripheral Nerve Society Guideline on the use of skin biopsy in the diagnosis of small fiber neuropathy. Report of a joint task force of the European Fe-deration of Neurological Societies and the Peripheral Nerve Society. Eur J Neurol. 2010;17:e903-49.

[71] Malik RA, Kallinikos P, Abbott CA, van Schie CH, Morgan P, Efron N, et al. Corneal confocal microscopy: a non-invasive surrogate of nerve fibre damage and repair in diabetic patients. Diabetologia. 2003;46:683-8.

[72] Tavakoli M, Quattrini C, Abbott C, Kallinikos P, Marshall A, Finnigan J, et al. Corneal confocal microscopy: a novel noninvasive test to diagnose and stratify the severity of human diabetic neuropathy. Diabetes Care. 2010;33:1792-7.

[73] Shy ME, Frohman EM, So YT, Arezzo JC, Cornblath DR, Giuliani MJ, et al. Quantitative sensory testing: report of the therapeutics and technology assessment subcommittee of the American Academy of Neurology. Neurology. 2003;60:898-904.

[74] Vas PR, Rayman G. Validation of the modified LDIFlare technique: a simple and quick method to assess C-fiber function. Muscle Nerve. 2013;47:351-6.

[75] Tesfaye S, Boulton AJ, Dickenson AH. Mechanisms and management of diabetic painful distal symmetrical polyneuropathy. Diabetes Care. 2013;36:2456-65.

[76] Spallone V, Ziegler D, Freeman R, Bernardi L, Frontoni S, Pop-Busui R, et al. Cardiovascular autonomic neuropathy in diabetes: clinical impact, assessment, diagnosis, and management. Diabetes Metab Res Rev. 2011;27:639-53.

[77] Pasricha PJ. Does the emptier have no clothes? Diabetes, gastric emptying, and the syndrome of gastroparesis. Clin Gastroenterol Hepatol. 2015;13:477-9.

[78] Ziegler D, Behler M, Schroers-Teuber M, Roden M. Near-

normoglycaemia and development of neuropathy: a 24-year prospective study from diagnosis of type 1 diabetes. BMJ Open. 2015;5(6):e006559. https://doi.org/10.1136/bmjopen-2014-006559.

[79] Callaghan BC, Little AA, Feldman EL, Hughes RA. Enhanced glucose control for preventing and treating diabetic neuropathy. Cochrane Database Syst Rev. 2012; 6:CD007543. https://doi.org/10.1002/14651858.CD007543.pub2.

[80] Mehra S, Tavakoli M, Kallinikos PA, Efron N, Boulton AJ, Augustine T, et al. Corneal confocal microscopy detects early nerve regeneration after pancreas transplantation in patients with type 1 diabetes. Diabetes Care. 2007;30: 2608-12.

[81] Azmi S, Ferdousi M, Petropoulos IN, Ponirakis G, Fadavi H, Tavakoli M, et al. Corneal confocal microscopy shows an improvement in small-fiber neuropathy in subjects with type 1 diabetes on continuous subcutaneous insulin infusion compared with multiple daily injection. Diabetes Care. 2015;38:e3-4.

[82] Stratton IM, Adler AI, Neil HA, Matthews DR, Manley SE, Cull CA, Hadden D, Turner RC. Association of glycaemia with macrovascular and microvascular complications of type 2 diabetes (UKPDS 35): prospective observational study. BMJ. 2000;321:405-12.

[83] Ismail-Beigi F, Craven T, Banerji MA, Basile J, Calles J, Cohen RM, et al. Effect of intensive treatment of hyperglycaemia on microvascular outcomes in type 2 diabetes: an analysis of the ACCORD randomised trial. Lancet. 2010;376:419-30.

[84] Oyibo SO, Prasad YDM, Jackson NJ, Jude EB, Boulton AJM. The relationship between blood glucose excursions and painful diabetic peripheral neuropathy: a pilot study. Diab Med. 2002;19:870-3.

[85] Bril V, England J, Franklin GM, Backonja M, Cohen J, Del Toro D, et al. Evidence-based guideline: treatment of painful diabetic neuropathy: report of the American Academy of Neurology, the American Association of Neuromuscular and Electrodiagnostic Medicine, and the American Academy of Physical Medicine and Rehabilitation. Neurology. 2011;76:1758-65.

[86] Finnerup NB, Attal N, Haroutounian S, McNicol E, Baron R, Dworkin RH, et al. Pharmacotherapy for neuropathic pain in adults: a systematic review and meta-analysis. Lancet Neurol. 2015;14:162-73.

[87] NICE: Neuropathic pain—pharmacological management: the pharmacological management of neuropathic pain in adults in nonspecialist settings; 2013. http://www.nice.org.uk/guidance/cg173. Accessed 20 May 2015.

[88] Tesfaye S, Wilhelm S, Lledo A, Schacht A, Tolle T, Bouhassira D, et al. Duloxetine and pregabalin: high-dose monotherapy or their combination? The "COMBO-DN study"—a multinational, randomized, double-blind, parallel-group study in patients with diabetic peripheral neuropathic pain. Pain. 2013;154:2616-25.

[89] Gilron I, Bailey JM, Tu D, Holden RR, Jackson AC, Houlden RL. Nortriptyline and gabapentin, alone and in combination for neuropathic pain: a double-blind, randomised controlled crossover trial. Lancet. 374:1252-61.

[90] Hardy T, Sachson R, Shen S, Armbruster M, Boulton AJM. Does treatment with duloxetine for neuropathic pain impact glycemic control? Diabetes Care. 2007;30:21-6.

[91] Taylor CP, Angelotti T, Fauman E. Pharmacology and mechanism of action of pregabalin: the calcium channel alpha2-delta (alpha2-delta) subunit as a target for antiepileptic drug discovery. Epilepsy Res. 2007;73:137-50.

[92] Argoff CE, Galer BS, Jensen MP, Oleka N, Gammaitoni AR. Effectiveness of the lidocaine patch 5% on pain qualities in three chronic pain states: assessment with the Neuropathic Pain Scale. Curr Med Res Opin. 2004;20(Suppl 2):S21-8.

[93] Foster AV, Eaton C, McConville DO, Edmonds ME. Application of OpSite film: a new and effective treatment of painful diabetic neuropathy. Diabet Med. 1994;11:768-72.

[94] Tesfaye S, Vileikyte L, Rayman G, Sindrup SH, Perkins BA, Baconja M, et al. Painful diabetic peripheral neuropathy: consensus recommendations on diagnosis, assessment and management. Diabetes Metab Res Rev. 2011;27:629-38.

[95] Schwartz S, Etropolski MS, Shapiro DY, Rauschkolb C, Vinik AI, Lange B, et al. A pooled analysis evaluating the efficacy and tolerability of tapentadol extended release for chronic, painful diabetic peripheral neuropathy. Clin Drug Investig. 2015;35:95-108.

[96] Javed S, Alam U, Malik RA. Treating diabetic neuropathy: present strategies and emerging solutions. Rev Diabet Stud. 2015;12:63-83.

[97] Gibbons CH, Schmidt P, Biaggioni I, Frazier-Mills C, Freeman R, Isaacson S, et al. The recommendations of a consensus panel for the screening, diagnosis, and treatment of neurogenic orthostatic hypotension and associated supine hypertension. J Neurol. 2017:1-16.

[98] McCallum RW, Lin Z, Forster J, Roeser K, Hou Q, Sarosiek I. Gastric electrical stimulation improves outcomes of patients with gastroparesis for up to 10 years. Clin Gastroenterol Hepatol. 2011;9:314-9. e311.

[99] Seaquist ER, Anderson J, Childs B, Cryer P, Dagogo-Jack S, Fish L, et al. Hypoglycemia and diabetes: a report of a workgroup of the American Diabetes Association and The Endocrine Society. Diabetes Care. 2013;36:1384-95.

[100] Choudhary P, Ramasamy S, Green L, Gallen G, Pender S, Brackenridge A, et al. Real-time continuous glucose monitoring significantly reduces severe hypoglycemia in hypoglycemiaunaware patients with type 1 diabetes. Diabetes Care. 2013;36:4160-2.

[101] Winkley K, Stahl D, Chalder T, Edmonds ME, Ismail K. Risk factors associated with adverse outcomes in a population-based prospective cohort study of people with their first diabetic foot ulcer. J Diabetes Complicat. 2007;21:341-9.

[102] Farmer KL, Li C, Dobrowsky RT. Diabetic peripheral neuropathy. Should a chaperone accompany our therapeutic approach? Pharmacol Rev. 2012;64:880-900.

[103] Polydefkis M, Arezzo J, Nash M, Bril V, Shaibani A, Gordon RJ, et al. Safety and efficacy of ranirestat in patients with mild-to-moderate diabetic sensorimotor polyneuropathy. J Peripher Nerv Syst. 2015;20:363-71.

[104] Ziegler D, Hanefeld M, Ruhnau KJ, Hasche H, Lobisch M, Schutte K, et al. Treatment of symptomatic diabetic polyneuropathy with the antioxidant alpha-lipoic acid: a 7-month multicenter randomized controlled trial (ALADIN III Study). ALADIN III Study Group. Alphalipoic acid in diabetic neuropathy. Diabetes Care. 1999;22:1296-301.

[105] Ziegler D, Low PA, Litchy WJ, Boulton AJ, Vinik AI, Freeman R, et al. Efficacy and safety of antioxidant treatment with alpha-lipoic acid over 4 years in diabetic polyneuropathy: the NATHAN 1 trial. Diabetes Care.

2011;34:2054-60.

[106] Vinik AI, Bril V, Kempler P, Litchy WJ, Tesfaye S, Price KL, et al. Treatment of symptomatic diabetic peripheral neuropathy with the protein kinase C beta-inhibitor ruboxistaurin mesylate during a 1-year, randomized, placebo-controlled, double-blind clinical trial. Clin Ther. 2005;27:1164-80.

[107] Javed S, Petropoulos IN, Alam U, Malik RA. Treatment of painful diabetic neuropathy. Ther Adv Chronic Dis. 2015;6:15-28.

[108] Wahren J, Foyt H, Daniels M, Arezzo JC. Long-acting C-peptide and neuropathy in type 1 diabetes: a 12-month clinical trial. Diabetes Care. 2016;39:596-602.

[109] American Diabetes Association. 10. Microvascular complications and foot care. Diabetes Care. 2017;40:S88-98.

[110] NICE: Diabetic foot problems: prevention and management. 2015.

第3章　神经性糖尿病足溃疡
Neuropathic Diabetic Foot Ulceration

Prashanth R. J. Vas　Jody Lucas　Sobia Arshad　Michael E. Edmonds　著

足部溃疡是糖尿病患者后期最严重的并发症之一。据估计，糖尿病患者中糖尿病足溃疡的发病率为 19%~35%[1]。近些年来，虽然在糖尿病足的护理和治疗方面有所进展，但仍有许多糖尿病足溃疡患者最终发展到下肢截肢。许多国家的截肢率逐年上升，在英国，每周就有 135 例截肢手术；美国疾控中心数据显示，2009 年糖尿病患者的下肢截肢率为 3.2/1000，最终导致重度残疾[2-5]，增加死亡风险[5, 6]，给医疗保健体系造成巨大的经济负担。2014—2015 年，英格兰国民医疗服务支出为 9.72 亿~11.3 亿英镑，每 140 英镑就有 1 英镑花费在糖尿病足溃疡的治疗上[7]。估计到 2035 年，英国糖尿病足治疗成本将上升到 21 亿英镑，25 年内将增加 3.3 倍[8]。而美国近期治疗糖尿病足费用估计在 9 亿~130 亿美元。糖尿病足溃疡会导致患者的年度医疗成本增加 11 710~16 833 美元，护理成本增加 1 倍[9]。此外还有大量无形的间接成本，如个人收入减少、护理人员的负担、旷工对公司及社会的影响。

一、糖尿病足溃疡

糖尿病足溃疡可分为两大类：①神经性糖尿病足溃疡，以神经病变为主，没有外周动脉病变；②神经性缺血性糖尿病足溃疡，神经病变合并动脉病变。本部分重点论述神经性糖尿病足溃疡的临床特征、治疗和预后。

二、神经性糖尿病足溃疡的流行病学和危险因素

糖尿病患者神经性糖尿病足溃疡的发病率因国籍不同而略有差异，为 1.9%~4.0%[10-12]。而周围神经病变患者发病率较高，在 5.0%~7.5%[13]。一项来自英国的大型多中心医院研究，Abbott 等指出，VPT 每增加 1V，足部溃疡的风险就会升高 5.6%[14]。根据研究对象及国家的不同，糖尿病足溃疡的患病率为 5%~9%[1]。据报道，在 2006—2008 年，糖尿病患者中糖尿病足溃疡的发病率约为 8%[15]。

（一）糖尿病足溃疡的神经病变

在欧洲一项旨在了解糖尿病足溃疡患者 14 个足部部位的特征和结果的研究中，86% 的患者存在周围神经病变，而 42% 存在周围血管病变[16]。Reiber 等对来自英国曼彻斯特和美国西雅图医院的糖尿病足溃疡患者进行了综合分析，发现 78% 的患者存在神经病变，而 63% 以上的溃疡患者存在神经病变、轻微足部创伤和足部畸形三联征[17]。尽管如此，文献中报道的纯神经性糖尿病足溃疡的比例仍高达 40%~60%。Moulik 等在一项对 185 例患者的研究中指出，45% 是单纯的神经性病变，24% 是神经性缺血性，16% 是单纯缺血性[5]。在英国的一项研究中，42 例

糖尿病足溃疡中有 20 例（48%）是神经性，而 13 例（30%）是神经性缺血性，5 例（11%）是纯缺血性[18]。一项来自英国诺丁汉的 5 年随访研究报道，30% 的患者和 28% 的溃疡属于纯神经性糖尿病足溃疡[19]。同样，从欧洲数据库可以推断出高达 58% 的溃疡是纯神经性起源[16]。来自巴西的一项研究报道称，他们的研究中神经性糖尿病足溃疡发病率约为 60%[20]。在一组对 115 例夏科神经关节病患者长达 48 个月的随访发现，大约 37% 的患者因畸形而出现新的溃疡[21]。

（二）神经性糖尿病足溃疡的危险因素

晚期神经病变、保护性感觉丧失一直都是足部溃疡形成的高危因素。西北糖尿病足部医疗团队研究指出，对尼龙丝感觉测试的敏感性与糖尿病足溃疡的发生密切相关（RR=1.80，95%CI 1.40～2.32）[11]，而在西雅图糖尿病足研究中显示的风险更高（RR=2.2，95%CI 1.5～3.1）[22]。一项测量 VPT 的研究指出，与 VPT≤15V 的情况相比，VPT≥25V 的患者发生糖尿病足溃疡的概率风险为 7.99[23]。此外，导致糖尿病足溃疡的其他因素包括年龄[11]、慢性糖尿病[23, 24]、血糖不稳[25]、男性[26]、体重较大[22]、足部溃疡既往史等[11]。在西雅图糖尿病足研究中，锤状趾、爪状趾畸形的存在和眼部激光手术史与糖尿病足溃疡的高风险相关[22]。外部因素，如不合脚的鞋、袜子、急性机械创伤、剪切应力和甲沟炎也是重要的诱因[27]。透析、既往脑血管病史和活动不利等并发症也是重要的危险因素[22, 28]。

（三）神经性糖尿病足溃疡延迟愈合的危险因素

糖尿病足溃疡的护理研究很好地揭示了溃疡不愈合的原因。Margolis 等对 586 例神经性糖尿病足溃疡患者进行统计分析，在接受良好的伤口护理、定期清创和物理减压等规范治疗后，24% 的患者在 12 周内痊愈，33% 的患者在前 20 周内痊愈[29]。初始面积<2cm² 和新发溃疡更易愈合[29]，年龄、性别和 HbA1c 水平与溃疡的愈合无直接相关性。同等条件下，一项对 27 630 例神经性糖尿病足溃疡的研究中，愈合率为 58%[30]。病程≥2 个月、面积>2cm² 或重度溃疡是导致溃疡不愈合的重要因素[30]。当三者同时存在时，不愈合的风险概率为 0.81[30]。Markuson 报道说，理想的 HbA1c 水平有利于伤口愈合[31]。男性[25, 32]和感染[25]同时存在使溃疡在 12 周内不愈合的风险增加。虽然有人认为溃疡部位不是影响其愈合的独立因素[33]，但后足神经性糖尿病足溃疡的愈合往往需要更长的时间[34, 35]。吸烟史、深静脉血栓和心血管病史也会导致愈合延迟[36]。

（四）神经性糖尿病足溃疡复发的危险因素

糖尿病足溃疡因其反复复发而臭名昭著。在欧洲研究的单中心随访中（n=73），3 年内复发率为 58%，前 3 年的复发率依次为 40%、18% 和 13%（趋势 P=0.006）[37]。危险因素包括足底溃疡、骨髓炎病史、HbA1c>7.5% 和 CRP>5mg/L[37]。在一项对 253 例康复患者长达 18 个月的随访中，其中 76% 为神经性糖尿病足溃疡，有 99 例（43%）复发[32]。微血管并发症的存在与复发密切相关[32]。另一项来自荷兰的关于糖尿病足鞋的研究显示，对近期治愈患者进行长达 18 个月的随访，复发率为 42%（171 例中有 71 例复发）[38]。存在轻微病变（OR=9.06，95%CI 2.98～27.57）、每天不规律运动（OR=0.93，95%CI 0.89～0.99）和溃疡的病程（OR=1.03，95%CI 1.00～1.06）是独立的危险因素。因创伤导致的神经性糖尿病足溃疡复发，独立预测因素还包括轻微病变（OR=10.95，95%CI 5.01～23.96）、鞋内峰值压力<200kPa 且鞋类舒适度>80%（OR=0.43，95%CI 0.20～0.94）、赤足峰值压力（OR=1.11，95%CI 1.00～1.22）[38]。另一项针对 101 例因确诊骨髓炎行跖骨头切除患者的随访称，41% 的患者在未来 13 个月内出现一个或多个剩余跖骨头的溃疡[39]。第 1 跖骨头切除后风险最高（转移溃疡发生率 69%），第 5 跖骨头切除后的风险最低（19%）[39]。

（五）神经性糖尿病足溃疡患者截肢的危险因素

糖尿病使下肢截肢（lower extremity amputation，LEA）（定义为下肢任何部分的缺失）的风险增加了12～20倍[13]，最终有5%～25%的患者截肢[5,40,41]。一项研究发现，单纯神经性糖尿病足溃疡患者（11%）的5年下肢截肢率低于神经性缺血性（25%）和缺血性糖尿病足溃疡患者（29%）[5]。糖尿病足溃疡患者截肢的危险因素包括男性[20,42]、慢性糖尿病病史[42,43]、HbA1c较高[43-45]、高血脂[45-47]、透析或慢性肾病[43,44,48]、重度溃疡[32,49]、潜在骨髓炎[50]、严重感染[49]、低蛋白血症[43,49]和吸烟[43]。在欧洲的一项研究中，生活质量下降是导致截肢的重要危险因素[40]。血管病变也显著增加了下肢截肢的风险[41,43,46]，但在神经性糖尿病足溃疡中不存在明显相关性。患者的治疗依从性对截肢率也有一定影响，研究表明，治疗依从性差的患者下肢截肢率高出26%[51]。不同的医疗机构间医疗水平和保肢理念存在差异；例如，在英格兰，截肢率在不同医院间存在2倍差异，基础医疗机构间存在10倍差异[52]。

三、神经性糖尿病足溃疡的发生过程

神经病变本身不会导致溃疡，而是通过引起感觉、运动和皮肤自主神经病变，导致足部畸形、压力改变，使足底皮肤受损。此外，继发于本体感受异常的异常步态会导致负重异常，从而进一步加重足底压力异常。外力作用下，如不合脚的鞋子或外伤，会导致神经性糖尿病足溃疡的发生。图3-1描述了该过程及其感觉运动和自主神经病变之间的复杂相关性[53]。

四、临床特征

神经性溃疡好发于足底，尤以跖骨头下方或足趾趾腹多见。在一组没有感染的神经性糖尿病足溃疡患者（n=77）中，78%的溃疡位于前足，16%位于中足，6%位于后足[54]。然而，在欧洲

一项包括神经性缺血性糖尿病足溃疡的研究中，有48%的患者为足底任意部位溃疡，前足或中足底溃疡仅有约22%[16]。

足部神经病变通常表现为足部汗液分泌减少、干燥和开裂等，但灌注良好，皮温温暖。步行过程中同一部位重复受力导致局部胼胝形成[41,55]，并在其深层出现一层白色、浸渍、潮湿的组织，这是最重要的溃疡前兆。其他溃疡前病变包括锤状趾或爪状趾畸形、嵌甲或厚甲、水疱、出血和趾甲真菌感染[56]。神经性糖尿病足溃疡好发于足底负重区，并被厚厚的胼胝覆盖。患者没有或几乎没有疼痛，可以正常走路而没有跛行。相比之下，神经性缺血性糖尿病足溃疡通常没有穿孔边缘，或者在溃疡边缘有薄的"玻璃状"透明带。此外，可能存在局部缺血的特征，如皮肤萎缩、脱发、发绀、组织坏死、皮温下降和中重度疼痛（图3-2）。

五、调查和评估

糖尿病足溃疡确诊后应立即到糖尿病足专科医院就诊，制订专业且个体化的多学科治疗方案。延误治疗会加重病情，延长愈合时间并增加截肢风险[57,58]。

（一）神经病变的诊断

足部溃疡排除血管病变（当足部动脉搏动不明显或触摸不到时，可借助足部动脉超声），则需考虑神经病变的原因。糖尿病足溃疡的神经病变检测用于确认大纤维神经损伤导致的保护性感觉丧失[59]。Semmes-Weinstein单丝是一种尼龙丝，可以在局部施10g的负荷，应用范围广泛[60]。在一项使用神经传导评估作为参考标准的评价系统中，尼龙丝感觉测试的灵敏度为41%～93%，而神经病变检测的特异性为68%～100%[61]。尽管其应用广泛，但操作者间的差异性和对最佳测试部位（通常会测试8个或10个）仍缺乏共识[61,62]。尽管如此，人们依然普遍认为尼龙丝感觉测试是筛查足部保护性感觉丧失的重要工具，是美国糖尿病协会[63]和NICE

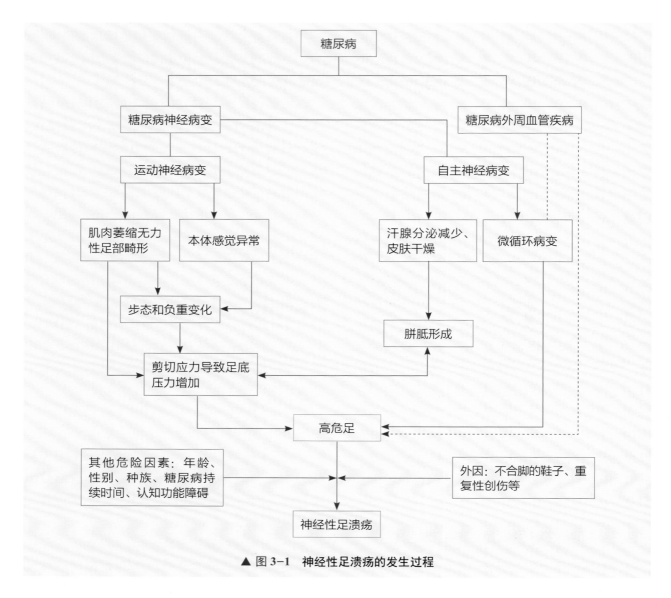

▲ 图 3-1 神经性足溃疡的发生过程

对足部风险筛查建议的一项重要内容[64]。其他方式包括神经电生理仪[64]、128Hz 音叉[63]或系统的神经系统检查等，可以直观反映出神经反射异常或缺失[63, 65]。最近，Vibratip™[64]（一种类似 128Hz 音叉、具有特定的振幅和频率的电子设备）等设备和 Ipswich 触摸测试[66]也被用于高危足的检测。当然，对溃疡区域进行清创而患者感觉不到疼痛时，就可以明确感觉丧失的诊断。

除外周围血管病变，还需要仔细排除血管功能不全。尽管在许多指南中都推荐足部脉搏触诊，但观察者之间存在显著差异[67]，并且准确度

差[67-69]。国际糖尿病足工作组建议使用床边无创检查排除周围血管病变，包括 ABI＞0.9、多普勒超声和趾肱指数（toe brachial index, TBI）≥0.75，但没有侧重哪一种为特定方式[70]。测量足趾收缩压和经皮氧分压（transcutaneous partial oxygen pressure, TcPO$_2$）也可以作为参考指标，尤其是评估无须血供重建的愈合潜力[70]。尽管优化了所有其他因素，但当面对愈合缓慢的神经性溃疡时，仍需重新排查是否存在血管病变，如有必要，尽早行血管会诊[67]。

（二）感染的鉴别

感染是最常见也是最具挑战性的并发症之

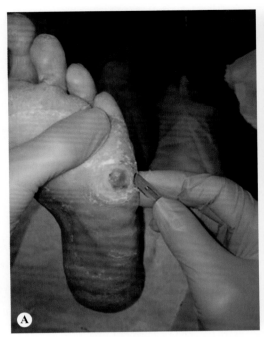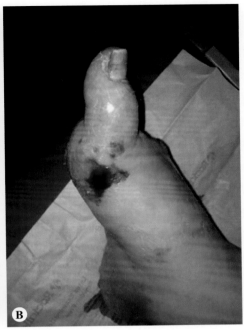

▲ 图 3-2　神经性（A）和神经性缺血性（B）糖尿病足溃疡对比

神经性糖尿病足溃疡通常出现在足负重区，而神经性缺血性糖尿病足溃疡可以出现在任何位置，伴有慢性缺血表现

一[55]。据了解，50%～90% 的糖尿病足溃疡患者在确诊时都存在不同程度的感染；美国传染病学会（Infectious Diseases Society of America，IDSA）2012 版指南对其进行分类[71]，从轻度感染（约 30%）、中度感染（30%～60%）到重度感染（5%～25%），但此分类方案可能存在一定的主观性和争议性[72]。此外，一项统计表明，高达 20% 的糖尿病足溃疡患者（不仅仅是神经性的）可能发展为骨髓炎[73]。然而，重度感染的糖尿病足溃疡患者骨髓炎的发病率高达 60%[74, 75]。

骨髓炎的其他危险因素包括慢性溃疡（＞4周），面积＞2cm^2，深度＞3mm 等[73, 76]。感染的典型表现包括疼痛、渗液增多、皮肤和软组织水肿，以及感染在软组织间扩散时出现蜂窝织炎，后者很难在深色皮肤中辨别。然而，糖尿病神经病变的神经免疫调节可能掩盖其典型症状和体征，从而进一步增加辨别难度[77]。例如，自主神经病变的存在可能会掩盖全身特征（如发热、心率加快），妨碍医生的判断，错过最佳治疗时机，使感染加重[78]。因此，人们认识到多数感染患者

没有典型表现[76, 79]。有些伴随症状，如恶臭、坏死或变色的组织或炎性肉芽组织等可以作为判断感染的依据[80]。当临床疑似感染时，应取微生物样本（特别是软组织样本）送检[71, 81]。对于疑似骨髓炎的患者，应获取骨标本。虽然不鼓励采用糖尿病足溃疡的表面拭子[81]，但在彻底清创后，获得的溃疡深层伤口拭子则很有参考价值[82, 83]。遗憾的是，目前尚无确切的最佳采样技术[84]，亟须更深入的研究。威胁肢体感染的临床特征包括但不限于迅速蔓延的蜂窝织炎、皮肤起疱、坏死，以及温度＞38℃、心动过速（＞90 次/分）、呼吸急促（＞20 次/分）和肌肉疼痛等全身特征[71, 81]。

（三）影像

足部影像是临床检查的一项重要内容。神经性糖尿病足溃疡成像的目的是评估潜在的足部结构异常，排除软组织气体或异物的存在，区分软组织感染和骨髓炎，以及对术后病情变化进行连续评估与监测。所有糖尿病足溃疡患者初诊时应尽早完善平片（X 线）检查，后期根据临床需

要，可多次复查。但平片对骨髓炎的诊断具有较低的灵敏度（40%～60%）和特异度（60%～90%）[85]，尤其在骨感染早期，病变可能需要2周或更长时间才能显现。然而，平片具有容易获得、价格低廉等特点，可根据病情需要多次复查。除了常规体位成像之外，完善足部负重侧视图也很重要，并与健侧足进行对照参考。对于那些有潜在威胁肢体安全的感染，应首选X线检查。目前为止，磁共振成像仍是诊断骨髓炎的金标准，据报道，在某些系列中，其灵敏度可达100%[86]，特异度在40%～100%[87, 88]。MRI对于检测软组织感染的程度或确定糖尿病足溃疡是否有更深层次的病变也有重要参考价值。此外，超声检查、放射性标记白细胞扫描的放射性核素成像（用于惰性感染）也可用于神经性糖尿病足溃疡的检查。

（四）实验室检查

实验室检查不仅为感染提供可靠的诊断依据，还可以反映出个体的身体状况。如白细胞计数、红细胞沉降率（erythrocyte sedimentation rate，ESR）和C反应蛋白（C-reactive protein，CRP）升高提示可能存在急性感染或骨髓炎。这些指标的升降可以评估病情的预后情况[89]。肝肾功能检测可以反映总体健康状况，也为安全使用抗生素提供重要参考。HbA1c可以反映近期血糖的控制水平，据此优化调整控糖方案。最近一项对206例2型糖尿病患者的研究发现，糖尿病足溃疡患者有更高的HbA1c值（$P < 0.0001$，$R^2 = 0.0125$，$t = 4.35$）[90]，并且使溃疡愈合时间延长[91]。

国王学院医院糖尿病足门诊进行的实验室检查数据见表3-1。

（五）足部畸形和异常压力的评估

足压异常出现在糖尿病神经病变的早期[92, 93]。足底压力较高的患者发生神经性糖尿病足溃疡的风险较高；在一项长达30个月的随访研究中发现，35%的足底高压患者出现溃疡，而足底压力正常的患者没有出现溃疡[94]。在制订足底减压方案前，评估足部形状和压力点、回顾患者的近期穿鞋习惯也很重要。

（六）并发症的评估

神经性糖尿病足溃疡患者大都年龄较大或有较长的糖尿病病程。研究报道称，32%～76%的糖尿病足溃疡患者存在严重并发症[16, 95]。一项欧洲的研究统计，11%患有心力衰竭或心绞痛，6%需要透析，15%患有严重视力障碍，10%无自主

表3-1 在国王学院医院糖尿病足门诊进行的糖尿病足溃疡调查

血液学	生物化学	放射学	血管实验室检查	微生物学
全血细胞分析	尿素和电解质	X线	多普勒波形	组织标本或深层拭子进行培养
红细胞沉降率	肝功能检查	足部MRI	全动脉双相动脉，如果波形提示动脉疾病	用骨或脓液进行培养
	C反应蛋白	足部CT	经皮氧分压（特定情况下）	
	糖化血红蛋白	超声		
	维生素B$_{12}$、叶酸、铁含量（适当时）			

灰色部分是在患者初诊时完成的。此外，还进行了一项有效的神经病变测试，表格中没有描述。所有动脉搏动微弱或消失的患者都用多普勒进行标准评估

活动能力。另一项对糖尿病足溃疡痊愈者随访 2 年的报道指出，高达 64% 的患者发生意外摔倒，总发生率为 1.25 次跌倒（95%CI 1.17～1.33）/人·年[95]。糖尿病伴阻塞性睡眠呼吸暂停，会影响伤口愈合[96]。营养不良[97]、腿部水肿和贫血[98] 等也是重要诱因。因此，患者首诊时（或尽早就诊）应对其进行全面、系统的检查，重点关注有无心脑血管病史、抑郁症[99] 和认知障碍[100] 等，并及早治疗。足踝门诊也能看到越来越多的移植患者，特别是肾脏和胰岛细胞移植的患者，他们的护理需要与专科医生协商进行。

六、神经性糖尿病足溃疡的治疗

（一）伤口处理

动态观察溃疡床的变化，可以验证治疗方案的有效性。神经性糖尿病足溃疡的治疗中，需先去除溃疡周围的胼胝，显露深层组织（图 3-2），再清除创面内的污染和失活组织。以便准确评估溃疡深度和确定病变是否累及骨质[81]。怀疑甲下溃疡时，应修剪或拔除趾甲，充分排出积液[79]。选择能够使创面保湿、能充分引流渗出液并避免损伤周围皮肤的敷料[101]。根据美国足病医学协会、血管医学会和国际糖尿病足工作组的最新指南，不推荐使用特定的单一敷料产品[101, 102]。清创术后伤口，可用负压技术来促进愈合[102]，能够显著缩短伤口愈合时间（$P=0.005$）[103]，有效降低继发性截肢率（$P=0.035$）[104]。血小板浓缩液、血小板源性生长因子、血浆制品、羊膜产品、表皮生长因子、生物工程皮肤、超短波和高压氧等辅助疗法的疗效有待验证[101, 102, 105]，然而，这些治疗对顽固性溃疡有独特疗效[101]。在美国，重组人 BB 亚型血小板衍生生长因子已获得 FDA 批准，被推荐用于神经性和顽固性糖尿病足溃疡的治疗[101]。此外，幼虫清创疗法可用于无法进行快速清创或剧烈疼痛的黏液性溃疡[106]，并且效果已得到临床验证[107]。

神经性糖尿病足溃疡的大小变化是判断预后的标准。据估计，在第 4 周时溃疡面积缩小 50% 以上的神经性糖尿病足溃疡患者在 12 周内愈合的概率较高[108, 109]。令人欣慰的是，在过去的 30 年中，治愈率在不断提高。1991 年，只有 34% 的神经性糖尿病足溃疡患者在 20 周内痊愈，到 1999 年，上升到了 51%。到 21 世纪初，在一家大型医疗机构中，20 周时的治愈率已提高到 68%[110]。虽然轻度（<2cm²）和新发（<2 个月）溃疡患者的治疗进展喜人，但关于中足和后足溃疡治疗的数据有限。有些医院还利用外科整形技术（如皮肤移植）来实现较大创面的早期愈合[111]。

（二）机械防治

足底压力的重新分配在神经性糖尿病足溃疡治疗中的作用至关重要。全接触石膏是目前公认的金标准[105, 112]，可作为首选。其次，可选择可拆卸石膏或定制靴（图 3-3）。最近的一项研究表明，不可拆卸石膏在促进神经性糖尿病足溃疡愈合方面比可拆卸支具更有效（RR=1.43，95%CI 1.11～1.84，I^2=66.9%，$P=0.001$，$k=10$）[113]。压力检测显示，与其他减压设备相比，全接触石膏在行走期间可以缓解更多的足底应力（75%）[114]。如果无法使用石膏或助行器，可穿带有缓冲鞋垫或楔形鞋垫的鞋子来减压。减压工具需要定期更换（理想情况下全接触石膏为 1 周）或密切关注（其他设备）。半压缩的胶黏剂填充物可用于转移压力，特别适用于轻度溃疡患者。足底没有明显高压区时，可用市面上在售的普通扁平足鞋垫替代。此外，还应要求患者减少活动。然而，在整个康复过程中对腿部全程固定可能不太现实[115]。当神经性溃疡愈合后，应穿定制鞋，以降低复发风险。足型和矫形器的匹配度需要定期检查调整。静力性压力溃疡多发于足跟，可以使用减压足踝矫形器或带有缓冲垫的保护器来减轻足跟负荷。

继发于足部畸形高压点的慢性或复发性溃疡应考虑手术减压[116]。据报道，跖骨头截骨术、锤状趾修复术、小关节成形术[117]、软组织手术（如屈肌肌腱切断术[118]、肌腱转移和跟腱延长术[119]）

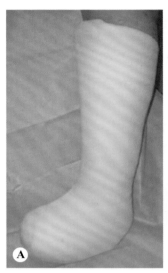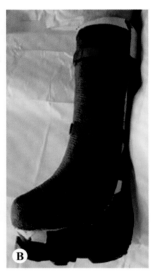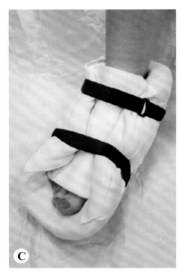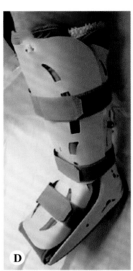

▲ 图 3-3　神经性糖尿病足溃疡的减压技术
A. 全接触石膏；B. 可拆卸支具；C. Scotchcast 靴套；D. 预制可拆卸助行器

等可提高糖尿病足溃疡的愈合率，降低复发率，并且术后并发症发生率低。研究表明，对于那些与变形性夏科神经关节病相关的中足和后足糖尿病足溃疡患者，手术重建和畸形矫正可以降低溃疡复发率，并提高保肢率[120, 121]。尽管这些大部分属于临床案例，缺乏对照研究的证据，但效果依然令人欣慰。

（三）微生物治疗

存在溃疡时，细菌感染就在所难免。感染程度可以从轻微的局部感染到严重的肢体坏疽或全身感染。对于那些尚未威胁肢体安全的感染，彻底清创、去除腐肉和坏死组织可有效减少微生物的生长。抗生素的选择取决于患者的地域、既往感染情况、抗生素使用、过敏史等。西方国家急性新发糖尿病足溃疡感染中最常见的致病菌为革兰阳性球菌，特别是金黄色葡萄球菌[80]。在亚洲和非洲较温暖的国家，则以革兰阴性菌，尤其是假单胞菌属较为常见[122, 123]。在慢性糖尿病足溃疡中，通常是多种微生物共存，包括革兰阴性菌和厌氧菌。经验性口服抗生素治疗，应首先明确针对革兰阳性菌（金黄色葡萄球菌和链球菌）。慢性糖尿病足溃疡或抗生素耐药的患者需要个体化抗生素治疗。实践证明，复方阿莫西林克拉维

酸 625mg，每天 3 次，是轻度感染且青霉素耐受个体的主要经验性用药。在许多糖尿病足门诊中，抗甲氧西林金黄色葡萄球菌、万古霉素耐药肠球菌和耐多药革兰阴性菌等耐药菌株的出现是抗菌治疗的一个重大挑战[124, 125]。

中度和重度感染能够潜在威胁肢体安全，需要住院，静脉注射抗生素，必要时手术清创治疗。紧急手术干预的指征包括急进性坏死、伴有全身症状的深部脓肿、X 线检查显示软组织中气体等情况[126]。在微生物学结果允许靶向治疗之前，建议静脉使用经验性广谱抗生素[127]；然而，对于最佳治疗制剂或组合的选择，还没有国际共识[128]。我们的经验性静脉用药方案是，他唑巴坦 – 哌拉西林 4.5g，每天 3 次，与替考拉宁（对那些疑似或确诊抗甲氧西林金黄色葡萄球菌感染的患者）一起服用；如果抗甲氧西林金黄色葡萄球菌培养结果为阴性（约 48h），可停用替考拉宁。其他药物的使用依微生物结果而定。糖尿病足骨髓炎的治疗包括手术切除病变骨和骨培养结果指导下的靶向抗生素治疗。虽然低级抗生素可用于治疗骨髓炎，但仅限于前足轻度骨髓炎[34, 129]。抗生素的使用时长根据感染程度的不同可能为 2～12 周。最佳应用时间取决于临床情

况；此外，关于抗生素使用的最佳方式几乎没有共识[72, 81]。

（四）并发症的控制和治疗

高血糖会损伤中性粒细胞功能，延缓伤口愈合，因此建议严格控制血糖。早期应用胰岛素或降糖药降糖是必要措施。此外，患者在康复期间活动量减少，需注意饮食和生活方式改变对血糖的影响。回顾发现，强化糖化血红蛋白（6%～7.5%）管理可显著降低截肢风险（RR=0.65，95%CI 0.45～0.94，I^2=0%），延缓振动觉阈值的下降（平均差 =-8.27，95%CI -9.75～-6.79）[130]。由于心血管疾病较普遍，应根据当地指南考虑改善高血压、高脂血症和抗血小板治疗[131, 132]。使用弹力绷带和利尿药可以缓解下肢水肿，促进伤口愈合。其他治疗方案包括严格戒烟、营养支持、改善心功能、监测肾功能、贫血纠正，条件允许的情况下，还可以为患者提供心理和社会支持。

（五）宣教

对神经性糖尿病足溃疡患者的宣教重点突出两方面重要内容：居家和自行伤口护理。因患者感觉迟钝或消失，需告知其如何保护足部免受机械、热和化学损伤[79]，以及有关溃疡护理原则的指导，如强调休息的重要性、穿合适的鞋履、定期敷药、密切观察感染变化和严格佩戴减压装置。实践发现，每次患者就诊时都加强这些宣教是非常有用的，并且建议必须简洁、深刻，根据患者性格、认知水平和文化不同因人而异。一项来自南印度的大型非对照研究发现，在 1259 例糖尿病足溃疡患者中，遵循建议比不遵守建议患者愈合的可能性高出 40%[133]，溃疡复发率也更低（5% vs. 26%）[133]。据 Malone 统计，未接受宣教的患者溃疡发生率和截肢率比接受宣教的患者高出 3 倍[134]。遗憾的是，这一结果自 1989 年以后没有再次被证实[135]。现实中，确保有效的宣教是非常困难的。最近 Cochrane 的一篇综述指出，没有足够的证据表明患者宣教能够降低临床溃疡和截肢的发生率[136]，关于宣教内容、持续时间和成本效益的数据也非常有限。此外，越来越多的糖尿病患者存在认知障碍，这进一步增加了宣教难度[100]。糖尿病足溃疡的治疗流程见图 3-4。

七、综合治疗的重要性

越来越多的证据明表明多学科足部团队在糖尿病足溃疡治疗中的重要作用[137-140]。在过去的 11 年里，一项研究发现，随着足部治疗方案的不断完善，如多学科合作等，使总截肢率下降了 70%[138]。同样，哥本哈根的一个专家医疗团队发现，虽然在 6 年的时间里接诊量增加了 4 倍，但截肢率并没有增加，他们将这一结果归功于多学科足部团队[140]。多学科足部团队在糖尿病足溃疡治疗过程中的作用举足轻重，每个医院都应具备。一些国家，如英国[141]、荷兰[142]和巴西，已将此发展为国家重点项目。也仍有许多国家，尤其是糖尿病人口众多的国家，如印度，没有或极少能够拥有这种团队[143, 144]。

结论

糖尿病神经性足溃疡的治疗是一个系统的治疗方案，需要适当减压，积极控制感染和并发症。需要有经验的多学科足部团队早期积极干预。虽然伤口护理的方法很多，但大都没有得到权威认证，目前并不推荐。严格遵守基础的伤口护理原则，最大限度减压、加强足部护理宣教等，仍然是实现溃疡早期愈合和减少复发的关键。

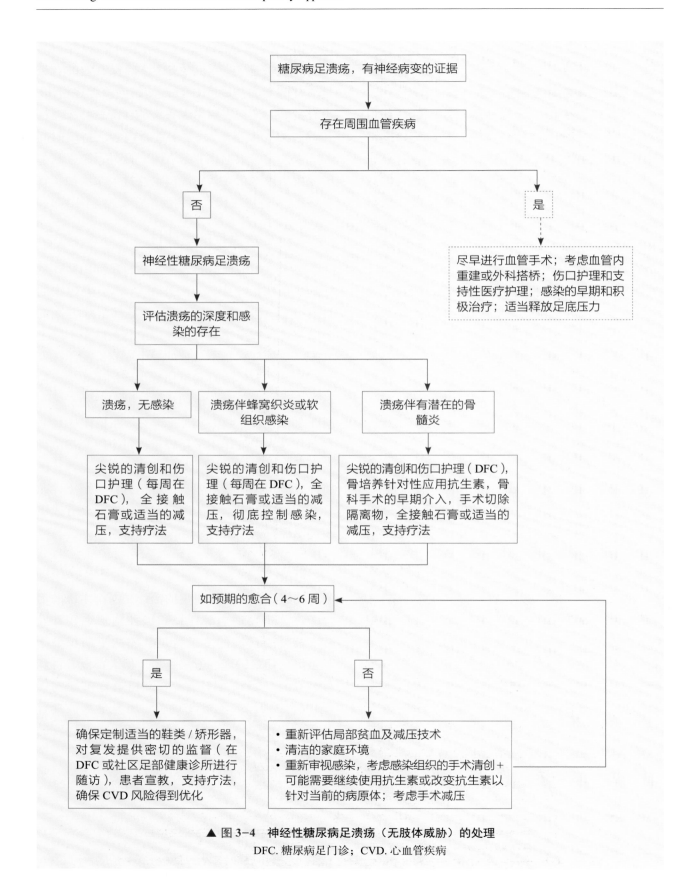

▲ 图 3-4 神经性糖尿病足溃疡（无肢体威胁）的处理

DFC. 糖尿病足门诊；CVD. 心血管疾病

参考文献

[1] Armstrong DG, Boulton AJM, Bus SA. Diabetic foot ulcers and their recurrence. N Engl J Med. 2017;376:2367-75.

[2] Huang DY, Wilkins CJ, Evans DR, Ammar T, Deane C, Vas PR, et al. The diabetic foot: the importance of coordinated care. Semin Intervent Radiol. 2014;31:307-12.

[3] Ghanassia E, Villon L, dit Dieudonné J-FT, Boegner C, Avignon A, Sultan A. long-term outcome and disability of diabetic patients hospitalized for diabetic foot ulcers a 6.5-year follow-up study. Diabetes Care. 2008;31:1288-92.

[4] Winkley K, Stahl D, Chalder T, Edmonds ME, Ismail K. Quality of life in people with their first diabetic foot ulcer: a prospective cohort study. J Am Podiatr Med Assoc. 2009; 99:406-14.

[5] Moulik PK, Mtonga R, Gill GV. Amputation and mortality in new-onset diabetic foot ulcers stratified by etiology. Diabetes Care. 2003;26:491-4.

[6] Brownrigg J, Davey J, Holt P, Davis W, Thompson M, Ray K. The association of ulceration of the foot with cardiovascular and all-cause mortality in patients with diabetes: a meta-analysis. Diabetologia. 2012;55:2906-12.

[7] Kerr M, Barron E, Chadwick P, Evans T, Kong WM, Rayman G et al. The cost of diabetic foot ulcers and amputations to the National Health Service in England. Diabet Med. 2019;36(8):995-1002.

[8] Hex N, Bartlett C, Wright D, Taylor M, Varley D. Estimating the current and future costs of Type 1 and Type 2 diabetes in the UK, including direct health costs and indirect societal and productivity costs. Diabet Med. 2012;29:855-62.

[9] Rice JB, Desai U, Cummings AKG, Birnbaum HG, Skornicki M, Parsons NB. Burden of diabetic foot ulcers for medicare and private insurers. Diabetes Care. 2014;37:651-8.

[10] Crawford F, McCowan C, Dimitrov BD, Woodburn J, Wylie GH, Booth E. The risk of foot ulceration in people with diabetes screened in community settings: findings from a cohort study. QJM. 2011;104:403-10.

[11] Abbott CA, Carrington AL, Ashe H, Bath S, Every LC, Griffiths J, et al. The north-west diabetes foot care study: incidence of, and risk factors for, new diabetic foot ulceration in a community-based patient cohort. Diabet Med. 2002;19:377-84.

[12] Henriksson F, Agardh CD, Berne C, Bolinder J, Lönnqvist F, Stenström P, et al. Direct medical costs for patients with type 2 diabetes in Sweden. J Intern Med. 2000;248:387-96.

[13] Boulton AJ, Kirsner RS, Vileikyte L. Neuropathic diabetic foot ulcers. N Engl J Med. 2004;351:48-55.

[14] Abbott CA, Vileikyte L, Williamson S, Carrington AL, Boulton AJ. Multicenter study of the incidence of and predictive risk factors for diabetic neuropathic foot ulceration. Diabetes Care. 1998;21:1071-5.

[15] Margolis DJ, Malay DS, Hoffstad OJ, Leonard CE, MaCurdy T, Lopez de Nava K. Prevalence of diabetes, diabetic foot ulcer, and lower extremity amputation among Medicare beneficiaries, 2006 to 2008: Data Points Publication Series [Internet]. Rockville, MD: Agency for Healthcare Research and Quality (US); 2011.

[16] Prompers L, Huijberts M, Apelqvist J, Jude E, Piaggesi A, Bakker K, et al. High prevalence of ischaemia, infection and serious comorbidity in patients with diabetic foot disease in Europe. Baseline results from the Eurodiale study. Diabetologia. 2007;50:18-25.

[17] Reiber GE, Vileikyte L, Boyko EJ, del Aguila M, Smith DG, Lavery LA, et al. Causal pathways for incident lower-extremity ulcers in patients with diabetes from two settings. Diabetes Care. 1999;22:157-62.

[18] Kumar S, Ashe HA, Parnell LN, Fernando DJS, Tsigos C, Young RJ, et al. The prevalence of foot ulceration and its correlates in type 2 diabetic patients: a population-based study. Diabetic Med. 1994;11:480-4.

[19] Ince P, Game FL, Jeffcoate WJ. Rate of healing of neuropathic ulcers of the foot in diabetes and its relationship to ulcer duration and ulcer area. Diabetes Care. 2007;30:660-3.

[20] Moura Neto A, Zantut-Wittmann DE, Fernandes TD, Nery M, Parisi MC. Risk factors for ulceration and amputation in diabetic foot: study in a cohort of 496 patients. Endocrine. 2013;44:119-24.

[21] Fabrin J, Larsen K, Holstein PE. Long-term follow-up in diabetic charcot feet with spontaneous onset. Diabetes Care. 2000;23:796-800.

[22] Boyko EJ, Ahroni JH, Stensel V, Forsberg RC, Davignon DR, Smith DG. A prospective study of risk factors for diabetic foot ulcer. The seattle diabetic foot study. Diabetes Care. 1999;22:1036-42.

[23] Young MJ, Breddy JL, Veves A, Boulton AJ. The prediction of diabetic neuropathic foot ulceration using vibration perception thresholds. A prospective study. Diabetes Care. 1994;17:557-60.

[24] Margolis DJ, Allen-Taylor L, Hoffstad O, Berlin JA. Diabetic neuropathic foot ulcers: the association of wound size, wound duration, and wound grade on healing. Diabetes Care. 2002;25:1835-9.

[25] Marston WA. Risk factors associated with healing chronic diabetic foot ulcers: the importance of hyperglycemia. Ostomy Wound Manage. 2006;52:26-8, 30, 32 passim.

[26] Duzgun AP, Satır HZ, Ozozan O, Saylam B, Kulah B, Coskun F. Effect of hyperbaric oxygen therapy on healing of diabetic foot ulcers. J Foot Ankle Surg. 2008;47:515-9.

[27] Apelqvist J, Larsson J, Agardh CD. The influence of external precipitating factors and peripheral neuropathy on the development and outcome of diabetic foot ulcers. J Diabet Complications. 1990;4:21-5.

[28] Ndip A, Rutter MK, Vileikyte L, Vardhan A, Asari A, Jameel M, et al. Dialysis treatment is an independent risk factor for foot ulceration in patients with diabetes and stage 4 or 5 chronic kidney disease. Diabetes Care. 2010;33:1811-6.

[29] Margolis DJ, Kantor J, Santanna J, Strom BL, Berlin JA. Risk factors for delayed healing of neuropathic diabetic foot ulcers: a pooled analysis. Arch Dermatol. 2000;136:1531-5.

[30] Margolis DJ, Allen-Taylor L, Hoffstad O, Berlin JA. Diabetic neuropathic foot ulcers: predicting which ones will not heal. Am J Med. 2003;115:627-31.

[31] Markuson M, Hanson D, Anderson J, Langemo D, Hunter S, Thompson P, Paulson R, Rustvang D. The relationship between hemoglobin A(1c) values and healing time for lower extremity ulcers in individuals with diabetes. Adv Skin Wound Care. 2009;22(8):365-72. https://doi.org/10.1097/01.ASW.0000358639.45784.cd.

[32] Winkley K, Stahl D, Chalder T, Edmonds ME, Ismail K. Risk factors associated with adverse outcomes in a population-based prospective cohort study of people with their first diabetic foot ulcer. J Diabetes Complicat. 2007;21:341-9.

[33] Oyibo SO, Jude EB, Tarawneh I, Nguyen HC, Armstrong DG, Harkless LB, Boulton AJM. The effects of ulcer size and site, patient's age, sex and type and duration of diabetes on the outcome of diabetic foot ulcers. Diabet Med. 2001;18:133-8.

[34] Yosuf MK, Mahadi SI, Mahmoud SM, Widatalla AH, Ahmed ME. Diabetic neuropathic forefoot and heel ulcers: management, clinical presentation and outcomes. J Wound Care. 2015;24:420-5.

[35] Tone A, Nguyen S, Devemy F, Topolinski H, Valette M, Cazaubiel M. Six-week versus twelve-week antibiotic therapy for nonsurgically treated diabetic foot osteomyelitis: a multicenter open-label controlled randomized study. Diabet Care. 2015;38:302-7.

[36] Jagadish M, McNally MM, Heidel RE, Teffeteller S, Arnold JD, Freeman M. Diabetic foot ulcers: the importance of patient comorbidity recognition and total contact casting in successful wound care. Am Surg. 2016;82:733-6.

[37] Dubsky M, Jirkovska A, Bem R, Fejfarova V, Skibova J, Schaper NC, et al. Risk factors for recurrence of diabetic foot ulcers: prospective follow-up analysis in the Eurodiale subgroup. Int Wound J. 2013;10:555-61.

[38] Waaijman R, de Haart M, Arts ML, Wever D, Verlouw AJ, Nollet F, et al. Risk factors for plantar foot ulcer recurrence in neuropathic diabetic patients. Diabetes Care. 2014;37:1697-705.

[39] Molines-Barroso RJ, Lázaro-Martínez JL, Aragón-Sánchez J, García-Morales E, Beneit-Montesinos JV, Álvaro-Afonso FJ. Analysis of transfer lesions in patients who underwent surgery for diabetic foot ulcers located on the plantar aspect of the metatarsal heads. Diabet Med. 2013;30:973-6.

[40] Siersma V, Thorsen H, Holstein PE, Kars M, Apelqvist J, Jude EB. Health-related quality of life predicts major amputation and death, but not healing, in people with diabetes presenting with foot ulcers: the Eurodiale study. Diabet Care. 2014;37:694-700.

[41] Pecoraro RE, Reiber GE, Burgess EM. Pathways to diabetic limb amputation: basis for prevention. Diabet Care. 1990; 13: 513-21.

[42] Parisi MC, Moura Neto A, Menezes FH, Gomes MB, Teixeira RM, de Oliveira JE. Baseline characteristics and risk factors for ulcer, amputation and severe neuropathy in diabetic foot at risk: the BRAZUPA study. Diabetol Metab Syndr. 2016;8:25.

[43] Jiang Y, Ran X, Jia L, Yang C, Wang P, Ma J. Epidemiology of type 2 diabetic foot problems and predictive factors for amputation in China. Int J Low Extrem Wounds. 2015;14:19-27.

[44] Shojaiefard A, Khorgami Z, Larijani B. Independent risk factors for amputation in diabetic foot. Int J Diabetes Dev Ctries. 2008;28:32-7.

[45] Pemayun TG, Naibaho RM, Novitasari D, Amin N, Minuljo TT. Risk factors for lower extremity amputation in patients with diabetic foot ulcers: a hospital-based case-control study. Diabet Foot Ankle. 2015;6:29629.

[46] Reiber GE, Pecoraro RE, Koepsell TD. Risk factors for amputation in patients with diabetes mellitus. A case-control study. Ann Intern Med. 1992;117:97-105.

[47] Rajamani K, Colman PG, Li LP, Best JD, Voysey M, D'Emden MC. Effect of fenofibrate on amputation events in people with type 2 diabetes mellitus (FIELD study): a prespecified analysis of a randomised controlled trial. Lancet. 2009;373:1780-8.

[48] Lavery LA, Lavery DC, Hunt NA, La Fontaine J, Ndip A, Boulton AJ. Amputations and foot-related hospitalisations disproportionately affect dialysis patients. Int Wound J. 2015;12:523-6.

[49] Chen IW, Yang HM, Chiu CH, Yeh JT, Huang CH, Huang YY. Clinical Characteristics and Risk Factor Analysis for Lower-Extremity Amputations in Diabetic Patients With Foot Ulcer Complicated by Necrotizing Fasciitis. Medicine (Baltimore). 2015;94:e1957.

[50] Carlson T, Reed JF 3rd. A case-control study of the risk factors for toe amputation in a diabetic population. Int J Low Extrem Wounds. 2003;2:19-21.

[51] Quilici MT, Del Fiol Fde S, Vieira AE, Toledo MI. Risk Factors for Foot Amputation in Patients Hospitalized for Diabetic Foot Infection. J Diabetes Res. 2016; 2016: 8931508.

[52] Holman N, Young RJ, Jeffcoate WJ. Variation in the incidence of amputation in the lower limb in England. Diabetologia. 2012 Jul;55(7):1919-25. https://doi.org/10.1007/s00125-012-2468-6.

[53] Boulton AJM. The pathway to ulceration: aetiopathogenesis. In: The foot in diabetes. Hoboken, NJ: Wiley; 2006. p. 51-67.

[54] Gardner SE, Haleem A, Jao Y-L, Hillis SL, Femino JE, Phisitkul P, Heilmann KP, et al. Cultures of diabetic foot ulcers without clinical signs of infection do not predict

outcomes. Diabetes Care. 2014;37:2693-701.

[55] Edmonds M. Diabetic foot ulcers: practical treatment recommendations. Drugs. 2006;66:913-29.

[56] Bus S, Netten J, Lavery L, Monteiro-Soares M, Rasmussen A, Jubiz Y. IWGDF guidance on the prevention of foot ulcers in at-risk patients with diabetes. Diabetes Metab Res Rev. 2016;32:16-24.

[57] Jeffcoate W, Young B. National diabetic foot audit of England and Wales yields its first dividends. Diabet Med. 2016;33:1464-5.

[58] Jeffcoate WJ, Vileikyte L, Boyko EJ, Armstrong DG, Boulton AJM. Current challenges and opportunities in the prevention and management of diabetic foot ulcers. Diabet Care. 2018;41:645-52.

[59] Vas PR, Sharma S, Rayman G. Distal sensorimotor neuropathy: improvements in diagnosis. Rev Diabet Stud. 2015;12:29-47.

[60] Singh N, Armstrong DG, Lipsky BA. Preventing foot ulcers in patients with diabetes. JAMA. 2005;293:217-28.

[61] Dros J, Wewerinke A, Bindels PJ, van Weert HC. Accuracy of monofilament testing to diagnose peripheral neuropathy: a systematic review. Ann Fam Med. 2009;7:555-8.

[62] Tan LS. The clinical use of the 10g monofilament and its limitations: a review. Diabet Res Clin Pract. 2010;90:1-7.

[63] American Diabetes Association. 11. Microvascular complications and foot care: Standards of Medical Care in Diabetes—2019. Diabetes Care 2019;42(Suppl. 1):S124-S138.

[64] Willits I, Cole H, Jones R, Dimmock P, Arber M, Craig J. VibraTip for testing vibration perception to detect diabetic peripheral neuropathy: a NICE medical technology guidance. Appl Health Econ Health Policy. 2015;13(4):315-24.

[65] Pop-Busui R, Boulton AJM, Feldman EL, Bril V, Freeman R, Malik RA. Diabetic Neuropathy: A Position Statement by the American Diabetes Association. Diabetes Care. 2017;40:136-54.

[66] Rayman G, Vas PR, Baker N, Taylor CG Jr, Gooday C, Alder AI. The Ipswich touch test: a simple and novel method to identify inpatients with diabetes at risk of foot ulceration. Diabetes Care. 2011;34:1517-8.

[67] American Diabetes Association. Peripheral arterial disease in people with diabetes. Diabetes Care. 2003;26:3333-41.

[68] Boyko EJ, Ahroni JH, Davignon D, Stensel V, Prigeon RL, Smith DG. Diagnostic utility of the history and physical examination for peripheral vascular disease among patients with diabetes mellitus. J Clin Epidemiol. 1997;50:659-68.

[69] Armstrong DW, Tobin C, Matangi MF. The accuracy of the physical examination for the detection of lower extremity peripheral arterial disease. Can J Cardiol. 2010;26:e346-50.

[70] Hinchliffe RJ, Brownrigg JR, Apelqvist J, Boyko EJ, Fitridge R, Mills JL, et al. IWGDF guidance on the diagnosis, prognosis and management of peripheral artery disease in patients with foot ulcers in diabetes. Diabetes Metab Res Rev. 2016;32(Suppl 1):37-44.

[71] Lipsky BA, Berendt AR, Cornia PB, Pile JC, Peters EJ, Armstrong DG. Infectious Diseases Society of America clinical practice guideline for the diagnosis and treatment of diabetic foot infections. Clin Infect Dis. 2012;54:e132-73.

[72] Peters EJ. Pitfalls in diagnosing diabetic foot infections. Diabetes Metab Res Rev. 2016;32:254-60.

[73] Berendt AR, Peters EJ, Bakker K, Embil JM, Eneroth M, Hinchliffe RJ. Diabetic foot osteomyelitis: a progress report on diagnosis and a systematic review of treatment. Diabetes Metab Res Rev. 2008;24(Suppl 1):S145-61.

[74] Lipsky BA. Osteomyelitis of the foot in diabetic patients. Clin Infect Dis. 1997;25:1318-26.

[75] Balsells M, Viade J, Millan M, Garcia JR, Garcia-Pascual L, del Pozo C, et al. Prevalence of osteomyelitis in non-healing diabetic foot ulcers: usefulness of radiologic and scintigraphic findings. Diabetes Res Clin Pract. 1997;38:123-7.

[76] Lipsky BA. Medical treatment of diabetic foot infections. Clin Infect Dis. 2004;39:S104-14.

[77] Barwick AL, Tessier JW, Janse de Jonge X, Ivers JR, Chuter VH. Peripheral sensory neuropathy is associated with altered postocclusive reactive hyperemia in the diabetic foot. BMJ Open Diabet Res Care. 2016;4(1):e000235. https://doi.org/10.1136/bmjdrc-2016-000235. eCollection 2016

[78] Edmonds M. Modern treatment of infection and ischaemia to reduce major amputation in the diabetic foot. Curr Pharm Des. 2013;19:5008-15.

[79] Edmonds ME, Foster AV. Diabetic foot ulcers. BMJ. 2006;332:407-10.

[80] Spichler A, Hurwitz BL, Armstrong DG, Lipsky BA. Microbiology of diabetic foot infections: from Louis Pasteur to 'crime scene investigation'. BMC Med. 2015;13:2. https://doi.org/10.1186/s12916-014-0232-0.

[81] Lipsky BA, Aragon-Sanchez J, Diggle M, Embil J, Kono S, Lavery L. IWGDF guidance on the diagnosis and management of foot infections in persons with diabetes. Diabetes Metab Res Rev. 2016;32(Suppl 1):45-74.

[82] Slater R, Lazarovitch T, Boldur I, Ramot Y, Buchs A, Weiss M. Swab cultures accurately identify bacterial pathogens in diabetic foot wounds not involving bone. Diabet Med. 2004;21:705-9.

[83] Gjødsbøl K, Skindersoe ME, Christensen JJ, Karlsmark T, Jørgensen B, Jensen AM. No need for biopsies: comparison of three sample techniques for wound microbiota determination. Int Wound J. 2012;9:295-302.

[84] O'Meara S, Nelson E, Golder S, Dalton J, Craig D, Iglesias C. Systematic review of methods to diagnose infection in foot ulcers in diabetes. Diabet Med. 2006;23:341-7.

[85] Sanverdi SE, Ergen BF, Oznur A. Current challenges in imaging of the diabetic foot. Diabet Foot Ankle. 2012;3

[86] Peterson N, Widnall J, Evans P, Jackson G, Platt S. Diagnostic imaging of diabetic foot disorders. Foot Ankle Int. 2016;38:86-95.

[87] Dinh T, Snyder G, Veves A. Review papers. Current

techniques to detect foot infection in the diabetic patient. Int J Low Extrem Wounds. 2010;9(1):24-30. https://doi.org/10.1177/1534734610363004.

[88] Kapoor A, Page S, LaValley M, Gale DR, Felson DT. Magnetic resonance imaging for diagnosing foot osteomyelitis: a meta-analysis. Arch Intern Med. 2007;167:125-32.

[89] Lin Z, Vasudevan A, Tambyah PA. Use of erythrocyte sedimentation rate and c-reactive protein to predict osteomyelitis recurrence. J Orthop Surg. 2016;24:77-83.

[90] Paisey RB, Darby T, George AM, Waterson M, Hewson P, Paisey CF. Prediction of protective sensory loss, neuropathy and foot ulceration in type 2 diabetes. BMJ Open Diabetes Res Care. 2016;4(1):e000163. https://doi.org/10.1136/bmjdrc-2015-000163. eCollection 2016.

[91] Christman AL, Selvin E, Margolis DJ, Lazarus GS, Garza LA. Hemoglobin A1c predicts healing rate in diabetic wounds. J Invest Dermatol. 2011;131:2121-7.

[92] Boulton AJ, Betts RP, Franks CI, Newrick PG, Ward JD, Duckworth T. Abnormalities of foot pressure in early diabetic neuropathy. Diabet Med. 1987;4:225-8.

[93] Caselli A, Pham H, Giurini JM, Armstrong DG, Veves A. The forefoot-to-rearfoot plantar pressure ratio is increased in severe diabetic neuropathy and can predict foot ulceration. Diabetes Care. 2002;25:1066-71.

[94] Veves A, Murray HJ, Young MJ, Boulton AJ. The risk of foot ulceration in diabetic patients with high foot pressure: a prospective study. Diabetologia. 1992;35:660-3.

[95] Wallace C, Reiber GE, LeMaster J, Smith DG, Sullivan K, Hayes S, et al. Incidence of falls, risk factors for falls, and fall-related fractures in individuals with diabetes and a prior foot ulcer. Diabetes Care. 2002;25:1983-6.

[96] Vas PRJ, Ahluwalia R, Manas AB, Manu CA, Kavarthapu V, Edmonds ME. Undiagnosed severe sleep apnoea and diabetic foot ulceration—a case series based hypothesis: a hitherto under emphasized factor in failure to heal. Diabet Med. 2016;33:e1-4.

[97] Zhang SS, Tang ZY, Fang P, Qian HJ, Xu L, Ning G. Nutritional status deteriorates as the severity of diabetic foot ulcers increases and independently associates with prognosis. Exp Ther Med. 2013;5:215-22.

[98] Chuan F, Zhang M, Yao Y, Tian W, He X, Zhou B. Anemia in patients with diabetic foot ulcer. Int J Low Extremity Wound. 2016;15:220-6.

[99] Ismail K, Winkley K, Stahl D, Chalder T, Edmonds M. A cohort study of people with diabetes and their first foot ulcer: the role of depression on mortality. Diabetes Care. 2007;30:1473-9.

[100] Natovich R, Kushnir T, Harman-Boehm I, Margalit D, Siev-Ner I, Tsalichin D. Cognitive dysfunction: part and parcel of the diabetic foot. Diabetes Care. 2016;39:1202-7.

[101] Hingorani A, LaMuraglia GM, Henke P, Meissner MH, Loretz L, al ZKM. The management of diabetic foot: a clinical practice guideline by the Society for Vascular Surgery in collaboration with the American Podiatric Medical Association and the Society for Vascular Medicine. J Vasc Surg. 2016;63:3S-21S.

[102] Game FL, Attinger C, Hartemann A, Hinchliffe RJ, Londahl M, Price PE, et al. IWGDF guidance on use of interventions to enhance the healing of chronic ulcers of the foot in diabetes. Diabetes Metab Res Rev. 2016;32(Suppl 1):75-83.

[103] Armstrong DG, Lavery LA. Negative pressure wound therapy after partial diabetic foot amputation: a multicentre, randomised controlled trial. Lancet. 2005;366:1704-10.

[104] Blume PA, Walters J, Payne W, Ayala J, Lantis J. Comparison of negative pressure wound therapy using vacuum-assisted closure with advanced moist wound therapy in the treatment of diabetic foot ulcers: a multicenter randomized controlled trial. Diabetes Care. 2008;31:631-6.

[105] NICE: Diabetic foot problems: prevention and management. 2015

[106] Sherman RA. Mechanisms of maggot-induced wound healing: what do we know, and where do we go from here? Evid Based. Complement Alternat Med. 2014;2014:592419.

[107] Sherman RA. Maggot therapy for treating diabetic foot ulcers unresponsive to conventional therapy. Diabetes Care. 2003;26:446-51.

[108] Sheehan P. Early change in wound area as a predictor of healing in diabetic foot ulcers: knowing "when to say when". Plast Reconstruct Surg. 200(117):245S-7S.

[109] Snyder RJ, Cardinal M, Dauphinée DM, Stavosky J. A post-hoc analysis of reduction in diabetic foot ulcer size at 4 weeks as a predictor of healing by 12 weeks. Ostom Wound Manag. 2010;56(3):44-50.

[110] Margolis DJ, Allen-Taylor L, Hoffstad O, Berlin JA. Healing diabetic neuropathic foot ulcers: are we getting better? Diabet Med. 2005;22:172-6.

[111] Blume PA, Donegan R, Schmidt BM. The role of plastic surgery for soft tissue coverage of the diabetic foot and ankle. Clin Podiatr Med Surg. 2014;31:127-50.

[112] Schaper NC, Van Netten JJ, Apelqvist J, Lipsky BA, Bakker K. Prevention and management of foot problems in diabetes: a summary guidance for daily practice 2015, based on the IWGDF guidance documents. Diabetes Metab Res Rev. 2016;32(Suppl 1):7-15.

[113] Morona JK, Buckley ES, Jones S, Reddin EA, Merlin TL. Comparison of the clinical effectiveness of different off-loading devices for the treatment of neuropathic foot ulcers in patients with diabetes: a systematic review and meta-analysis. Diabetes Metab Res Rev. 2013;29:183-93.

[114] Gotz J, Lange M, Dullien S, Grifka J, Hertel G, Baier C, et al. Off-loading strategies in diabetic foot syndrome-evaluation of different devices. Int Orthop. 2017;41:239-46.

[115] Jeffcoate WJ, Harding KG. Diabetic foot ulcers. Lancet. 2003;361:1545-51.

[116] Frykberg RG, Bevilacqua NJ, Habershaw G. Surgical off-loading of the diabetic foot. J Vasc Surg. 2010;52:44S-58S.

[117] La Fontaine J, Lavery LA, Hunt NA, Murdoch DP. The role of surgical off-loading to prevent recurrent ulcerations. Int J Low Extrem Wounds. 2014;13:320-34.

[118] Scott JE, Hendry GJ, Locke J. Effectiveness of percutaneous flexor tenotomies for the management and prevention of recurrence of diabetic toe ulcers: a systematic review. J Foot Ankle Res. 2016;9:25. https://doi.org/10.1186/s13047-016-0159-0.

[119] Dallimore SM, Kaminski MR. Tendon lengthening and fascia release for healing and preventing diabetic foot ulcers: a systematic review and meta-analysis. J Foot Ankle Res. 2015;8:33.

[120] Siebachmeyer M, Boddu K, Bilal A, Hester TW, Hardwick T, Fox TP et al. Outcome of one-stage correction of deformities of the ankle and hindfoot and fusion in Charcot neuroarthropathy using a retrograde intramedullary hindfoot arthrodesis nail. Bone Joint J. 2015;97-B:76-82.

[121] Wukich DK, Raspovic KM, Hobizal KB, Sadoskas D. Surgical management of Charcot neuroarthropathy of the ankle and hindfoot in patients with diabetes. Diabetes Metab Res Rev. 2016;32:292-6.

[122] Hatipoglu M, Mutluoglu M, Turhan V, Uzun G, Lipsky BA, Sevim E. J Diabetes Complications. 2016;30(5):910-6. https://doi.org/10.1016/j.jdiacomp.2016.02.013.

[123] Rastogi A, Sukumar S, Hajela A, Mukherjee S, Dutta P, Bhadada SK, et al. The microbiology of diabetic foot infections in patients recently treated with antibiotic therapy: a prospective study from India. J Diabetes Complications. 2017;31(2):407-12. https://doi.org/10.1016/j.jdiacomp.2016.11.001.

[124] Bowling FL, Jude EB, Boulton AJM. MRSA and diabetic foot wounds: contaminating or infecting organisms? Curr Diabet Rep. 2009;9:440-4.

[125] Lipsky BA. Diabetic foot infections: current treatment and delaying the 'post-antibiotic era'. Diabetes Metab Res Rev. 2016;32(Suppl 1):246-53.

[126] Vas PRJ, Edmonds M, Kavarthapu V, Rashid H, Ahluwalia R, Pankhurst C, et al. The diabetic foot attack: "Tis Too Late to Retreat!". Int J Low Extrem Wounds. 2018;17:7-13.

[127] Uckay I, Gariani K, Dubois-Ferriere V, Suva D, Lipsky BA. Diabetic foot infections: recent literature and cornerstones of management. Curr Opin Infect Dis. 2016;29:145-52.

[128] Selva Olid A, Solà I, Barajas-Nava LA, Gianneo OD, Bonfill Cosp X, Lipsky BA. Systemic antibiotics for treating diabetic foot infections. Cochrane Database Syst Rev. 2015;9:CD009061. https://doi.org/10.1002/14651858.CD009061.pub2.

[129] Lázaro-Martínez JL, Aragón-Sánchez J, García-Morales E. Antibiotics versus conservative surgery for treating diabetic foot osteomyelitis: a randomized comparative trial. Diabetes Care. 2014;37:789-95.

[130] Hasan R, Firwana B, Elraiyah T, Domecq JP, Prutsky G, Nabhan M, et al. A systematic review and meta-analysis of glycemic control for the prevention of diabetic foot syndrome. J Vasc Surg. 63:22S-8S.e22

[131] McGuire H, Longson D, Adler A, Farmer A, Lewin I. Management of type 2 diabetes in adults: summary of updated NICE guidance. BMJ: 2016;353:i1575. https://doi.org/10.1136/bmj.i1575.

[132] Standards of medical care in diabetes—2016: summary of revisions. Diabetes Care. 2016;39:S4-5.

[133] Viswanathan V, Madhavan S, Rajasekar S, Chamukuttan S, Ambady R. Amputation prevention initiative in South India: positive impact of foot care education. Diabetes Care. 2005;28:1019-21.

[134] Malone JM, Snyder M, Anderson G, Bernhard VM, Holloway GA Jr, Bunt TJ. Prevention of amputation by diabetic education. Am J Surg. 1989;158:520-3; discussion 523-524.

[135] van Netten JJ, Price PE, Lavery LA, Monteiro-Soares M, Rasmussen A, Jubiz Y. Prevention of foot ulcers in the at-risk patient with diabetes: a systematic review. Diabetes Metab Res Rev. 2016;32(Suppl 1):84-98.

[136] Dorresteijn JA, Kriegsman DM, Assendelft WJ, Valk GD. Patient education for preventing diabetic foot ulceration. Cochrane Database Syst Rev. 2014:CD001488.

[137] Edmonds ME, Blundell MP, Morris ME, Thomas EM, Cotton LT, Watkins PJ. Improved survival of the diabetic foot: the role of a specialized foot clinic. Q J Med. 1986;60:763-71.

[138] Krishnan S, Nash F, Baker N, Fowler D, Rayman G. Reduction in diabetic amputations over 11 years in a defined U.K. population: benefits of multidisciplinary team work and continuous prospective audit. Diabetes Care. 2008;31:99-101.

[139] McCabe CJ, Stevenson RC, Dolan AM. Evaluation of a diabetic foot screening and protection programme. Diabet Med. 1998;15:80-4.

[140] Hedetoft C, Rasmussen A, Fabrin J, Kolendorf KK. Four-fold increase in foot ulcers in type 2 diabetic subjects without an increase in major amputations by a multidisciplinary setting. Diabetes Res Clin Pract. 2009;83:353-7.

[141] Diabetes UK: Putting Feet First. Fast track for a foot attack: preventing amputations. London: Diabetes UK; 2013.

[142] Van Acker K, Weyler J, De Leeuw I. The diabetic foot project of Flanders, the Northern part of Belgium: implementation of the St. Vincent Consensus. Acta Clinica Belgica. 2001;56:21-31.

[143] Xu Z, Ran X. Diabetic foot care in China: challenges and strategy. Lancet Diabet Endocr. 2016;4:297-8.

[144] Viswanathan V, Rao VN. Managing diabetic foot infection in India. Int J Low Extrem Wounds. 2013;12:158-66.

第 4 章　全接触石膏
Total Contact Casting

Maureen Bates　Timothy Jemmott　Michael E. Edmonds　著

一、概述与历史

全接触石膏能够有效缓解神经性足溃疡的压力，从而促进溃疡愈合[1, 2]。它由印度骨科医生 Joseph Khan 在 20 世纪 30 年代首先提出，用于由汉森病引起的神经性足溃疡的治疗。它能够最大程度保障患者活动功能，从而解决工作及生活问题。但考虑到治疗过程中存在的难度与风险，该治疗应由多学科的专业团队来完成。

印度 Paul Brand 医生就把全接触石膏用于糖尿病和神经性足溃疡的治疗。1965 年，Brand 医生将这项技术引进美国，后来他搬到了卡维尔，在那里治愈了很多汉森病和糖尿病患者的足溃疡。皇家学院医院的首席足病医生 Ali Foster 在访问卡维尔时也掌握了这项技术。除了治疗神经性溃疡外，全接触石膏也是治疗严重夏科足的最佳方法（见第 12 章）。

二、现代方法

传统全接触石膏的应用是让患者处于仰卧位，使用最小的石膏衬垫放在骨突起处增加保护，然后将熟石膏置于最外层。随后，皇家学院医院糖尿病足病门诊 Ali Foster 医生对该方法进行了改进，让患者能够在足病椅上完成治疗。这种膝下支具是一种合成材料，有多种类型，包括刚性和半刚性材料。现代合成材料弥补了熟石膏的一些缺点，包括长达 72h 的延长干燥时间、石膏水易堵塞水槽等。

三、全接触石膏的应用

在打石膏前，应将所需的材料全部放置在患者治疗床旁边的手推车容易拿到的位置（图 4-1）。打石膏时，要求患者尽量放松地坐在治疗床上。在患者的腘窝下放置一个三角形的支撑物，以保持足和腿处于一个抬高的位置。准备材料的同时，向患者描述全接触石膏的制作过程，并告知其如何检查石膏，提醒他们可能出现的问题，并建议他们佩戴石膏时若遇到任何困难都应尽快回到诊所。

（一）常规准备材料

1. 3～4 卷 10cm 宽的脱脂棉。

2. 弹力棉绷带（测量从足趾头到胫骨结节的长度，然后加 1 倍）。

3. 5mm 或 7mm 厚的半压缩毛毡。

4. 3～4 卷石膏胶带（在皇家学院医院糖尿病足门诊，使用合适的胶带，根据医生手和患者肢体的大小，不同的尺寸分别为 7.5cm、10.0cm 和 12.5cm）。

5. 1 卷 10cm 的弹性石膏绷带。

6. 石膏鞋。

7. 3 个尼龙搭扣带，每卷 50cm 的尼龙搭扣。

8. 绷带剪。

9. 下肢支持器。

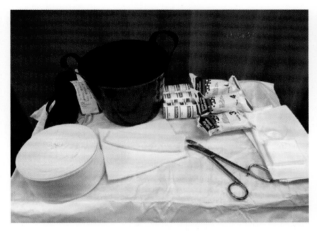

▲ 图 4-1　手推车上有完成全接触石膏所需要的全部材料

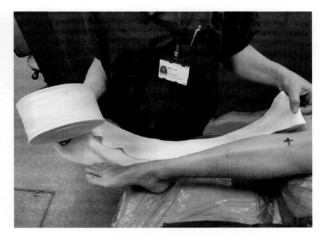

▲ 图 4-2　用管状绷带测量大跗趾到胫骨结节的长度（用 "+" 做标记）

（二）操作

初次打石膏时，最好和同事一起来完成。一个人操作，另一个人负责保持患者正确的体位。熟练后，整个过程可以在 10～15min 内由单人完成。

该技术步骤如下。

1. 用管状绷带测量大跗趾到胫骨结节的长度。将测量长度延长 1 倍，将绷带从足趾放置到膝盖，将多出的部分在膝盖处折叠（图 4-2）。

2. 患者足趾之间放置脱脂棉材料，防止过度浸渍，减少摩擦，预防交叉趾间溃疡或损伤（图 4-3）。将足趾穿入弹力棉绷带（管状绷带）内。

3. 在足和小腿的骨突出处放置 5mm 或 7mm 的半压缩毛毡（图 4-4），包括一个从胫骨结节沿胫骨前嵴到踝关节放置的足够长度的半压缩毛毡。用圆盘状的半压缩毛毡衬垫覆盖内踝和外踝。这些是骨突比较明显的区域，在此增加衬垫厚度以加强保护。足部其他部位的突出区域也可以通过增加半压缩毛毡衬垫厚度来进行保护，如内侧楔骨、舟状骨或第 5 跖骨基底部的皮肤。

4. 剪去足踝处的弹力棉绷带，抚平足趾处多余的皱褶，然后用胶带粘住。

5. 腿准备使用脱脂棉绷带，从胫骨结节开始，在膝盖处环绕腿部 4 圈（图 4-4）。沿腿向下包扎，每一圈包扎压住上圈的一半，直到足踝

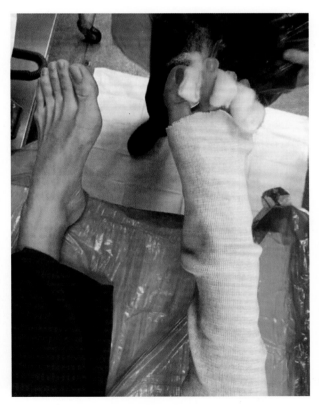

▲ 图 4-3　脱脂棉材料放置于患者的足趾间以防止过度浸渍

处。在足踝处，包扎 4 圈，确保所有骨突起都有良好的衬垫保护，包括足跟后方（踝关节区域容易在石膏内移动，在该区域周围应用四层衬垫，可以保护踝关节免受石膏摩擦）。

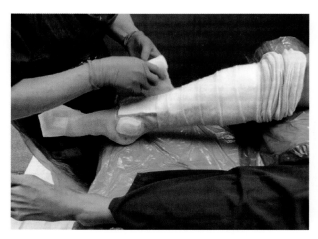

▲ 图 4-4 半压缩毛毡衬垫置于足和小腿的骨突起处，再用脱脂棉绷带包扎小腿

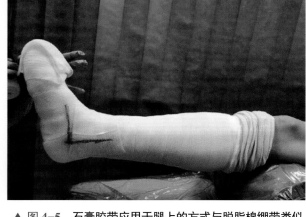

▲ 图 4-5 石膏胶带应用于腿上的方式与脱脂棉绷带类似

6. 将脱脂棉绷带缠于足和足趾上。当到达足趾区域时，从趾底到趾背表面包扎两层，然后进一步环绕足，最后再次将其包住足趾。

7. 在这一步，应触诊整个足和小腿，以确保每个区域都有很好的衬垫，没有遗漏，重点关注足跟后方，如有必要，这些部位可以放置更多的脱脂棉绷带。

8. 石膏胶带的应用（图 4-5）方式与脱脂棉绷带类似，有一些微小的差异。从膝部开始时，石膏胶带的位置要比脱脂棉绷带低 3cm。这将确保石膏顶部没有尖锐的边缘摩擦膝部皮肤，减少皮肤磨损的风险。此外，降低 3cm 使用石膏胶带，可以减少屈膝时石膏摩擦大腿的风险。在胫骨结节和踝关节处增加石膏胶带的层数，可以增加石膏强度。

9. 当使用石膏胶带时，双手将踝关节保持在或尽可能接近 90° 的位置，使足和小腿能够完全自由负重。应保持在这个位置不动，直到石膏干燥和形状固定。如果踝关节没有保持中立，足呈跖屈位，行走时可能会增加被前足绊倒、失去平衡或摔倒的风险。这种情况下须拆除石膏，重新制作，或者考虑应用其他治疗方式。有时可以通过在石膏的足底表面添加半压缩毛毡或直接放置在石膏鞋的后足位置，来塑建出石膏鞋的后足跟

以克服这个问题。

10. 如果足过度背屈，会在腿的前部出现折痕或凹痕。这种情况可能是因为医生，或者是因为患者试图配合医生而自行调节造成。塑型时应要求患者放松，完全由医生操作。过程中，通过观察股四头肌是否放松可以判断患者是否紧张。这样能够使腿前方的折痕得以消除，方便下一步石膏的塑形。

11. 应注意的是，浸泡石膏的水温会影响石膏的干燥时间（石膏绷带的干燥时间用温水比用冷水更快。因此，当第一次使用石膏时，建议使用冷水，这样可以有更多的时间来塑型）。

12. 石膏胶带在塑型时，还需保持适宜的张力，既不能太松，也不能太紧。

13. 打完石膏后，可将膝部预留出的弹力棉绷带进行翻转覆盖。患者可以选择不同颜色的大袜子来包裹石膏，使穿衣更协调。此外，还能减少对侧肢体受石膏摩擦的风险，特别是在床上睡觉时。因为石膏的材质可能很粗糙，可能会造成研磨。

14. 装配石膏鞋，供患者外出时穿戴（图 4-6），以保护石膏不受磨损和撕扯。建议患者在石膏完全干燥之后再离开门诊。石膏干燥时间的长短因选材不同而略有差异。

15. 患者佩戴石膏早期进行活动时，应在监护下进行，以确保他们能够安全、舒适和自信地行走。第一次佩戴石膏的患者须格外留心，可以使用拐杖、手杖等辅助设备，以保证安全。

16. 拆除石膏前，可先用笔在石膏上画线，标记石膏锯轨迹（图4-7）。过程中，石膏锯的刀刃会发热。因此，要充分旋转和利用整个刀片，精准把控。

17. 石膏被锯开后，里层脱脂棉绷带和弹力棉织物绷带可用敷料剪剪开。重要的是，拆除石膏时，提醒患者他们看到的可能会不美观。

18. 敷料和石膏上可能会充满溃疡渗出物和血液，从而让患者感到焦虑。需告知患者这是正常现象，后期随着溃疡逐渐愈合，渗出物和异味都会慢慢减少。

19. 溃疡经过清洗和清创后，应测量其大小，可以用相机拍照并展示给患者。如果能明确对比出溃疡较之前好转，患者就会很乐意配合继续佩戴石膏。随着溃疡的改善，以后每次更换石膏的间隔会逐渐延长。

20. 如果患者的石膏中途出现问题，应鼓励他们及时复诊[3]。可能出现的问题包括石膏下浸染，如果与溃疡的位置一致，则属于正常的现象，但如果浸染位置是在其他区域，那就是石膏

引起了摩擦，应该立即拆除石膏。如果这种情况发生在"数小时之外"，应建议患者前往当地的急诊科，以便摘除石膏，然后尽快到糖尿病足门诊做进一步治疗。

21. 如果在石膏上方出现肢体的肿胀，患者应返回足病诊所，拆除石膏，并检查足部和腿部有无感染或溃疡恶化。明确腿部是否有发生深静脉血栓的可能，如果怀疑有血栓形成，应进行深静脉多普勒检查。

22. 建议患者定期检查血糖，如果血糖突然升高，则建议他们返回足病诊所，以确定石膏下是否存在异常情况，如能够导致血糖升高的感染。

23. 如果患者有深静脉血栓或肺栓塞病史，则需在整个佩戴石膏的过程中，根据当地方案预防性使用抗凝药物。

四、全接触石膏的工作原理

全接触石膏是一种半刚性靴子，里面有脱脂棉和半压缩毛毡，石膏将足固定在与腿部成90°的位置；石膏胶带范围从胫骨结节到足趾尖。因小腿及足部表面广泛覆盖石膏，使足底压力得以均匀分布，并部分转移到小腿。

在最近的一项研究中，全接触石膏将第5

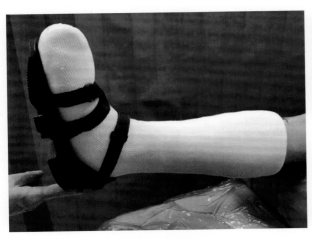

▲ 图4-6 穿戴石膏鞋

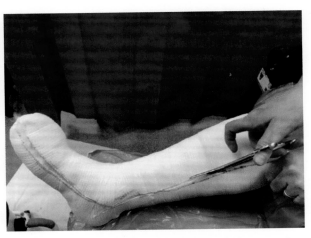

▲ 图4-7 去除石膏前，用笔在石膏上划线，以引导石膏锯

跖骨头下方的平均压力降低了32%，第4跖骨头下方降低了63%，第1跖骨头下方降低了69%，踇趾下方降低了65%，足跟下方降低了45%[4]。另外，压力从足底转移到小腿与石膏接触的其余部分[5]。全接触石膏还可以减轻小腿和足踝部的组织水肿。由于足和腿的位置是保持在一个半刚性的外壳内，这限制了肢体在石膏内的任何运动，所以在最大程度上减少了局部摩擦。

五、全接触石膏在神经性溃疡的应用

神经性溃疡通常是由足部特定区域反复受压引起的。患者没有意识到这些区域的皮肤和软组织无法耐受这种正常的日常活动量，从而使皮肤受损、结痂，然后在结痂下出现水疱。由于持续受压，溃疡会随着皮肤承受负重活动的压力而进一步发展。神经性溃疡的好发区域在趾尖和前足。足溃疡也经常与夏科足引起的足底摇椅畸形或内侧凸出畸形有关，或者发展为大的足底跟骨溃疡，这些都不是应用全接触石膏的禁忌证。事实上，全接触石膏的应用与神经性溃疡的位置无关。一些随机对照试验表明，全接触石膏在促进溃疡愈合和缩短愈合时间方面，明显优于可拆卸装置[6-8]。使用玻璃纤维石膏靴的愈合率显著高于减荷鞋[6]。此外，与可拆卸石膏步行器和半足鞋这两种广泛采用的减荷方式相比，全接触石膏可以在更短的时间内拥有更高的治愈率[7]。一项进一步的研究表明，在溃疡愈合率和神经性足底溃疡面积缩小的速度方面，玻璃纤维石膏与专业布鞋相比存在明显优势[8]。

最近的一项研究表明，不考虑可拆卸性因素，步行靴在减除神经性糖尿病足溃疡的负荷方面与全接触石膏一样安全有效[9]。然而，全接触石膏仍然是治疗神经性足溃疡的首选。

（一）重度神经性溃疡

全接触石膏对于重度、深大伴大量渗出的神经性溃疡依然适用。开始石膏治疗的前几天，护理相对容易，后期随着渗液逐渐增多且由内向外渗透，会逐渐出现臭味。需向患者说明这属于正常现象，并建议定期更换，从而消除患者顾虑，防止治疗中断。然而，现实中由于医疗资源或患者自身等原因，定期更换石膏往往不易实现。

为减少石膏固定时间过久而出现异味，可以在石膏上开窗，方便溃疡的护理，并随时观察变化。为预防开窗部位出现软组织疝，需要局部覆盖一个由小块薄石膏板及弹力棉绷带做成的石膏盖，不仅可以与全接触石膏紧密贴合，也能在全接触上拉伸，遂建议使用具有一定弹性的石膏材料。综上，大的深部重度溃疡可以通过石膏成功治疗，但愈合的时间要明显长于浅小溃疡。

石膏的形状可以因人而异，量体裁衣，具有独特的优势。然而，当有特殊原因无法使用石膏治疗时，可以使用"现成"的同类产品替代。实践证明，可拆卸石膏步行器也能够像全接触石膏一样，有效降低足部溃疡部位的压力[10]。此外，可将标准可拆卸石膏步行器稍作改良，用石膏胶带固定，使其不可拆卸，增加患者的依从性，从而提高溃疡愈合率[11]。

（二）浅表小溃疡

应用全接触石膏来治疗小溃疡似乎有点小题大做。然而，浅表小溃疡通常发生在足趾尖，可小至 0.5cm^2，这些小溃疡与深大的溃疡一样，都已在石膏治疗中受益。由于这些小溃疡都位于足底高压区域，如果其他减轻足底负荷的治疗无效，就可以尝试全接触石膏。实践证明，足趾尖上的小溃疡应用全接触石膏比定制的鞋类/鞋垫愈合更快。

六、如何克服患者不愿意接受全接触石膏治疗

当患者因神经性溃疡到足病诊所就诊时，应向其讲解所有的治疗方案。尽管石膏治疗优点突出，但不易被患者接受。想要搞清原因，就必须要了解到为什么患者不愿意接受或不愿意继续接受石膏治疗。接受石膏治疗的患者存在以下情况。

- 夜间会感到不舒服，导致睡眠紊乱。
- 不能自查，只能到医院复查。
- 不能每天清洗足部，担心会发生感染。
- 石膏减慢了行走的速度。

了解不同患者的焦虑点和他们对全接触石膏的理解程度是至关重要的。要向他们解释清楚应用全接触石膏的必要性，以及对足部溃疡的治疗作用。然而，全接触石膏会部分限制患者的活动能力，从而降低其独立性。尽管石膏固定有这些缺点，但优点更加突出。如应用全接触石膏可以保护足部和溃疡，并促进溃疡愈合。全接触石膏保留了患者大部分活动能力，使其能够继续工作，甚至对有些职业毫无影响。确保患者能够理解石膏治疗对溃疡的确切效果，则更容易使其接受这种烦琐的治疗。

结论

全接触石膏是一种公认的治疗神经性足溃疡的方法。虽然它可能有缺点，由于担心医源性并发症而被限制使用，但当经验丰富的操作者在多学科领域应用时，它可能会成为一种安全有效的治疗神经性溃疡的方法。

参考文献

[1] Baker R. Total contact casting. J Am Podiatr Assoc. 1995; 85:172-6.

[2] Myerson M, Papa J, Eaton K, Wilson K. The total-contact cast for management of neuropathic plantar ulceration of the foot. J Bone Joint Surg. 1992;74-A:261-9.

[3] Mueller MJ, Diamond JE, Sinacore DR, Delitto A, Blair V 3rd, Drury DA, et al. Total contact casting in treatment of diabetic plantar ulcers. Diabetes Care. 1989;12:384-8.

[4] Wertsch JJ, Frank LW, Zhu H, Price MB, Harris GF, Alba HM. Plantar pressures with total contact casting. J Rehabil Res Dev. 1995;32(3):205-9.

[5] Begg L, McLaughlin P, Vicaretti M, Fletcher J, Burns J. Total contact cast wall load in patients with a plantar forefoot ulcer and diabetes. J Foot Ankle Res. 2016;9:2. https://doi.org/10.1186/s13047-015-0119-0. eCollection 2016.

[6] Ha VG, Siney H, Hartmann-Heurtier A, Jacqueminet S, Greau F, Grimaldi A. Nonremovable, windowed, fiberglass cast boot in the treatment of diabetic plantar ulcers: efficacy, safety, and compliance. Diabetes Care. 2003;26:2848-52.

[7] Armstrong DG, Nguyen HC, Lavery LA, van Schie CH, Boulton AJ, Harkless LB. Off-loading the diabetic foot wound: a randomized clinical trial. Diabetes Care. 2001;24:1019-22.

[8] Caravaggi C, Faglia E, De Giglio R, Mantero M, Quarantiello A, Sommariva E, et al. Effectiveness and safety of a nonremovable fiberglass off-bearing cast versus a therapeutic shoe in the treatment of neuropathic foot ulcers: a randomized study. Diabetes Care. 2000;23:1746-51.

[9] Piaggesi A, Goretti C, Iacopi E, Clerici G, Romagnoli F, Toscanella F, et al. Comparison of removable and irremovable walking boot to total contact casting in offloading the neuropathic diabetic foot ulceration. Foot Ankle Int. 2016;37(8):855-61. https://doi.org/10.1177/1071100716643429.

[10] Lavery LA, Vela SA, Lavery DC, Quebedeaux TL. Reducing dynamic foot pressures in high-risk diabetic subjects with foot ulcerations. A comparison of treatments. Diabetes Care. 1996;19(8):818-21.

[11] Armstrong DG, Lavery LA, Wu S, Boulton AJ. Evaluation of removable and irremovable cast walkers in the healing of diabetic foot wounds. Diabetes Care. 2005;28:551-4.

第5章 矫具师在糖尿病足多学科团队中的作用
The Role of an Orthotist Within the Diabetes Foot Interdisciplinary Team

Christian Pankhurst Chris Cody 著

在英国，矫具师是一类在国家独立注册的医疗保健专业人员。他们接受过工程学、生物力学、材料科学、解剖学、生理学和病理生理学等广泛的学科培训。在这些知识背景下，矫具师可为患者提供步态分析，以及从工程学角度为患者进行神经-肌肉-骨骼系统的治疗建议；矫具师在诊治过程中将通过对患者的评估结果来提供矫形器具的合理建议，为患者调配适合的矫形器具以使患者获得最佳的疗效。矫具师具有为患者设计并且提供矫形器具的认证资质，这些支具可以从结构功能方面来改善神经-肌肉-骨骼系统，以起到减轻疼痛、避免摔伤、促进足部溃疡的愈合或降低其风险等一系列作用，可以通过矫正步态的异常来使患者获得更好的活动能力[1]。

矫形治疗可在身体的任何部位进行，但是其最主要还是应用于下肢中。矫形器具具有广泛的功效，其最主要的有如下方面。

- 制动伴有或不伴疼痛的不稳定的关节。
- 减少疼痛。
- 代偿无力或失能的肌肉。
- 为肌张力异常的肢体提供制动。
- 维持肢体的功能与力线。
- 降低肢体畸形的风险。
- 限制活动，为机体愈合提供结构性保护。
- 重新分配下肢的承重。

- 为肢体提供压迫以促进淋巴和静脉的回流。

虽然矫具师多为自主从业，但是目前已有越来越多的矫具师加入糖尿病足或神经康复等多学科团队（interdisciplinary team，IDT）之中。他们将一同为患者提供有效和更好的诊治与康复方案。IDT 的组成应当覆盖患者所有的直接医疗需求。如图 5-1 所示，一个理想的 IDT 应当包括涉及多个医疗健康领域的成员（或者至少可提供相关领域的交流渠道）。另外，IDT 的建立需要围绕患者本身，在团队任何的治疗计划和决策中，患者都应当处于最核心的地位[2-6]。

在糖尿病足 IDT 中，矫具师对步态周期和其峰值压力特点、工程学诊疗方案、材料科学和设计学都具有更加全面的掌握，因此他们可以更好地利用这些知识来保护患肢，避免受到有害的应力与载荷刺激，而引起溃疡加重或影响溃疡愈合，并且可避免进一步的关节半脱位、脱位甚至骨折的形成。足与腿部的生物力学和功能特性一方面为机体在行走和站立时提供了稳定的基底，另一方面，这些生物力学特性与机体组织之间的联系也需重视。在这些联系中，最需要被糖尿病足高风险相关科室的临床医师首要关注的就是这些生物力学特征与下肢皮肤的完整性的关系。对于一个易感足来说，所存在的任何畸形都会改变足部正常载荷的角度和峰强度，这些改变会导致正常的载荷成为一种病理性载荷而引发疾病。在

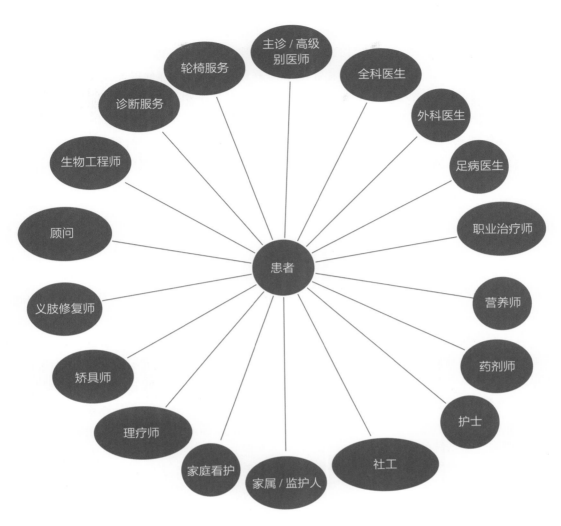

▲ 图 5-1 多学科团队的成员

这一过程中，矫具师可依靠其所掌握的综合知识和相关经验，测量足底压力来综合评估患者的信息。基于这些信息，矫具师可以根据患足在步态周期中的一些关键点制订处方，从而卸载患足部异常的生物力学载荷。另外，目前市面上存在着大量不同的矫形产品和不同材料的制成品，因此矫具师必须时刻掌握这些产品的最新知识、同步更新相关的临床证据，并且能对这些产品相关的研究结果进行客观判断。只有这样，矫具师才会更好地判断何时该选择何种设计、何种材料的产品。

对于那些长期处于疾病、残疾及截肢后状态的患者来说，矫形器具相关的服务在改善他们生活质量的治疗中起着重要的作用。这些服务之中，可及时提供合适的矫形器，以及提供多学科支持，处于重中之重的地位。

矫形器具的合理选择与其合适的调试佩戴将有助于减少疼痛，支持患者活动和生活自理；同时，合理的应用矫形器具还有望减少手术、截肢或社会看护等有创且昂贵的后续治疗，这些优点均可显著提高患者的生活质量。既往有英国学者的研究曾估算，每为矫形器具相关服务投入 1 英镑的支出，则可为英国国家医疗服务体系（National Health Service，NHS）节省约 4 英镑的潜在花销 [7]。对于糖尿病患者来说，矫形器具也可使其具有良好的获益，矫形器具的佩戴可以减轻疼痛，提高活动能力，保护软组织，降低溃疡形成率、截肢率，以及促进损伤的软组织愈合。在这些症状和功能改善后，还可获得很多相伴随的获益，如提高患者的自理能力和自身形象等。

对于每一个糖尿病足患者来说，我们都要全面、综合、个体化地去为其进行评估。完整的病史采集和综合的下肢评估需要获取以下的重点信息。

- 年龄、性别、体重和个体的社会 – 经济状态。
- 保护性感觉存在的程度。
- 足部血流的速率和灌注质量。
- 是否有临床证据提示任何感染的存在。
- 患者足部是否存在受伤史。
- 是否存在溃疡史。
- 是否主诉任何疼痛。
- 足踝部解剖学及活动范围是否正常。
- 是否存在任何畸形。
- 足踝部是否存在僵硬或一些区域的柔韧性增加。
- 是否存在肌肉骨骼系统的问题。
- 是否存在神经系统的问题。
- 是否有皮肤病学方面的考虑。
- 是否存在其他并发症。
- 是否存在精神心理方面的考虑。

既往研究显示，足底压力的提高是糖尿病足足底溃疡的一个致病因素[8]。矫具师对这种破溃的病因探索十分重要。这种破溃的位置、大小、严重程度是对活动性溃疡或已愈溃疡治疗的重要影响因素。充分评估这些因素才能为活动性溃疡的愈合或阻止已愈溃疡的复发提供合适的管理措施。

在开具矫形鞋、全接触鞋垫（total contact insoles，TCI）或踝足矫形器（ankle foot orthosis，AFO）等常规矫形器具处方时，需要考虑载荷分布的问题，即卸载的问题。这些矫形器具的生物力学目标是制止任何破坏性载荷力，维持机械力线，并且在各平面的运动中为关节结构提供保护。伴随着保护性感觉的减少或丧失，足部机械

载荷水平的提高可引起足部溃疡的形成，尤其对于那些存在足部畸形或结构改变的患者（如存在夏科改变）。这种伴随结构畸形的足底接触压力可引起皮下组织的扭曲和局部组织的损伤。在这一过程中，除了需要考虑足底的压力和载荷的频次外，另有一个因素值得关注，这一因素涉及某一具体部位在步态周期中所花费的时间，即所谓的压力 – 时间积分。因此，在选择任何外部的支撑表面和合适的材料与设计时，必须要去考虑具体的解剖学形态。

国际糖尿病足工作组（International Working Group on the Diabetic Foot，IWGDF）声明[9]："一旦溃疡形成，若局部区域未进行有效的卸载，那么溃疡的愈合呈现慢性化的延迟过程。"为局部提供卸载的最终目的是减少组织移动，适应骨质畸形，并且为局部组织提供最大化缓冲。这一过程的实现需要对临床知识、材料科学和矫形器具产品做到全面整合。同时需要时刻谨记每一位患者的治疗都需要个体化，可能适用于某位患者的方案并不适用于另一位患者的情况。因此治疗需要去匹配患者个体化的治疗需求和预后期望，以此为愈合提供合适的局部环境，并且降低溃疡的复发、再次急性发作的风险[10-12]。

当开具任何形式的矫形处方时，矫具师需要去进行多因素的考虑，每一项如下的考虑都可能对于临床预后与矫形治疗的一致性产生影响。

- 患者的预后期望（足部形态、运动能力、日常生活、工作 / 居家的状态还是驾驶等）。
- 患者对于医疗健康的知识情况和认知状态。
- 是否可能存在任何精神健康问题。
- 足踝部的功能或生物力学所承担的角色（如为站立和行走提供稳定的基底支撑）。
- 足踝部力线和保护机制（减少力学临近载荷以阻止可能引起半脱位或脱位畸形的载荷）。
- 对于糖尿病患者足部随时间推移和在产生溃疡后所发生的生物力学改变需要充分认知。
- 通过压力的重新分布、减少剪切和峰值载荷对于组织的损伤以维持皮肤的完整性。这一过程

同样需要对目前的材料具有广泛的了解。

• 对侧肢体的生物力学载荷改变、患足的固定对于机体其他部位和整个骨骼系统力线的意义。

• 方便操作、维持耐久、美观、舒适度的需求是需要考虑的其他方面（这些显而易见的考虑因素往往在很多处方中并没被足够重视，但是要认识到这些因素对于良好的预后同样十分重要）。

在任何形式的治疗或管理过程中，需要知晓身心健康诊治整合的重要意义，这对于临床疗效具有重要影响。从既往的研究中，我们可以看到糖尿病和抑郁症的一些联系[13]，对治疗建议的依从性差，抑郁症与并发症[14, 15]、不良预后、健康相关生活质量的损失[16]、死亡率增高[13, 17]都具有显著联系。抑郁症同足部溃疡的形成[18, 19]和复发[20]也被发现存在联系。另外，夏科改变的进展也可提高抑郁和焦虑的患病率[21]。

其他与糖尿病相关的联系包括认知功能障碍[22]，伴随抑郁症状严重的不良机体功能情况[23]。如果在诊治过程中发现任何精神疾病状态，那么应当考虑及时进行转诊以解决精神心理问题。

如果随着糖尿病患者病程进展，患者随之出现软组织、血管神经病理状态、肌肉/关节生物力学的不断改变[24]，那么需要进行持续的矫形评价、疾病评估和同步的患者教育。对于这种高风险的易感患者，需要进行终身足部保护，以减少组织破坏、感染、截肢的风险，最终提高患者的生活质量。

如同IDT中其他成员一样，为患者提供疾病知识的教育也是矫具师的一项非常重要的职能。所有的IDT的成员，尤其是患者本身，应当通过教育和公开讨论共同优化理解、协调、依从，对治疗的坚持做出努力。

参考文献

[1] British Association of Prosthetists and Orthotists (BAPO). www.bapo.com. Accessed 01 Dec 2017.
[2] The Department on Health. NHS. Personalised Care Planning. [Online] Available from: https://www.gov.uk/government/uploads/system/uploads/attachment_data/file/215946/dh_124048.pdf. Accessed 01 Dec 2017.
[3] Murray S, Sheikh A. Advanced care planning in primary care. Br Med J. 2006;333:868-9.
[4] Bovend'Eerdt TJ, Botell RE, Wade DT. Writing SMART rehabilitation goals and achieving goal attainment scaling: a practical guide. Clin Rehabil. 2009;23(4):356-61.
[5] Langford AT, Sawyer DR, Gioimo S, Brownson CA, O'Toole ML. Patient-centered goal setting as a tool to improve diabetes self-management. Diabetes Educat. 2007;33(Suppl 6):139S-44S.
[6] Graffy J, Eaton S, Sturt J, Chadwick P. Personalized care planning for diabetes: policy lessons from systematic reviews of consultation and self-management interventions. Prim Health Care Res Developm. 2009;10(3):210-22.
[7] Improving the Quality of Orthotics Services in England—NHS England, November 2015, www.england.nhs.uk/commissioning/wp-content/uploads/sites/12/2015/11/orthcs-final-rep.pdf.
[8] Cavanagh PR, Bus SA. Off-loading the diabetic foot for ulcer prevention and healing. J Vasc Surg. 2010;52(3 Suppl):37S-

43S. https://doi.org/10.1016/j.jvs.2010.06.007.
[9] Bus SA, Armstrong DG, van Deursen RW, Lewis JE, Caravaggi CF, Cavanagh PR. IWGDF Guidance on footwear and offloading interventions to prevent and heal foot ulcers in patients with diabetes. Diabetes Metab Res Rev. 2016;32(Suppl 1):25-36. https://doi.org/10.1002/dmrr.2697.
[10] Bus SA, Waaijman R, Arts M, De Haart M, Busch-Westbroek T, van Baal J, et al. Effect of custom-made footwear on foot ulcer recurrence in diabetes: a multicenter randomized controlled trial. Diabetes Care. 2013;36(12):4109-16.
[11] Bus SA, Haspels R, Busch-Westbroek T, van Baal J, et al. Evaluation and optimization of therapeutic footwear for neuropathic diabetic foot patients using in-shoe plantar pressure analysis. Diabetes Care. 2011;34:1595-600.
[12] Bus SA. Priorities in offloading the diabetic foot. Diabetes Metab Res Rev. 2012;28(Suppl 1):54-9.
[13] Moulton CD, Pickup J, Ismail K. The link between depression and diabetes: The search for shared mechanisms. Lancet Diabetes Endocrinol. 2015;3:461-71.
[14] DiMatteo MR, Lepper HS, Croghan TW. Depression is a risk factor for noncompliance with medical treatment: metaanalysis of the effects of anxiety and depression on patient adherence. Arch Intern Med. 2000;160:2101-7.
[15] de Groot M, Anderson R, Freedland KE, Clouse RE, Lustman PJ. Associations of depression and diabetes complications:

a meta-analysis. Psychosom Med. 2001;63:619-30.

[16] Willrich A. Pinzur M, McNeil M, Juknelis D, Lavery L. Health related quality of life, cognitive function and depression in diabetic patients with foot ulcer or amputation.

[17] Winkley K, Sallis H, Kariyawasam D, Leelarathna LH, Chandler T, Edmonds ME, et al. Fiveyear follow-up of a cohort of people with their first diabetic foot ulcer: The persistent effect of depression on mortality. Diabetologia. 2012;55:303-10.

[18] Williams LH, Rutter CM, Katon WJ, Reiber GE, Ciechanowski P, Heckbert SR, et al. Depression and incident diabetic foot ulcers: a prospective cohort study. Am J Med. 2010;123(8):748-54.

[19] Iversen MM, Tell GS, Espehaug B, Midthjell K, Graue M, Rokne B, et al. Is depression a risk factor for diabetic foot ulcers? 11-years follow-up of the Nord-Trøndelag Health Study (HUNT). J Diabet Complicat. 2015;29:20-5.

[20] Monami M, Longo R, Desideri CM. The diabetic person beyond a foot ulcer: Healing, recurrence, and depressive symptoms. J Am Podiatr Med Assoc. 2008;98(2):130-6.

[21] Chapman Z, Shuttleworth CMJ, Huber JW. High levels of anxiety and depression in diabetic patients with Charcot foot. J Foot Ankle Res. 2014;7:22. https://doi.org/10.1186/1757-1146-7-22. Accessed 01 Dec 2017.

[22] Saedi E, Gheini MR, Faiz F, Arami MA. Diabetes mellitus and cognitive impairments. World J Diabetes. 2016;7(17):412-22.

[23] Selho MG, Alzahrani OH, Alzahrani HA. Illness invalidation from spouse and family is associated with depression in diabetic patients with first superficial diabetic foot ulcers. Int J Psychiatry Med. 2016;21(1):16-30.

[24] Baker N, Cundell J. Offloading in ulcer prevention and its relapse. Diabet Foot J. 2017;20(1):34-42.

拓展阅读

[1] Arts MLJ, de Haart M, Waaijman R, Dahmen R, Berendsen H, Nollet F, et al. Data-driven directions for effective footwear provision for the high-risk diabetic foot. Diabet Med. 2015:790-7.

[2] Giacalone V. Off-loading the diabetic foot. Podiatr Managem. 2006:253-60.

[3] Kumar S, Ashe HA, Parnell LN, Fernando DJ, Tsigos C, Young RJ, et al. The prevalence of foot ulceration and its correlates in type 2 diabetic patients: a population based study. Diabet Med. 1994;11:480-4.

[4] Mahmood S, Lew E, Armstrong DA. Offloading diabetic foot ulcers: updates by the International Working Group on the Diabetic Foot. Diabet Foot J. 2015;18(3).

[5] Pecoraro RE, Reiber GE, Burgess EM. Pathways to diabetic limb amputation: basis for prevention. Diabetes Care. 1990;13:513-21.

[6] Pound N, Chipchase S, Treece K, Game F, Jeffcoate W. Ulcer-free survival following management of foot ulcers in diabetes. Diabet Med. 2005;22(10):1306-9.

[7] Walters DP, Garling W, Mullee MA, et al. The distribution and severity of diabetic foot disease: a community study with comparison to a non-diabetic group. Diabet Med. 1993;9:354-8.

第6章 神经性足创面的先进促愈治疗
Advanced Wound Healing: Neuropathic Foot

Amber R. Morra　Michael I. Gazes　Peter A. Blume　著

全世界大约有 4.15 亿人被诊断患有糖尿病。该人群中 25% 的人将潜在地发展为糖尿病足溃疡（diabetic foot ulcer，DFU）。糖尿病性神经病变是发生 DFU 的最大先兆，并使截肢风险增加 15 倍；这导致美国每年大约 70 000 例糖尿病患者截肢[1]。为了最大限度地降低糖尿病和 DFU 的相关风险，多学科保肢团队有必要及时评估和治疗患者，以提高总体疗效。高级伤口愈合方法是治疗方式的重要组成部分。存在许多高级的伤口愈合疗法，包括复杂的生物敷料、中厚皮片移植和皮瓣、干细胞、激光治疗、高压氧治疗和负压伤口治疗（negative pressure wound therapies，NPWT）[2,3]。

伤口愈合包括三个阶段：急性炎症期、增生期和成熟期。急性炎症期包括小动脉和毛细血管的血管收缩、血小板聚集和炎症细胞级联反应。增生期包括成纤维细胞活化、细胞外基质重组和血管生成[2-4]。最后，成熟期除了胶原蛋白的合成和分解之外，还包括瘢痕组织的形成。糖尿病伤口愈合不同于传统伤口愈合，DFU 通常停留在炎症阶段。这种延迟，以及 DFU 中出现的神经病变、血管病变、感染和高血糖状态，导致基底膜增厚、内皮细胞增生、血管通透性降低和细胞迁移改变[5]。这进一步导致细胞衰老，并诱导蛋白酶，导致基质金属蛋白酶（matrix metalloproteinases，MMP）与金属蛋白酶组织抑制物（tissue inhibitors of metalloproteinases，

TIMP）的失衡[6-10]。这一过程的结果是，DFU 可能需要很长时间才能痊愈，并且通常需要专门的治疗方案。

一、胶原蛋白疗法

目前用于 DFU 的最流行和有效的高级治疗选择之一是基于胶原蛋白的疗法。胶原蛋白是细胞外基质中的主要蛋白质。DFU 中持续性细胞外支架受损。基于胶原蛋白的疗法提供了一种结构性支架基质来支持细胞外成分，增加成纤维细胞增殖，调节细胞迁移和结构，并抑制过量的基质金属蛋白酶[10-12]。

Apligraf（Organogenesis）是一种最受欢迎的基于胶原蛋白的产品，适用于治疗持续时间超过 3 周的全层神经性糖尿病足溃疡，DFU 对常规溃疡疗法没有足够的反应，并且创口达真皮下，但没有肌腱、肌肉、关节囊或骨显露[13]。生物工程活性双层来源于新生儿包皮，置于 I 型牛胶原基质中，由表皮角质细胞层和真皮成纤维细胞层组成[3,10]。皮肤诱导产品通过输送 DFU 中有缺陷的生长因子和基质来发挥作用。Kirsner 等对 155 例患者的 163 个 DFU 进行了 Apligraf 评估，这些患者的平均伤口面积为（6.0±5.5）cm²，伤口持续时间为（4.4±2.6）个月。该研究报道了 12 周内伤口愈合 70% 的改善，并发现与脱水羊膜相比，用 Apligraf 治疗的 DFU 愈合的可能性增加

了 97%[14]。

另一种用于 DFU 的生物工程皮肤诱导产品是 Dermagraft（Organogenesis），即一种冷冻保存的人成纤维细胞衍生的皮肤替代物。成纤维细胞、细胞外胶原基质和可生物吸收的聚肌动蛋白网支架的组合起到刺激上皮形成的作用。Dermagraft 与 Apligraf 的不同之处在于，它被批准用于超过 6 周的全层，该 DFU 达到真皮下，但不涉及肌腱、肌肉、关节囊或骨骼[10, 13, 15-17]。Marston 等在 245 例慢性 DFU 患者中观察了皮肤移植与传统治疗（湿性到干性敷料）的对比。他们的结论是与对照组（18%）相比，Dermagraft 治疗达到了更大比例（30%）的溃疡完全愈合。与对照组的 78% 相比，Dermagraft 组在第 12 周的伤口闭合百分比中位数为 91%[18]。

Integra 双层伤口基质（Integra LifeSciences）是一种基于胶原蛋白的 DFU 真皮诱导疗法。表皮层由半透性薄硅氧烷层组成，真皮层由具有糖胺聚糖和鲨鱼软骨素 -6- 硫酸酯的交联牛 I 型胶原组成。Integra 的成分是独特的，因为它允许表皮层调节水分，同时保持移植物的柔韧性和抗感染能力。因此，真皮层的功能是为细胞入侵和生长提供支架[10, 17, 19, 20]。

Omnigraft 真皮再生基质（Integra LifeSciences）也称为 Integra 真皮再生模板，被 FDA 批准用于治疗"当与标准糖尿病溃疡护理结合使用时，存在超过 6 周且不涉及关节囊、肌腱或骨骼显露的糖尿病足溃疡"[21]。Driver 等通过一项两阶段研究评估了用于 DFU 的 Integra 真皮再生模板，该研究包括 307 例至少有一次 DFU 的患者。该研究的第一阶段为期 14 天，患者接受 0.9% 氯化钠凝胶，并进行二次包扎和标准免负荷处理。在最初的 14 天后，上皮再形成少于 30% 的患者进入第二阶段，该阶段被随机分为用 0.9% 氯化钠凝胶治疗的对照组和用 Integra 双层移植物治疗的治疗组。该研究得出结论，在 16 周的随访后，接受 Integra 移植物的患者的完全闭合率（51%）明显高于对照组（32%）。治疗组的平均闭合时间为

43 天，对照组为 78 天；治疗组每周伤口缩小量为 7.2%，对照组为 4.8%[22]。

Graftjacket 再生组织基质（Wright Medical）是另外一种皮肤传导产品，由基于尸体胶原蛋白的带孔同种异体移植物组成[3]。无细胞真皮支架由胶原、弹性蛋白、透明质酸、纤连蛋白和血管通道组成。Graftjacket Xpress（Wright Medical）功能类似于 Graftjacket 再生组织基质；然而它与众不同，是一种可注射的软组织支架，适用于具有潜蚀、窦道或不规则形状的伤口[10, 20, 23]。

蛋白酶抑制药敷料也是 DFU 有用的高级治疗选择。Promogran（Systagenix）是一种六边形移植物，含有 55% 的胶原蛋白和 45% 的氧化再生纤维素。该产品除了有助于释放积极的生长因子外，还能结合伤口床内的基质金属蛋白酶和弹性蛋白酶并使其失活。Promogran Prisma（Systagenix）是 Promogran 的一个版本，通过添加 1% 的银来减少细菌生长[10, 24, 25]。Lobmann 等研究了 Promogran 对 33 例 DFU 患者的作用。在 8 天的治疗期后，获得三个单独的组织活检以分析蛋白酶水平。该研究表明，与对照组（16%）相比，Promogran 治疗提供了更大的伤口直径减少，并显著降低了 MMP-9/TIMP-2 的比值，这可能是 MMP 与胶原基质结合所致[26]。

除了胶原基敷料，其他产品添加藻酸盐，通过吸收过多的伤口水分和渗出物来增加伤口愈合潜力。由 90% 胶原蛋白和 10% 藻酸盐组成的 Fibracol Plus（Systagenix）具有自溶清创作用，可形成肉芽组织[3, 10]。Donaghue 等在 75 例 DFU 患者中进行了一项随机对照研究，比较了 Fibracol 和盐水湿润纱布。该研究得出的结论是，在 Fibracol 队列中，伤口面积的平均减少百分比为 80.6%（48% 完全愈合），在对照组中为 61.1%（36% 完全愈合）[27]。

源自人羊膜的胶原敷料也是治疗 DFU 的有效方法。PuraPly（Organogenesis）是一种纯化的胶原蛋白基质，含有聚六亚甲基双胍盐酸盐（polyhexamethylene biguanide hydrochloride,

PHMB）抗菌药。PHMB 提供了广泛的抗菌覆盖范围，减少了伤口内的细菌负荷，具有高组织相容性[28]。使用 Puraply 对抗甲氧西林金黄色葡萄球菌（methicillin-resistant staphyloccis aures, MRSA）接种伤口进行的临床研究显示，与目前使用银离子技术的其他伤口治疗相比，72h 时 MRSA 水平显著降低 47%[29]。

几十年来，用于伤口覆盖的自体中厚皮片移植已经成为一种有效的外科选择和治疗方式。Theraskin（Soluble Systems）是一种高级的伤口护理产品，类似于中厚皮片移植（split thickness skin grafts, STSG），没有供皮区风险。TheraSkin 是一种包含表皮和真皮的中厚人类胶原同种异体移植物，其在供者死后 24h 内获取并冷冻保存，以维持活细胞成分。移植物包含 12 种生长因子、16 种关键细胞因子和 14 种胶原蛋白（主要是 I、III、IV 型）。DiDomenico 等的一项研究比较了用 TheraSkin 治疗的 12 个伤口和用 Apligraf 治疗的 17 个伤口，结果 TheraSkin 治疗组的愈合率更高。该研究还得出结论，与 Apligraf 和 Dermagraft 相比，Theraskin 的单位面积 I 型、III 型和 IV 型胶原含量至少是其 2 倍[30]。

二、高压氧治疗

移植已被证明在整体伤口治疗中是有效的。尽管如此，DFU 还有其他治疗方式。高压氧治疗（hyperbaric oxygen therapy, HBOT）就是一种已经使用了几十年并被很好地记载用于 DFU 的高级治疗。HBOT 的工作原理是将患者暴露在 2～3 倍于正常大气压的 100% 氧气中，这可以增加血液中的氧饱和度（高达 20 倍），以促进伤口愈合。更具体地说，这一过程减少了缺氧和水肿，以改善组织灌注，从而促进成纤维细胞和胶原蛋白的增殖和血管生成[31]。这些特点使 HBOT 即使在血糖控制不良的糖尿病人群中，也能够促进理想的伤口愈合环境。目前由 Löndahl 等进行的随机

双盲研究显示，在 1 年随访中 52%（48 例中有 25 例）患有慢性（>3 个月）Wagner 2 级、3 级或 4 级溃疡的糖尿病患者在用 HBOT 治疗 8 周（每周 5 天，每次 85min）后完全愈合，相比之下，安慰剂组的愈合率为 29%[32]。

三、弱激光疗法

弱激光疗法（low level laser therapy, LLLT）作为医疗领域的一种治疗工具，已经显示出许多益处，包括使用 DFU 的治疗。虽然 LLLT 治疗的确切机制仍在研究中，但人们普遍认为，它通过激活成纤维细胞和角质细胞的活性来增加胶原的增殖和合成，从而刺激细胞活化和促进伤口愈合[33, 34]。虽然治疗的功率、持续时间和频率取决于伤口的特性，但大多数 DFU 每天以 50～60mW 的功率用 2～10J/cm² 治疗 20 周以上。Kajagar 等最近的一项研究观察了 68 例患者在 60mW 下使用 LLLT 治疗 DFU 15 天，用 LLLT 治疗的伤口组比非治疗组的伤口明显收缩更多（40.24% vs. 11.87%），得出 LLLT 可能是治疗 DFU 的有效选择或辅助手段的结论[35]。

四、超声波清创术

高级伤口清创技术是促进伤口愈合的另一种形式。低频超声波清创器械可用于临床和外科手术。通过以 20～40kHz 的频率精确输送无菌盐水，MIST 超声波愈合疗法（Alliqua BioMedical）、Misonix 和 Versajet（Smith & Nephew）等系统都有助于去除坏死、碎片、生物膜，减少 MMP，增加血管生成，同时保存健康和重要的结构[36-38]。更具体地说，这些装置使用声流或通过盐水的机械力，通过气蚀和动力互换原理将慢性伤口转化为急性伤口[39]。在使用高级清创术后，通常会在 DFU 中使用高级胶原蛋白产品、STSG 或生物敷料来增加伤口愈合潜力（图 6-1）。

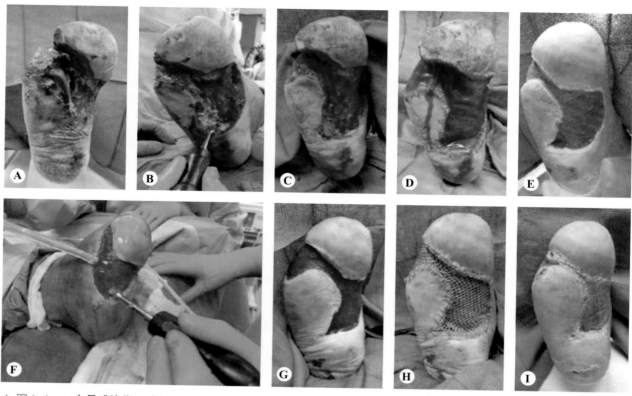

▲ 图6-1　**A.**右足感染伤口清创后；**B**和**C.**初始超声清创分期手术；**D.**胶原同种异体移植皮肤替代物的应用；**E.**超声清创，应用中厚皮片移植，采取同种异体移植分期手术后的足外观；**F**和**G.**超声清创和伤口外观；**H.**中厚皮片移植的应用；**I.**伤口愈合

五、电刺激

有一种加速伤口愈合的高级伤口愈合治疗是电刺激（electrical stimulation，ES）。ES可以以直流电、交流电或脉冲电流的形式输送到伤口。ES模拟皮肤自然受伤时产生的自然电流。该过程通过减少成纤维细胞和内皮细胞的倍增时间，同时增加丝裂原活化蛋白激酶的活性，来促进伤口愈合的增殖阶段。临床上这是有益的，它增加了嗜中性粒细胞和巨噬细胞的级联反应，并刺激成纤维细胞[40, 41]。ES已被证明能减少细菌负荷，并增加经皮氧含量。Peters在2001年进行的一项随机双盲安慰剂对照研究评估了40例通过ES治疗的DFU患者。该研究得出结论，当ES在50V下每晚治疗8h，持续12周，ES使伤口愈合增加65%，伤口面积减少86%（与对照组相比）[41]。

六、负压伤口治疗

由真空辅助闭合（vacuum assisted closure，VAC）疗法提供的负压伤口治疗（negative pressure wound therapy，NPWT）是一种独特的治疗系统，在适当使用时可提供可靠的结果。VAC装置已经成为简化伤口护理和更易处理伤口的有效工具。它利用伤口床的均匀负压来增加局部血液灌注，刺激血管生成，增加肉芽组织和细胞增殖，同时降低细菌水平[42-44]。后期可以伤口缝合、植皮或应用高级的生物敷料。VAC系统有利于治疗急性、慢性和复杂伤口[25, 40]。一项多中心随机对照试验，比较使用VAC的NPWT与高级湿性伤口疗法（advanced moist wound therapy，AMWT）治疗DFU显示，在112天的积极治疗期内，使用NPWT实现溃疡完全闭合的足部溃疡比例（169例中有73例，43.2%）高于AMWT（166例中有

48 例，28.9%）（P=0.007）。在安全性评估中，在6 个月内，治疗组和对照组之间在感染、蜂窝织炎和骨髓炎方面没有观察到显著差异。在治疗糖尿病足溃疡方面，NPWT 似乎与 AMWT 一样安全，而且比 AMWT 更有效 [44]。另一项分析 VAC 与加压敷料固定植片处的研究表明，VAC 组的伤口愈合更好，皮片存活率更高，需要再次中厚皮片移植明显更少（3% vs. 9%），住院时间更短 [45]（图 6-2）。

七、干细胞治疗

用于治疗 DFU 较新的治疗形式是干细胞治疗。干细胞提供了一种替代疗法，旨在增加血管再生，以减少肢体缺血和促进伤口愈合。一般来说，有两种类型的干细胞：胚胎干细胞和成体干细胞。胚胎干细胞具有增殖能力和低分化成熟度，而成体干细胞的分化能力因组织来源而异 [46]。目前干细胞用于 DFU 的治疗方式包括肌内和动脉内注射、局部应用和移植。虽然使用干细胞是一个相当新的概念，但初步结果似乎很有希望 [47]。Albehairy 及其同事证明，与对照组相比，在 DFU 边界附近接受自体间充质干细胞（mesenchymal stem cell，MSC）注射的糖尿病患者在 6 周和 12 周的随访中溃疡面积明显减小。

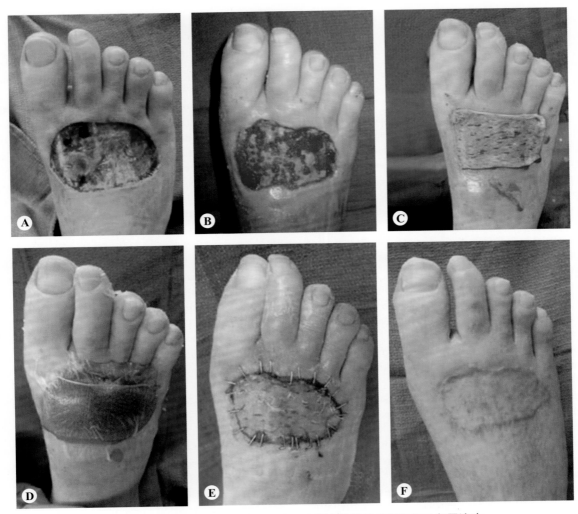

▲ 图 6-2　右足背伤口采用清创术、中厚皮片移植应用和伤口负压治疗
A. 右足背伤口；B. 清创后；C. 自体中厚皮片移植的应用；D. 伤口负压治疗；E. 愈合期；F. 伤口完全愈合

结果在 6 周时为 49.9% vs. 7.67%，在 12 周时为 68.24% vs. 5.27%。在这项研究中，MSC 组的初始溃疡面积大于对照组的溃疡面积。这项研究表明，在传统治疗效果有限的情况下，干细胞是治愈 DFU 的一个有前景的选择 [48]。

结论

在顽固性伤口的情况下，高级伤口愈合的治疗是可供的选择，并已证明有效的结果。具有这些伤口的患者的相关发病率和死亡率是惊人的，然而通过适当的治疗，伤口愈合和保肢有可能实现。在该人群中各种并发症，特别是畸形、血管状态和神经病变导致伤口越来越难愈合，则需要选择高级伤口愈合治疗计划。如果没有这些治疗方式，感染、并发症和潜在丧失肢体或生命的风险会迅速增加。DFU 的高级伤口愈合方法不断涌现并不断发展。虽然 DFU 的高级伤口愈合选择很多，但总是按患者的具体需求去指导治疗。重要的是，利用循证医学和有效的治疗策略来获得最可预测的结果。虽然所有高级伤口愈合方法都是独特的，并且具有各自的指针、风险和益处，但基本目标始终是促进愈合伤口、防止新的溃疡、减少截肢、降低死亡率、保护肢体和提高生活质量。

参考文献

[1] International Diabetes Foundation Diabetes Atlas, Sixth Edition. https://www.idf.org/sites/default/files/EN_6E_Atlas_Full_0.pdf.

[2] Snyder RJ, Kirsner RS, Warriner RA 3rd, Lavery LA, Hanft JR, Sheehan P. Consensus recommendations on advancing the standard of care for treating neuropathic foot ulcers in patients with diabetes. Ostomy Wound Manage. 2010;56(4 Suppl):S1-S24.

[3] Garwood C, Steinberg J, Kim P. Bioengineered alternative tissues in diabetic wound healing. Clin Podiatr Med Surg. 2015;32(1):121-33.

[4] Ennis WJ, Lee C, Gellada K, Corbiere TF, Koh TJ. Advanced technologies to improve wound healing. Plast Reconstr Surg. 2016;138:94-104.

[5] Albanna M, Holmes J. Skin tissue engineering and regenerative medicine. N.P: Academic; 2016.

[6] Brett D. A review of collagen and collagen-based wound dressings. Wounds. 2008;20(12):347-56.

[7] Gould LJ. Topical collagen-based biomaterials for chronic wounds: rationale and clinical application. Adv Wound Care. 2016;5(1):19-31.

[8] Braun L, Fisk W, Lev-Tov H, Kirsner R, Isseroff R. Diabetic foot ulcer: an evidence-based treatment update. Am J Clin Dermatol. 2014;15(3):267-81.

[9] Margolis DJ, Kantor J, Berlin JA. Healing of diabetic neuropathic foot ulcers receiving standard treatment: a meta-analysis. Diabetes Care. 1999;22(5):692-5.

[10] Gazes M, Morra A, Blume P. Assessing collagen-based modalities for diabetic foot ulcerations. Podiatry Today. 2016; 29:50-6.

[11] Bakker K, Apelqvist J, Lipsky B, Van Netten J. The 2015 IWGDF guidance documents on prevention and management of foot problems in diabetes: development of an evidence-based global consensus. Diabetes Metab Res Rev. 2016;32(Suppl 1):2-6.

[12] Lipsky BA, Berendt AR, Cornia PB, et al. 2012 Infectious Diseases Society of America Clinical Practice Guideline for the Diagnosis and Treatment of Diabetic Foot Infections. Clin Infect Dis. 2012;54(12):132-73.

[13] 2015 Biologic Device Application Approvals. http://www.fda.gov/biologicsbloodvaccines/developmenta-pprovalprocess/bio. Accessed 27 Sept 2016.

[14] Kirsner RS, Sabolinski ML, Parsons NB, Skornicki M, Marston WA. Comparative effectiveness of a bioengineered living cellular construct vs. a dehydrated human amniotic membrane allograft for the treatment of diabetic foot ulcers in a real world setting. Wound Repair Regen. 2015;23(5):737-44.

[15] Wu L, Norman G, Dumville JC, O'Meara S, Bell-Syer SEM. Dressings for treating foot ulcers in people with diabetes: an overview of systematic reviews. Cochrane Database Syst Rev. 2015;7:CD010741.

[16] Reyzelman AM, Bazarov I. Human acellular dermal wound matrix for treatment of DFU: literature review and analysis. J Wound Care. 2015;24(3):128;129-34.

[17] Dermagraft®–P000036. http://www.fda.gov/Medical-Devices/ProductsandMedicalProcedures/DeviceApp. Accessed 14 Feb 2016.

[18] Marston W, Hanft J, Norwood P, Pollak R. The efficacy and safety of Dermagraft in improving the healing of chronic diabetic foot ulcers. Results of a prospective randomized trial. Diabetes Care. 2013;26(6):1701-5.

[19] Holmes C, Wrobel J, MacEachern M, Boles B. Collagen-based wound dressings for the treatment of diabetes-related foot ulcers: a systematic review. Diabetes Metab Syndr Obes. 2013;6:17-29.

[20] Helary C, Abed A, Mosser G, Louedec L, et al. Evaluation of dense collagen matrices as medicated wound dressing for the treatment of cutaneous chronic wounds. Biomater Sci. 2015;3(2):373-82.

[21] FDA approves Integra Omnigraft Dermal Regeneration Matrix to treat diabetic foot ulcers. http://www.fda.gov/newsevents/newsroom/pressannouncements/ucm480564.htm. Accessed 27 Sept 2016.

[22] Driver V, Lavery L, Reyzelman A, Dutra T. A clinical trial of Integra Template for diabetic foot ulcer treatment. Wound Repair Regen. 2015;23(6):891-900.

[23] Cereceres S, Touchet T, Browning M, Smith C, Rivera J, et al. Advances Wound Care. 2015;4(8):444-56.

[24] Cullen B, Ivins N. Promogran & promogran prisma made easy. Wounds Int. 2010;1(3):1-6.

[25] Schultz GS, Sibbald RG, Falanga V, et al. Wound bed preparation: a systematic approach to wound management. Wound Repair Regen. 2003;11(Suppl 1):1-28.

[26] Lobmann R, Zemlin C, Motzkau M, et al. Expression of metalloproteinases and growth factors in diabetic wounds treated with a protease absorbent dressing. J Diabetes Complicat. 2006;20(5):329-35.

[27] Donaghue VM, Chrzan JS, Rosenblum BI, Giurini JM, Habershaw GM, Veves A. Evaluation of a collagen-alginate wound dressing in the management of diabetic foot ulcers. Advances Wound Care. 1998;11(3):114-9.

[28] Hübner N, Kramer A. Review of the efficacy, safety and clinical applications of polihexanide, a modern wound antiseptic. Skin Pharmacol Physiol. 2010;23(Suppl):17-27.

[29] "Scientific data from partial-thickness wound model (Porcine)." PuraPly Antimicrobial. Organogenesis, 2016.

[30] DiDomenico L, Emch K, Landsman AR, Landsman A. A prospective comparison of diabetic foot ulcers treated with either cryopreserved skin allograft or bioengineered skin substitute. Wounds. 2011;23(7):184-9.

[31] Lipsky B, Berendt R. Hyperbaric oxygen therapy for diabetic foot wounds. Diabetes Care. 2010;33(5):1143-5.

[32] Löndahl M, Katzman P, Nilsson A, Hammarlund C. Hyperbaric oxygen therapy facilitates healing of chronic foot ulcers in patients with diabetes. Diabetes Care. 2010;33(5):998-1003.

[33] Forney R, Mauro T. Using lasers in diabetic wound healing. Diabetes Technol Ther. 1999;1(2):189-92.

[34] Hopkins JT, McLoda TA, Seegmiller JG, David Baxter G. Low-level laser therapy facilitates superficial wound healing in humans: a triple-blind, sham-controlled study. J Athl Train. 2004;39(3):223-9.

[35] Kajagar BM, Godhi AS, Pandit A, Khatri S. Efficacy of low level laser therapy on wound healing in patients with chronic diabetic foot ulcers—a randomised control trial. Ind J Surg. 2012;74(5):359-63.

[36] Kim PJ, Steinberg JS. Wound care: biofilm and its impact on the latest treatment modalities for ulcerations of the diabetic foot. Semin Vasc Surg. 2012;25(2):70-4.

[37] Voigt J, Wendelken M, Driver V, Alvarez O. Low frequency ultrasound (20-40kHz) as an adjunctive therapy for chronic wound healing: a systematic review of the literature and metaanalysis of eight randomized control trials. Int J Lower Ext Wounds. 2011;10(4):190-9.

[38] Al-Mahfoudh R, Qattan E, Ellenbogen JR, Wilby M, Barrett C, Pigott T. Applications of the ultrasonic bone cutter in spinal surgery—our preliminary experience. Br J Neurosurg. 2014;28(1):56-60.

[39] Blume P, Schmidt B. Ultrasonic debridement for wounds: where are we now? Podiatry Today. 2015;28:7.

[40] Millington JT, Norris TW. Effective treatment strategies for diabetic foot wounds. J Fam Pract. 2000;49(11):S40-8.

[41] Peters EJ, Lavery LA, Armstrong DG, Fleischli JG. Electric stimulation as an adjunct to heal diabetic foot ulcers: a randomized clinical trial. Arch Phys Med Rehabil. 2001;82:721-5.

[42] Meloni M, Izzo V, Vainieri E, Giurato L, Ruotolo V, Uccioli L. Management of negative pressure wound therapy in the treatment of diabetic foot ulcers. World J Orthop. 2015;6(4):387-93.

[43] Kim PJ, Attinger CE, Steinberg JS, Evans KK. Negative pressure wound therapy with instillation: past, present, and future. Surg Technol Int. 2015;26:51-6.

[44] Blume PA, Walters J, Payne W, Avala J, Lantis J. Comparison of negative pressure wound therapy utilizing vacuum-assisted closure to advanced moist wound therapy in the treatment of diabetic foot ulcers: a multicenter randomized controlled trial. Diabetes Care. 2008;31:631-6.

[45] Scherer LA, Shiver S, Chang M. The vacuum assisted closure device: a method of securing skin grafts and improving graft survival. Arch Surg. 2002;137(8):930-3.

[46] Jiang X-Y, Lu D-B, Chen B. Progress in stem cell therapy for the diabetic foot. Diabetes Res Clin Pract. 2012;97(1):43-50.

[47] Blumberg SN, Berger A, Hwang L, Pastar I, Warren SM, Chen W. The role of stem cells in the treatment of diabetic foot ulcers. Diabetes Res Clin Pract. 2012;96(1):1-9.

[48] Albehairy A, Kyrillos F, Gawish H, State O, Abdelghaffar H, Elbaz O, et al. Autologous mononuclear versus mesenchymal stem cells in healing of recalcitrant neuropathic diabetic foot ulcers. Diabetologia. 2016;59(Suppl 1):S19. Poster 34.

第 7 章　神经性足的手术治疗
Surgical Management: Neuropathic Foot

Stephen F. Lazaroff　Michael I. Gazes　Peter A. Blume　著

随着糖尿病患者控制不良的发病率持续上升，其导致的后遗症也在增加，包括神经病变。如果不进行治疗，糖尿病周围神经病变最终会导致感觉、运动和自主神经病变。感觉神经病变导致轻触觉、振动觉和痛觉的丧失，从而减少了即将出现问题的预警信号[1]。患有感觉神经病变的糖尿病患者发生足部溃疡的可能性是非神经病变性糖尿病患者的 7 倍[2]。运动神经病变导致足部内在肌的神经支配异常，从而导致平足畸形。这些畸形会造成异常的足底压力、骨性突起和脂肪垫移位，从而引发足底软组织破裂，并有可能导致穿之前合脚的鞋具也会出现溃疡[1]。自主神经病变导致汗腺和皮脂腺功能下降，使皮肤更容易因异常的外周交感神经血管张力而出现裂纹、裂缝和水肿[1]。夏科神经关节病也是患有糖尿病性神经病变患者和通常患有外周神经病变的患者严重关注的问题，因为它导致骨的碎裂和脱位，以及随后的摇椅畸形。

神经性足的治疗通常从保守治疗开始。没有伤口的患者需做好预防措施，如定期足部检查、选择合适的鞋垫和定制合适的鞋子。对于不复杂、未感染的溃疡，在诊室进行伤口清创和去除负荷措施。当保守治疗的改善停滞或失败，或者发生感染时，可能需要手术治疗。

一、神经减压

据估计，至少一半的糖尿病患者患有糖尿病性神经病变[3]。在 20 世纪 90 年代初，Dellon 发表了对大鼠的研究，表明当下肢神经没有受到解剖性压迫时，神经病变不会发生[4]。下肢神经的外科减压已经显示出增加神经病变患者的感觉、改善平衡和减少疼痛。Dellon 三处减压技术，即在膝关节和足背的腓神经、踝管内的胫后神经松解术，为了改善糖尿病性神经病变的症状。Dellon 发表了 15 项同行评审研究的结果，这些研究采用了以下纳入标准：①存在有症状的神经病变；②踝管 Tinel 征阳性，表明存在压迫部位；③既往无溃疡或截肢史；④使用 Dellon 三处减压技术。该综述发现，88% 的患者疼痛总体缓解，79% 的患者感觉恢复[5]。在没有溃疡病史的患者中，神经减压后没有观察到新的溃疡发生[5]。在两份报道中，共有 30 例有溃疡或截肢史的患者，只有 1 例患者在神经减压后出现了新的溃疡[5]。糖尿病神经病变患者的预期溃疡率为 15%，有溃疡病史患者复发率为 50%[5]。在接受神经减压术的 665 条腿中，两年半的溃疡率仅为 0.6%，在 44 例患者中仅观察到 2.25% 的复发率[5]。这项研究的结论是，周围神经病变的影响可以通过神经减压逆转，由此产生的感觉恢复可以大大降低溃疡和随后截肢的发生率。

二、前足减压

在神经病变患者中，胼胝、溃疡和压迫点可能是发生问题的前兆。当这些对保守治疗没有适当的反应时，可以通过手术处理。锤状、爪状和槌状趾是神经病变患者常见的畸形。根据足趾畸形的程度和僵硬度，DIPJ 和 PIPJ 的背侧、足趾的末端成为溃疡形成的危险区域。此外，足趾在跖骨头上的压力可能导致足底压力增加，以及随后的胼胝形成或溃疡。对于足趾远端的溃疡伴有可复性畸形，可以进行经皮屈肌肌腱切断术[6]。Laborde 发表 18 例足趾远端溃疡伴可复性爪状趾畸形患者的回顾性研究，进行了经皮屈肌肌腱切断术，所有患者的溃疡都得到解决。2 例患者因挛缩和溃疡复发形成需要再次行切断术，但在 17 个月和 34 个月时溃疡消失[7]。Tamir 等进行了一项类似的回顾性研究，对 PIPJ 处的僵硬挛缩进行了额外的折骨术，所有伤口均愈合[8]。对于僵硬的足趾挛缩，可以在畸形水平进行关节成形术[6]。对于僵硬的锤状趾畸形，可能也需要在 MTPJ 水平进行关节囊松解。

没有潜在骨髓炎的跖骨头下溃疡可以在外科颈水平用截骨术减负[6]。Tamir 等对 17 例患者进行了 20 次跖骨截骨上抬术。20 次中有 19 次的截骨术后 6 周溃疡消退，平均随访 11.5 个月后未复发[9]。1 例患者术后感染骨髓炎，需要清创。跖骨截骨短缩术也可用于手术压力减荷[6]。对于深部溃疡，建议进行溃疡清创术和跖骨头切除。Armstrong 等发表了一项对 40 例患者的回顾性研究，比较了第 5 跖骨头切除与跖底溃疡的传统保守治疗。他发现手术组的愈合时间（平均 5.8±2.9 周）明显快于保守治疗组（平均 8.7±4.3 周）[10]。在进行跖骨头切除术后评估余下跖骨头的抛物线是很重要的[11]。

姆趾活动受限 / 僵硬，即第 1 跖趾关节活动减少或缺乏，导致姆趾足底压力增加，使神经病变患者的足趾易患溃疡。在矫形器不能有效地补偿缺乏运动的患者中，行走将进一步损伤足底软组织。可以进行 Keller 手术来增加第 1 跖趾关节的活动范围，从而降低足底压力。Berner 等对 11 例接受保守治疗至少 6 个月的姆趾足底溃疡患者的 13 次 Keller 手术进行了回顾性研究[12]。

所有患者都有良好的血管状态，没有潜在的骨髓炎。术后 6 个月所有原发性溃疡愈合。在 1 年的随访中，所有的原发性溃疡保持愈合；然而出现了 5 个转移病灶。Armstrong 等比较了 41 例姆趾足底溃疡患者，其中 21 例患者接受了 Keller 手术。他们发现手术组的愈合速度明显快于保守治疗组，并观察到手术组在 6 个月时溃疡复发较少[13]。他们得出结论，Keller 手术在治疗非感染、非缺血性伤口的姆趾足底溃疡方面是有效的[13]。

在手术前评估期间，应使用 Silfverskiold 试验评估马蹄足的存在。在正常步态中，踝关节背伸超过 10°，活动范围减小会导致前足足底压力增加[6]。Lavery 等发现，超过 10% 的糖尿病患者存在马蹄足（在他们的研究中定义为足踝背伸小于 0°），这些患者的足底峰值压力明显高于没有马蹄足的患者[14]。Rosenbloom 等在几项研究中观察到，关节灵活性下降与前足和中足压力增加相关，这可能导致足底溃疡发展[15]。Armstrong 等进行了一项研究，比较有前足溃疡愈合病史的糖尿病患者前足的平均峰值压力。在经皮跟腱延长术（tendo-achilles lengthening，TAL）之前收集压力板数据，还测量了踝关节背伸角度。术后 8 周，再次测量这些值。他们观察到术后前足的平均峰值压力显著降低，踝关节背伸活动显著增加[16]（图 7-1）。

三、夏科足

处理神经性足最具挑战性的是夏科足的管理。夏科足发生在大约 1% 的糖尿病人群中，大约 30% 的周围神经病变患者中[6]。在急性期，这种炎性神经关节病通常表现为足部发红、发热和肿胀[17]。富血管足导致骨吸收 / 碎裂、脱位，最终导致中足塌陷，从而导致典型的摇椅畸形[17]。

急性期夏科足的管理集中于预防 / 限制关节半脱位。免负重是急性期夏科足的主要治疗方法[18]。在急性红肿消退后，通过可调节的鞋、踝足矫形器或夏科限制性矫形靴进行保守治疗，使畸形减轻成为可能。

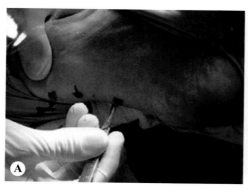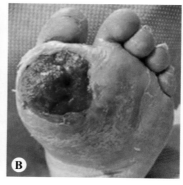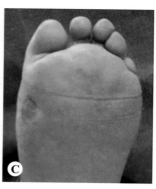

▲ 图 7-1　经皮跟腱延长术治疗前足溃疡
A. 用于延长的三个经皮切口；B. 前足溃疡；C. 跟腱延长后伤口愈合

夏科足增加了 3.5 倍的溃疡发展风险[19]。对保守治疗无效的慢性夏科足畸形最好手术治疗。手术的目标是减少足底压力，保持皮肤完整性，并提供一个稳定的足[18]。手术的主要适应证是不能有效免荷的骨突起、感染、明显的不稳定和僵硬畸形[17]。骨突切除术后的跖行足可佩戴支具预防溃疡[17]。Catanzariti 等对 20 例因中足突出而行截骨术的患者进行了 27 次手术的回顾性研究[20]。18 次为内侧溃疡，9 次为外侧溃疡。27 个溃疡中的 20 个在突出骨切除术后愈合，7 个失败中的 6 个发生在外侧伤口组。外侧溃疡组的并发症发生率具有统计学意义。作者得出结论，内侧柱伤口的骨突切除术是一种可行的手术选择，而外侧柱溃疡可能需要更复杂的重建来保肢[20]。

Rosenblum 等对夏科足外侧柱下的未愈合神经性溃疡进行了回顾性研究[21]。32 例都接受了骨突切除术。17 例足进行了溃疡切除和一期缝合，8 例进行了旋转筋膜皮瓣和转位内在肌皮瓣修复，6 例在溃疡旁做切口，1 例切口直接在愈合的溃疡突起上。作者观察到 89% 的成功率，并建议采用软组织手术进行伤口闭合，并采用充分的外生骨突切除术[21]。

Laurinaviciene 等回顾性分析了 20 个（19 例患者）因中足夏科足溃疡而接受骨外切除术的情况[22]。在这项研究中，9 个溃疡位于内侧柱的足底，9 个溃疡位于外侧柱的足底，2 个溃疡位于中足的足底中央。外生骨切除术后，20 个溃疡中的 18 个愈合，7 例患者在平均 15 个月的时间内复发溃疡。大多数复发发生在外侧柱溃疡，有 5 例患者需要重复外生骨切除术。总体而言，在研究结束时存活的 16 例患者中有 14 例（3 例患者在随访前死于其他原因）溃疡愈合。作者得出了与其他研究相似的结论，即外生骨切除术是一种安全有效的溃疡治疗方法，但外侧柱溃疡复发的风险较高[22]。

当夏科足患者保守治疗和最小手术干预失败，或者畸形或不稳定的程度太大而不能保证这些治疗时，可以考虑重建（图 7-2）。外科医生对重建的时间和技术有很大的不同，但是治疗的最终目标是一个适合支撑的跖行足。尽管这类患者的骨不愈合率很高，但关节融合术对其他治疗失败的患者也是有用的[23]。由于夏科足患者关节破坏的位置和骨量经常不同，所需的融合和固定类型因患者而异。

Eichenholtz 1 期夏科足的治疗标准通常是非承重的全接触石膏[24]。Simon 等认为这种治疗仍可能导致骨不连或畸形愈合，并评估了 14 例因这种情况而接受早期中足融合的患者。他们将这 14 例患者的足底压力与 14 例之前接受过膝下截肢的糖尿病神经病变患者的足底压力、14 例没有足底溃疡病史的糖尿病神经病变患者的足底压力进行了比较。所有中足融合都是成功的，没有术

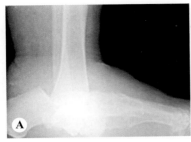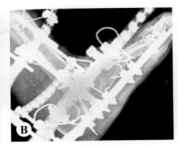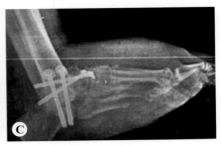

▲ 图 7-2　使用内固定和外固定的术前、重建和术后夏科足

后并发症，并使所有患者恢复了他们在关节病发生前的行走能力[24]。当比较步态速度、节奏和步幅，或者观察到的每个关节的最小、最大或总运动范围时，中足融合组与其他两组之间没有观察到差异[24]。他们得出结论，对 Eichenholtz 1 期夏科足进行早期手术治疗可以有效地恢复解剖排列和改善功能[24]。

Mittlmeier 等也评估了夏科疾病患者早期手术重建的效果。他们对 22 例（26 只足）中足或后足重建关节融合术患者进行了回顾性研究，随访时间至少为 6 个月[25]。最初有 8 个溃疡全部愈合后没有复发。他们观察到术前到术后 AOFAS 评分从平均 39 分增加到 70 分（后足）和 51 分增加到 84 分（中足），并发症发生率与保守治疗失败后再次手术的患者相当[25]。与 Simon 等相似，他们得出结论，早期重建可以重建跖行足以提高生活质量。

可根据畸形部位选择中足、三关节或胫距跟关节融合术[23]。内固定技术包括针、螺钉、髓内钉和钢板固定，并可能辅以外固定[23]。Stone 等对保守治疗失败的夏科足畸形患者进行了 3 例中足融合和 7 例后足融合并自体髂骨植骨。中足融合根据需要用空心螺钉和钢板固定，而后足融合通过胫距跟髓内钉固定。他们观察 9 例患者中有 5 例患者骨性融合的临床和影像学证据，另外 4 例患者为稳定的纤维愈合[26]。在随访期间 1 例患者后足融合失败，建议行膝下截肢。在其他 9 个病例中，没有观察到进一步的溃疡，因此避免了截肢[26]。他们的结论是，中足和后足关

节融合术治疗夏科关节病，即使不能达到影像学上的骨性愈合，也能重建跖行足并使保肢成为可能[26]。

Capobianco 等讨论了延长内侧柱关节融合术治疗中足夏科足畸形[27]。他们切除了所有的内侧柱关节，根据需要进行截骨矫形，并从距骨远端向第 1 跖骨应用钢板。使用一个结合了锁定和非锁定 3.5mm 螺钉的锁定板，达到足部的稳定性和刚性[27]。自从采用这种技术融合距舟关节，后足内外翻运动受到明显限制[28]。因此他们建议，只有当内侧柱融合后残留不稳定时才进行距下关节和踝关节融合[27]。

如果需要进一步稳定或免负荷，也可以使用外固定。外固定架的使用已被单独描述治疗夏科足，或者与内固定结合使用。外固定架抵抗扭转和轴向应力，从而保护融合部位以增强稳定性[27]。此外，外固定架使足跟免负荷，防止压疮性溃疡，使软组织处于静息状态并保护邻近软组织[29]。

2007 年，Pinzur 发表了一项前瞻性研究的工作，提出了一种治疗夏科足患者的策略。将患者分为跖行足和非跖行足。跖行足患者采用全接触石膏进行保守治疗，并被排除在研究之外。非跖行足患者被进一步分类为低风险（无开放性创伤、无病态性肥胖、无明显糖尿病相关器官系统合并症）或高风险。低风险患者采用经皮跟腱延长术或腓肠肌松解术治疗。低风险患者也被排除在研究之外。26 例高风险患者被纳入研究，行经皮跟腱延长术，中足楔形截骨术以重建跖行足，随后

应用环形外固定器维持位置。随访 1 年以上，有 24 例患者没有溃疡和感染，并可以辅助高帮鞋和可调节矫正器行走[30]。此研究的结论是，夏科足非跖行足畸形术后感染的高风险，可以通过这种技术进行有效治疗。此治疗流程可以帮助指导这个患者群体的治疗计划[30]。

四、血管管理

随着早期积极治疗以防止截肢的趋势，神经性足的治疗变得越来越复杂。尽管推动了对神经性足有害影响的教育和认识，但仍有大约 15% 的糖尿病患者出现溃疡[31]。糖尿病足感染是该患者群体住院治疗的主要原因之一，85% 的糖尿病患者下肢截肢之前有溃疡[32]。一旦感染发生，通常需要手术治疗。

感染足的术前检查对结果至关重要。临床评估、实验室和影像学检查都有助于阐明感染的严重程度和范围。在非急重症情况下，完整的血管检查以确定肢体的灌注状态是必不可少的。如需截肢，截肢的平面取决于潜在感染的程度和血供情况。

由于糖尿病神经病变是下肢截肢的主要原因，因此了解这些患者并发的血管疾病非常重要。外周血管疾病（peripheral vascular disease，PVD）在糖尿病患者中的发病率是非糖尿病患者的 20 倍[33]，动脉粥样硬化疾病在糖尿病患者中更倾向于小腿部血管[34]。然而，糖尿病患者的足部血管通常不受影响，这使得足部血管搭桥成为可能[34]。全面的血管检查和非侵入性检测有助于确定血管干预的必要性。然而，踝肱指数在糖尿病患者中并不可靠，因为硬化的血管可能导致错误的升高值[35]。

当面临慢性不愈合伤口而担心肢体缺血时，可以进行动脉造影以显示动脉支。Attinger 等讨论了足踝部 Angiosome 概念（译者注：血管区域）[36]。他们描述了六个 Angiosome 区，三个来自胫后动脉，两个来自腓动脉，一个来自足背动脉[36]。动脉造影有助于确定慢性伤口或截肢部位是否位于未充分灌注的 Angiosome 区内。当决定切口位置和皮瓣时，Angiosome 概念也变得很重要。

Neville 等回顾性地调查了 48 例接受旁路手术治疗患者的 52 处下肢不愈合伤口。术前进行动脉造影以确定伤口的血管是否有供应，并将患者分为两组，直接（直接供应伤口血管的动脉旁路）和间接（不直接供应伤口血管的动脉旁路）血管重建。结果显示，直接组的伤口愈合率为 91%，间接组为 62%[37]，该值具有统计学意义。然而，所有愈合伤口的愈合时间没有显著差异[37]。作者得出结论，伤口 Angiosome 区的直接血管化产生更高的愈合率，从而挽救肢体[37]。

Hinchliffe 等回顾了 1980—2010 年的 49 篇论文，这些论文评估了糖尿病溃疡和周围动脉血管疾病患者血管重建术的保肢效果。患者接受血管内治疗或开放旁路治疗。血管内血供重建术后，开放旁路的 1 年肢体挽救率分别为 85% 和 78%，通过任一种血供重建方法，60% 的溃疡在 1 年随访时愈合[38]。作者得出结论，没有足够的数据来确定哪种方法更优越，但通过血管重建术治疗比药物治疗明显提高了患者保肢率[38]。

五、伤口管理

根除组织感染对于神经性和非神经性足的保肢至关重要。治疗策略存在差异，但通常需要药物和手术干预的方案。单独使用抗生素治疗骨髓炎是困难的，因为宿主防御在骨内不能发挥最佳作用，细菌可以通过不可渗透的糖萼生物膜黏附，并且抗生素难以在骨内渗透[39]。通常需要手术清除感染或坏死组织。应行软组织清创术，直到观察到出血和肉芽组织，骨质伴有针尖状出血[40]。切除的目的不仅是为了消除感染，也是为了保留功能和降低总体长期发病率和死亡率[41]。积极的骨切除是重要的，因为当骨缘残留感染阳性时，预后较差。Atway 等报道称，81.8% 骨缘骨髓炎阳性的患者长期预后不良，再次截肢的风险较高，需要长期使用抗生素[42]。他们得出结论，所有患者都应进行骨缘培养，当清创术后保留足够的软组织覆盖时，可以获得良好的长期结果[42]。Kowalski 等还通过病理检查评估了残端骨髓炎的发生率。他们观察到 35.14% 的骨缘阳性感染率，与其他截肢相比，部分跖骨截肢的患病率更高[43]。此外，骨缘阳性的患者再次截肢的概率更高[43]。

在切开或切除任何组织之前，应该考虑闭合策略，不管是初期还是延迟闭合。无创技术的使用、损伤最小化、了解皮瓣或移植物血管灌注状态都有助于提高愈合率[44]。Janis 等提出了一个重建阶梯治疗方案来指导各种软组织缺损的伤口闭合策略。阶梯方案是从最小损伤到最大损伤技术的逐步治疗方法，并建议当一期或二期闭合不可能或不理想时，应考虑植皮和皮瓣[45]。

一期缝合是 Janis 等提出的阶梯方案的第一级，通常在急性感染清创术后避免，或者由于广泛的组织切除而不可行。在这些情况下，伤口打开再次清创术和延迟初次闭合[44]，或者保持开放引流，并允许通过二期愈合。以前，通过每天伤口换药达到二期愈合。但这一过程是具有挑战性的，每天的家庭换药将需要家访护士协会（Visiting Nurses Association，VNA）的服务，开放性伤口经常暴露潜在的进一步感染，并且伤口肉芽形成可能是漫长的，因为许多患者患有一些外周动脉疾病。

经由伤口 VAC 的负压伤口治疗的出现已经显示出加速了二次愈合。NPWT 创造了一个潮湿的伤口环境，减少水肿，并通过增加新血管形成的灌注来促进肉芽组织的形成[46]。Blume 等观察了使用 NPWT 或 AMWT 的糖尿病溃疡患者的愈合时间，主要是水凝胶和藻酸盐[46]。这是一项多中心随机对照试验，169 例使用 NPWT 的患者中有 73 例在 112 天的积极治疗期内伤口完全愈合，而在 166 例使用 AMWT 的患者中有 48 例。在统计上，NPWT 组的二次截肢明显较少，作者得出结论，在治愈糖尿病溃疡方面，NPWT 与 AMWT 一样安全且更有效[46]。这些结果与 Argenta 等的结果一致，他们的结论是，NPWT

由于其去除多余的间质液、增加血管形成，减少细菌定居，从而刺激肉芽组织形成[47]。Saxena 等还推测，如 NPWT 使用开孔泡沫敷料，在伤口表面产生微机械变形[48]。这种微变形导致细胞拉伸并促进细胞分裂，从而刺激肉芽组织形成[48]。NPWT 是一种常用的伤口愈合疗法，可用于伤口上皮再形成，或者促进表面足以进行植皮的颗粒状肉芽床。

六、植皮和皮瓣

根据 Janis 等提出的重建阶梯方案，植皮是继NPWT 之后的下一步。需要从供体部位获取皮肤，并将其移植到受体部位。在此过程中，获取的皮肤与其局部血液供应分离，并依赖于受体部位的血液供应而存活[49]。中厚皮片移植（STSG）包含表皮及其部分真皮层[44]，通常用于伤口愈合。

皮肤移植是将移植的皮肤重新血管化并重新附着于受体部位的过程[49]。移植前，必须积极准备受体伤口床。外科伤口床准备将伤口从慢性状态转变为急性状态，并且应该可以看到针尖出血的颗粒床、皮纹增加和边缘处的新上皮形成[50]。

取皮后 STSG 可以是网状或片状。网状结构允许移植物伸展并覆盖更大的面积，增加对不规则表面的黏附，并允许多余的液体排出，从而防止移植物下形成血肿或积液[44]。愈合后形成一个纵横交错的外观。片状也允许液体排出，但不能伸展或愈合后出现纵横交错的外观[44]。

血肿和积液形成、剪切力是移植失败的最常见原因[44]。一旦移植物被应用和固定，无论是通过钉还是缝合，应用一片 Xeroform，随后垫敷料。支撑敷料在移植物上施加压力，防止血肿和积液的形成，并减少移植物和伤口之间的剪切力[44]。

最近，在皮肤移植物上应用 VAC 已被证明可以改善吸收[51, 52]。VAC 在手术室中使用并持续运行 5 天[44]。5 天后移除 VAC，并敷上干敷料。Hegelson 等报道该治疗过程中超过 90% 的伤口愈合率[53]。Llanos 等发表了一项随机、双盲、对照试验的结果，该试验将使用 NPWT 与 NPWT 无关的相同敷料的对照组进行了比较。在一项对 60 例患者的研究中，在外科清创术后，将 STSG 应用于创面。记录 STSG 损失量和住院时间。他们观察到与对照组（4.5cm²）相比，NPWT 组（0.0cm²）的 STSG 损失值具有统计学显著降低，并且 NPWT 组的平均住院时间为 13.5 天，而对照组为 17 天，统计学上显著缩短 [54]。他们得出结论，当应用 STSG 时，应常规使用 NPWT [54]（图 7-3）。然而，一些作者建议不要在承重面使用皮肤移植，这类部位可能无法承受遇到的压力 [44]。

当不适于植皮时，可以采用皮瓣直接缝合伤口。有多种局部随意皮瓣可用于足部和踝部，包括推进皮瓣、旋转皮瓣和移位皮瓣（图 7-4）。这些类型的皮瓣由从真皮到真皮下丛的穿支动脉灌

注 [44]。这些皮瓣不同于轴型皮瓣，后者有直接的皮肤血管供应 [44]。由于随意皮瓣的存活依赖于穿支，因此血管体的灌注对随意皮瓣的存活至关重要。因此，在设计这项技术时，应评估潜在皮瓣血管体的来源动脉 [44]。

阻断相邻连接的血管可用于增强血管的灌注 [44]。在供区掀起皮瓣这种延迟现象对外科医生来说是有利的。这导致皮瓣内现有阻断血管的扩张，而不是新血管的向内生长 [55]。这是一个积极的过程，导致血管壁细胞的增加和扩大，从而增加该区域的灌注 [55]。由于局部缺血增加，血管扩张，导致向无氧代谢转变，随后血管 pH 降低 [44]。此外，掀起皮瓣会切断局部交感神经，从而导致血管舒张 [44]。阻断血管扩张在 48～72h 最为明

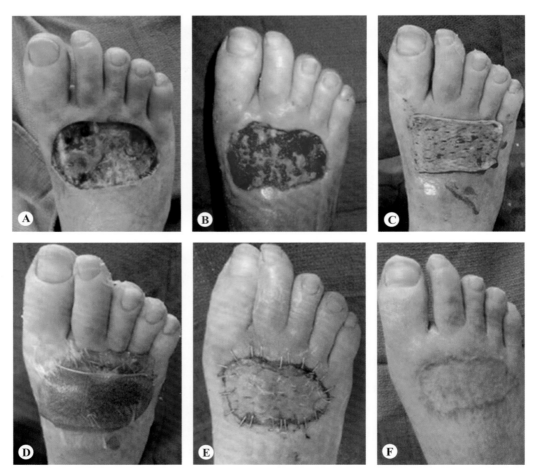

▲ 图 7-3　足背伤口采用清创、中厚皮片移植和伤口负压治疗
A. 右足背伤口；B. 清创后；C. 自体中厚皮片移植应用；D. 伤口负压治疗；E. 愈合期；F. 伤口愈合

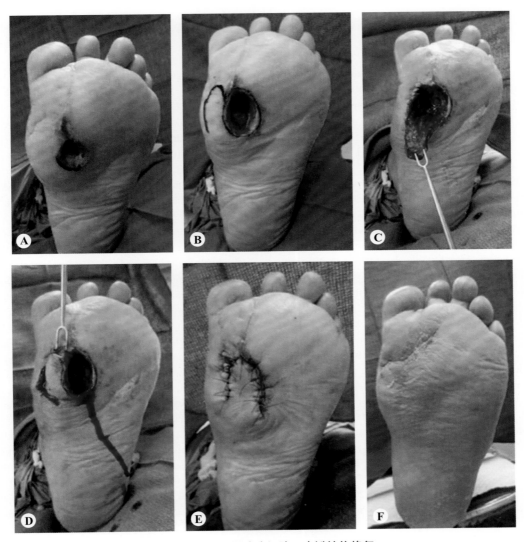

▲ 图 7-4　一期溃疡切除，皮瓣转位修复

显[55]，此时皮瓣可用于伤口闭合。

　　当皮肤移植和局部随意皮瓣不合适时，远端轴型皮瓣、组织扩张和游离皮瓣，如重建阶梯治疗方案中所建议的用于修复伤口。这些技术更复杂，并且有更高的并发症风险。总之，外科手术清除感染后的伤口闭合有许多选择。由于神经性足可导致毁灭性的后果，并且常常因多种合并疾病而使病情复杂，因此外科治疗的多学科方法常常是必要的。

结论

　　当不存在感染时，可以进行非手术和手术干预，以使患有神经性足的患者免受肢体或生命的威胁影响。预防性手术干预对骨畸形突出的患者有益，骨性突起可发展成溃疡和一连串的伤口不愈合、感染和对肢体或生命的威胁。夏科足可以进行外科截骨术，或者复杂的重建手术后能够佩戴支具的跖行足。血管的完整性是必不可少的，尤其是在伤口处理方面。当出现伤口时，定期护理和评估是必要的，以防病情加重。NPWT、皮肤移植、皮瓣已被证明是有效的方式。神经性足的外科治疗是复杂的，应该选择合适的患者来治疗。

参考文献

[1] Bowering K. Diabetic foot ulcers: pathophysiology, assessment, and therapy. Can Fam Physician. 2001;47:1007-16.

[2] Rathur HM, Boulton AJ. The diabetic foot. Clin Dermatol. 2007;25(1):109-20.

[3] Rathur HM, Boulton AJ. Recent advances in the diagnosis and management of diabetic neuropathy. J Bone Joint Surg British. 2005;87B:1605-10.

[4] Dellon ES, Dellon AL, Seiler WA. The effect of tarsal tunnel decompression in the streptozotocin-induced diabetic rat. Microsurgery. 1994;15:265-8.

[5] Dellon AL. Neurosurgical prevention of ulceration and amputation by decompression of lower extremity peripheral nerves in diabetic neuropathy: update 2006. Acta Neurochir Suppl. 2007;100:149-51.

[6] Frykberg RG, et al. Surgical off-loading of the diabetic foot. J Vasc Surg. 2010;52:44s-58s.

[7] Laborde JM. Neuropathic toe ulcers treated with toe flexor tenotomies. Foot Ankle Int. 2007;28:1160-4.

[8] Tamir E, McLaren AM, Gadgil A, Daniels TR. Outpatient percutaneous flexor tenotomies for the management of diabetic claw toe deformities with ulcers: a preliminary report. Can J Surg. 2008;51:41-4.

[9] Tamir E, et al. Mini-invasive floating metatarsal osteotomy for resistant or recurrent neuropathic plantar metatarsal head ulcers. J Orthop Surg Res. 2016;11:78.

[10] Armstrong DG, Rosales MA, Gashi A. Efficacy of fifth metatarsal head resection for treatment of chronic diabetic foot ulceration. J Am Podiatr Med Assoc. 2005;95:353-6.

[11] Giurini JM, Habershaw GM, Chrzan JS. Panmetatarsal head resection in chronic neuropathic ulceration. J Foot Surg. 1987;26:249-52.

[12] Berner A, Sage R, Niemela J. Keller procedure for the treatment of resistant plantar ulceration of the hallux. J Foot Ankle Surg. 2005;44(2):133-6.

[13] Armstrong DG, Lavery LA, Vazquez JR, Short B, Kimbriel HR, Nixon BP, et al. Clinical efficacy of the first metatarsophalangeal joint arthroplasty as a curative procedure for hallux interphalangeal joint wounds in persons with diabetes. Diabetes Care. 2003;26:3284-7.

[14] Lavery LA, Armstrong DG, Boulton AJ. Ankle equinus deformity and its relationship to high plantar pressure in a large population with diabetes mellitus. J Am Podiatr Med Assoc. 2002;92:479-82.

[15] Rosenbloom AL, Silverstein JH. Connective tissue and joint disease in diabetes mellitus. Endocrinol Metab Clin N Am. 1996;25:473-83.

[16] Armstrong DG, Stacpoole-Shea S, Nguyen H, Harkless LB. Lengthening of the Achilles tendon in diabetic patients who are at high risk for ulceration of the foot. J Bone Joint Surg Am. 1999;81:535-8.

[17] Rogers LC, Frykberg RG, Armstrong DG, Boulton AJ, Edmonds M, Van GH, et al. The Charcot foot in diabetes. Diabetes Care. 2011;34:2123-9.

[18] Rajbhandari S, Jenkins R, Davies C, Tesfaye S. Charcot neuroarthropathy in diabetes mellitus. Diabetologia. 2002;45:1085-96.

[19] Boyko EJ, Ahroni JK, Stensel V, Forsberg RC, Davignon DR, Smith DG. A prospective study of the risk factors for diabetic foot ulcers. The Seattle diabetic foot study. Diabetes Care. 1999;22:1036-42.

[20] Catanzariti A, Mendicino R, Haverstock B. Ostectomy for diabetic neuroarthropathy involving the midfoot. J Foot Ankle Surg. 2000;35(5):291-300.

[21] Rosenblum BI, Giurini JM, Miller LB, Chrzan JS, Habershaw GM. Neuropathic ulcerations plantar to the lateral column in patients with Charcot foot deformity: a flexible approach to limb salvage. J Foot Ankle Surg. 1997;36:360-3.

[22] Laurinaviciene R, Kirketerp-Moeller K, Holstein PE. Exostectomy for chronic midfoot plantar ulcer in Charcot deformity. J Wound Care. 2008;17:53-5, 57-58

[23] Guven M, Karabiber A, Kaynak G, Ogut T. Conservative and surgical treatment of the chronic Charcot foot and ankle. Diabetic Foot Ankle. 2013;4:21177.

[24] Simon SR, Tejwani SG, Wilson DL, Santner TJ, Denniston NL. Arthrodesis as an early alternative to nonoperative management of Charcot arthropathy of the diabetic foot. J Bone Joint Surg Am. 2000;82A:939-50.

[25] Mittlmeier T, Klaue K, Haar P, Beck M. Should one consider primary surgical reconstruction in Charcot arthropathy of the feet? Clin Orthop Relat Res. 2010;468:1002-11.

[26] Stone NC, Daniels TR. Midfoot and hindfoot arthrodesis in diabetic Charcot arthropathy. Can J Surg. 2000;43(6):449-55.

[27] Capobianco C, Stapleton J, Zgonis T. The role of an extended medial column arthrodesis for Charcot midfoot neuroarthropathy. Diabetic Foot Ankle. 2010;1:5282.

[28] Wulker N, Stukenborg C, Savory KM, Alfke D. Hindfoot motion after isolated and combined arthrodesis: measurements in anatomic specimens. Foot Ankle Int. 2000;21:921-7.

[29] Belczyk R, Ramanujam CL, Capobianco CM, Zgonis T. Combined midfoot arthrodesis, muscle flap coverage, and circular external fixation for the chronic ulcerated Charcot deformity. Foot Ankle Spec. 2010;3:40-4.

[30] Pinzur M. Neutral ring fixation for high-risk nonplantigrade Charcot midfoot deformity. Foot Ankle Int. 2007;28(9):961-6.

[31] Boulton A, Kirsner R, Vileikyte L. Neuropathic diabetic foot ulcers. NEJM. 2004;351:48-55.

[32] Palumbo PJ, Melton LJ, Peripheral vascular disease and diabetes. In: Harris MI, Hamman RF (eds) National

Diabetes Diabetes Data Group, Diabetes in America, 1984, Chap. XV, pp. 1-21.

[33] Bullock GM, Stavosky J. Surgical wound management of the diabetic foot. Surg Technol Int. 1997;6:301-10.

[34] Knox R, Dutch W, Blume P, Sumpio B. Diabetic foot disease. Int J Angiol. 2000;9:1-6.

[35] Hong J, Oh T. An algorithm for limb salvage for diabetic foot ulcers. Clin Plast Surg. 2012;39:341-52.

[36] Attinger C, Evans K, Bulan E, Blume P, Cooper P. Angiosomes of the foot and ankle and clinical implications for limb salvage: reconstruction, incisions, and revascularization. Plast Reconstr Surg. 2006;117(7S):261S-93S.

[37] Neville R, Attinger C, Bulan E, Ducic I, Thomassen M, Sidawy A. Revascularization of a specific angiosome for limb salvage: does the target artery matter? Ann Vasc Surg. 2009;23:367-73.

[38] Hinchliffe RJ, Andros G, Apelqvist J, Bakker K, Friedrichs S, Lammer J, et al. A systematic review of the effectiveness of revascularization of the ulcerated foot in patients with diabetes and peripheral arterial disease. Diabetes Metab Res Rev. 2012;28:179-217.

[39] Ciampolini J, Harding KG. Pathophysiology of chronic bacterial osteomyelitis. Why do antibiotics fail so often? Postgrad Med J. 2000;76:479-83.

[40] Tetsworth K, Cierny G 3rd. Osteomyelitis debridement techniques. Clin Orthop Relat Res. 1999;360:87-96.

[41] Gates L, Blume PA, Sumpio BE. Surgical treatment principles for diabetic wounds complcated by osteomyelitis. In: Boffeli T, (ed) Osteomyelitis of the foot and ankle. Springer International Publishing. 2015.

[42] Atway S, Nerone V, Springer K, Woodruff DM. Rate of residual osteomyelitis after partial foot amputation in diabetic patients; a standardized method of evaluating bone margins with intraoperative culture. J Foot Ankle Surg. 2012;51:749-52.

[43] Kowalski TJ, Matsuda M, Sorenson MD, Gundrum JD, Agger WA. The effect of residual osteomyelitis at the resection margin in patients with surgically treated diabetic foot infection. J Foot Ankle Surg. 2012;50:171-5.

[44] Blume P, Donegan R, Schmidt B. The role of plastic surgery for soft tissue coverage of the diabetic foot and ankle. Clin Podiatr Med Surg. 2014;31:127-50.

[45] Janis J, Kwon R, Attinger C. The new reconstructive ladder: modifications to the traditional model. Plast Reconstr Surg. 2011;127:205-12.

[46] Blume P, Walters J, Payne W, Ayala J, Lantis J. Comparison of negative pressure wound therapy using vacuum-assisted closure with advanced moist wound therapy in the treatment of diabetic foot ulcers. Diabetes Care. 2008;31:631-6.

[47] Argenta LC, Morykwas MJ. Vacuum-assisted closure: a new method for wound control and treatment: clinical experience. Ann Plast Surg. 1997;38:563-76.

[48] Saxena V, Hwang CW, Huang S, Eichbaum Q, Ingber D, Orgill DP. Vacuum-assisted closure: microdeformations of wounds and cell proliferation. Plast Reconstr Surg. 2004;114:1086-96.

[49] Barratt GE, Koopmann CF. Skin grafts: physiology and clinical considerations. Otolaryngol Clin N Am. 1984; 17: 335-51.

[50] Donato M, Novicki DC, Blume PA. Part II: Skin grafting techniques for foot and ankle surgeons. Clin Podiatr Med Surg. 2000;17(4)

[51] Carson SN, Overall K, Lee-Jahshan S, Travis E. Vacuum-assisted closure used for healing chronic wounds and skin grafts in the lower extremities. Ostomy Wound Manage. 2004;50(3):52-8.

[52] Scherer LA, Shiver S, Chang M, Meredith JW, Owings JT. The vacuum assisted closure device: a method of securing skin grafts and improving graft survival. Arch Surg. 2002;137(8):930-4.

[53] Hegelson MD, Potter BK, Evans KN, Shawen SB. Bioartificial dermal substitute: a preliminary report on its use for the management of complex combat-related soft tissue wounds. J Orthop Trauma. 2007;21(6):394-9.

[54] Llanos S, Danilla S, Barraza C, Armijo E, Pineros JL, Quintas M, et al. Effectiveness of negative pressure closure in the integration of split thickness skin grafts: a randomized, doublemasked controlled trial. Ann Surg. 2006;244(5):700-5.

[55] Dhar S, Taylor I. The delay phenomenon: the story unfolds. Plast Reconstr Surg. 1999;104:2079-91.

第 8 章 糖尿病足的保肢治疗
Limb Salvage for the Diabetic Foot

Thomas Hester　Camilla Jay Stewart　Naveen Cavale　著

糖尿病足的保肢治疗是一项挑战。已存在的内科合并症、血管功能不全、骨结构异常、软组织活动性感染和潜在的骨髓炎等原因都可能被缺乏正常保护性生理反应的神经性足所涵盖。我们的目的是提供一个实用的指南，以处理如上所述足的保肢治疗。

决策是由多学科团队提出的，优化临床医疗问题，矫形器运用也包括在内，预先排除有争议性的问题[1]。使用多普勒超声（ultrasound，US）检查血管功能不全，必要时转诊。活动性足部感染必须彻底处理，在感染得到控制之前，采用清创术。所有伤口周缘清创至健康的出血组织，并注意隐藏的坏死组织。清创术的方法见第 28 章。通常磁共振成像（magnetic resonance imaging，MRI）可以显示沿筋膜平面或肌腱的感染范围。必须找出并清除这些病灶，骨髓炎也是如此，必须在开始重建前将其根除。

一旦进行了充分的骨和软组织清创术，就送检显微镜检查、培养和敏感性（microscopy，culture & sensitivities，MC&S）的样本，开始经验性抗生素治疗并应用负压伤口治疗。这旨在去除导致浸渍的渗出物，增加局部生长因子［细胞纤连蛋白（cellular fibronectin，cFN）和转化生长因子 $-\beta_1$（transforming growth factor-β_1，TGF-β_1）][2]，并减轻组织水肿。定期检查伤口。当炎症标志物呈下降趋势，软组织稳定下来时，可以开始重建。

传统上，重建的阶梯治疗主要应用中厚皮片移植、软组织推进皮瓣、局部旋转皮瓣和游离组织转移[3]（图 8-1）。必须考虑缺损的位置和该区域的血液供应。足踝部由六个起源于三个主要动脉的 Angiosome 区组成。胫后动脉供应内侧跟骨区域（跟骨内侧动脉）和足底（足底内侧和外侧动脉）。胫前动脉供应足背（足背动脉）。腓动脉供应外侧跟骨（跟骨支）和前外侧踝（前穿支）（图 8-2）。

一、足背缺损

足背外侧面可能由于足底溃疡或局部蜂窝织炎而继发感染。清创可以切除趾长伸肌肌腱，保留趾短伸肌肌腱及其完整腱膜可行中厚皮片移植修复。可以考虑基于足背动脉的局部皮瓣旋转到踝部。由于供血血管的大小，这种皮瓣相当通用，包括带趾短伸肌的筋膜皮瓣或肌皮瓣。

足背内侧缺损伴胫前肌腱外露中厚皮片移植可能并不合适。必要时可以基于足背动脉的旋转皮瓣，或者如果组织条件不好，可以基于足底内侧动脉的足底内侧皮瓣来修复（图 8-3）。

二、足底缺损

由于足底筋膜的力学特性及其抗剪切能力，在广泛清创术后，足底承重皮肤在跖底部的重建

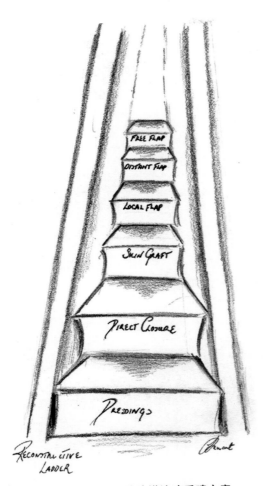

▲ 图 8-1　伤口的阶梯治疗重建方案

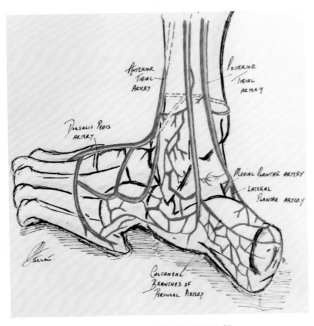

▲ 图 8-2　后足的外侧血供

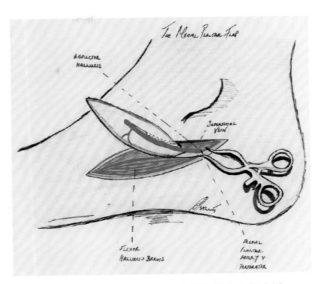

▲ 图 8-3　基于足底内侧动脉的足底内侧皮瓣

是非常困难的。这些特性是大多数软组织覆盖技术所不能替代的，常常导致持续的溃疡。因此，如果可能的话，首选局部邻近组织修复，如 V-Y 或局部旋转皮瓣。然而，缺损的大小通常被限制在 3cm² 以下（图 8-4）。可以利用基于足底内侧动脉的足底内侧皮瓣，或者可以利用局部肌皮瓣，如果它们没有被畸形足中的局部骨突起切除或损坏，如趾短屈肌、踇短伸肌、踇短屈肌。

三、后足缺损

由于胫后动脉的跟骨支和外侧腓动脉的跟骨支供应之间的分水岭，跟部缺损经常遇到。由于缺乏深层肌肉，这些缺损通常难以用负压伤口治疗和中厚皮片移植来治疗。局部选择包括足底内侧皮瓣或穿支皮瓣。后者以胫后动脉的穿支为基础，由比目鱼肌和趾长屈肌之间的筋膜皮瓣组成。

四、跟腱部位缺损

由于外侧腓动脉供应支与内侧胫后动脉交界缺血管区，跟腱部位缺损通常与伤口问题有关。如同胫前肌腱一样，几乎没有软组织覆盖跟腱。可以利用源于腓动脉的腓肠动脉分支的腓肠神经

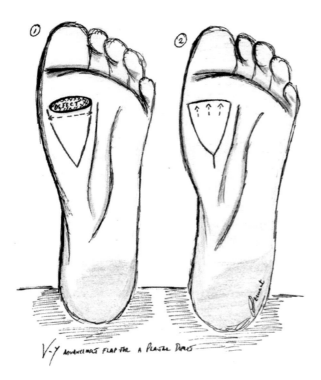

▲ 图 8-4　V-Y 推进皮瓣

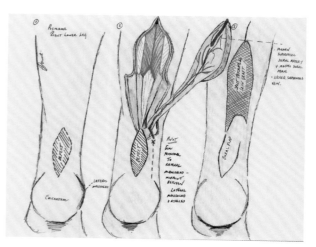

▲ 图 8-5　逆行腓肠神经营养皮瓣

营养皮瓣（图 8-5）。

五、游离皮瓣

理想的游离皮瓣覆盖足部由较薄的皮瓣提供以适应穿鞋，并且通常承重的应具有力学性能以抵抗剪切。在这一高风险群体中，理想情况下还应该具有最小的供体部位发病率。以旋股外侧动脉降支为穿支的股前外侧皮瓣是一种有用的多用途游离皮瓣。供区可以一期缝合，皮瓣可以很大且薄（图 8-6）。

六、软组织重建时，是否应同时考虑其他手术

大多数慢性溃疡发生在足底，并且通常与足底压力增加有关，该足底压力增加是由导致马蹄畸形的后跟紧张引起。已经表明，通过延长跟腱可以减少踝关节跖屈活动最小丧失的溃疡复发率[4]。这可以通过经皮三刀延长（Hoke 三刀技术）来完成，相关的并发症很少[4]。

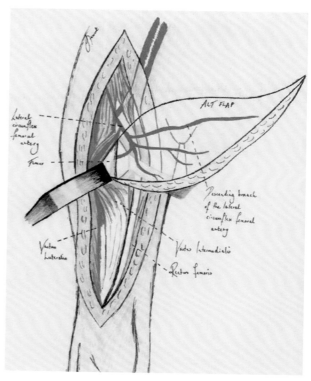

▲ 图 8-6　股前外游离皮瓣修复大面积缺损

七、皮片移植的替代方法

由于这给患者和卫生服务带来了巨大的经济和时间负担，新兴的新技术正在开发中。通过吸吮水疱获得的表皮移植物提供自体角质形成细胞，供区创伤最小。这些都可以在门诊进

行。通过加热到 40℃ 和 200mmHg 的负压，该装置产生并采集覆盖 2.5cm×1.75cm 面积的 42 个表皮微点，或者用更大的采集器采集 128 个表皮微点。水疱或微粒被切开，然后可以移植在缺损处[5]。

包括角质细胞和成纤维细胞的自体混合的皮肤细胞悬浮液与中厚皮片移植组合也显示了前景。取一小块 1cm 的供体皮肤样品，加入蛋白水解溶液中。这可用于覆盖高达 80cm² 的面积[6]。

八、术后敷料

（一）中厚皮片移植供区

将 Mefix（Molnlycke Healthcare Ltd）等黏性织物多孔敷料直接应用于供体部位。临时用纱布和绷带包扎，1 周后移除。Mefix 留在原位，分离时可以进行修剪。使用敷料直接接触疼痛供区的想法可能看起来违反直觉，但这样做可以减少敷料对伤口移动的剪切力，从而大大减少供区的疼痛，这是中厚皮片移植后的常见问题。

（二）中厚皮片移植受区

施用不黏硅或石蜡纱布层，随后进行纱布填充和包扎；或者应用负压伤口治疗（NPWT）的不黏层 1 周。敷料应每周使用 2 次，但 NPWT 应在第 1 周后停止使用。如果负压敷料在这一周的任何时候都不能保持真空密封，最好将其完全移除，并用常规敷料替换。重新应用负压敷料可能会使移植皮片从伤口上脱落，导致失败。

（三）标准敷料

1. 术后护理

硅基底或石蜡油纱布不黏层与纱布垫和绷带一起使用，1 周后更换，然后根据需要更换频率。开始时通常是每周 2 次，随着植皮的贴附和干燥，频率会逐渐减少。

2. 切口

对于已经缝合的伤口，将微孔胶带（3M PLC）双层应用，并放置 1 周。拆线后 1 周将它移除。患者可以在 24h 后用胶带淋浴。淋浴后可以用干净的纱布或薄纸擦干胶带。可能需要再更换 1 周，但如果伤口明显愈合，在这个阶段切口通常可以暴露在外[7]。

3. 截骨矫形

截骨矫形后的伤口闭合存在较高的伤口并发症发生率。NPWT 可采用传统的海绵敷料或自带一次性电源的设备。这已用于多高危因素人群，包括无明显相关敷料并发症的糖尿病患者，也可考虑用于这些病例。

九、截肢

在适当的情况下，一些部分足部截肢方法可用于辅助糖尿病患者的保肢手术。膝下或膝上的截肢通常在早期被作为选择的平面，然而这并不是没有问题的，大多数患者将受益于保持跖行足的功能，同时最小化溃疡复发的机会。

局部截肢的好处在于，通过截骨短缩，局部皮瓣通常允许伤口一期闭合。因为截肢相关皮瓣通常涉及足底内侧或外侧动脉，所以了解足踝血管的解剖是很重要的。皮瓣应全层分离，不要潜行或分层解剖。通过斜切或锉平末端来去除软骨和避免骨突起。如果有任何关于残余感染的担心，那么残肢应开放伤口，并计划二期治疗。缝合以全层方式进行，采用间断缝合，注意避免局部软组织过紧张力。

结论

本章总结了糖尿病足软组织修复的主要原则，并阐述了一个直接的实用指南来处理此类足部的保肢治疗。

参考文献

[1] Bateman AH, Bradford S, Hester TW, Kubelka I, Tremlett J, Morris V, et al. Modern orthopedic inpatient care of the orthopedic patient with diabetic foot disease. Int J Low Extrem Wounds. 2015;14(4):384-92.

[2] Yang SL, Zhu LY, Han R, Sun LL, Dou JT. Effect of negative pressure wound therapy on cellular fibronectin and transforming growth factor-β1 expression in diabetic foot wounds. Foot Ankle Int. 2017;38(8):893-900. https://doi.org/10.1177/1071100717704940.

[3] Capobianco CM, Zgonis T. Soft tissue reconstruction pyramid for the diabetic Charcot foot. Clin Podiatr Med Surg. 2017;34:69-76. https://doi.org/10.1016/j.cpm.2016.07.008.

[4] Mueller MJ, Sinacore DR, Hastings MK, Strube MJ, Johnson JE. Effect of Achilles tendon lengthening on neuropathic plantar ulcers. A randomized clinical trial. J Bone Joint Surg Am. 2003;85-A:1436-45. https://doi.org/10.1111/j.1464-5491.1987.tb00867.x.

[5] Serena TE. Use of epidermal grafts in wounds: a review of an automated epidermal harvesting system. J Wound Care. 2015;24:30-4. https://doi.org/10.12968/jowc.2015.24.Sup4b.30.

[6] Hu ZC, Chen D, Guo D, Liang YY, Zhang J, Zhu JY, et al. Randomized clinical trial of autologous skin cell suspension combined with skin grafting for chronic wounds. Br J Surg. 2015;102(2):e117-23. https://doi.org/10.1002/bjs.9688.

[7] Hever P, Cavale N, Pasha T. A retrospective comparison of 3M™ Micropore™ with other common dressings in cosmetic breast surgery. J Plast Reconstr Aesthet Surg. 2019;72(3):424-6.

第二篇　夏科足

Charcot Foot

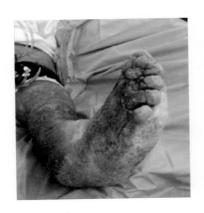
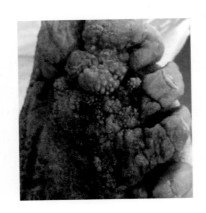
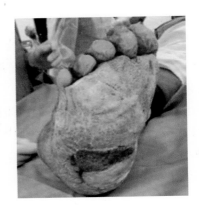

第9章 夏科足的保肢方式与流程

Introduction to the Charcot Foot: Limb Salvage Pathway and Algorithm

Nina L. Petrova　Bauer E. Sumpio　Wegin Tang　Michael E. Edmonds　著

一、现代治疗的理论基础

夏科足必须尽早诊断,当患者出现足部红肿时应当高度警惕(见第 10 章)。早期诊断和治疗有利于获得更好的治疗结果[1]。夏科足是由轻微的创伤引起的,如走路绊倒或踝关节扭伤,患者通常没有疼痛或疼痛不强烈。夏科足也可继发于术后不当的运动方式,或者不恰当的卧床与石膏固定。急性或活动性夏科足的定义是存在持续的骨与关节破坏。这个时期的临床表现是足部出现红斑和水肿,通常患足的皮温比对侧至少高 2℃。应首先拍摄 X 线进行检查,当诊断不明确时可进行 MRI、CT 或 PET/CT 检查(见第 11 章)。

夏科足的治疗目标是将疾病从活动性转入非活动性。如果诊断足够及时,即 X 线检查结果正常时,可以通过石膏固定预防畸形出现(见第 12 章)。X 线正常的夏科关节病患者可以完全愈合,不会出现任何进展性变化。

如果已经出现畸形,应当穿着矫形鞋,当软组织风险降低时,则应通过重建手术进行矫正(见第 13 章和第 14 章)。

近期确定夏科畸形患者往往长期具有外周动脉疾病,在进行重建手术之前应当引起注意(见第 27 章)。

二、活动性夏科足的治疗

(一)第 1 步:石膏固定

活动性夏科足需要固定和免负重(图 9-1)。没有畸形的患者可以使用全接触石膏或者可拆卸的石膏固定,一直持续到活动期结束(见第 12 章)。存在畸形的患者需要使用定制的全接触石膏进行固定。

药物治疗活动性夏科足的证据有限。小样本量的队列研究结果显示单剂量 RANKL 抗体治疗可能会加快夏科足患者骨折的愈合[2]。

(二)第 2 步:骨切除术 / 手术重建

当夏科足出现畸形时,需要评估畸形是否稳定(图 9-1)。如果畸形稳定,则需考虑出现皮肤和软组织溃疡的风险。如果判定风险较低,则继续全接触石膏治疗直到夏科足活动期结束。如果出现溃疡的风险较高,则应进行骨切除术或手术重建(见第 13 章和第 14 章)。

如果畸形不稳定,则需要使用内固定或外固定进行重建。对于严重的踝关节和后足畸形,使用髓内钉进行矫形融合手术获得了令人满意的结果,该术式可使溃疡愈合、畸形获得矫正,避免截肢并恢复日常生活活动。在近期的一项研究中,29 例患者(83%)在随访时能够穿着定制矫形鞋完全负重,6 例患者需要佩戴全接触石膏,

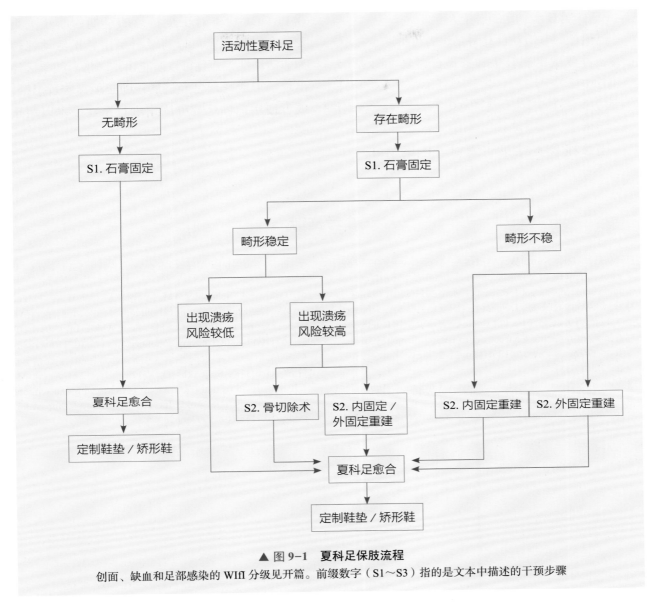

▲ 图 9-1 夏科足保肢流程
创面、缺血和足部感染的 WIfI 分级见开篇。前缀数字（S1～S3）指的是文本中描述的干预步骤

其中 3 例等待更换矫形支具[3]。

在近期一项更进一步的研究中，70% 的夏科足患者存在感染，这些患者接受了清创并使用外固定架进行一期踝关节融合术矫正畸形，30% 没有感染的患者使用逆行髓内钉行踝关节融合术[4]，共有 50% 的患者获得了良好的临床结果。

在一项稍早的研究中，重建手术的保肢率为 90%[5]。与夏科关节病有关的足部创伤增大下肢截肢的风险。其他截肢的风险因素包括患者存在活动性感染、重建手术后骨不连或持续性踝关节不稳，以及术后伤口问题。

夏科足在两种情况下需要截肢。第一，急性活动性夏科足导致骨与关节破坏，出现严重畸形并引起继发性溃疡和感染，即简单分期系统的第 4 期（图 0-1，见开篇）。这种情况会导致广泛的组织坏死并进入第 5 期，如果无法控制，截肢将不可避免。第二，后足和踝关节不稳会导致患者无法行走，如果无法进行手术重建，只能通过截肢和安装假肢来恢复活动能力。

因此，如果夏科足无法进行手术重建或溃疡出现继发性感染，可能需要进行截肢，相关技术将在第 15 章进行讨论。

（三）第3步：定制鞋垫 / 鞋

已治愈的非活动性夏科足患者可拆除全接触石膏，并佩戴定制鞋垫和鞋进行康复（图 9-1）（见第 12 章）。

结论

当 X 线检查结果正常时，使用 MRI、CT 或 PET/CT 检查对于夏科足的早期诊断至关重要。及时的固定可以将夏科足由急性活动性转为非活动性，并且可以防止出现畸形。如果已经出现畸形或畸形已经进展，则必须穿着矫形鞋，或者使用内固定或外固定进行重建手术以纠正畸形。

参考文献

[1] Wukich DK, Sung W, Wipf SA, Armstrong DG. The consequences of complacency: managing the effects of unrecognized Charcot feet. Diabet Med. 2011;28(2):195-8.

[2] Busch-Westbroek TE, Delpeut K, Balm R, Bus SA, Schepers T, Peters EJ, et al. Effect of single dose of RANKL antibody treatment on acute Charcot neuro-osteoarthropathy of the foot. Diabetes Care. 2018;41(3):e21-2. https://doi.org/ 10.2337/dc17-1517.

[3] Vasukutty N, Jawalkar H, Anugraha A, Chekuri R, Ahluwalia R, Kavarthapu V. Correction of ankle and hind foot deformity in Charcot neuroarthropathy using a retrograde hind foot nail—The Kings' Experience. Foot Ankle Surg. 2018;24: 406-10.

[4] Harkin EA, Schneider AM, Murphy M, Schiff AP, Pinzur MS. Deformity and clinical outcomes following operative correction of Charcot ankle. Foot Ankle Int. 2018;10: 1071100718805076. https://doi.org/10.1177/107110071880-5076.

[5] Wukich DK, Sadoskas D, Vaudreuil NJ, Fourman M. Comparison of diabetic Charcot patients with and without foot wounds. Foot Ankle Int. 2017;38(2):140-8. https://doi.org/10.1177/1071100716673985.

第 10 章　夏科足概述
Charcot Foot: Presentation

Nina L. Petrova　著

夏科神经性骨关节病（charcot neuropathic osteoarthropathy，CN）或夏科足是一种严重的糖尿病并发症，会造成骨与关节破坏。该病以法国神经学家 Jean Martin Charcot 的名字命名，他在 1883 年首次报道梅毒脊髓痨的患者会并发这种疾病。后来发现其他的神经病变患者也可能会出现这种疾病，包括麻风病、先天性感觉神经病变、家族性淀粉样神经病变、酒精性神经病变；近期发现，HIV 病毒诱导的神经病变患者也会出现夏科足 [1-4]。

1939 年，Jordan 首次报道糖尿病患者会出现夏科足，虽然早期认为该病是糖尿病的罕见并发症 [5]，但是在过去的 40 年里，糖尿病患者中出现的夏科足显著增加。现在普遍认为，在 21 世纪中糖尿病将会成为夏科足的主要病因。此外，随着全球糖尿病发病率增加（http://www.idf.org/sites/default/files/Atlas-poster-2014_EN.pdf），神经病变及包括 CN 在内的不良并发症的负担也将增加（http://www.idf.org/diabetesatlas/5e/mortality）。

糖尿病患者夏科足的特点是不同程度的骨与关节结构紊乱，通常继发于潜在的外周神经病变和创伤，会导致骨折和骨碎裂，最终造成足部畸形。最常见的病变部位是中足，但前足和后足也可能发病。患者可能有轻微的创伤病史，如绊倒、跌落伤、扭伤或在不平整的路面行走。

急性期的临床表现为患肢出现红斑和肿胀（图 10-1）。使用温度计测量皮温时，患肢皮温通常比对侧高至少 2℃。因此当患者出现足部肿胀和皮温升高时，应高度怀疑夏科足。在疾病的晚期，前足、中足、后足和踝关节都可能会出现畸形。中足是 CN 最常累及的部位，常见的畸形包括内侧突出畸形（图 10-2）和摇椅畸形（图 10-3）。当楔骨或近端的跗骨出现溶解和脱位时，会出现摇椅畸形，造成中足塌陷。摇椅畸形常会引起足底溃疡（图 10-4），如果不及时治疗，可能会因为足底溃疡感染而导致截肢 [6]。因此，了解夏科足早期的表现非常重要，这可以早期发现疾病，进行及时的治疗并预防不良后果。

本章将讨论糖尿病夏科足的发病率和患病率、易感因素和常见风险因素，以及该病与 1 型和 2 型糖尿病的相关性。

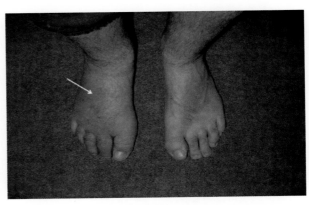

▲ 图 10-1　右足与左足相比明显肿胀，皮温也更高

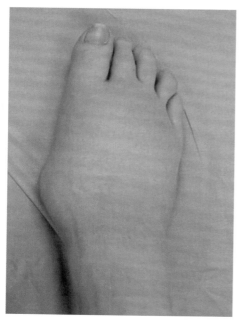

▲ 图 10-2　内侧突出畸形

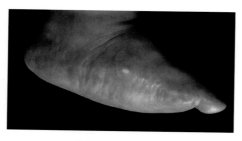

▲ 图 10-3　摇椅畸形

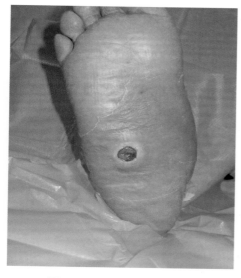

▲ 图 10-4　摇椅畸形伴足底溃疡

一、发病率和患病率

糖尿病患者夏科足的真实患病率尚不清楚。糖尿病的患病率为 0.1%～8%，不同的研究中心和不同的国家之间存在一定差异。例如，美国退伍军人事务部 2003 年的一项分析报道表明，所有 2 型糖尿病患者中新发现的夏科足约占 0.12%[7]，而丹麦较早的报道指出夏科足的发病率为 0.3%[8]。对足部和踝关节的回顾性影像学研究发现，10% 的糖尿病和神经病变患者存在于夏科足有关的影像学改变。据早期关于夏科足发病率的研究报道，每 680 例糖尿病患者中有 1 例出现夏科足[5]，随后的研究中发现每 333 例糖尿病患者中就会有 1 例出现夏科足[8]。

不同地区发病率的差异可能与该病的命名缺乏一致性有关[9]，近期的一次工作组会议将该病标准化命名为"夏科神经性骨关节病"或"夏科足"[10]。关于差异性的另一种解释是不同地区使用既定的国际疾病代码缺乏一致性。近期一项来自意大利的研究表明，夏科足的诊断存在 3 种不同的国际疾病代码[11]，代码是根据患者初次就诊时的症状由就诊机构选择的[11]。爱尔兰的一项回顾性分析记录了夏科足患者初次就诊时进行诊断的医疗人员构成比例，其中 35% 的病例由内分泌科医生诊断，20% 由足病医生诊断，20% 由骨科医生诊断，15% 由血管外科医生诊断[12]，其余 10% 无法确定由哪些医生进行诊断[12]。英格兰东米德兰地区 7 家二级护理机构评估了 1 个月内足部活动性夏科足的患病率，该地区 205 033 人中共发现 90 例，患病率约为 4.3/10 000[13]。

因此有必要进行基于大规模人群的研究，并使用一致的命名和编码系统，以确定该病在糖尿病患者中的真实发病率和流行率。

二、易感性

糖尿病患者对这种并发症的认识显著提高。来自世界各地的最新研究报道了典型的共同影响因素，以及一些特定区域特征[12, 14-17]（表10-1）。这些研究结果表明，夏科足比预计的更为常见。

1型和2型糖尿病患者都有可能出现夏科足[8, 18]。患者往往存在不同程度的小血管并发症（如糖尿病肾病、神经病变和视网膜病变）和大血管并发症（如冠状动脉疾病、外周神经病变和脑卒中）（表10-1）。目前发现1型糖尿病的夏科足易感性更高[18]，近期研究结果表明，1型糖尿病患者出现夏科足的风险是2型糖尿病患者的3.9倍[19]。此外，1型糖尿病患者比2型糖尿病患者更容易受到一些相关因素影响[18]。

（一）人口统计学特征

1型和2型糖尿病患者的人口统计学特征存在一定差异[18]。1型糖尿病患者比2型糖尿病患者明显年轻，出现夏科足也更早。1型糖尿病患者出现夏科足常见于二十多岁到三十多岁，而2型糖尿病患者出现夏科足常见于五十多岁到六十多岁。

1型糖尿病患者的糖尿病病史比2型糖尿病患者更长，后者可能同时确诊糖尿病和夏科足。

我们发现，较晚出现糖尿病的患者往往会出现典型的夏科足表现。近期研究表明夏科足与糖尿病前期有关[20]。糖尿病前期的患者，尤其是容易受到创伤且早期有神经受损的患者可能比预期更容易患夏科足[21]。

因此，了解1型糖尿病和2型糖尿病（包括糖尿病前期）患者发展为夏科关节病的差异情况可以提高对于该病并发症的认识。

（二）血糖控制障碍

虽然血糖控制障碍与夏科足的相关性存在争议，但是长期血糖控制不佳被认为是夏科足的易患因素。一项近期研究表明，糖化血红蛋白超过7%与夏科足的发病存在显著联系[7]。另一项为期15年的大型回顾性研究则认为，累积血糖负荷与糖尿病足溃疡的发生有关，与夏科足无关[22]。然而，血糖控制不佳确实会增加糖尿病神经病变的风险，这是夏科关节病的主要易感因素之一。

（三）体重指数升高和肥胖

体重指数（body mass index，BMI）升高和肥胖被认为可能是夏科足的影响因素。患有2型糖尿病并且有肥胖和神经病变的患者患夏科足的可能性比没有肥胖或周围神经病变的人高21倍[7]。2型糖尿病患者的肥胖与夏科足存在一定的联系，但是在1型和2型糖尿病混合研究中未能得到证实[19]。BMI升高和肥胖在2型糖尿病夏科足患者中更为常见。

（四）糖尿病神经病变

周围神经病变与夏科关节病在所有情况下都存在联系，它也是糖尿病患者夏科足的公认促发因素。尽管这一因素非常重要，但是夏科足患者与糖尿病患者神经病变的程度不同[18]。近期临床研究表明，1型糖尿病患者在20岁出头出现夏科足的人数正在上升，这些患者均存在小神经纤维病变（冷热刺激阈值异常），但是大神经纤维的功能均得以保留（例如，他们的单丝试验结果正常，振动觉阈值正常或接近正常）[23]。这与2型糖尿病患者形成了对比，2型糖尿病患者通常大小神经纤维都存在病变[18]。1型糖尿病夏科足患者由于其年龄较小，加之缺乏周围神经病变的典型体征，造成误诊率较高，导致患者在出现了明显的骨与关节破坏和夏科足畸形后才前往专业机构治疗。因此，即使患者的标准化神经功能测试结果正常，有1型糖尿病和创伤史的患者要考虑夏科足的可能性。

（五）创伤

足部创伤是夏科足的常见先兆，通常可以预测其发病部位[24]。对于糖尿病神经病变患者，由于其关节活动受限和足底压力增加导致的单独足部损伤或重复机械负荷可能会引起应力性骨损伤，最终导致夏科足[25-27]。低血糖、视力受损和步态异常会增加糖尿病患者跌倒摔伤的风险[28]。一项研究表明，跖骨骨折与随后发生的夏科足密切相关[29]。虽然BMI升高作为夏科足的预测指标的作用尚未完全确定，但是BMI增加与足部机械负荷的增加呈正相关[7, 19, 30]。

表 10-1 近期世界范围内夏科足患者相关研究清单：共同特征和区域特征

研究内容	马来西亚（Fauzi 等）[14]	巴西（Nóbrega 等）[16]	约旦（Al Mousa M 等）[17]	英国（Game FL 等）[15]	爱尔兰（O'Loughlin A 等）[12]
研究设计	院内 2 型糖尿病回顾性病例对照研究	2 型糖尿病患者的配对病例对照研究	病例对照研究	对英国和爱尔兰 76 个不同中心的急性夏科足新发病例的网络研究	通过搜索 SYNGO 放射学信息系统、查阅医院住院患者数据库、医院住院患者出院患者自足病、内分泌、血管外科和骨科所诊的综合列表进行分析
研究时间	2010.6—2011.6	2000.2—2012.9	2009.11.1—2010.2.1	2005.6—2007.2	2006—2012
总样本量	100，48 例夏科足患者 /52 例糖尿病患者	235，47 例夏科足患者 /188 例对照	112，20 例夏科足患者 /92 例对照	288	
确诊夏科足患者	48	47	20	288	40
确诊平均年龄（岁）	50.2 ± 7.1	53.6 ± 10.2	58.5 ± 8.9	57.0 ± 11.3	58 ± 10
男性比例	42%	68.1%	45%	71.2%	68%
2 型糖尿病比例	100%	100%		70%	73%
糖尿病病史（年）	89%（>10 年）	12.1 ± 6.8	23（平均）		15 ± 9
体重指数（kg/m²）	83%（>23kg/m²）	28.5 ± 6.1	33.5 ± 8.8		
神经病变	89%（轻度至重度神经病变症状评分）	100%	95%（单丝试验结果异常）		100%
视网膜病变	83%		75%		50%
肾脏病变	63%				43%
外周动脉病变		6.7%			2%
冠状动脉疾病					18%
脑血管意外					5%
高血压		46.8%	85%		
糖化血红蛋白					65 ± 16mmol/mol（诊断时）

由于患者存在潜在的神经病变，创伤可能无法引起患者的注意。近期一项研究纳入了288例夏科足患者，只有36%的患者能够明确回忆起发病之前存在的创伤史[15]。此外，患者很少报告疼痛和不适[31]。

对创伤的总体认识不足和神经病变导致的症状不典型是夏科足经常出现延迟诊断和误诊的原因。因此，对于足部出现红肿的患者，详细询问诱发创伤的病史至关重要。

（六）糖尿病足溃疡和夏科足

足部溃疡与夏科足之间的联系已得到充分证实。多项研究结果显示，高达80%的夏科足患者曾有足部溃疡病史[14, 17, 32]。糖尿病足溃疡病史患者发生夏科足的校正比值比为4.84（CI 1.62～14.51）[16]。此外，夏科畸形患者发生溃疡的风险比普通糖尿病足患者高4倍[33]。有70%的夏科足患者存在足部溃疡病史、足部手术史或两者都有[15]。尽管手术与夏科足后续发展之间的联系尚未得到证实，但英国关于夏科足的研究表明，在患者确诊前的6个月内，12%的患者的患肢接受了手术。此外，这项基于网络的研究显示，35%的患者出现活动性足部溃疡，其中7%存在骨髓炎[15]。

因此，糖尿病足溃疡、骨髓炎和足部手术是夏科足的公认驱动因素，应及时治疗。

（七）胰肾联合移植

有一组高危人群是接受胰肾联合移植（simultaneous pancreas and kidney，SPK）的1型糖尿病患者。在移植后的1年内，4.6%的SPK移植受者出现夏科足[34]。虽然糖尿病患者SPK后夏科足的真实患病率尚不清楚，但SPK与糖尿病患者夏科足之间的相关性已得到充分证实[35]。

导致SPK患者出现夏科足的风险因素包括移植前糖化血红蛋白水平较高、环孢霉素和硫唑嘌呤使用频率较高、皮质类固醇累积使用量较高[34, 36]。

此外，SPK后出现夏科足患者的死亡率明显较高，因为移植失败率和急性排斥率较高[36]。近期夏科足在SPK患者中的发病率有所降低，可能是术后使用他克莫司为基础的免疫抑制治疗和使用了较低剂量的皮质类固醇[36, 37]。

由于移植患者术后需要接受免疫抑制治疗，患者通常没有典型的临床症状（单侧炎症和发热）[38]。临床医生应了解夏科足的这种特殊表现，以避免延误诊断和治疗[38]。

结论

本章认可全球对糖尿病患者夏科足的认识有所提高，总结了常见风险因素的影响，并增强了与1型或2型糖尿病有关特征的认识。

参考文献

[1] Petrova NL, Edmonds ME. Charcot neuro-osteoarthropathy-current standards. Diabetes Metab Res Rev. 2008;24(Suppl 1):S58-61.

[2] Shibuya N, La Fontaine J, Frania SJ. Alcohol-induced neuroarthropathy in the foot: a case series and review of literature. J Foot Ankle Surg. 2008;47:118-24.

[3] Arapostathi C, Tentolouris N, Jude EB. Charcot foot associated with chronic alcohol abuse. BMJ Case Rep. 2013;2013 https://doi.org/10.1136/bcr-2012-008263.

[4] Young N, Neiderer K, Martin B, Jolley D, Dancho JF. HIV neuropathy induced Charcot neuroarthropathy: a case discussion. Foot. 2012;22:112-6.

[5] Sinha S, Munichoodappa CS, Kozak GP. Neuro-arthropathy (Charcot joints) in diabetes mellitus (clinical study of 101 cases). Medicine (Baltimore). 1972;51:191-210.

[6] Sohn MW, Stuck RM, Pinzur M, Lee TA, Budiman-Mak E. Lower-extremity amputation risk after charcot arthropathy and diabetic foot ulcer. Diabetes Care. 2010;33:98-100.

[7] Stuck RM, Sohn MW, Budiman-Mak E, Lee TA, Weiss KB. Charcot arthropathy risk elevation in the obese diabetic population. Am J Med. 2008;121:1008-14.

[8] Fabrin J, Larsen K, Holstein PE. Long-term follow-up in diabetic Charcot feet with spontaneous onset. Diabetes Care. 2000;23:796-800.

[9] Foster AV. Problems with the nomenclature of Charcot's osteoarthropathy. Diabet Foot Ankle. 2013;4 https://doi.org/10.3402/dfa.v4i0.21884.

[10] Rogers LC, Frykberg RG, Armstrong DG, Boulton AJ, Edmonds M, Van GH, et al. The Charcot foot in diabetes. J Am Podiatr Med Assoc. 2011;101:437-46.

[11] Anichini R, Policardo L, Lombardo FL, Salutini E, Tedeschi A, Viti S, et al. Hospitalization for Charcot neuroarthropathy in diabetes: a population study in Italy. Diabetes Res Clin Pract. 2017;129:25-31. https://doi.org/10.1016/j.diabres.2017.03.029.

[12] O'Loughlin A, Kellegher E, McCusker C, Canavan R. Diabetic Charcot neuroarthropathy: prevalence, demographics and outcome in a regional referral centre. Ir J Med Sci. 2017;186(1):151-6. https://doi.org/10.1007/s11845-016-1508-5.

[13] Metcalf L, Musgrove M, Bentley J, Berrington R, Bunting D, et al. Prevalence of active Charcot disease in the East Midlands of England. Diabet Med. 2018;35(10):1371-4. https://doi.org/10.1111/dme.13679.

[14] Fauzi AA, Tze Yang Chung TY, Latif LA. Risk factors of diabetic foot Charcot arthropathy: a case-control study at a Malaysian tertiary care centre. Singap Med J. 2016;57:198-203.

[15] Game FL, Catlow R, Jones GR, Edmonds ME, Jude EB, Rayman G, et al. Audit of acute Charcot's disease in the UK: the CDUK study. [Erratum appears in Diabetologia. 2012;55(3):862]. Diabetologia. 2012;55:32-5.

[16] Nóbrega MBM, Aras R, Netto EM, Couto RD, Marinho AMB, da Silva JL. Risk factors for Charcot foot. Arch Endocrinol Metab. 2015;59(3):226-30.

[17] Al Mousa M, Al-Ardah M, Al-Ajlouni J, Younes N. Clinical factors associated with Charcot foot. Diab Foot J. 2011; 14: 124-9.

[18] Petrova NL, Foster AV, Edmonds ME. Difference in presentation of Charcot osteoarthropathy in type 1 compared with type 2 diabetes. Diabetes Care. 2004;27:1235-6.

[19] Ross AJ, Mendicino RW, Catanzariti AR. Role of body mass index in acute Charcot neuroarthropathy. J Foot Ankle Surg. 2013;52:6-8.

[20] Amin A, Wharton R, Dornhorst A. Charcot foot in a person with impaired glucose tolerance. Diab Foot J. 2011;14:130-2.

[21] Papanas N, Ziegler D. Prediabetic neuropathy: does it exist? Curr Diab Rep. 2012;12:376-83.

[22] Dekker RG, Qin C, Ho BS, Kadakia AR. The effect of cumulative glycemic burden on the incidence of diabetic foot disease. J Orthop Surg Res. 2016;11:143.

[23] Winkler AS, Ejskjaer N, Edmonds M, Watkins PJ. Dissociated sensory loss in diabetic autonomic neuropathy. Diabet Med. 2000;17:457-62.

[24] Young MJ, Marshall A, Adams JE, Selby PL, Boulton AJ. Osteopenia, neurological dysfunction, and the development of Charcot neuroarthropathy. Diabetes Care. 1995;18:34-8.

[25] Wrobel JS, Najafi B. Diabetic foot biomechanics and gait dysfunction. J Diabetes Sci Technol. 2010;4:833-45.

[26] Armstrong DG, Lavery LA. Elevated peak plantar pressures in patients who have Charcot arthropathy. J Bone Joint Surg Am. 1998;80:365-9.

[27] Chantelau E, Richter A, Schmidt-Grigoriadis P, Scherbaum WA. The diabetic Charcot foot: MRI discloses bone stress injury as trigger mechanism of neuroarthropathy. Exp Clin Endocrinol Diabetes. 2006;114:118-23.

[28] Katoulis EC, Ebdon-Parry M, Lanshammar H, Vileikyte L, Kulkarni J, Boulton AJ. Gait abnormalities in diabetic neuropathy. Diabetes Care. 1997;20:1904-7.

[29] Cundy TF, Edmonds ME, Watkins PJ. Osteopenia and metatarsal fractures in diabetic neuropathy. Diabet Med. 1985;2:461-4.

[30] Drerup B, Beckmann C, Wetz HH. Effect of body weight on plantar peak pressure in diabetic patients. Orthopade. 2003;32:199-206.

[31] Armstrong DG, Todd WF, Lavery LA, Harkless LB, Bushman TR. The natural history of acute Charcot's arthropathy in a diabetic foot specialty clinic. Diabet Med. 1997;14:357-63.

[32] Sohn MW, Lee TA, Stuck RM, Frykberg RG, Budiman-Mak E. Mortality risk of Charcot arthropathy compared with that of diabetic foot ulcer and diabetes alone. Diabetes Care. 2009;32:816-21.

[33] Larsen K, Fabrin J, Holstein PE. Incidence and management of ulcers in diabetic Charcot feet. J Wound Care. 2001; 10(8):323-8.

[34] Rangel EB, Sa JR, Gomes SA, Carvalho AB, Melaragno CS, Gonzalez AM, et al. Charcot neuroarthropathy after simultaneous pancreas-kidney transplant. Transplantation. 2012;94:642-5.

[35] Valabhji J. Foot problems in patients with diabetes and chronic kidney disease. J Ren Care. 2012;38(Suppl 1):99-108.

[36] Garcia Barrado F, Kuypers DR, Matricali GA. Charcot neuroarthropathy after simultaneous pancreas-kidney transplantation: risk factors, prevalence, and outcome. Clin Transpl. 2015;29:712-9.

[37] Matricali GA, Bammens B, Kuypers D, Flour M, Mathieu C. High rate of Charcot foot attacks early after simultaneous pancreas-kidney transplantation. Transplantation. 2007; 83:245-6.

[38] Valabhji J. Immunosuppression therapy post transplantation can be associated with a different clinical phenotype for diabetic Charcot foot neuroarthropathy. Diabetes Care. 2011;34:e135.

第 11 章　夏科足评估

Charcot Foot: Investigations

Nina L. Petrova　Cajetan Moniz　Lisa M. Meacock　David Elias　Nicola Mulholland
Gill Vivian　Michael E. Edmonds　著

夏科神经性骨关节病（CN）是糖尿病骨与关节的并发症，也是在糖尿病临床治疗中面临的巨大挑战。当存在神经病变的足部受到创伤时会产生过度的炎症反应并增加破骨细胞的活性，从而迅速进展为骨碎裂、骨折和关节破坏，并最终导致严重的足部畸形，即夏科足[1]。在临床工作中需要保持高度警惕才能早期诊断和及时处理。

本章将对疑似活动性夏科足的临床处理方法进行讨论，并总结病史、临床评估、生化实验和影像学检查中的主要发现。

一、临床表现

活动性夏科足表现为典型的炎症特征，包括红肿、发热、隐痛或不适感、功能丧失，并且常以单侧足部受累为主。当糖尿病和周围神经病变的患者出现足部红热肿胀时，均应被考虑为夏科足并进行相应治疗，直至排除此诊断。而双足部同时受累较为少见，其诊断和治疗都具有挑战性（图 11-1）。

足部是 CN 最常见的发病部位，Sanders 和 Frykberg 从解剖学上按照关节受累区域进行了分类，包括跖趾关节（Ⅰ型）、跖跗关节（Ⅱ型）、跗横关节（Ⅲ型）、踝关节（Ⅳ型）和跟骨后突（Ⅴ型）[2]。

二、病史

详细的病史对于夏科足的及时诊断和治疗至关重要。尽管足部创伤被公认为是夏科足的先兆，但由于足部的潜在神经病变，许多创伤事件易被患者所忽视。通过一些探索性的问题可能有助于患者回忆近期可能引发骨和关节损伤的相关事件。除创伤史外，近期的清创手术、血供重建手术或长期卧床休息后的活动也可能导致夏科足的发生。

患者常诉单侧足部肿胀，负重后明显加重，卧床休息后可有部分减轻。此时应进一步询问相关病史以排除深静脉血栓形成。

疼痛是除肿胀外的另一个典型症状，患者常诉的足部疼痛或不适感不同于常见的"搏动性神经疼痛或刺痛"。部分患者尽管存在潜在的骨和关节的弥漫性破坏，但可能并不存在疼痛感，这往往会导致患者不自知而延迟就诊。

如果既往有 CN 病史，那么在原发足和对侧足都有可能进展为新的夏科足。而原发足的红肿可能表明既往受累的骨与关节处再次复发或是有新发的受累部位。一般对侧受累较为常见，据报道几乎 40% 的患者都存在双侧夏科足的情况，且多可能在原发足初次患病后的 2 年内发病，因此对于有糖尿病和既往 CN 病史的患者（原发足和对侧足），若足部出现红热肿胀应优先考虑夏科

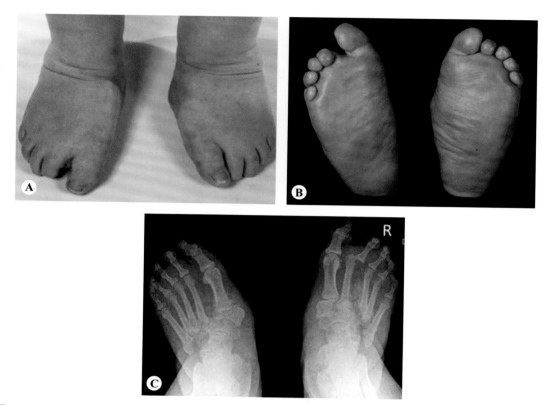

▲ 图 11-1　**A.** 患者双足表现为急性红热肿胀的夏科足；**B.** 双足均出现摇椅畸形；**C.** 足部正位 **X** 线显示双足跖跗关节骨折伴脱位，右足第 **2** 跖趾关节脱位

足，直至排除此诊断。

三、临床评估

床旁检查应包括评估周围神经病变（如 VPT 测定和单丝试验）、评估外周血液供应和测量足部皮肤温度（红外测温仪）。

（一）周围神经病变

标准化的神经损伤检测证明夏科足患者存在不同程度的神经损害，其中下肢麻木是最常见的神经损伤症状之一。与正常相比，夏科足患者表现出冷热刺激感觉的受损（小纤维神经病变），而且 VPT 也相应增加（大纤维神经病变）[3]。在 93% 的夏科足患者中，通过 128Hz 音叉震动检查和其他相关检查可观察到 VPT 的异常改变[4]。

尽管普遍认为夏科足患者存在严重的神经病变，但我们注意到一部分 1 型糖尿病患者的冷热刺激感觉受损，但保留了正常的 VPT[5]。这些患者长期患有糖尿病，但由于他们年龄小、缺乏典型的神经病变，夏科足的进展往往被忽视。在少数情况下，怀疑患有进展期夏科足的患者在临床检查中可能没有神经病变的迹象，但并不应由此排除活动性夏科足的诊断。

（二）外周血供

一般认为 CN 好发于血流灌注良好且周围血管搏动可触及的足部。对于足部广泛肿胀的患者，可能并不易触及血管搏动，因此需进一步行血管评估。对于动脉严重钙化的患者，单纯测量踝肱指数并不可靠，但血流评估显示多普勒三相血流信号时可提示足部血供完好。近期发现，长期 CN 与外周动脉疾病的后期进展有关，因此对有手术计划的患者这一点应被特别关注[6]（见第 13 章、第 14 章和第 27 章）。

（三）足部皮温

夏科足常表现为足部发热，与对侧的足相比

其皮肤温度明显升高。通常可采用手背感知或红外测温仪来检测皮肤热度。在临床实践中常使用各种手持式测温仪，对患者前足、中足和后足相应部位的皮肤温度进行测量和记录。

通常认为夏科足的皮肤温度比对侧足高至少2℃，但在一些活动性夏科足患者中，两足之间的温差可能更低。我们建议，对于临床怀疑夏科足的患者，即使在皮肤温度差 < 2℃ 的情况下，也有必要行影像学检查以寻找骨破坏证据。

（四）血液检查

目前还没有明确的疾病标志物，所以夏科足的诊断主要基于临床表现。在活动性夏科足患者中，局部炎症表现（如夏科足的皮肤温度升高）与全身炎症反应（如 C 反应蛋白水平正常至轻微增加，白细胞计数正常，红细胞沉降率轻度增加）存在分离现象 [7]。相反，在糖尿病足感染患者中，C 反应蛋白浓度和红细胞沉降率显著升高。最近，有报道称降钙素原可用于区分糖尿病足骨髓炎和糖尿病足感染，但这种标志物在夏科足中的作用目前尚不完全清楚 [8]。

除了炎症标志物外，研究人员也对夏科足和骨髓炎的病理性骨溶解中的骨转化标志物进行了探索，但骨吸收和骨形成标志物的血清浓度的测量仅限于研究学习，所报道这两种指标的变化都是非特异性的 [9, 10]。因此，不建议在临床常规使用骨转化标志物。

（五）影像学研究

影像学是诊断夏科足的核心，而足与踝关节的 X 线检查是首选。疑似夏科足的患者应该接受足与踝关节的负重 X 线检查（包括足的负重正、侧、斜位片，以及踝关节负重正、侧位片）。这些投影面可以更全面地评估足与踝关节的解剖结构。

Eichenholtz 在 1966 年记录了夏科足的影像学变化。在他的专著《夏科关节病》（Charcot joints）中，他报道了 68 例夏科关节患者，其中合并糖尿病 12 例、梅毒 34 例、酒精中毒 4 例、脊髓空洞症 3 例和麻风病 1 例 [11]。根据 X 线结果，他将这些影像学变化总结为三个阶段：①进展期；②融合期；③重建期（表 11-1）。

近年来影像学的进步使我们能够在出现明显骨与关节破坏之前发现早期的炎症迹象和潜在的骨破坏。当患者处于急性活动性的早期时，X 线检查可能并无异常，此时需要进一步的检查。最早为了找到骨破坏的早期证据，常通过 ^{99m}Tc 亚甲基二磷酸盐（^{99m}Tc-MDP）骨扫描来显示放射性核素摄取增加的病灶区域。近年来，除了传统的骨扫描外，还可以进行单光子发射计算机断层成像 / 计算机断层扫描（single-photon emission computed tomography/computed tomography，SPECT/CT）（图 11-2A 至 G）。

在夏科病工作组的最新文件中，推荐在诊断 0 期夏科足（X 线阴性阶段）时行 MRI 检查。其 MRI 影像学特征包括软组织肿胀、骨髓水肿、微骨折和骨挫伤（图 11-3）。

在 Chantlau 提出的改良 Eichenholtz 分期中，这种 X 线结果阴性、MRI 结果阳性的 CN 表现被认为是 0 期（0 级）夏科足。急性活动性 CN 根据有无骨皮质骨折分为低危组（0 期）或高危组

表 11-1 Eichenholtz 的夏科病分期		
阶 段	影像学特征	足部表现（外观）
1 期进展	出现骨碎屑、骨碎块、骨折及关节脱位状态	红、肿、热，洪脉
2 期融合	出现骨硬化，碎骨吸收，大的骨块融合	红、肿、热消退
3 期重建	出现硬化减轻，游离骨块边缘光滑，关节结构重建趋势	足部最终畸形形成，足底摇椅畸形，中足内凸，关节半脱位

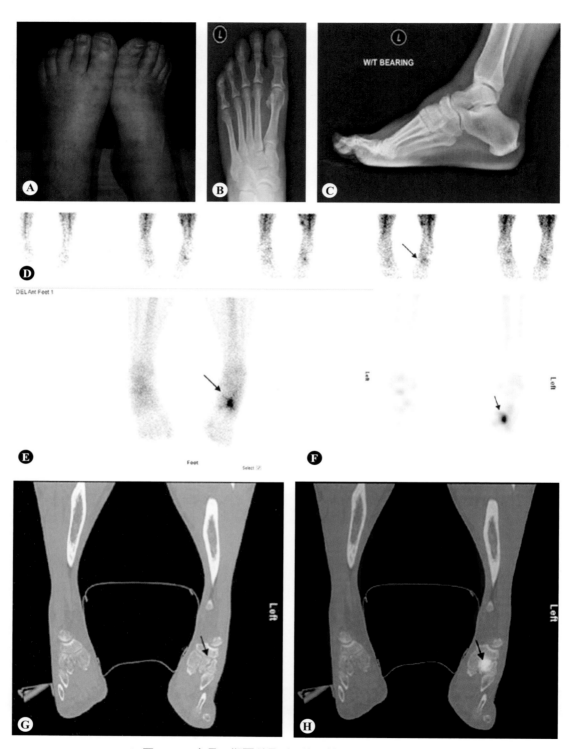

▲ 图 11-2　左足 0 期夏科足（X 线阴性，SPECT/CT 阳性）

A. 患者在长时间行走后出现左足疼痛、肿胀，双足温差小于 1℃，C 反应蛋白为 2mg/L；B. 足部正位片正常；C. 足部侧位片正常；D. 患者接受 SPECT/CT 骨扫描，结果显示左中足的血流量增加（箭），右足血流量正常；E. 骨扫描延迟成像显示，中足的摄取略有增加（箭）；F. SPECT 显示中间楔骨的摄取量增加（箭）；G. CT 显示中间楔骨透亮影，但无明确骨折（箭）；H. CT 与 SPECT 融合成像显示中间楔骨的摄取量增加（箭）

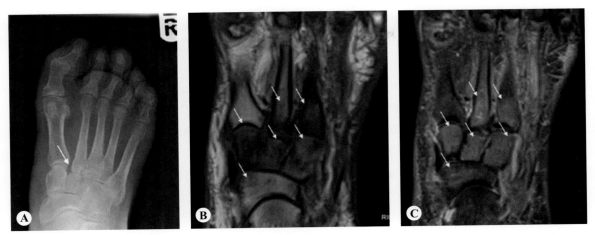

▲ 图 11-3 右足 0 期夏科足（X 线结果阴性，MRI 扫描结果阳性）。患者右足出现红肿痛，与对侧足相比温度高 2℃，C 反应蛋白为 9mg/L

A. 足正位 X 线显示足中部软组织肿胀，仅在第 2 跗跖关节内侧缘有一个非常细微的台阶（箭）；B 和 C. 轴向 T_1（B）和（C）STIR MRI 显示，第 2、第 3 跖骨近端骨干、楔骨和舟骨（箭）存在明显的骨髓水肿（T_1 信号降低，STIR 上的信号增强）

（1 级）[11]。其中 0 期的特点是轻度炎症、软组织水肿、X 线结果正常，而 MRI 扫描显示存在微骨折、骨髓水肿和骨挫伤的异常表现。1 期的特点是存在严重炎症、软组织水肿，X 线可见骨折，MRI 扫描显示存在骨髓水肿、骨挫伤和骨折[11]。

0 期和 1 期特征的概要见图 11-4。

临床医生与放射科及核医学科之间的密切沟通，对于更好地处理复杂影像学研究和对成像结果进行临床相关的合理解释至关重要。当转诊患者时，应交接报告足部溃疡情况及其位置、先前

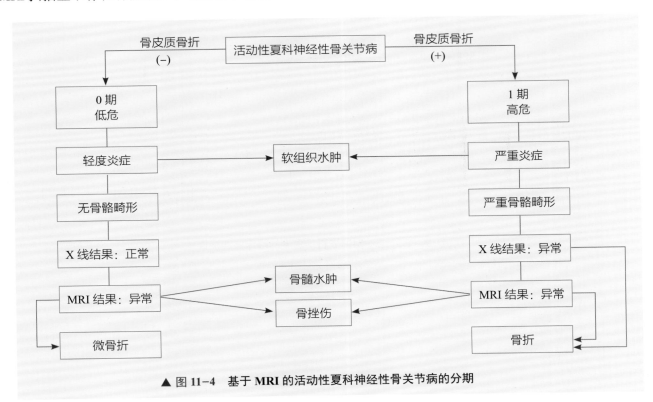

▲ 图 11-4 基于 MRI 的活动性夏科神经性骨关节病的分期

手术干预的详细信息、其他所有相关的临床资料。另外，包括常规 X 线在内的当前和既往所有相关的影像结果都应提供给放射科报告医师或核医学专家。

对怀疑夏科足的患者，在行 SPECT/CT 骨扫描或 MRI 检查时，应按夏科足处理（图 11-5）。目前的研究报道显示，及时采用膝下铸型石膏固定和减压可以阻止关节病变，保留足部外观，并维持 X 线的正常结果[12-15]。如果在 0 期未发现和

治疗 CN，可能会发生广泛且不可逆的骨与关节破坏[13]，形成严重的足部畸形，导致溃疡并可能截肢[15]。

结论

为了识别糖尿病中夏科足的早期表现，医生需在临床诊疗中对出现相关表现的患者保持高度警惕。多学科协作的诊疗方式是改善这种糖尿病严重并发症预后的关键。

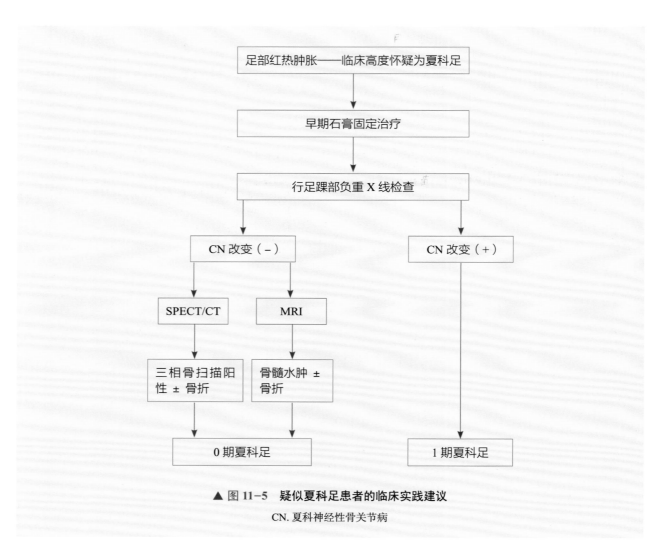

▲ 图 11-5　疑似夏科足患者的临床实践建议
CN. 夏科神经性骨关节病

参考文献

[1] Petrova NL, Edmonds ME. Acute Charcot osteo-neuro-arthropathy. Diabetes Metab Res Rev. 2016;32(Suppl 1):281-6. https://doi.org/10.1002/dmrr.2734.

[2] Sanders LJ, Frykberg RG. Charcot neuroarthropathy of the foot. In: Bowker JH, Pfeifer MA, editors. Levin & O'Neal's the Diabetic Foot. 6th ed. St Louis: Mosby; 2001. p. 439-66.

[3] Young MJ, Marshall A, Adams JE, Selby PL, Boulton AJ. Osteopenia, neurological dysfunction, and the development of Charcot neuroarthropathy. Diabetes Care. 1995; 18(1):34-8.

[4] Meyer S. The pathogenesis of diabetic Charcot joints. Iowa Orthop J. 1992;12:63-70.

[5] Petrova NL, Foster AV, Edmonds ME. Calcaneal bone mineral density in patients with Charcot neuropathic osteoarthropathy differences between Type 1 and Type 2 diabetes. Diabet Med. 2005;22(6):756-61.

[6] Palena LM, Brocco E, Ninkovic S, Volpe A, Manzi M. Ischemic Charcot foot: different disease with different treatment? J Cardiovasc Surg. 2013;54(5):561-6.

[7] Petrova NL, Moniz C, Elias DA, Buxton-Thomas M, Bates M, Edmonds ME. Is there a systemic inflammatory response in the acute Charcot foot? Diabetes Care. 2007;30(4):997-8.

[8] Van Asten SA, Nichols A, La Fontaine J, Bhavan K, Peters EJ, Lavery LA. The value of inflammatory markers to diagnose and monitor diabetic foot osteomyelitis. Int Wound J. 2017;14(1):40-5.

[9] Petrova NL, Dew TK, Musto RL, Sherwood RA, Bates M, Moniz CF, et al. Inflammatory and bone turnover markers in a cross-sectional and prospective study of acute Charcot osteoarthropathy. Diabet Med. 2015;32(2):267-73.

[10] Nyazee HA, Finney KM, Sarikonda M, Towler DA, Johnson JE, Babcock HM. Diabetic foot osteomyelitis: bone markers and treatment outcomes. Diabetes Res Clin Pract. 2012;97(3):411-7.

[11] Chantelau E, Grutzner G. Is the Eichenholtz classification still valid for the diabetc Charcot foot? Swiss Med Wkly. 2014;144:w13948. https://doi.org/10.4414/smw.2014.13948. eCollection 2014.

[12] Chantelau EA, Richter A. The acute diabetic Charcot foot managed on the basis of magnetic resonance imaging—a review of 71 cases. Swiss Med Wkly. 2013;143:w13831. https://doi.org/10.4414/smw.2013.13831. eCollection 2013.

[13] Chantelau E. The perils of procrastination: effects of early vs. delayed detection and treatment of incipient Charcot fracture. Diabet Med. 2005;22(12):1707-12.

[14] Chantelau EA. Start treatment early to avoid Charcot foot deformity. BMJ. 2012;344:e2765. https://doi.org/10.1136/bmj.e2765.

[15] Rogers LC, Frykberg RG, Armstrong DG, Boulton AJ, Edmonds M, Van GH, et al. The Charcot foot in diabetes. Diabetes Care. 2011;34(9):2123-9.

第 12 章 夏科神经性骨关节病的保守治疗

Conservative Treatment of Charcot Neuroarthropathy

Raju Ahluwalia 著

夏科神经性骨关节病（CN）是在周围神经病变的基础上发生的，而糖尿病性引起的神经病变是最常见的病因。创伤、躯体感觉 – 运动神经病变、自主神经病变和骨代谢异常共同形成了急性的局部炎症状态，导致足部表现为红、热、肿胀。如不进行治疗，可导致不同程度和类型的骨破坏、畸形、关节半脱位或脱位。此外，CN的影像学改变通常相对临床表现延迟且灵敏度较低[1]。

保守治疗的要点如下。

• 防止足部畸形的形成。

• 缓解病情，缩短炎症消退时间。

• 防止 CN 的复发或进一步发展。

一、糖尿病 CN 的保守治疗

目前治疗 CN 的最佳方法是对已损伤足部进行固定、减压和降低接触压力。因为 CN 患者的神经病变引起的痛觉缺失导致其创伤后不自知，而继续行走或运动致损伤进一步的加重。通过降低压力负荷可以保护足部避免遭受可进一步导致骨与关节破坏的物理力量。另外，接触压力的降低将减轻足部持续应力，避免进一步损伤，防止畸形形成，并促使 CN 进入的骨愈合阶段[2]。目前铸型石膏治疗是降低足部压力负荷的金标准方法，通过铸型石膏来保持跖行足，并使其可通过

定制鞋具或支具进行负重行走[3]。

二、铸型石膏治疗

铸型过程增加了足部接触的总面积，行走时足部远端的受力得到均匀分布，从而使足部接触压力分布区的压力峰值最小化。全接触石膏（total contact casting，TCC）于 20 世纪 30 年代由斯里兰卡的骨科医生 Milroy Paul 推出，用于治疗汉森病中无法愈合的溃疡。Paul Brand 则将该技术用于类似情况患者和糖尿病患者，并将该技术带到了美国。

TCC 是目前最常使用的减压技术，其产生的一系列足部生物力学的变化，防止足部进一步受压和损伤，如下所述。

• TCC 固定后行走步幅缩短，进而降低步速，并因此减少了足部的垂直压力负荷[4]。

• 限制踝关节的矢状面运动，去除了步态的推进阶段，消除跖骨头处的垂直负荷力，从而减少机械损伤的可能[5]。

TCC 已被证明可以使第 1、第 4、第 5 跖骨头的压力分别减少 69%、63% 和 32%，跛趾和足跟的压力分别减少 65% 和 45%[6]。这种压力的减少明显减轻了足部水肿并限制了骨与关节的破坏[7]。据报道，在铸型石膏治疗后骨髓水肿消退，微骨折也得到了愈合[8]。

三、TCC 的操作

TCC 的铸型需要与足部的轮廓紧密接触，因此被称为"全接触石膏"。TCC 铸型的重要前提条件是足部血供良好，而且在铸型期间必须严密观察足部血供。操作如下。

- 必须由经验丰富的技师 / 医师来制作石膏。
- 在具有多学科的足部专科诊疗机构进行操作。
- 操作时需用手维持足底位置并将踝关节放置于中立位。
- 在足部和小腿部穿套一层薄袜套，在足趾间放置保护性石膏衬垫。
- 在肢体表面覆盖一层薄石膏衬垫，然后将高发泡垫片放置于足趾的骨性突起处，特别是内外踝处、石膏的两侧和胫骨的前部。
- 在小腿及足部仔细且光滑地覆盖石膏层或合成材料的石膏绷带，将足趾完全包裹后向近端小腿延伸覆盖。
- 必须仔细按照足的轮廓对石膏底部进行塑形。
- 用合成材料的石膏绷带抹平石膏底部，以保持足底部平整。
- 如果允许患者负重，则采用特殊弧形或摇椅状石膏底来减轻行走的压力，并采用玻璃纤维对石膏进行点状加固。
- 当石膏拆除后，应在温热的肥皂水中对足部进行清洗。这不仅可以改善患足的卫生状况，还可减少去除石膏时产生的"气溶胶效应"。
- 应嘱咐患者关注危险信号（如石膏出现裂缝、渗漏或染色），定期监测血糖和体温。如担心存在并发症（如石膏结构问题、不明原因的高血糖或发热）时，应立即联系医师。此外，为患者建立可获得紧急建议的通信平台，对 TCC 治疗的成功至关重要。

四、铸型石膏在临床的应用争议与变化

（一）负重

足踝部急性 CN 的传统治疗多采用严格的非负重铸型石膏固定[9]。但对于存在本体感觉丧失、体位性低血压、体重指数高、上肢神经病变等多种合并症的患者很难通过使用拐杖来避免负重，并且在多变的日常 / 家庭环境中一直使用轮椅也是不切实际的，所以限制患者完全不负重较为困难。

对于接受 TCC 治疗的患者是否允许负重，目前还没有明确的指南。在两个小样本病例系列中报道，使用负重铸型石膏治疗的患者的临床结果中并未观察到明显的并发症[10, 11]。在一项纳入 10 例急性 CN 患者（Eichenholtz 1 期）的研究中，采用了负重的 TCC 治疗且每 2 周更换一次石膏，最终所有患者均得到了成功治疗，并能穿戴定制超深鞋具或可调节矫形支具行走[10]。在 34 例采用负重 TCC 治疗的夏科足的进一步研究中，33 例患者没有报告与负重相关的负面结果，如皮肤的溃疡和骨破坏的加速[11]。目前有限的公开证据表明，一定程度的保护性负重可能是一种安全的治疗选择[12]。没有证据表明允许负重会增快畸形的进展，但与非负重所需固定时间相比，负重的时间可能会增加（最多 5 周）[9]。绝对不负重可能过于理想化，而某些情况下允许通过辅助装置支撑进行有限的负重则是较为实际可行的方法[13, 14]。

（二）临床监测方案

患足固定减压的持续时间需根据足部水肿、皮肤红斑和皮肤温差的改善情况来调整。

通常需铸型石膏固定直至患足肿胀消退且与对侧足皮温差在 2℃ 以内[15]，皮温测量可通过红外皮肤温度计精确测量[16]，这是目前的评估何时停止铸型石膏治疗的可靠方法[17]。它可以反应患足皮温逐渐降低的过程，文献报道平均每天（0.022 ± 0.0005）℃[18]。

当 X 线或 MRI 结果出现病情消退迹象时可让患者更换鞋具，如 X 线提示骨痂硬化和畸形无明显进展。在 CN 的初步诊断中，采用 MRI 可能无法与骨髓炎进行明确的鉴别诊断[19]。但在评估治疗结果方面，MRI 正在成为首选的方式。MRI

结果的改善和临床表现（查体发现肿胀和疼痛的程度）的改善具有相关性[20]。MRI 结果可能在石膏固定后的 6 个月开始改善[21]。在一项纳入 40 例急性 CN 患者的前瞻性研究中，所有患者均 3 个月进行一次 MRI 检查，直到被认为治愈为止。研究中临床愈合的平均时间为 6.8 个月，而 MRI 影像学表现平均消失时间为 8.3 个月[22]。因此，MRI 有助于进一步判断急性 CN 保守固定治疗的恰当时间。

其他监测指标，如第 1 跖背动脉的多普勒频谱（即血流测量）可用于监测疾病的活动性并指导治疗。在急性活动期，患足的多普勒频谱呈单相正向血流。而患者在接受平均 13.6 周（6～20周）的非负重铸型石膏治疗后，其多普勒频谱结果多恢复正常[23]。

在 CN 患者采用铸型石膏治疗后的自然发展过程中，已有研究对其促炎症细胞因子、肿瘤坏死因子 –α（tumor necrosis factor-alpha，TNF-α）和白细胞介素 –6（interleukin-6，IL-6）等生化标志物的变化进行了前瞻性评估。固定后 TNF-α、IL-1β 和 IL-6 的浓度稍有下降，但与对照组相比明显升高。病情消退后各项指标下降到与对照组相似的数值[24]。而进一步的研究表明，患足固定减压后 IL-6 和 TNF-α 会持续增加，同时 X 线显示骨愈合速度加快[25]。

五、铸型石膏治疗时间

关于铸型石膏治疗的实际持续时间，有很多不同的报道。在来自英国的研究中铸型石膏固定时间相对较长（中位数为 10 个月）[26]，而来自美国的研究中固定持续时间在 9～16 周[10, 11, 15]。缺乏可靠的指标来确定 CN 是否治愈，可能是造成这种差异的重要原因。

总之，在 12～18 个月内采用铸型固定是有必要的，并根据临床检查、皮肤外观、温度测量和影像学表现可适时去除固定。急性期应间断行普通 X 线检查以评估疾病进展情况，在急性期结束时可行 MRI 以确认疾病消退情况，并采用近期开发的半定量评分表来对骨髓水肿的减轻和骨折的愈合情况进行分级[27]。

六、TCC 治疗的预后

近 30 年来，TCC 在 CN 中的疗效不断被报道[28]。在前文献中已有研究者正试图明确影响 TCC 治疗预后的因素。Chantelau 发现从诊断 CN 到开始铸型石膏固定的时间增加，可能导致铸型石膏治疗的时间延长[29]。11 例患者被诊断早期夏科足而被转诊至专科治疗（病例组），13 例患者未早期发现而被延迟转诊（对照组）。两组患者转诊后均立即行减压和 TCC 治疗。病例组中有 1 例出现了进一步的足部骨折和严重畸形，而对照组中有 12 例出现了病情的进展。

0 期 CN 或早期夏科足的预后取决于是否能得到早期诊断和治疗[30]。在接受 TCC 治疗的 0 期或 1 期夏科疾病患者中，50% 的患者病情稳定且畸形未进一步加重[31]。因此，早期诊断和保守治疗对 0 期和 1 期夏科疾病患者的治疗至关重要。另外，病情消退时间因受累位置不同而异。与前足相比，后足和中足受累需要更长的减压固定时间，而前足病变的治疗时间是中足和后足病变所需时间的 2/3[13]。

在一些研究报道中描述，CN 采用铸型石膏治疗的平均时间为 18 周[21]，但实际有些患者的固定可能需要超过 1 年。在一项纳入 46 例急性 CN 患者的研究中，铸型石膏治疗的中位时间是 11 个月，这与之前 MRI 的相关研究一致[22, 32]。恢复到可长期穿鞋的平均时间为 28.3 周。另外，男性患者相比女性需要更长的固定时间（21.8 周和 15.2 周），并且恢复穿鞋的时间（30.2 周和 26.4 周）也相对更长。在进一步的研究中报道了 TCC 的积极治疗结果，75% 的病例可保持稳定的跖行足行走[28]，88.9% 的病例在治疗后 32 个月仍保持稳定的跖行足。因此，TCC 仍是治疗急性 CN 的主要治疗方法。

综上所述，铸型石膏固定的平均时间在 8～52 周[33]。文献报道中的差异从侧面反映了目前 CN 缺乏可靠指标来确定是否发病或临床治愈，也反映了 CN 的治疗方案缺乏一致性。

七、并发症

大多数与铸型石膏固定治疗相关的并发症都较为轻微[10]，其发生率可能低至 5%[34]，常见并发症包括皮肤压力性摩擦和感染。其中 TCC 治疗的并发症比值比主要取决于使用时的适应证和症状。即使由经验丰富的医生进行 TCC 操作，在夏科足畸形的病例中并发症的比值比仍为 1.46，在具有神经性溃疡的病例中比值比则为 0.69[33, 34]。

许多 CN 患者过度肥胖并伴有周围神经病变，这导致患者负重时无法感知足部所承受的重量，同时平衡和本体感觉受损使其更容易跌倒。对于力量和协调能力不足的患者，使用助行器行走也相对困难。许多肥胖患者心功能储备不足，并不能很好地使用拐杖并带石膏行走，所以行走时对对侧足的依赖性增加且常伴有明显的跳跃性运动，这可能会导致对侧足的创伤，并可能引起夏科足。此外，许多患者因糖尿病性视网膜病变导致视力不佳，这也会严重影响患者行走。在开始患肢固定和减压之前，需要对这些因素进行评估，以最大限度地降低并发症的风险，同时建立一个健康安全网络监测平台为患者消除疑虑也是至关重要的[35, 36]。

足部进一步肿胀和发热常提示 CN 的复发。虽然这不是铸型石膏治疗的特异性并发症，但在多达 30% 的治疗后的患足中可检测到复发的迹象。对此，铸型石膏治疗的总时间可能延长达到 20 个月之久[32]。

八、TCC 的替代治疗

在临床实践中，TCC 技术的使用并没有那么频繁。这可能是由于 TCC 治疗过程费时费力，同时不少医师也对其医源性并发症存在顾虑。来自美国的一项关于夏科足治疗的调查研究表明，只有 49% 的患者将不可拆卸石膏作为首选治疗[37]。

另一项在线调查显示，只有 34% 的急性夏科足患者接受了全程的不可拆卸石膏治疗[26]。TCC 的常用替代治疗是穿戴预制行走支具，如 Aircast® 行走靴[38]。然而，考虑到患者可能会自行拆除支具并在无支具保护的情况下行走，所以与不可拆卸石膏相比，使用这些预制支具的固定时间相对较长[9]。

九、康复：从铸型石膏治疗到更换鞋具

当足部肿胀减轻、外观不再改变、影像学检查提示骨痂硬化时，应对患者进行评估并为其定制鞋具。

患者所需的鞋具应为特制的超深鞋，其包括塑料或金属材质的鞋芯垫片、硬质鞋底。当穿着定制鞋具时，应为患者配备一个可拆卸支具或石膏步行器。患者初次穿着鞋具可进行短暂行走，其余时间继续用可拆卸支具固定。初次行走后密切关注足部情况，次日如无发红、发热、肿胀可增加步行量。通过监测足部变化和小心谨慎的行走并逐步达到合理的步行量，最终使患者可长期适应穿着定制鞋具行走。由于 CN 的复发率可高达 30%，所以应嘱咐患者特别关注足部肿胀或疼痛情况。如存在 CN 复发迹象，应及时就诊，部分患者可能需继续铸型石膏治疗。

铸型石膏治疗可能会导致关节僵硬和小腿肌肉萎缩，因此拆除石膏后患者需进一步行物理康复治疗。由于摇椅畸形足底的骨性突起部位负重压力较大，若发生溃疡可能需进行额外的截骨术（见第 7 章）。此外，临床医生和物理治疗师必须意识到，在康复早期阶段，若进行过度快速的运动或长时间的负重，可能导致骨破坏阶段被重新激活的风险[39]。

对后足 CN 患者进行康复治疗时可以采用多种类型的支具，包括髌韧带承重支具、夏科限制性矫形器（Charcot restraint orthotic walker，CROW）和带双侧金属直条的踝足矫形器[40]。CROW 是一种定制的足踝部双壳组合式全接触外固定器。CROW 为适应足部畸形并重新分配足底

压力，常配有定制的足部模制鞋垫。当 TCC 治疗后进行骨破坏停止且足部肿胀得到控制后，可采用摇椅样胶鞋底辅助足部连续滚动样行走。踝足矫形器是一种用来稳定足踝部的支具，其主要有两种形式：一种采用的是传统的金属和皮革支撑架，另一种采用的是更美观的新型热塑材料支撑架。

十、CN 的随访

患者需要在具有多学科诊疗能力的糖尿病足专科机构中随访。随访中偶有病情好转但还未稳定的 CN 出现复发的情况，临床可表现为足部红斑、发热和肿胀，对此类患者的治疗应按照急性期原则处理。高达 30% 的患者可能会出现双足 CN。因此，应嘱 CN 患者定期观察双足踝部是否出现发热和其他危险信号。从原则上讲，建议患者终生监测病情以避免 CN 复发或新发，以及其他糖尿病足并发症的发生[41]。

十一、CN 的其他治疗

对于 CN 的药物治疗，目前的临床证据尚不充分。仅在小规模的临床试验中，对抗骨吸收药物（双膦酸盐和降钙素）进行了研究[42-44]。抗骨吸收药物可以减少引起骨破坏的破骨细胞活性，并促进骨愈合、减少局部炎症形成，但对骨形成的作用很小。虽然全身性抗骨吸收药物已被证明可显著降低骨转换指标，但无论是在治疗组还是对照组中，这些药物都没有明显降低皮温的效果[45]。此外，与使用安慰剂的患者相比，使用唑仑二膦酸盐治疗可使铸型治疗的时间延长[46]。

近期在急性 CN 患者中开展了一项双盲随机对照研究，目的是评估重组人甲状旁腺素（1~84）对骨愈合是否存在益处[47]。

夏科足发生创伤性炎症反应时会激活单核细胞释放大量细胞因子，包括促炎性细胞因子（TNF-α、IL-1β 和 IL-6）的浓度升高，以及抗炎性细胞因子（IL-4 和 IL-10）的降低[48]。在 CN 的活动期，TNF-α 和 IL-6 的血清浓度升高，并与骨吸收的血清生化标志物呈正相关[24]。其破骨细胞介导的骨吸收增加与成骨细胞的骨形成不相协调，导致骨的负平衡。将来自夏科疾病患者的单核细胞产生的破骨细胞在牛源成分培养基或牙质片层培养基上培养，并在破骨细胞激活剂核因子 κB 受体激活蛋白配体（receptor activator of nuclear factor kappa-B ligand，RANKL）的作用下，其表现出更强的再吸收活性[49, 50]。

此外，从神经末梢分泌的神经肽可能对 RANKL 的表达至关重要，并参与调节创伤性炎症反应。P 物质和降钙素基因相关肽（calcitonin gene-related peptide，CGRP）是参与骨折修复的重要神经肽，也是强效的血管扩张药，并具有骨营养作用。CGRP 是维持正常关节完整性所必需的，并能拮抗 RANKL 的合成。因此，任何由神经损伤造成的 CGRP 的减少都会导致 RANKL 表达的增加，这可能会促使关节的脱位。近期的免疫组织学研究表明，CN 骨标本中 CGRP 的表达与对照组相比有减少的趋势[51]。RANKL 单克隆抗体在小队列人群中的初步应用取得了有希望的结果，使用这种药物可使骨折愈合更快[52]。

目前，低频低强度超声或低强度脉冲式超声已被证明可以将微机械力和应力传递至骨折部位并促进骨形成。同时研究也表明，超声波治疗后骨愈合的速度加快且骨痂部位的强度增加[53]。此外，在一些病例报道中对电刺激和磁刺激治疗来刺激骨形成进行了一定的讨论。这些疗法在加快愈合时间方面似乎表现出有益之处，但目前尚缺乏前瞻性研究来证实其确有积极作用[54]。

结论

铸型石膏治疗仍然是治疗该疾病的主要方法。早期及时干预可以避免畸形发生或阻止畸形进展，并维持正常的影像学表现。如铸型石膏治疗后畸形仍继续发展，手术则有助于稳定足部并防止病情的恶化（见第 13 章和第 14 章）。

参考文献

[1] Boyce BF, Xing L. Functions of RANKL/RANK/OPG in bone modeling and remodeling. Arch Biochem Biophys. 2008;473:139-46.

[2] Eichenholtz SN. Charcot joints. Springfield, IL, USA: Charles C. Thomas; 1966.

[3] Wukich DK, Sung W. Charcot arthropathy of the foot and ankle: modern concepts and management review. J Diabetes Complicat. 2009;23:409-26.

[4] Jimenez A. Total contact casting. In Update 2003. Decatur, GA: The Podiatry Institute; 2003. p. 282.

[5] Lewis J, Lipp A. Pressure-relieving interventions for treating diabetic foot ulcers. Cochrane Database Syst Rev. 2013; 1:Cd002302.

[6] Wertsch JJ Frank LW, Zhu H, Price MB, Harris GF, Alba HM. Plantar pressures with total contact casting. J Rehabil Res Dev. 1995;32(3):205-9.

[7] Sanders LJ, Frykberg RG. Charcot neuroarthropathy of the foot. In: Bowker JH, Phiefer MA, editors. Levin & O'Neal's the diabetic foot. 6th ed. St Louis, MO: Mosby; 2001. p. 439-66.

[8] Edmonds ME, Petrova NL, Edmonds AE, Elias DA. What happens to the initial bone marrow oedema in the natural history of Charcot osteoarthropathy? Diabetologia. 2006; 49(Suppl. 1):684; (1126)

[9] Sinacore DR. Acute Charcot arthropathy in patients with diabetes mellitus: healing times by foot location. J Diabetes Complicat. 1998;12:287-93.

[10] Pinzur MS, Lio T, Posner MJ. Treatment of Eichenholtz stage I Charcot foot arthropathy with a weightbearing total contact cast. Foot Ankle Int. 2006 May;27(5):324-9.

[11] De Souza LJ. Charcot arthropathy and immobilization in a weight-bearing total contact cast. J Bone Joint Surg Am. 2008;90(4):754-9. https://doi.org/10.2106/JBJS.F.01523.

[12] Parisi MCR, Godoy-Santos AL, Ortiz RT, Sposeto RB, Sakaki MH, Nery M, et al. Radiographic and functional results in the treatment of early stages of Charcot neuroarthropathy with a walker boot and immediate weight bearing. Diabetic Foot Ankle. 2013;4 https://doi.org/10.3402/dfa.v4i0.22487.

[13] Sinacore DR, Withrington NC. Recognition and management of acute neuropathic (Charcot) arthropathies of the foot and ankle. J Orthop Sports Phys Ther. 1999; 29:73646.

[14] Schon LC, Easley ME, Weinfeld SB. Charcot neuroarthropathy of the foot and ankle. Clin Orthop Relat Res. 1998;349: 116-31.

[15] Armstrong DG, Todd WF, Lavery LA, Harkless LB, Bushman TR. The natural history of acute Charcot's arthropathy in a diabetic foot specialty clinic. Diabet Med. 1997;14:357-63.

[16] Armstrong DG, Lavery LA. Monitoring healing of acute Charcot's arthropathy with infrared dermal thermometry. J Rehabil Res Dev. 1997;34:317-21.

[17] Moura-Neto A, Fernandes TD, Zantut-Wittmann DE, Trevisan RO, Sakaki MH, Santos AL, et al. Charcot foot: skin temperature as a good clinical parameter for predicting disease outcome. Diabetes Res Clin Pract. 2012;96:e11-4.

[18] McCrory JL, Morag E, Norkitis AJ, Barr MS, Moser RP, Caputo GM, et al. Healing of Charcot fractures: skin temperature and radiographic correlates. Foot. 1998;8: 158-65.

[19] Rogers LC, Bevilacqua NJ. Imaging of the Charcot foot. Clin Podiatr Med Surg. 2008;25(2):263-74.

[20] Schlossbauer T, Mioc T, Sommerey S, Kessler SB, Reiser MF, Pfeifer KJ. Magnetic resonance imaging in early stage Charcot arthropathy: correlation of imaging findings and clinical symptoms. Eur J Med Res. 2008;13:409-14.

[21] Chantelau EA, Richter A. The acute diabetic Charcot foot managed on the basis of magnetic resonance imaging—a review of 71 cases. Swiss Med Wkly. 2013;143:w13831.

[22] Zampa V, Bargellini I, Rizzo L, Turini F, Ortori S, Piaggesi A, et al. Role of dynamic MRI in the follow-up of acute Charcot foot in patients with diabetes mellitus. Skelet Radiol. 2011;40:991-9.

[23] Wu T, Chen PY, Chen CH, Wang CL. Doppler spectrum analysis: a potentially useful diagnostic tool for planning the treatment of patients with Charcot arthropathy of the foot? J Bone Joint Surg (Br). 2012;94:344-7.

[24] Petrova NL, Dew TK, Musto RL, Sherwood RA, Bates M, Moniz CF, et al. Inflammatory and bone turnover markers in a cross-sectional and prospective study of acute Charcot osteoarthropathy. Diabet Med. 2015;32:267-73.

[25] Folestad A, Alund M, Asteberg S, Fowelin J, Aurell Y, Göthlin J, et al. Offloading treatment is linked to activation of proinflammatory cytokines and start of bone repair and remodeling in Charcot arthropathy patients. J Foot Ankle Res. 2015;8:72. https://doi.org/10.1186/s13047-015-0129-y.

[26] Game FL, Catlow R, Jones GR, Edmonds ME, Jude EB, Rayman G, et al. Audit of acute Charcot's disease in the UK: the CDUK study. [Erratum appears in Diabetologia. 2012 Mar;55(3):862]. Diabetologia. 2012;55:32-5.

[27] Meacock L, Petrova NL, Donaldson A, Isaac A, Briody A, Ramnarine R, et al. Novel semiquantitative bone marrow oedema score and fracture score for the magnetic resonance imaging assessment of the active Charcot foot in diabetes. J Diabetes Res. 2017;2017:8504137.

[28] Myerson MS, Henderson MR, Saxby T, Short KW. Management of midfoot diabetic neuroarthropathy. Foot Ankle Int. 1994;15:233-41.

[29] Chantelau E. The perils of procrastination: effects of early vs. delayed detection and treatment of incipient Charcot fracture. Diabet Med. 2005;22:1707-12.

[30] Wukich DK, Sung W, Wipf SA, Armstrong DG. The consequences of complacency: managing the effects of unrecognized Charcot feet. Diabet Med. 2011;28:195-8.

[31] Sella EJ, Barrette C. Staging of Charcot neuroarthropathy along the medial column of the foot in the diabetic patient. J Foot Ankle Surg. 1999;38:34-40.

[32] Bates M, Petrova NL, Edmonds ME. How long does it take toprogress from cast to shoes in the management of Charcot osteoarthropathy. Diabet Med. 2006;23(Suppl. 2):27-A100.

[33] Schade VL, Andersen CA. A literature-based guide to the conservative and surgical management of the acute Charcot foot and ankle. Diab Foot Ankle. 2015;6:26627. https://doi.org/10.3402/dfa.v6.26627.

[34] Guyton GP. An analysis of iatrogenic complications from the total contact cast. Foot Ankle Int. 2005;26:903-35.

[35] Bates M, Jemmott T, Morris V, Tang W, Lucas J, Casey J, et al. Total contact casting—a safe treatment modality in the management of Charcot osteoarthropathy and neuropathic foot ulcer. Diabet Med. 2015;32:149.

[36] Wukich DK, Motko J. Safety of total contact casting in high-risk patients with neuropathic foot ulcers. Foot Ankle Int. 2004;25:556-60.

[37] Pinzur MS, Shields N, Trepman E, Dawson P, Evans A. Current practice patterns in the treatment of Charcot foot. Foot Ankle Int. 2000;21:916-20.

[38] Armstrong DG, Short B, Espensen EH, Abu-Rumman PL, Nixon BP, Boulton AJ. Technique for fabrication of an "instant total-contact cast" for treatment of neuropathic diabetic foot ulcers. J Am Podiatr Med Assoc. 2002;92:405-8.

[39] Petrova NL, Edmonds ME. Charcot neuro-osteoarthropathy—current standards. Diabetes Metab Res Rev. 2008;24(Suppl 1):S58-61.

[40] Verity S, Sochocki M, Embil JM, Trepman E. Treatment of Charcot foot and ankle with prefabricated walker brace and custom insole. Foot Ankle Surg. 2008;14:26-31.

[41] Rogers LC, Frykberg RG, Armstrong DG, Boulton AJ, Edmonds M, Van GH, et al. The Charcot foot in diabetes. Diabetes Care. 2011;34(9):2123-9.

[42] Jude EB, Selby PL, Burgess J, Lilleystone P, Mawer EB, Page SR, et al. Bisphosphonates in the treatment of Charcot neuroarthropathy: a double-blind randomised controlled trial. Diabetologia. 2001;44(11):2032-7.

[43] Pitocco D, Ruotolo V, Caputo S, Mancini L, Collina CM, Manto A, et al. Six-month treatment with alendronate in acute Charcot neuroarthropathy: a randomized controlled trial. Diabetes Care. 2005;28(5):1214-121.

[44] Bem R, Jirkovska A, Fejfarova V, Skibová J, Jude EB. Intranasal calcitonin in the treatment of acute Charcot neuroosteoarthropathy: a randomized controlled trial. Diabetes Care. 2006;29:1392-4.

[45] Petrova NL, Edmonds ME. Medical management of Charcot arthropathy. Diabetes Obes Metab. 2013;15:193-7.

[46] Pakarinen TK, Laine HJ, Maenpaa H, Mattila P, Lahtela J. The effect of zoledronic acid on the clinical resolution of Charcot neuroarthropathy: a pilot randomized controlled trial. Diabetes Care. 2011;34:1514-6.

[47] Petrova NL, Edmonds ME. Acute Charcot neuro-osteoarthropathy. Diabetes Metab Res Rev. 2016;32(Suppl. 1):281-6.

[48] Uccioli L, Sinistro A, Almerighi C, Ciaprini C, Cavazza A, Giurato L, et al. Proinflammatory modulation of the surface and cytokine phenotype of monocytes in patients with acute Charcot foot. Diabetes Care. 2010;33(2):350-5.

[49] Mabilleau G, Petrova NL, Edmonds ME, Sabokbar A. Increased osteoclastic activity in acute Charcot's osteoarthropathy: the role of receptor activator of nuclear factor-kappaB ligand. Diabetologia. 2008;51(6):1035-40.

[50] Petrova NL. Studies in the pathogenesis of Charcot osteoarthropathy. PhD Thesis. 2015; King's College London.

[51] La Fontaine J, Harkless LB, Sylvia VL, Carnes D, Heim-Hall J, Jude E. Levels of endothelial nitric oxide synthase and calcitonin gene-related peptide in the Charcot foot: a pilot study. Foot Ankle Surg. 2008;47:424-9.

[52] Busch-Westbroek TE, Delpeut K, Balm R, Bus SA, Schepers T, Peters EJ, et al. Effect of single dose of RANKL antibody treatment on acute Charcot neuro-osteoarthropathy of the foot. Diabetes Care. 2018;41(3):e21-2.

[53] Strauss E, Gonya G. Adjunct low intensity ultrasound in Charcot neuroarthropathy. Clin Orthop Relat Res. 1998;349:132-54.

[54] Hanft JR, Goggin JP, Landsman A, Surprenant M. The role of combined magnetic field bone growth stimulation as an adjunct in the treatment of neuroarthropathy/Charcot joint: an expanded pilot study. J Foot Ankle Surg. 1998;37(6):510-5.

第 13 章　手术治疗：内固定
Surgical Management: Internal Stabilisation

Venu Kavarthapu　著

　　足部较差的稳定性和（或）严重畸形可导致足底局部压力异常增加，进而出现足部溃疡。对于降低局部压力或切除畸形隆起骨质无效时，可能会出现慢性难愈性溃疡的反复感染，进而导致骨感染，并且往往会增加截肢风险。对于严重畸形或不稳定性畸形，可考虑手术重建和矫正性融合。随着更多文献对于中期临床结果的报道，外科重建已逐渐成为夏科病骨性畸形的一种趋势 [1-4]。然而，大多数文献表明在此类畸形矫正术后存在较高的骨不愈合率。尽管骨不连或假关节是一种可接受的结果，但足部的神经性病变在不愈合或不稳定的假关节中有可能导致畸形在一段时间内出现复发。

　　足部夏科神经性骨关节病手术重建的目的是获得一个正常、稳定、可负重的跖行足。通过骨的完全融合而获得理想的稳定性。骨不连可能导致足部不稳定进而出现畸形，导致溃疡复发，并增加截肢的风险。重建需要良好的骨性愈合，配合支具佩戴即可完全负重活动。开放手术、坚强内固定和良好的力线恢复是实现这一目标的最佳治疗方案。

一、合并溃疡时内固定的使用

　　足部如果存在溃疡或骨髓炎病史，内植物的选择是外科团队需要非常关注的问题。即使在没有感染史的情况下，金属内植物在糖尿病足患者

体内的保留也是周围感染的潜在风险。金属内植物的隆起可能会导致局部压力增高，进而导致溃疡性感染，最终增加截肢率。合并多个内科疾病的糖尿病患者也容易发生全身感染，如菌血症可能会在内植物周围聚集和扩散。然而，我们既往的经验表明，在多学科团队治疗护理下，对溃疡或既往感染史的夏科神经性骨关节病进行积极的外科与内科联合治疗，可明显降低内植物的相关感染风险，提高保肢率 [3, 5]。一些相关报道也描述了在皮肤完整或近期深部感染病史的患者中应用内植物 [4]。然而，在开放性伤口、活动性感染或既往感染史的患者中，部分医生更倾向于使用外固定架 [4]。

二、外科重建的最佳时机

　　目前，对于在 Eichenholtz 分期中哪个阶段进行矫正手术可获得最佳临床疗效尚无共识。传统上一般选择稳定（非活动期）阶段进行外科介入 [4, 6]。由于感染、骨不连和内固定物等并发症风险的增加，在 1 期手术为相对禁忌证。由于近年来内固定方法的改进和多学科护理的优化，近期一些系列研究表明结果可能较以往有所改善 [7]。但目前对于夏科足畸形的标准治疗方法及大多数文献仍建议，持续使用全接触石膏或支具固定直至到达 Eichenholtz 3 期后再进行手术重建。一些研究表明在 2 期进行重建也可获得较好的疗效 [8, 9]。

此外，最近的一项研究表明，累及踝与周围关节的任何 Eichenholtz 分期中，通过后足融合牢靠固定是一种可行的方法[10]。

三、术前注意事项

术前需全面评估患者情况。糖尿病性夏科神经性骨关节病患者通常会出现明显的并发症，包括神经病变、视网膜病变和慢性肾病。首先了解下肢血管病变情况，存在外周血管疾病的患者应先由周围血管团队进行血供重建，对足踝部的皮肤、肌腱和其他软组织也应进行系统评估，此类患者中常合并跟腱挛缩，所以需仔细查体以明确是否需要在术中充分松解挛缩。其次需确保较为安全的家庭环境，并在术后可以提供足够的身体和心理支持。

四、内固定原则

四肢畸形手术矫正的一般原则均适用于夏科神经性骨关节病的治疗。后足和中足畸形矫正手术的详细手术技术会在以下段落进行描述。内固定一般原则包括以下几点。

• 皮肤去鳞：大多数患者在手术重建前有较长时间处于支具或石膏固定状态，并形成广泛的皮肤鳞片，其中包含皮肤菌群。在计划手术前应使用去角质霜来去除这些鳞片。在常规的肢体准备前可使用一些清洗制剂对足部进行擦洗。

• 跟腱延长：夏科神经性骨关节病畸形常表现为跟腱挛缩，可以使用三点式半切法或开放延长（图 13-1）。

• 单一大切口用于矫正凸侧畸形：多个大切口存在较高的伤口感染和组织坏死风险。对于大多数畸形来说，均应使用单一大切口来完成，再根据需要辅助其他小切口。

• 深部组织瓣：应全层剥离深部软组织瓣，以保护软组织循环。

• 充分显露需要融合的关节。

• 对于后足畸形，采用较大的外侧入路（经腓骨入路）矫正内翻畸形。该入路可提供直视踝关节和距下关节的术野（图 13-2）。后足外翻情况可采用踝关节前内侧切口作为主要入路，距下关节则采用单一小切口。

• 如果同时进行后足和中足矫正，则首先进行后足矫正，再进行中足矫正。

• 在重建过程中，优先矫正目标为矫正至外观正常的跖行足。然而，在不损害足部的血管和软组织完整性的情况下，尽可能追求足踝部的正常影像学角度。

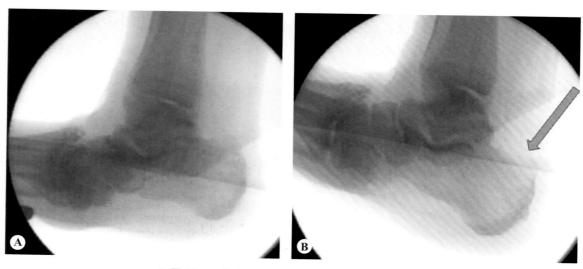

▲ 图 13-1　经皮跟腱延长术后跟骨倾斜角度改善（箭）

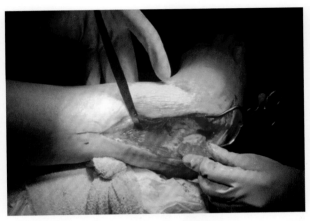

▲ 图 13-2 术中照片显示，在后足内翻畸形中，经外踝外侧扩大入路可提供充分显露踝与距下关节术野

- 既往感染史的患者，可取疑似感染灶的深层组织标本，并单独贴培养标签，采集组织标本后应给予适当预防性抗生素。
- 强化结构性固定：可使用稳固、长节段的内固定物，以获得最佳骨性对位。
- 空腔处理：在无足部感染或溃疡病史的情况下，可采用颗粒状自体骨或同种异体骨移植。若存在感染史，可使用有抗生素植入的可注射骨替代品或类似的产品来填补。
- 全部手术过程均要进行充分冲洗，无张力闭合伤口后可选择是否使用引流管。

五、强化结构性固定

"强化结构性固定"技术由 Sammarco 等[11]首次描述。其原则包括：①骨融合常需延伸至受累关节之外，包括未受累关节；②骨性短缩以充分畸形矫正，并且减少软组织压力；③软组织充分覆盖前提下使用固定强度最大的内植物；④内植物放置于可充分发挥其机械功能的位置。内固定结构应足够坚固，以提供足够抗疲劳性，保持轴向、弯曲和旋转的稳定性，直到实现骨性愈合。

六、合并非感染性溃疡的一期重建

合并溃疡的患者在手术开始时应先对溃疡进行彻底清创。所有陈旧性瘢痕或窦道都应提前计划在本次手术中，并尽可能地进行切除。对溃疡根部清创直至骨面渗血，清创后手术器械应及时更换，无菌单重新覆盖患肢。对于既往或近期有溃疡或感染史者，手术时应从既往感染区域采集多个骨与软组织样本，并且取每个标本时都应使用无菌器械。取出标本后进行微生物培养和组织学检查。

溃疡合并感染的患者应分阶段治疗，在计划最终手术前先进行外科清创并使用负压吸引，同时进行深层组织培养并使用敏感抗生素。

七、后足畸形矫正

后足畸形的矫正是通过在畸形方向的对向使用单一大切口进行闭合楔形截骨，并沿负重轴线方向应用稳固的长段内固定结构进行内部稳定。常见的内固定装置包括施氏针、门型钉、螺钉、接骨板，但通常由于骨质量较差、骨和软组织丢失的程度、较弱的机械结构内植物的使用，难以取得较好的结果。髓内钉技术（胫骨－距骨－跟骨）在多数情况下可以避免这些缺陷。踝关节在负重过程中主要作用力为压缩力，髓内钉则可以有效提供一种利于骨愈合的环境[12]。距下关节由于明显的移位和成角常出现僵硬和畸形。在楔形截骨和软组织松解后可以有效纠正后足力线。这种情况下，髓内钉可沿着负重轴提供稳定固定，从而实现更好的矫正力度和更高的植骨融合率（图 13-3）。

因为夏科神经性骨关节病骨愈合的时间通常比非神经病患者更久，后足融合的内固定物抗疲劳性至关重要。接骨板等髓外内固定物由于背离承重轴线，承受过大的弯曲力，对于夏科神经性骨关节病骨强度常会下降，导致接骨板断裂的风险大大增加。与接骨板相比，当髓内钉沿承重轴线放置时，可提供更高的抗弯曲和扭转刚度。与其他内固定装置不同，髓内钉还可以提供术中加压和术后动态加压选择。然而，通常通过髓内钉置入距骨和跟骨的远端锁钉受到显著的弯曲力和

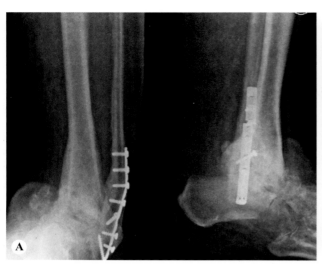
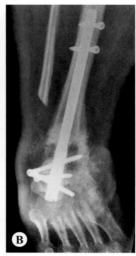
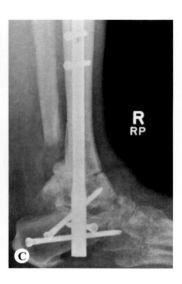

▲ 图 13-3　正位及侧位 X 线

A. 踝关节骨折内固定术后踝及距下关节夏科神经性骨关节病，显著内翻畸形和外踝慢性溃疡；B 和 C. 矫正术后正位（B）和侧位（C）X 线

扭矩力，可能会导致螺钉移位或断裂。建议使用远端有螺纹孔的髓内钉，此类髓内钉可以有效改善螺纹钉与髓内钉的接合，从而降低螺钉移位的风险。在锁定钉上使用了羟基磷灰石涂层，也可显著减少螺钉移位[3]。一些研究表明，与标准螺钉相比，羟基磷灰石涂层可以增加螺钉在置入和拔出过程中的扭矩。此外，螺钉上的骨质生长可能会进一步增加锁定螺钉的自松阈值。然而，因为在髓内钉结构中经常存在一些旋转不稳定，如果踝关节和距下关节的骨丢失程度明显，则不能提供稳固固定。在这种情况下，额外使用自跟骨至胫骨远端的逆行螺钉平行髓内钉固定，或者从胫骨远端延伸到距骨或内侧柱的接骨板可以增加结构稳定性（图 13-4）。

八、中足畸形矫正

中足是足踝部夏科神经性骨关节病最常见的受累区域。常导致足弓塌陷、摇椅畸形和前足外展畸形。中足畸形一般分为三种类型：①前足外展；②背侧半脱位 / 脱位；③前足内收。前足外展型摇椅畸形最为常见，跟骨倾斜角明显减小，跟腱挛缩，Meary 角和足正位距骨 - 第 1 跖骨角

明显分离。背侧半脱位 / 脱位模式是由于前足背侧半脱位或脱位，完整距跟关节将紧邻跗骨一起带动向足底移位和倾斜。前足内收畸形并不常见，可能与外侧跖骨基底骨折和腓骨短肌功能障碍有关。

中足重建通常使用可充分显露内侧柱的内侧扩大入路。建议常规使用多普勒超声来识别足踝部未闭塞的血管，尤其是足背动脉。如在严重畸形中，其解剖位置变化较大，通常非常靠近背内侧切口，使用超声引导在皮肤标记其走行可有效避免损伤。

充分显露后，透视引导下进行足内侧和足底的楔形截骨术。楔形截骨术的远端截骨需通过第 1 至第 3 跖骨底且在关节面远端进行。楔形截骨的近端取决于畸形的程度和楔形截骨块的大小，通常通过楔骨 / 舟骨 / 距骨头内侧。截骨的顶端对准骰骨中点，以妥善保护骰骨外侧皮质。外侧皮质的完整类似于铰链形式。矫正过程中骰骨外侧皮质进行闭合，并应用张力带接骨板原理进行内侧柱固定，可使用 2 枚 2.0mm 克氏针进行临时固定。

截骨术的初始复位和固定可使用 1～2 枚空

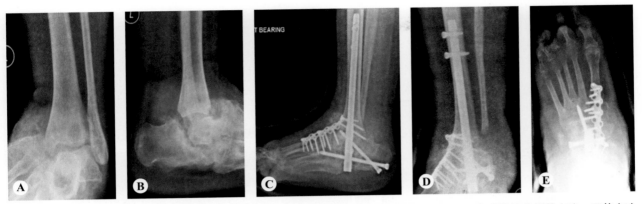

▲ 图 13-4　A 和 B. 正位（A）和侧位（B）X 线显示踝、距下关节和中足严重畸形；C 至 E. 术后踝关节侧位（C）、正位（D）和足正位（E）X 线显示踝、后足及中足联合手术重建

心拉力螺钉固定，或者使用距骨髓内固定技术，由第 1 跖骨头向距骨体方向置入，该固定技术的目的在于使截骨端得到良好加压。使用锁定接骨板进行加强固定。对于大多数畸形，采用一个低切迹、稳固的锁定接骨板固定系统放置在足跖内侧或背内侧就可以达到满意强度（图 13-5）。对于复杂的畸形需要进行较大的楔形切除或既往 Lisfranc 关节分离的患者，可再使用一块接骨板将第 2 或第 3 跖骨基底固定于楔骨并进行复位。整个手术过程需在透视下仔细评估接骨板和螺钉的位置及长度，以避免任何内植物突出于骨外或皮下。根据需要添加、移除或更换螺钉。

调整胫前肌肌腱张力后进行止点重建。若伤口存在活动性渗出，逐层缝合关闭深部软组织和皮肤并留置引流管。使用膝下支具时，应在支具与皮肤间填充足够厚的敷料。

九、外生骨切除

如有可能，楔形截骨切除时应包括所有影响畸形的外生骨疣。手术结束时必须彻底检查是否残留骨性隆起，并根据需要进行进一步的骨切除。

十、术后护理

术后下肢持续抬高 48h，随后尽可能间断抬高下肢以减少肿胀。术区没有感染性溃疡病史的情况下，仅给予预防性围术期抗生素。反之则根据术前和术中培养结果持续使用敏感抗生素，直至临床和血清证据证明无感染迹象。术后 2 天检查伤口，若使用引流管或负压吸引则进行拆除。足部肿胀减轻后将腿置于双瓣非负重全接触支具 / 石膏中。当可安全活动并确保有足够的家庭微环境时即可安排出院。无伤口相关并发症则每间隔 1～2 周更换一次全接触支具 / 石膏。在影像学证实骨愈合之前，通常在术后 3 个月建议持续非负重状态，后在影像学监测下开始进行部分负重，详细了解骨愈合的进展、植入物失效或矫正失败、皮肤裂开的临床监测。经过几周的简单恢复，则可使用定制的矫形器，甚至普通鞋子来进行独立行走。

结论

夏科神经性骨关节病后足畸形和中足畸形，对于有经验的多学科团队进行单期矫正融合治疗是一种有效的手术方法，并且可以在足部存在溃疡情况下进行，但足部溃疡伴感染时则不推荐。

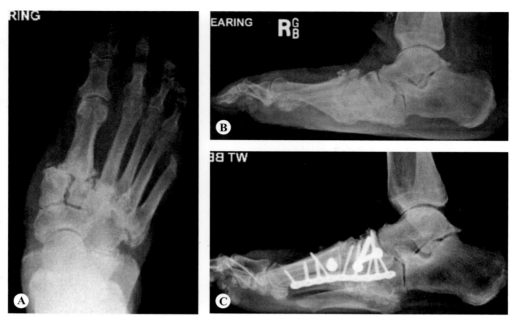

▲ 图 13-5　**A** 和 **B.** 足正位（**A**）、侧位（**B**）X 线显示中足夏科神经性骨关节病，主要影响 Lisfranc 关节；**C.** 术后侧位显示内侧柱畸形矫正和足底接骨板固定，保留距舟关节

参考文献

[1] Richter M, Mittlmeier T, Rammelt S, Agren PH, Hahn S, Eschler A. Intramedullary fixation in severe Charcot neuroarthropathy with foot deformity results in adequate correction without loss of correction—Results from a multicentre study. Foot Ankle Surg. 2015;21:269-76.

[2] Assal M, Stern R. Realignment and extended fusion with use of a medial column screw for midfoot deformities secondary to diabetic neuropathy. J Bone Joint Surg Am. 2009;91(4):812-20. https://doi.org/10.2106/JBJS.G.01396.

[3] Siebachmeyer K, Boddu A, Bilal T, Hester W, Hardwick T, Fox TP, et al. Outcome of one-stage correction of deformities of the ankle and hindfoot and fusion in Charcot neuroarthropathy using a retrograde intramedullary hind foot arthrodesis nail. Bone Joint J. 2015;97-B:76-82.

[4] Wukich DK, Raspovic KM, Hobizal KB, Sadoskas D. Surgical management of Charcot neuroarthropathy of the ankle and hindfoot in patients with diabetes. Diabetes Metab Res Rev. 2016;32(Suppl 1):292-6. https://doi.org/10.1002/dmrr.2748.

[5] Vasukutty N, Jawalkar H, Anugraha A, Chekuri R, Ahluwalia R, Kavarthapu V. Correction of ankle and hind foot deformity in Charcot neuroarthropathy using a retrograde hind foot nail-The Kings' Experience. Foot Ankle Surg. 2018;24(5):406-10. https://doi.org/10.1016/j.fas.2017.04.014.

[6] Lowery NJ, Woods JB, Armstrong DG, Wukich DK. Surgical management of Charcot neuroarthropathy of the footand

ankle: a systematic review. Foot Ankle Int. 2012;33(2):113-21.

[7] Simon SR, Tejwani SG, Wilson DL, Santner TJ, Denniston NL. Arthrodesis as an early alternative to nonoperative management of Charcot arthropathy of the diabetic foot. J Bone Joint Surg Am. 2000;82-A:939-50.

[8] Sella EJ, Barrette C. Staging of Charcot neuroarthropathy along the medial column of the foot in the diabetic patient. J Foot Ankle Surg. 1999;38:34-40.

[9] Armstrong DG, Todd WF, Lavery LA, Harkless LB, Bushman TR. The natural history of acute Charcot's arthropathy in a diabetic foot specialty clinic. Diabet Med. 1997;14(5):357-63.

[10] Sundararajan SR, Srikanth KP, Nagaraja HS, Rajasekaran S. Effectiveness of hindfoot arthrodesis by stable internal fixation in various Eichenholtz stages of neuropathic ankle arthropathy. J Foot Ankle Surg. 2017;56(2):282-6. https://doi.org/10.1053/j.jfas.2016.11.002.

[11] Sammarco VJ, Sammarco GJ, Walker EW Jr, Guiao RP. Midtarsal arthrodesis in the treatment of Charcot midfoot arthropathy. J Bone Joint Surg Am. 2009;91(1):80-91. https://doi.org/10.2106/JBJS.G.01629.

[12] Dalla Paola L, Volpe A, Varotto D, Postorino A, Brocco E, Senesi A, et al. Use of a retrograde nail for ankle arthrodesis in Charcot neuroarthropathy: a limb salvage procedure. Foot Ankle Int. 2007;28(9):967-70.

第 14 章　手术治疗：外固定
External Stabilization of the Charcot Foot

Ryan N. Cantwell　Michael I. Gazes　Peter A. Blume　著

足踝部的夏科关节病是一种渐进性畸形，需要及时得到经验丰富的医生诊断，并能够进行长期治疗。疾病在发展过程中通常导致症状增加、病情不稳定、出现复发性溃疡，甚至截肢[1-4]。夏科关节病与麻风病、脊髓空洞症、毒素暴露、多发性硬化症、创伤和糖尿病有关。伴有神经病变的糖尿病是其致病的主要原因，在糖尿病患者的发生率高达 7.5%[1, 5, 6]。虽然首次报道夏科关节病是 300 多年前，但它仍然是一种非常难以识别、难以管理和治疗的疾病[1]。应用外固定架稳定夏科足的方法，已被证明在治疗中是有效的。

外固定架的使用对于矫正足踝部的复杂畸形有几个优点。使用外固定架可以逐步进行矫形，在矫形期间进行调整，并减少对重要神经血管束的损害[7]。对于曾经认为只能保守治疗的夏科关节病，外固定架提供了可以进行手术的机会。例如，针对具有显著软组织损伤和骨感染的夏科关节病，经验丰富的外科医生可以进行外固定架手术。在使用夏科关节病外固定架时，保留关节、恢复关节功能和保持 / 延长骨长度方面是重要的考虑因素。所有畸形矫正的最终目的是创造一个稳定、力线正常、舒适的跖行足[7]。

患者的选择和手术时机可能具有相当大的挑战。外科医生在选择外固定架时最常考虑的一种并发症是深部感染或针道感染。即使没有糖尿病，仅存在神经病变也会增加手术部位感染的风险[8]。血糖控制不佳和止血带时间延长也与手术部位感染风险增加有关[8-10]。除了感染，慢性畸形的重建会导致血管受损和缺血，进而需要截肢[8]。Kucera 等建议，通过局部麻醉扩张血管和不使用止血带来预防缺血。

一、急性夏科关节病

外科医生有时会担心何时对患有夏科足的患者进行手术。在夏科足的急性期，患者常出现单侧下肢红斑和水肿，可能疼痛也可能不疼痛[11]。大多数患者都不记得有外伤史；但通常情况下，他们近期的活动或锻炼均有所增加。虽然很小，但重复性创伤对具有神经病变的足部可能是毁灭性的。强烈建议进行早期的影像学及临床检查。急性夏科足可能没有影像学异常，这进一步强调了临床检查的重要性[11, 12]。临床上，如果没有潜在的感染，当患肢抬高时红斑就会减少[11]。在感染情况下应考虑进行相应的实验室检查。当怀疑骨髓炎时，应加强影像学检查并进行分期手术。我们建议一期对患肢进行彻底清创，二期再进行患肢重建[8]。另外，围术期选择有效的抗生素也非常重要[8, 13]。

关于急性夏科关节病的手术治疗，文献中仍然存在争议。严格的非负重和石膏固定患肢对于急性夏科关节病的早期治疗至关重要[11]。尽管这种治疗可能有效，但仍可能会导致骨不连或畸形愈合。随后，畸形导致足部溃疡，最终需要手术治疗[14]。大多数研究者主张在融合期或重建期进行手术干预[11, 15, 16]。然而，也有研究报道，在急性炎症期，使用内固定和外固定进行早期的关节融合术[11, 14, 15, 17]。这些作者均认识到每个夏科足具有高度的可变性和个体化差异，因此并不鼓励对夏科畸形进行统一化的手术[11]。

无法通过保守治疗的夏科足，应进行手术干预。手术干预应在出现潜在溃疡、骨髓炎或畸形危及皮肤完整性的迹象前进行[11]。使用外固定架对急性夏科足进行稳定或融合固定，应考虑到由足底溃疡引起的伤口反复感染[18]。避免将固定物与感染的骨质区域接触，有高质量文献报道，在夏科畸形患者的足踝部关节重建后，保肢率超过90%[11, 16, 19]。

无论何时进行手术，手术目的都应该是维持或实现足踝部的结构稳定，防止溃疡，保留跖行足[1, 20]。

二、减轻伤口和皮瓣的压力

夏科足经常出现一个问题，即非跖行足导致的溃疡。足踝部结构的塌陷，逐渐发展为足部畸形和溃疡，并最终导致感染和截肢[11, 21]。在糖尿病患者的一生中，下肢截肢率高达15%，而夏科关节病是明确的截肢危险因素[11, 21]。因此，夏科关节病伤口的处理对保肢非常重要。

夏科畸形中大部分溃疡位于足底内侧，其次是舟骨或楔骨向内侧脱位处，最后是距骨脱位处。骰骨脱位处也很常见，即足底外侧溃疡。处理足底溃疡的治疗方案存在很大争议[8]。Saltzman等对糖尿病足的标准保守治疗方案进行了回顾性研究，最终认为，即使对夏科畸形引起的伤口问题进行严格的保守治疗，结果也差强人意[4, 8]。对于足底溃疡，手术治疗可能优于保守治疗[8, 14]。

由于足底溃疡是夏科关节病的常见并发症，伤口治疗很快成了一个急需解决的问题。夏科关节病患者的每个伤口可能会额外花费40 000美元[22]。外固定架的使用对足底伤口的愈合是有益的。Clark等建议使用外固定架来治疗足底创面，认为外固定架是一种非常通用的工具，值得作为一种辅助治疗来减少受影响区域的压力。外固定架可以在3个平面（矢状面、冠状面和水平面）上对畸形立即或逐步进行矫正。对于足底或足后侧创面的治疗，使用外固定架也是一种较好的选择（图14-1）。Clark等使用外固定架来稳定和保护患者脆弱的皮肤或皮瓣，因为患者的足部活动可能会导致移植物坏死。

这种外固定架针道的感染率与文献报道的应用在其他手术方面的外固定架没有统计学差异[22]。在使用外固定架之前，必须明确禁忌证。在有足底创伤的情况下，其实很难选择合适的患者，因为患者的依从性是非常重要的。在外固定架使用过程中，患肢严格的非负重可以提供更好的临床效果。其他还需要考虑的禁忌证包括软组织无法完全覆盖、克氏针会穿过感染部位、血供不足和较差的骨质无法稳定克氏针[22]。

三、外部固定

外固定架在治疗各种疾病方面不断发展，其多样性也在不断发展。在过去，外固定架是最后的治疗手段，但现在已经发展成为用于治疗各种骨与软组织病变的主流技术，因为它有很多优势[23]。与内固定相比，外固定对骨和软组织血供的破坏更小，对骨膜的损伤更小[23, 24]。与内固定不同的其他方面是，外固定架可以进行术后调节，更容易处理伤口。

对有神经病变的患者使用外固定架时，应在整个术后随访过程中，仔细评估X线。在缺乏保护性措施的情况下不建议负重，因为这可能会导致外固定架松动，从而导致结构支撑的倾斜，增加针道周围感染的风险。虽然不建议针位移动，但与内固定比较，骨折处的微动是有明显好处的。Kenwright等发现，使用单侧纵轴动力外固定架治疗胫骨骨折时，允许骨折部位发生纵向微

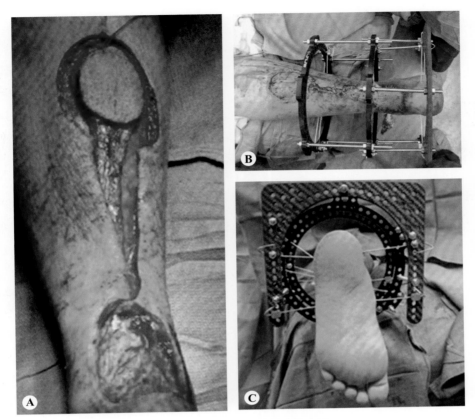

▲ 图 14-1 逆行腓肠动脉蒂皮瓣

A. 皮瓣位置的准备；B 和 C. 使用外固定架保护皮瓣，在外固定架和皮瓣之间有足够的空间减轻移植物压力

动，结果显示骨折部位出现了明显的临床和机械愈合[25]。Kenwright 等还注意到，虽然坚固的锁定钢板允许更早的承重，但它阻止了轴向骨折端的运动，延迟了愈合过程[24, 26]。

轴向负重在骨折愈合中起着重要作用。在有充足血供的情况下，缺乏轴向负重将导致骨折断端骨质的吸收[23, 26]。此外，在没有足够血供的情况下，单纯的负重会抑制成骨。固定不良的负重也会导致骨折部位的吸收[23, 26]。充分的血供、稳定的骨折断端和轴向负重，这些是成骨的最佳环境[23]。

虽然外固定架单独使用有其好处，但由于疾病的严重性，经验丰富的外科医生经常使用它辅助内固定来治疗夏科关节病（图 14-2）。足部手术常包括跟腱延长术、Lisfranc 关节融合术和跗间关节复位融合术[8, 27]。辅助使用外固定架，可

以起到额外的加压作用，从而实现稳定关节，达到最佳的融合状态。此外，它还能起到桥接感染骨的作用，从而实现对足底创面的治疗[8, 28]。

四、脓毒症关节融合术

经验丰富的外科医生经常会遇到发病期或先前感染过的夏科关节。避免将内固定放入受感染部位是非常有必要的。对于复发性骨髓炎或其他感染的关节融合术，外固定架是一种有效的选择[23, 29]（图 14-3）。混合式外固定架的使用，为感染的踝关节融合术提供了一种保肢的有效方法[30]。正常关节使用内固定的融合率为88%～100%[30]。然而，在感染的情况下，融合率骤降至 71%，截肢率为 25%[30]。

Kollig 等使用混合式外固定架对 15 例患者进行了关节融合术[30]。所有患者都有骨和软组织感

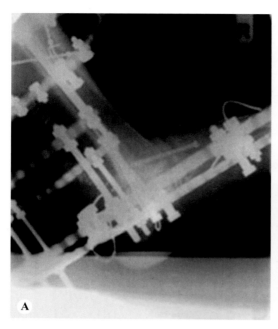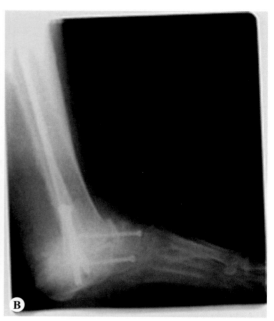

▲ 图 14-2　通过外固定（A）和内固定（B）融合

染，以金黄色葡萄球菌为主。这项研究历时 2 年，共进行了 15 例踝关节融合术。93% 的患者保肢成功，踝关节融合良好。在 12 个月的随访中，所有融合成功的患者可以完全负重，没有出现并发症。

关于开放性创面、骨外露和骨髓炎的处理仍然存在较大的争议。在治疗夏科畸形之前，是否应该先解决骨髓炎的问题仍然没有达成共识。随着糖尿病发病率的增加，Pinzur 等进行了大样本的回顾性病例研究，以明确一期手术矫正畸形和消除骨感染的效果[31]。71 例患者采取一期手术矫正夏科关节畸形合并骨髓炎，患者保肢成功率达到 95%，并且具有行走能力。Pinzur 等认为，切除感染的骨组织并选择合适的抗生素治疗，然后通过外固定架矫正畸形，这可能有利于提高保肢率[31]。

对于有脓毒症关节或慢性骨髓炎的患者来说，保肢是终极目标。通过使用不跨越骨或软组织感染区的细张力针、组装外固定架、VAC 处理开放创面、静脉滴注抗生素等方法进行治疗。通常，建议术后维持 6 周的静脉滴注抗生素治疗；

然而，Swiontkowski 等指出，在治疗慢性骨髓炎时，经细菌培养后使用敏感抗生素能够缩短疗程，其有效性相当于普通静脉滴注抗生素的 6 周疗程[32]。

五、稳定断端

对于足踝部骨缺损导致的并发症和损伤，在治疗重建方面即使是经验丰富的外科医生也没有过多的选择。因为医生往往需要评估多种因素，如感染、瘢痕形成、骨质疏松和神经血管损伤，包括原发或继发性损伤[33, 34]。以上任何情况下都是使用内固定的禁忌证，因此，使用外固定架成了矫正和保肢的有效选择（图 14-4）。对于有骨质疏松症的患者，应慎重决定是否要使用外固定架，因为这可能会出现针道松动、外架失稳、软组织延迟愈合的情况[33, 35]。胫骨远端或距骨缺损或继发性感染是比较严重的问题，很多患者需要截肢，但踝关节融合术通常是截肢的主要替代方法。融合重建的方案就是带外架的骨搬运或带血管蒂的骨移植[33, 36, 37]。

在骨缺损的情况下，建议以 1mm/d 的速度渐

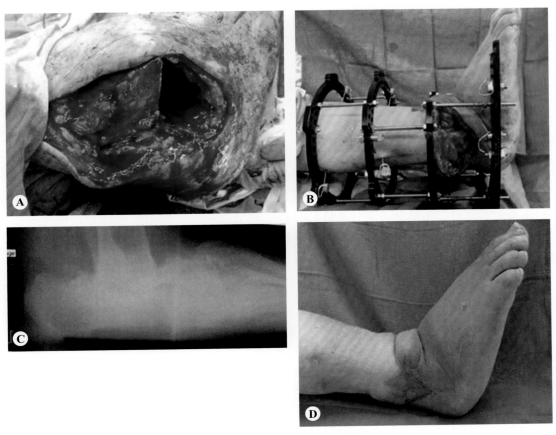

▲ 图 14-3　采用外固定架的脓毒症融合术
A. 关节准备；B. 单纯外固定架的应用；C. 拆除外固定架后；D. 跖行足

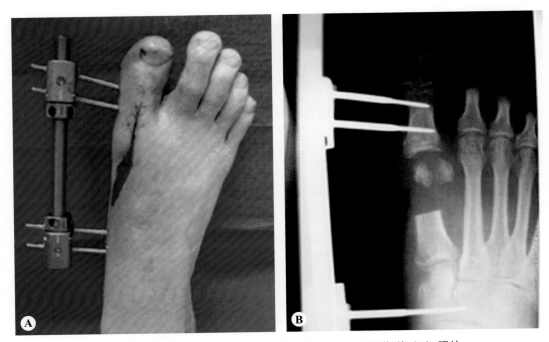

▲ 图 14-4　使用外固定架作为支撑的临床（**A**）和影像学（**B**）照片

进式调节外架。Kovoor 等进行了一项有骨缺损的踝关节骨折方面的研究，该研究建议术后 7～10 天开始调节外架，一直持续调节到骨断端或双侧肢体无明显差异为止。当踝关节融合且再生骨成熟时，拆除外架[33]。

结论

夏科关节病是一种较为严重的疾病，通常伴有多种相关的并发症。其治疗方案非常重要，保肢治疗是提高患者满意度的最佳方案。夏科足的早期检查及诊断至关重要。应该进行相应的实验室检查、影像学和临床检查。外固定架已被证明在治疗夏科足的各个阶段均有效。对于急性夏科足，它可以稳定足踝部结构，避免关节脱位程度的加重。当进行重建时，内固定和外固定都可以增加治疗的成功率，由于外固定架的多样性，可起到支撑和加压的作用。外固定架可以有效地保护伤口部位、移植部位和皮瓣部位，消除形变力量的影响，从而实现有效愈合。使用外固定架可以维持骨缺损空间，并实现有脓毒症关节的融合。在夏科关节病的矫形治疗中，无论是否存在感染，外固定架的使用已被证明是一个很好的选择。

参考文献

[1] Wukich DK, Sung W. Charcot arthropathy of the foot and ankle: modern concepts and management review. J Diabetes Complicat. 2009;23(6):409-26.

[2] Armstrong DG, Peters EJ. Charcot's arthropathy of the foot. J Am Podiatr Med Assoc. 2002;92:390-4.

[3] Frykberg RG, Zgonis T, Armstrong DG, Driver VR, Giurini JM, Kravitz SR, et al. Diabetic foot disorders: a clinical practice guideline (2006 revision). J Foot Ankle Surg. 2006; 45(5):S1-66.

[4] Saltzman CL, Hagy ML, Zimmerman B, Estin M, Cooper R. How effective is intensive nonoperative initial treatment of patients with diabetes and Charcot arthropathy of the feet? Clin Orthop Relat Res. 2005;(435):185-90.

[5] Gupta R. A short history of neuropathic arthropathy. Clin Orthop Relat Res. 1993;(296):43-9.

[6] Sanders LJ, Frykberg RG. The Charcot foot (Pied De Charcot). Levin and O'Neal's the Diabetic Foot; 2008. p. 257-83.

[7] Beaman DN, Gellman R. The basics of ring external fixator application and care. Foot Ankle Clin. 2008;13(1):15-27.

[8] Kučera T, Šponer P, Šrot J. Surgical reconstruction of Charcot foot neuroarthropathy, a case based review. Acta Med Austriaca. 2014;57(3):127-32.

[9] Wukich DK, Crim BE, Frykberg RG, Rosario BL. Neuropathy and poorly controlled diabetes increase the rate of surgical site infection after foot and ankle surgery. J Bone Joint Surg. 2014;96(10):832-9.

[10] Rogers LC, Bevilacqua NJ, Frykberg RG, Armstrong DG. Predictors of postoperative complications of Ilizarov external ring fixators in the foot and ankle. J Foot Ankle Surg. 2007;46(5):372-5.

[11] Capobianco CM, Ramanujam CL, Zgonis T. Charcot foot reconstruction with combined internal and external fixation: case report. J Orthop Surg Res. 2010;5(1):7.

[12] Bevan WP, Tomlinson MP. Radiographic measures as a predictor of ulcer formation in diabetic Charcot midfoot. Foot Ankle Int. 2008;29(6):568-73.

[13] Lipsky BA, Berendt AR, Cornia PB, Pile JC, Peters EJ, Armstrong DG, et al. Infectious Diseases Society of America. 2012 Infectious Diseases Society of America Clinical Practice Guideline for the Diagnosis and Treatment of Diabetic Foot Infections. Clin Infect Dis. 2012;54(12): e132-73.

[14] Simon SR, Tejwani SG, Wilson DL, Santner TJ, Denniston NL. Arthrodesis as an early alternative to nonoperative management of Charcot arthropathy of the diabetic foot. J Bone Joint Surg Am. 2000;82(7):939-50.

[15] Myerson MS, Henderson MR, Saxby T, Short KW. Management of midfoot diabetic neuroarthropathy. Foot Ankle Int. 1994; 15(5):233-41.

[16] Papa J, Myerson M, Girard P. Salvage, with arthrodesis, in intractable diabetic neuropathic arthropathy of the foot and ankle. J Bone Joint Surg Am. 1993;75(7):1056-66.

[17] Roukis TS, Zgonis T. The management of acute Charcot fracture-dislocations with the Taylor's spatial external fixation system. Clin Podiatr Med Surg. 2006;23(2):467-83.

[18] Shibata T, Tada K, Hashizume C. The results of arthrodesis of the ankle for leprotic neuroarthropathy. J Bone Joint Surg Am. 1990;72(5):749-56.

[19] Grant WP, Garcia-Lavin SE, Sabo RT, Tam HS, Jerlin E. A retrospective analysis of 50 consecutive Charcot diabetic salvage reconstructions. J Foot Ankle Surg. 2009;48(1):

30-8.

[20] Harrelson JM. The diabetic foot: Charcot arthropathy. Instr Course Lect. 1993;42:141-6.

[21] Wang JC, Le AW, Tsukuda RK. A new technique for Charcot's foot reconstruction. J Am Podiatr Med Assoc. 2002;92(8):429-36.

[22] Clark J, Mills JL, Armstrong DG. A method of external fixation to offload and protect the foot following reconstruction in high-risk patients: the SALSAstand. Eplasty. 2009;9:e21.

[23] Fragomen AT, Rozbruch SR. The mechanics of external fixation. Hosp Spec Surg J. 2006;3(1):13-29.

[24] Claes L, Heitemeyer U, Krischak G, Braun H, Hierholzer G. Fixation technique influences osteogenesis of comminuted fractures. Clin Orthop Relat Res. 1999;365:221-9.

[25] Kenwright J, Richardson JB, Cunningham JL, White SH, Goodship AE, Adams MA, et al. Axial movement and tibial fractures. A controlled randomised trial of treatment. Bone Joint J. 1991;73(4):654-9.

[26] Ilizarov GA. The apparatus: components and biomechanical principles of application. In: Transosseous osteosynthesis. In Green SA. (Ed.) Berlin, Heidelberg: Springer; 1992. p. 63-136.

[27] Sammarco VJ. Superconstructs in the treatment of Charcot foot deformity: plantar plating, locked plating, and axial screw fixation. Foot Ankle Clin. 2009;14(3):393-407.

[28] Pinzur MS. Ring fixation in Charcot foot and ankle arthropathy. Tech Foot Ankle Surg. 2006;5(2):68-73.

[29] Rozbruch SR, Ilizarov S, Blyakher A. Knee arthrodesis with simultaneous lengthening using the Ilizarov method. J Orthop Trauma. 2005;19(3):171-9.

[30] Kollig E, Esenwein SA, Muhr G, Kutscha-Lissberg F. Fusion of the septic ankle: experience with 15 cases using hybrid external fixation. J Trauma. 2003;55(4):685-91.

[31] Pinzur MS, Gil J, Belmares J. Treatment of osteomyelitis in Charcot foot with single-stage resection of infection, correction of deformity, and maintenance with ring fixation. Foot Ankle Int. 2012;33(12):1069-74.

[32] Swiontkowski MF, Hanel DP, Vedder NB, Schwappach JR. A comparison of short- and longterm intravenous antibiotic therapy in the postoperative management of adult osteomyelitis. J Bone Joint Surg. 1999;81(6):1046-51.

[33] Kovoor C, Padmanabhan V, Bhaskar D, George V, Viswanath S. Ankle fusion for bone loss around the ankle joint using the Ilizarov technique. J Bone Joint Surg. 2009;7(3):202.

[34] Sakurakichi K, Tsuchiya H, Uehara K, Kabata T, Yamashiro T, Tomita K. Ankle arthrodesis combined with tibial lengthening using the Ilizarov apparatus. J Orthop Sci. 2003;8(1):20-5.

[35] Johnson EE, Weltmer J, Lian GJ, Cracchiolo A 3rd. Ilizarov ankle arthrodesis. Clin Orthop Relat Res. 1992;(280):160-9.

[36] Bishop AT, Wood MB, Sheetz KK. Arthrodesis of the ankle with a free vascularized autogenous bone graft. Reconstruction of segmental loss of bone secondary to osteomyelitis, tumor, or trauma. J Bone Joint Surg Am. 1995;77(12):1867-75.

[37] Ring D, Jupiter JB, Toh S. Transarticular bony defects after trauma and sepsis: arthrodesis using vascularized fibular transfer. Plast Reconstr Surg. 1999;104(2):426-34.

第 15 章　夏科关节病患者的截肢策略
Strategies for Leg Amputation in Patients with Charcot's Arthropathy

Julia Fayanne Chen　Bauer E. Sumpio　著

1868 年，Jean-Martin Charcot 首次在梅毒神经病变患者中描述了足部无痛性骨与关节破坏的表现。夏科关节病随后被认为包括所有长期神经变引起的无痛性骨与关节破坏。现在糖尿病已经成为夏科关节病的主要原因[1]。不幸的是，由于病变过程没有疼痛症状，许多患者直到出现明显不可逆的肌肉骨骼畸形和组织缺失后才寻求治疗。虽然有多种足部和踝关节固定和重建技术[2-5]，但对于出现溃疡、骨髓炎或严重踝关节不稳定和畸形的患者，可能需要行下肢近端截肢术[6-8]。然而，由于该病的潜在自然特性，治愈由夏科关节病导致截肢的肢体具有极大的挑战性。在本章中，我们将回顾该患者群体特有的截肢策略和术后治疗。

一、与夏科关节病相关的血管增生和水肿

夏科关节病是一种渐进性、退行性疾病，是足部和踝关节失神经支配的结果。然而，尽管对这一灾难性并发症进行了大量研究，但该过程的病因和病理生理学仍不清楚[9-11]。传统上，两种广受推崇的理论常用来阐明这种疾病的发病机制：法国的神经营养理论[12, 13]（图 15-1A）和德国的神经创伤理论[14, 15]（图 15-1B）。

随着在分子水平上的研究进展，这些理论的有效性只会变得更加统一，它们的路径更加交错。例如，最近的研究指出，炎症循环的紊乱是每个理论中描述的病变过程的触发因素。由于缺乏 CGRP，夏科疾病患者的促炎细胞因子与抗炎细胞因子之间存在不平衡。CGRP 是一种在抑制促炎细胞素方面起关键作用的神经肽[16-18]。因此，夏科疾病患者不仅会因足部无知觉而经历反复性创伤，还伴有创伤后异常强烈而持续的炎症反应，导致过度增强破骨细胞活性，骨转换增加，最终导致骨溶解性[18-20]。

此外，血管舒张（图 15-1C）导致骨灌注增加的作用（如 Charcot 最初所述）机制已被进一步阐明。夏科关节病的罕见性可能在于神经病变肢体的强烈炎症反应依赖于充分完整的血管运动反应。神经病变肢体必须保持增加血流量的能力以回应炎症刺激，通常情况并非如此[20]。两项研究[21, 22] 表明，与单纯糖尿病神经病变患者相比，夏科疾病患者的独特之处在于他们保留了血管扩张的能力。例如，与单纯糖尿病性神经病变患者相比，糖尿病性夏科疾病患者的最大微血管充血显著增高[22]。此外，研究表明，与糖尿病神经病变患者相比，夏科疾病患者和健康患者的皮肤血流和血管舒缩运动水平相当[21]。相反，已注意到外周动脉疾病似乎对夏科关节病的发展具有保护作用[23]，可能是受影响动脉血管扩张能力有限的结果（图 15-1C）。这种病理生理学循环导致病理性血管和肢体水肿，对截肢后的伤口愈合不利。

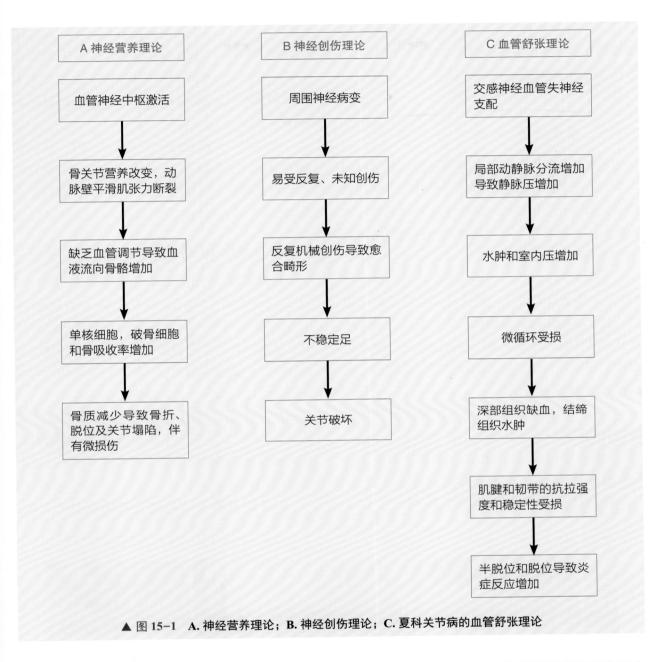

A 神经营养理论	B 神经创伤理论	C 血管舒张理论
血管神经中枢激活	周围神经病变	交感神经血管失神经支配
骨关节营养改变，动脉壁平滑肌张力断裂	易受反复、未知创伤	局部动静脉分流增加导致静脉压增加
缺乏血管调节导致血液流向骨骼增加	反复机械创伤导致愈合畸形	水肿和室内压增加
单核细胞，破骨细胞和骨吸收率增加	不稳定足	微循环受损
骨质减少导致骨折、脱位及关节塌陷，伴有微损伤	关节破坏	深部组织缺血，结缔组织水肿
		肌腱和韧带的抗拉强度和稳定性受损
		半脱位和脱位导致炎症反应增加

▲ 图 15-1　A. 神经营养理论；B. 神经创伤理论；C. 夏科关节病的血管舒张理论

二、截肢和伤口护理策略

夏科关节病的截肢策略基于这样一个事实，即夏科患肢处于炎性、水肿、高血管增生状态，这对于一期伤口闭合并不理想。外科手术只会引发更多的炎症和水肿，增加伤口裂开的可能性。因此，我们建议采用分期手术结合负压伤口治疗（NPWT）[24]。具体而言，该策略包括一期行开放性踝关节离断，然后进行 5～7 天的负压吸引和患肢抬高。这种方法可以控制任何残余感染和患肢水肿。用后包前皮瓣完成膝下截肢（below-knee amputation，BKA）。在许多持续性水肿患者中，我们仅对筋膜层进行部分闭合，并在皮肤和皮下层进一步使用 NPWT，直到伤口愈合。

既往文献已经反复证明了 NPWT 的疗效，其积极结果包括术后炎症反应、残肢水肿、伤口裂开减少，以及增加肉芽组织形成[25]。一期踝关节离断后使用 NPWT 的目的是减轻患肢水肿和炎症反应。在一期和二期之间的 NPWT 期间，鼓励患肢抬高和加压。完成 BKA 后，NPWT 也经常应用于闭合筋膜，以确保成功完成最终伤口闭合。

三、病例分析

患者，男性，36 岁，2 型糖尿病，血糖控制不佳，右下肢出现夏科关节病，伴有开放性足底溃疡。先前的 MRI 显示没有骨髓炎的证据，术前进行了动脉造影，以评估患肢动脉血管的状态（图 15-2）。

术中使用止血带，行右侧踝关节离断（图 15-3）。沿踝关节切开，锐性分离将足部整体切除。对于创面出现渗血情况，需要花费大量时间进行血管结扎及电凝止血。手术结束后，取下止血带，用浸有贝他定的 Kerlix 敷料包扎伤口，然后用 ACE 绷带进行压迫。

术后开放创面使用负压吸引。隔天更换负压敷料直到二期行膝下截肢术（图 15-4）。

如图 15-4 所示，1 周前患者行膝下截肢，术后水肿逐渐减轻。术中需要使用止血带。

将负压引流管置入伤口的外侧，然后用

2-0 Vicryl 缝线将残端闭合至筋膜水平。再次用生理盐水和脉冲冲洗法冲洗皮下伤口。创面保持开放，采用负压吸引材料覆盖创面，之后使用术后即刻支具（immediate post-operative prosthesis, IPOP）固定。

这名患者在医院进行了一次 NPWT，被送往康复中心。间隔 48～72h 进行一次负压材料更换，术后约 7 周停止负压吸引。此后不久，伤口完全愈合，2 个月后可以独立佩戴假肢（图 15-5）。

四、负压伤口治疗

将局部负压应用于伤口的主要设备就是 VAC 设备。1997 年，Argenta 和 Morykwas 首次描述了 VAC 的益处[26, 27]，此后，VAC 的优势已经得到了证实。此装置已被证明能有效治愈各种类型的伤口，包括感染的创面、外伤、手术切口和糖尿病足伤口。NPWT 的机制仍有点不明确[25]，但普遍的理解是，负压促进血管生成和微血管成熟[8, 28]。此外，生化因子的上调导致肉芽组织的形成和胶原沉积的增加[29]，所有这些都会加速伤口愈合。

对于因夏科关节病接受两期截肢的患者，

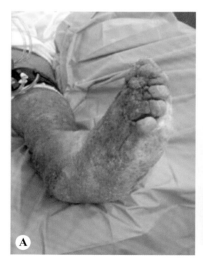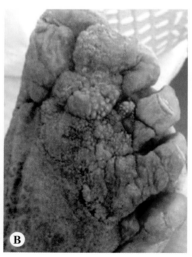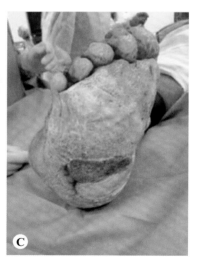

▲ 图 15-2 术前右足

A. 足踝内翻和肿胀表明晚期畸形，踝关节离断术前使用止血带；B. 慢性水肿引起的广泛疣；C. 足底表面，可见中足塌陷导致的圆形足底以及既往手术残留瘢痕

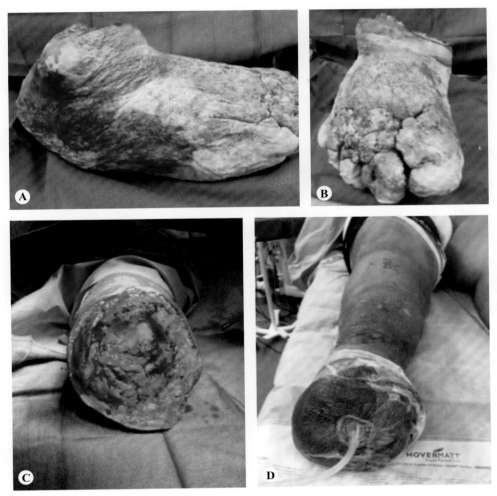

▲ 图 15-3 开放性踝关节离断

A. 截肢足侧面观；B. 截肢足正面观；C. 关节离断后的开放性伤口；D. 负压伤口治疗在开放性伤口中的应用

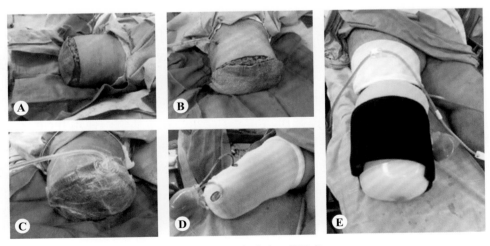

▲ 图 15-4 完成膝下截肢术

A. 膝下截肢残端内侧面，筋膜闭合，皮下组织开放；B. 前后位图，注意负压引流；C. 应用负压伤口治疗；D. 在术后即刻支具放置之前，在残肢创面套防护袜；E. 安装术后即刻支具

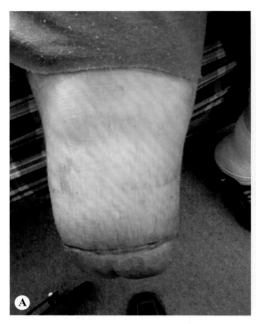 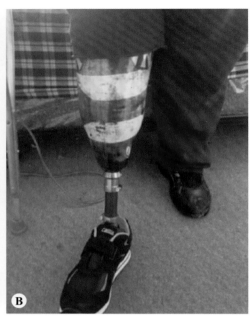

▲ 图 15-5　A. 术后 2 个月，残端愈合；B. 术后 10 周，安装假肢

NPWT 在每个分期扮演不同的角色。踝关节离断后，VAC 使用的主要目的是减少水肿，协助细菌清除，从而减少炎症。为了确保踝关节离断后 24～48h 的充分止血，VAC 不能直接在手术室进行安装。夏科肢体血管丰富，立即应用 NPWT 可能导致中度失血。完成 BKA 后，NPWT 的目的是改善伤口愈合，特别是对于持续皮下积液的患者。在这种情况下，VAC 需立即在手术室安装，因为伤口的表面积较小，皮下脂肪不太可能出血。

五、术后即刻支具

手术的最后一步是在 BKA 后立即使用固定支具。传统上，柔软的加压敷料被用来覆盖 BKA 肢体创面。敷料每天更换一次，直到在初次假体安装前残端完全愈合。另外，IPOP 是一种刚性敷料，通常由塑料、玻璃纤维或两者结合制成。除了保持伸直的膝盖外，它还可以控制水肿、塑形和保护肢体。证据表明，这种敷料有助于减轻

疼痛。也许更重要的是，最近的研究也表明，使用 IPOP 可以降低手术翻修率，鼓励早期步行和康复，从而带来心理学益处，减少长时间卧床的并发症 [30-33]。

结论

我们仔细设计了夏科肢体截肢的方法，考虑到该疾病的独特病理生理学，以优化患者预后。该治疗策略以两期截肢为基础，假设新截肢的夏科肢体在创面闭合前需要进一步治疗。该方法通过使用 NPWT 来实现，NPWT 在减少水肿和炎症、加速伤口愈合方面起着关键作用。此外，采用合适的术后加压固定敷料，进一步确保了良好的结果，在本病例中使用 IPOP。我们的截肢策略证实了治疗糖尿病患者的伤口和处理夏科疾病患者的肢体都很复杂。它从多个角度解决了夏科疾病的血管增生和血管扩张的问题，考虑到需要"预处理"一个不太理想的伤口，这样可以减少伤口并发症和翻修手术。

参考文献

[1] Rogers LC, Frykberg RG, Armstrong DG, Boulton AJ, Edmonds M, Van GH, et al. The Charcot foot in diabetes. Diabetes Care. 2011;34(9):2123-9. https://doi.org/10.2337/dc11-0844.

[2] Alrashidi Y, Hugle T, Wiewiorski M, Herrera-Perez M, Valderrabano V. Surgical treatment options for the diabetic Charcot midfoot deformity. Clin Podiatr Med Surg. 2017;34(1):43-51. https://doi.org/10.1016/j.cpm.2016.07.006.

[3] Ettinger S, Stukenborg-Colsman C, Plaass C, Yao D, Claassen L, Berger S, et al. Tibiocalcaneal arthrodesis as a limb salvage procedure for complex hindfoot deformities. Arch Orthop Trauma Surg. 2016;136(4):457-62. https://doi.org/10.1007/s00402-016-2420-1.

[4] Stapleton JJ, Zgonis T. Surgical reconstruction of the diabetic Charcot foot: internal, external or combined fixation? Clin Podiatr Med Surg. 2012;29(3):425-33. https://doi.org/10.1016/j.cpm.2012.04.003.

[5] Schneekloth BJ, Lowery NJ, Wukich DK. Charcot neuroarthropathy in patients with diabetes: an updated systematic review of surgical management. J Foot Ankle Surg. 2016;55(3):586-90. https://doi.org/10.1053/j.jfas.2015.12.001.

[6] La Fontaine J, Lavery L, Jude E. Current concepts of Charcot foot in diabetic patients. Foot (Edinb). 2016;26:7-14. https://doi.org/10.1016/j.foot.2015.11.001.

[7] Ramanujam CL, Han D, Zgonis T. Lower extremity amputation and mortality rates in the reconstructed diabetic Charcot foot and ankle with external fixation: data analysis of 116 patients. Foot Ankle Spec. 2016;9(2):113-26. https://doi.org/10.1177/1938640015599036.

[8] Wukich DK, Sadoskas D, Vaudreuil NJ, Fourman M. Comparison of diabetic Charcot patients with and without foot wounds. Foot Ankle Int. 2017;38(2):140-8. https://doi.org/10.1177/1071100716673985.

[9] Lee L, Blume PA, Sumpio B. Charcot joint disease in diabetes mellitus. Ann Vasc Surg. 2003;17(5):571-80. https://doi.org/10.1007/s10016-003-0039-5.

[10] Donegan R, Sumpio B, Blume PA. Charcot foot and ankle with osteomyelitis. Diabet Foot Ankle. 2013;4(1):21361. https://doi.org/10.3402/dfa.v4i0.21361.

[11] Blume PA, Sumpio B, Schmidt B, Donegan R. Charcot neuroarthropathy of the foot and ankle: diagnosis and management strategies. Clin Podiatr Med Surg. 2014;31(1):151-72. https://doi.org/10.1016/j.cpm.2013.09.007.

[12] Koeck FX, Bobrik V, Fassold A, Grifka J, Kessler S, Straub RH. Marked loss of sympathetic nerve fibers in chronic Charcot foot of diabetic origin compared to ankle joint osteoarthritis. J Orthop Res. 2009;27(6):736-41. https://doi.org/10.1002/jor.20807.

[13] Sanders LJ. The Charcot foot: historical perspective 1827-2003. Diabetes Metab Res Rev. 2004;20(Suppl 1):S4-8.

[14] Chantelau E, Onvlee GJ. Charcot foot in diabetes: farewell to the neurotrophic theory. Horm Metab Res. 2006;38(6):361-7. https://doi.org/10.1055/s-2006-944525.

[15] Trieb K, Hofstatter SG. Pathophysiology and etiology of the Charcot foot. Der Orthopade. 2015;44(1):2-7. https://doi.org/10.1007/s00132-014-3049-9.

[16] Uccioli L, Sinistro A, Almerighi C, Ciaprini C, Cavazza A, Giurato L, et al. Proinflammatory modulation of the surface and cytokine phenotype of monocytes in patients with acute Charcot foot. Diabetes Care. 2010;33(2):350-5. https://doi.org/10.2337/dc09-1141.

[17] Akopian A, Demulder A, Ouriaghli F, Corazza F, Fondu P, Bergmann P. Effects of CGRP on human osteoclast-like cell formation: a possible connection with the bone loss in neurological disorders. Peptides. 2000;21(4):559-64.

[18] La Fontaine J, Harkless LB, Sylvia VL, Carnes D, Heim-Hall J, Jude E. Levels of endothelial nitric oxide synthase and calcitonin gene-related peptide in the Charcot foot: a pilot study. J Foot Ankle Surg. 2008;47(5):424-9. https://doi.org/10.1053/j.jfas.2008.05.009.

[19] Kaynak G, Birsel O, Guven MF, Ogut T. An overview of the Charcot foot pathophysiology. Diabet Foot Ankle. 2013;4(1):21117. https://doi.org/10.3402/dfa.v4i0.21117.

[20] Jeffcoate WJ. Charcot neuro-osteoarthropathy. Diabetes Metab Res Rev. 2008;24(Suppl 1):S62-5. https://doi.org/10.1002/dmrr.837.

[21] Shapiro SA, Stansberry KB, Hill MA, Meyer MD, McNitt PM, Bhatt BA, et al. Normal blood flow response and vasomotion in the diabetic Charcot foot. J Diabetes Complicat. 1998;12(3):147-53.

[22] Baker N, Green A, Krishnan S, Rayman G. Microvascular and C-fiber function in diabetic charcot neuroarthropathy and diabetic peripheral neuropathy. Diabetes Care. 2007;30(12):3077-9. https://doi.org/10.2337/dc07-1063.

[23] Rajbhandari SM, Jenkins RC, Davies C, Tesfaye S. Charcot neuroarthropathy in diabetes mellitus. Diabetologia. 2002;45(8):1085-96. https://doi.org/10.1007/s00125-002-0885-7.

[24] Sumpio B, Thakor P, Mahler D, Blume P. Negative pressure wound therapy as postoperative dressing in below knee amputation stump closure of patients with chronic venous insufficiency. Wounds. 2011;23(10):301-8.

[25] Orgill DP, Manders EK, Sumpio BE, Lee RC, Attinger CE, Gurtner GC, et al. The mechanisms of action of vacuum assisted closure: more to learn. Surgery. 2009;146(1):40-51. https://doi.org/10.1016/j.surg.2009.02.002.

[26] Morykwas MJ, Argenta LC, Shelton-Brown EI, McGuirt W. Vacuum-assisted closure: a new method for wound control and treatment: animal studies and basic foundation.

Ann Plast Surg. 1997;38(6):553-62.

[27] Argenta LC, Morykwas MJ. Vacuum-assisted closure: a new method for wound control and treatment: clinical experience. Ann Plast Surg. 1997;38(6):563-76. discussion 577.

[28] Tanaka T, Panthee N, Itoda Y, Yamauchi N, Fukayama M, Ono M. Negative pressure wound therapy induces early wound healing by increased and accelerated expression of vascular endothelial growth factor receptors. Eur J Plast Surg. 2016;39:247-56. https://doi.org/10.1007/s00238-016-1200-z.

[29] Yang SL, Han R, Liu Y, Hu LY, Li XL, Zhu LY. Negative pressure wound therapy is associated with up-regulation of bFGF and ERK1/2 in human diabetic foot wounds. Wound Repair Regen. 2014;22(4):548-54. https://doi.org/10.1111/wrr.12195.

[30] Folsom D, King T, Rubin JR. Lower-extremity amputation with immediate postoperative prosthetic placement. Am J Surg. 1992;164(4):320-2.

[31] Ali MM, Loretz L, Shea A, Poorvu E, Robinson WP, Schanzer A, et al. A contemporary comparative analysis of immediate postoperative prosthesis placement following below-knee amputation. Ann Vasc Surg. 2013;27(8):1146-53. https://doi.org/10.1016/j.avsg.2012.10.031.

[32] Schon LC, Short KW, Soupiou O, Noll K, Rheinstein J. Benefits of early prosthetic management of transtibial amputees: a prospective clinical study of a prefabricated prosthesis. Foot Ankle Int. 2002;23(6):509-14.

[33] Sumpio B, Shine SR, Mahler D, Sumpio BE. A comparison of immediate postoperative rigid and soft dressings for below-knee amputations. Ann Vasc Surg. 2013;27(6):774-80. https://doi.org/10.1016/j.avsg.2013.03.007.

第三篇 缺血性足

Ischemic Foot

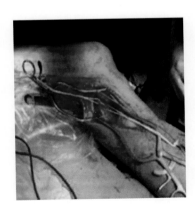
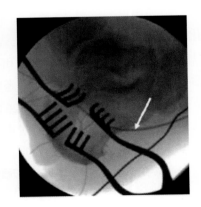
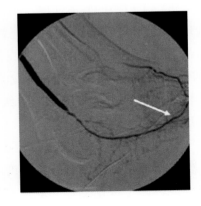

第16章 缺血性足的保肢方法与流程
Introduction to the Ischaemic Foot: Limb Salvage Pathway and Algorithm

Michael E. Edmonds　Bauer E. Sumpio　Daina Walton　Nina L. Petrova　著

一、当前治疗的基本原理

最近,包括糖尿病缺血性足在内的缺血性足的治疗方法发生了改变。以往特别关注的是危重缺血性足这种临床疾病,由于灌注明显减少,除非进行血供重建,否则将导致组织坏死和坏疽。

最近对不太严重的缺血但对肢体仍有威胁的情况的关注在《全球血管指南》(*Global Vascular Guidelines*)中得到了集中体现,该指南最近提出了"慢性肢体威胁性缺血"一词,包括了从严重缺血(即先前的危重缺血)到轻度或中度缺血的不同程度缺血的患者群体,通常会延迟伤口愈合并增加截肢风险[1]。

最新的外周动脉疾病 WIfI 分级就是例证[2]。缺血级别从 WIfI 3 级需要血供重建的严重缺血,到不太严重的缺血,包括 WIfI 缺血 1 级和 2 级。WIfI 缺血 1 级和 2 级是指在 4~6 周的治疗后,尽管进行了适当的肢体处理,如感染控制和伤口处理,但肢体伤口仍无好转甚至恶化,可选择性地从血供重建中获益的情况。在糖尿病患者中,WIfI 缺血 1 级和 2 级是指常并发溃疡和感染的神经性缺血性足,而 WIfI 缺血 3 级是指危重缺血性足。

WIfI 分级不仅关注缺血,还鼓励临床医生评估伤口或坏疽的范围和感染程度。按照 WIfI 分级标准,医生根据创面、缺血和感染的程度对受缺血威胁肢体进行客观分类[2]。根据估计的肢体缺损风险,再分为四个阶段。多项研究证实,WIfI 分级是截肢率增加、住院时间延长和需要再次干预的预测因素[3-5]。

《全球血管指南》还建议采用全球肢体解剖分期系统(Global Limb Anatomic Staging System,GLASS),该系统被用于评估股 – 腘和胫骨两节段动脉血管系统,目的是恢复一条到足部的动脉通路。恢复到足部的直线血流是血供重建的主要目标,尤其是在组织缺损的患者中更为重要。GLASS 评估腿部各种病变的分布和严重程度,并根据血管内介入治疗的成功概率对其进行分级[6]。

二、糖尿病缺血性足的治疗

(一)步骤 1:将糖尿病缺血性足分为神经性缺血性足、危重缺血性足和急性缺血性足

如图 16-1 所示,在临床上根据临床表现(见第 17 章)和血流动力学参数(见第 18 章和第 19 章),将糖尿病缺血性足分为神经性缺血性足、危重缺血性足和急性缺血性足是非常重要的。临床上还应特别考虑另外两种缺血表现,即肾性缺血性足(见第 26 章)和夏科缺血性足(见第 27 章)。缺血性足溃疡的糖尿病患者,如果出现心力衰竭和需要透析,则面临较高的截肢和死亡风险[7]。

(二)步骤 2 和步骤 3

第 2 步是血供重建,第 3 步是清创和伤口处

理。然而，每种方法的顺序和时间取决于缺血的程度、组织缺损的范围和任何并发感染的情况。

（三）步骤2：血供重建

在这一步中，血供重建通过无创评估（见第18章）、数字减影技术、计算机断层扫描（computed tomography，CT）和磁共振血管成像（见第20章）的初步评估后实施。

急性缺血性足需要立即进行血供重建，危重缺血性足也需要紧急血供重建（图16-1）。对于神经性缺血性足，要对血供重建进行计划，这取决于组织缺损范围和并发感染的程度（见第23章和第24章）。

血供重建可通过血管内技术（见第21章和第22章）或在充分考虑由已命名血管供血的血供区这一理念的前提下通过开放式外科搭桥手术进行（见第23章至第25章）。第23章探讨了血管内和搭桥手术两者联合的手术效果。

近年来，深静脉动脉化已在严重肢体缺血包括肾衰竭和透析的患者（见第26章）中被应用。各种各样的技术已被使用，经皮手术也被描

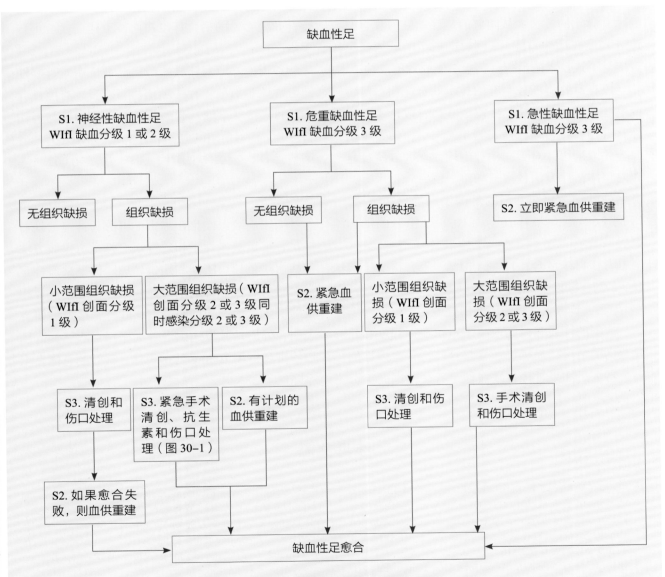

▲ 图 16-1　糖尿病缺血性足的保肢流程

创面、缺血和足部感染的 WIfI 分级已在开篇中解释，前级数字（S1～S3）是指文中描述的干预步骤

述。术者使用超声引导的交叉方法建立动静脉瘘，从动脉到静脉放置一个交叉支架，将血流转移到外周静脉系统[8]。7 例严重肢体缺血且没有机会进行传统的血管内或外科血供重建手术的患者被招募到一项实验性研究中，以确定经皮深静脉动脉化的安全性。7 例患者中有 5 例在 12 个月时伤口完全愈合，中位愈合时间为 4.6 个月。5 例患者进行了 1 个或多个足趾的截肢，2 例患者在 12 个月内进行了主要肢体的截肢，保肢率为 71%。

Gandini 等描述了一种经血管内的远端足底静脉动脉化的方法：从闭塞的足底动脉内膜下通道进入足底远端静脉。9 例长期透析的糖尿病患者接受了该技术的治疗，其中 7 例取得了成功[9]。

还有研究将三种互补的技术联合应用：足背或足底静脉手术搭桥，经皮球囊血管成形术对足静脉进行瓣膜切除，栓塞侧支使末梢血液集中供血。关键是用针对不同病理生理变化的多阶段血管内整体治疗方法替代某种单一的血管手术，并将足静脉动脉化与专门的足部手术治疗相结合。25 例（69%）侧肢体在平均 10.8±2 个月的随访中保肢成功，16 例（44%）侧肢体伤口愈合；9 例患者伤口未愈合，11 例（31%）患者接受了截肢（2 例在膝以下，9 例在膝以上）[10]。

（四）步骤 3：清创和伤口处理

清创的性质和时间取决于组织缺损程度和并发感染的情况，而感染通常是神经性缺血性足的一个特征。如果神经性缺血性足有大范围的组织缺损，包括 WIfI 2 级或 3 级伤口，这通常是由 WIfI 2 级或 3 级感染引起的，需要紧急进行手术清创，并在伤口处理后使用抗生素（见第 28 章至第 30 章）。如果有大范围的组织缺损或随后伤口愈合非常缓慢，则需要进行血供重建（图 16-1）。小范围的组织缺损应在门诊进行彻底清创，或必要时清创手术后进行伤口处理。

危重缺血性足需要紧急血供重建。如果有大范围组织缺损，无论是否感染，最好同时进行外科清创手术，必要时使用抗生素（图 30-1）。对于小范围的组织缺损，清创可以在门诊进行；如果必要的话，可以在血供重建前或后进行手术。

最近，蔗糖八硫酸盐敷料已被证明对神经性缺血性溃疡有效。在一项随机、双盲、对照试验中，48% 接受蔗糖八硫酸盐敷料治疗的参与者伤口愈合，而对照组的愈合率为 30%（95%CI 5～30；调整后 OR=2.60，95%CI 1.43～4.73；P=0.002）[11]。

结论

糖尿病缺血性足在临床上可分为神经性缺血性足、危重缺血性足和急性缺血性足。保肢方法包括血供重建、清创和伤口处理。但是缺血性足常与感染有关，特别是神经性缺血性足，需要积极的抗生素治疗和彻底清创。此外，最近的研究表明，外周动脉疾病患者每天服用 2 次 2.5mg 利伐沙班和每天 100mg 阿司匹林，截肢的总体发生率降低了 58%[12]。

参考文献

[1] Aboyans V, Ricco J-B, Bartelink MEL, Björck M, Brodmann M, Cohnert T, et al. 2017 ESC Guidelines on the Diagnosis and Treatment of Peripheral Arterial Diseases, in collaboration with the European Society for Vascular Surgery (ESVS). Eur Heart J. 2018;39(9):763-816.

[2] Mills JL Sr, Conte MS, Armstrong DG, Pomposelli FB, Schanzer A, Sidawy AN, et al. The Society for Vascular Surgery Lower Extremity Threatened Limb Classification System: risk stratification based on wound, ischemia, and foot infection (WIfI). J Vasc Surg. 2014;59(1):220-34. e1-2

[3] Darling J, McCallum J, Soden P, Guzman R, Wyers M, Hamdan D, et al. Predictive ability of the Society for Vascular Surgery Wound, Ischemia, and foot Infection (WIfI) classification system after first-time lower extremity revascularizations. J Vasc Surg. 2017;65:695-704.

[4] Ward R, Dunn J, Clavijo L, Shavelle D, Rowe VC, Woo

K. Outcomes of critical limb ischemia in an urban, safety net hospital population with high WIfI amputation scores. Ann Vasc Surg. 2017;38:84-9.

[5] Zhan L, Branco B, Armstrong D, Mills J Sr. The Society for Vascular Surgery lower extremity threatened limb classification system based on Wound, Ischemia, and foot Infection (WIfI) correlates with risk of major amputation and time to wound healing. J Vasc Surg. 2015;61:939-44.

[6] Kodama A, Meecham L, Popplewell M, Bate G, Bradbury A. Validation of the Global Anatomic Staging System (GLASS) using the BASIL-1 best endovascular therapy Cohort. Eur J Vasc Endovasc Surg. 2018;56(6):e27. https://doi.org/10.1016/j.ejvs.2018.08.015.

[7] Meloni M, Izzo V, Giurato L, Cervelli V, Gandini R, Uccioli L. Impact of heart failure and dialysis in the prognosis of diabetic patients with ischemic foot ulcers. J Clin Transl Endocrinol. 2018;11:31-5. https://doi.org/10.1016/j.jcte. 2018. 01.002.

[8] Kum S, Tan YK, Schreve MA. Midterm outcomes from a pilot study of percutaneous deep vein arterialization for the treatment of no-option critical limb ischemia. J Endovasc Ther. 2017;24:619-26.

[9] Gandini R, Merolla S, Scaggiante J, Meloni M, Giurato L, Uccioli L, et al. Endovascular distal plantar vein arterialization in dialysis patients with no-option critical limb ischemia and posterior tibial artery occlusion: a technique for limb salvage in a challenging patient subset. J Endovasc Ther. 2018;25:127-32.

[10] Ferraresi R, Casini A, Losurdo F, Caminiti M, Ucci A, Longhi M, et al. Hybrid foot vein arterialization in no-option patients with critical limb ischemia: a preliminary report. J Endovasc Ther. 2019;26(1):7-17. https://doi.org/10.1177/1526602818820792.

[11] Edmonds M, Lázaro-Martínez Jl, Alfayate-García JM, Martini J, Petit JM, Rayman G, et al. Sucrose octasulfate dressing versus control dressing in patients with neuroischaemic diabetic foot ulcers (Explorer): an international, multicentre, double-blind, randomised, controlled trial. The Lancet Diabetes and Endocrinology. 2018;6(3):186-196.

[12] Anand SS, Caron F, Eikelboom JW, Bosch J, Dyal L, Aboyans V, et al. Major Adverse Limb Events and Mortality in Patients With Peripheral Artery Disease: The COMPASS Trial. J Am Coll Cardiol. 2018:71(20):2306-15.

第 17 章　缺血性足概述
Presentation of Ischaemic Foot

Michael E. Edmonds　Marcus Simmgen　Bauer E. Sumpio　著

一、糖尿病缺血性足

外周动脉疾病已成为导致糖尿病缺血性足日益增加的原因[1, 2]。缺血性足的表现包括神经性缺血性足、危重缺血性足和急性缺血性足[3, 4]。感染常使神经性缺血性足复杂化，并可引起脓毒性血管炎，进而导致坏死和糖尿病足发作。对于危重缺血性足和急性缺血性足，缺血本身即可导致组织坏死和糖尿病足发作。最新的指南提出了术语"慢性肢体威胁性缺血"取代"危重缺血"。这一新的分类包括神经性缺血性足和危重缺血性足，因此不同程度的缺血，可延迟伤口愈合并增加截肢风险[5]。然而，在目前的出版物中，神经性缺血性足和危重缺血性足仍分属于两个种类，因为在糖尿病患者群体中，它们有显著不同的临床表现和发病机制。

伴有肾衰竭的糖尿病患者的外周动脉疾病虽然不是缺血性足的一个主要分类，但通常表现为明显的坏死病变。这不一定与感染有关，但可能是由足部小动脉疾病引起，被称为肾性缺血性足。坏死的另一种表现是多见于足趾动脉的栓塞。

二、神经性缺血性足

神经性缺血性足的特征是腿和足动脉狭窄或闭塞造成缺血，以及易导致溃疡发生的神经性病变[3]。缺血程度轻至中度。在没有轻微创伤和溃疡的情况下，神经性缺血性足的灌注通常足以维持组织的完整，但不足以治愈溃疡或控制复杂的感染。

组织缺损和感染在临床上很常见。由于周围神经病变，可能不会出现跛行和静息痛[3]。神经性缺血性足的溃疡通常发生在足骨突出处的边缘。神经性缺血性足发生溃疡前的典型征兆是皮肤变红，这在深色皮肤中很难发现。它通常是由于鞋子太紧或穿不系带的懒人鞋对容易受伤的足边缘反复摩擦，就导致了大疱或水疱的形成，大疱可发展成浅溃疡，其基底部有稀疏的苍白颗粒或淡黄色紧密附着的坏死组织。对骨突起的压力直接导致表层溃疡，若没有及时解除压迫，会进一步导致肌腱和骨显露的全层溃疡。

溃疡、组织缺损和坏死大多发生在前足，特别是在内侧（图 17-1）和外侧（图 17-2），但最常见的部位是足趾的趾尖和边缘处（图 17-3）。如果趾甲太厚，它们会把压力传递到甲床上，导致趾甲下的溃疡。

三、危重缺血性足

糖尿病患者的外周动脉疾病通常持续进展，最终导致动脉灌注量极低。肢体灌注减少导致生存力处于临界，缺血非常严重以至于威胁到组织的完整性，即危重缺血的情况。最终血供的减少通常是由血栓形成或栓塞引起的，使已有的动脉粥样硬化疾病更复杂[6]。

足部可能出现疼痛，但这取决于缺血和神经病变的程度。这种疼痛可以通过降低足的位置来缓解，如将足悬在床边。危重缺血的典型症状是足部抬高时变苍白，落下后变为红色，称之为Buerger试验阳性（图17-4）。粉红色伴有疼痛的红色"日落足"和紧绷发亮的皮肤是危重缺血的典型表现。危重缺血性足最终会发展为局部溃疡和坏死。除非进行足部血供重建，否则足趾可能会发绀并发展为坏死（图17-5）。

四、急性缺血性足

急性缺血通常是由股浅动脉或腘动脉粥样硬化狭窄并发的突然出现的血栓形成引起，或者由主动脉、髂动脉、股动脉或腘动脉近端动脉粥样硬化的斑块栓塞所致。栓子也可能起源于心房颤动或心肌梗死后的心脏。急性缺血表现为腿部突然出现严重且持续的疼痛，并伴有足部苍白，随后迅速出现花斑、变成青灰色。疼痛的严重程度

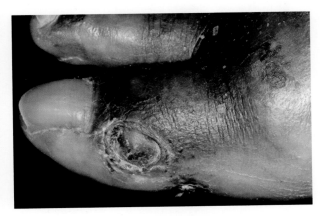

▲ 图 17-1 第 1 趾内侧缺血性溃疡

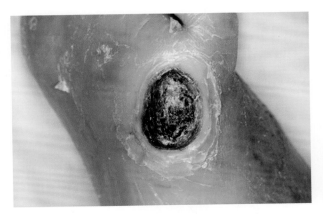

▲ 图 17-2 第 5 跖骨头外侧坏死溃疡

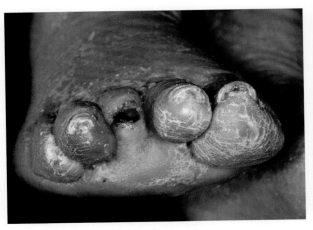

▲ 图 17-3 第 4 趾尖坏死，第 3 趾部分截肢

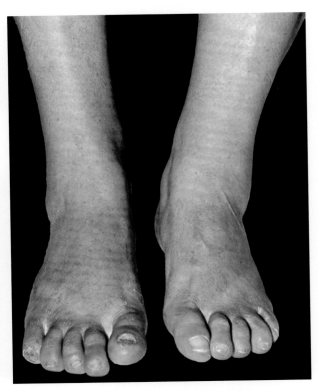

▲ 图 17-4 危重缺血的右足下垂后变红

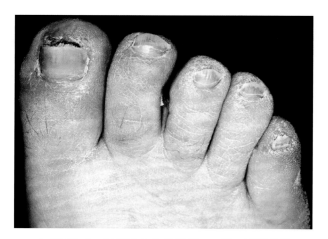

▲ 图 17-5　危重缺血性足伴第 1、第 2 足趾发绀

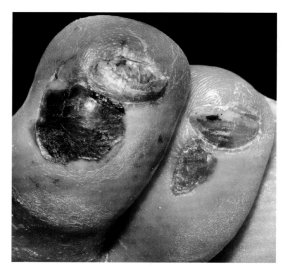

▲ 图 17-6　肾性缺血性足足趾局部坏死

取决于神经病变的程度。灌注不足会导致麻木、感觉异常，最终导致瘫痪，足会变得非常凉。但是由于糖尿病患者合并感觉神经病变，可能并不会出现严重的感觉异常，这就降低了缺血性疼痛的严重程度，可能导致症状延迟出现。除了足部苍白外，急性缺血时还会出现足趾的蓝紫色改变和足趾坏死。皮肤永久性花斑和肌肉压痛表明肢体可能是不可逆性缺血的表现。

五、肾性缺血性足

合并终末期肾衰竭的糖尿病患者通常在膝和踝以下的动脉存在严重钙化及狭窄[7]。这些患者典型表现为足趾自发性干性坏死[8]（图 17-6）。趾部坏死可因外伤引起，并可扩散到中足和后足（图 17-7）。并发感染很常见。

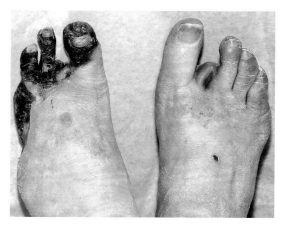

▲ 图 17-7　左侧肾性缺血性足的足趾坏死和先前的小范围截肢

六、足趾栓塞

坏死尤其是足趾坏死的一个原因，是足趾动脉栓塞，通常源于主动脉和腿部动脉的动脉粥样硬化斑块脱落[8]。在血管成形术中，栓子有时会从动脉斑块上脱落。最初的征象可能是界限分明的淡蓝色或紫色变色，但很快发展为坏死（图17-8）。如果坏死区域没有感染，就会变干并逐渐干瘪。足部微栓子表现为疼痛的瘀点病变，压迫时不会发白。

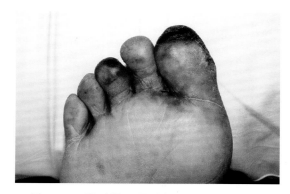

▲ 图 17-8　足趾栓子导致第 1、第 3 趾尖坏死，第 2 趾变色

参考文献

[1] Armstrong DG, Cohen K, Courric S, Bharara M, Marston W. Diabetic foot ulcers and vascular insufficiency: our population has changed, but our methods have not. J Diabetes Sci Technol. 2011;5(6):1591-5.

[2] Ndip A, Jude E. Emerging evidence for neuroischemic diabetic foot ulcers: model of care and how to adapt practice. Int J Low Extrem Wounds. 2009;8(2):82-94. https://doi.org/10.1177/1534734609336948.

[3] Edmonds M. Facts that every vascular surgeon needs to know about the diabetic foot. J Cardiovasc Surg. 2014;55(2 Suppl 1):255-63.

[4] Huang DY, Wilkins CJ, Evans DR, Ammar T, Deane C, Vas PR, et al. The diabetic foot: the importance of coordinated care. Semin Intervent Radiol. 2014;31(4):307-12.

[5] Aboyans V, Ricco J-B, Bartelink M-l EL, Björck M, Brodmann M, Cohnert T, et al. 2017 ESC Guidelines on the Diagnosis and Treatment of Peripheral Arterial Diseases, in collaboration with the European Society for Vascular Surgery (ESVS). Eur Heart J. 2018;39(9):763-816.

[6] American Diabetes Association. Peripheral arterial disease in people with diabetes. Diabetes Care. 2003;26:3333-41.

[7] Faglia E. Characteristics of peripheral arterial disease and its relevance to the diabetic population. Int J Low Extrem Wounds. 2011;10(3):152-66.

[8] Edmonds ME, AVM Foster. Managing the diabetic foot. 3rd ed. Oxford: Wiley Blackwell; 2014.

第18章　缺血性足的无创评估（包括周围动脉移植物监测）

Ischaemic Foot: Noninvasive Assessment Including Surveillance of Peripheral Arterial Grafts

Chris Adusei Manu　Domenico Valenti　Benjamin J. Freedman　著

外周动脉疾病（peripheral artery disease，PAD）在糖尿病患者中更为常见，在罹患糖尿病足溃疡患者中，约有 50% 同时存在 PAD[1-3]。对于患者来说，一旦出现糖尿病足部溃疡就意味着患者有大肢体截肢的风险，5 年内死亡率超过 50%。然而，当患者出现下肢动脉粥样硬化性闭塞症为特征的 PAD 时，5 年死亡率则攀升至 70%。尽管我们对普通人群中罹患 PAD 的研究很多，但对糖尿病患者的 PAD 的评估和处理却知之甚少。糖尿病足的特殊性在于以下三种主要病理因素同时存在，即糖尿病周围神经病变、足部缺血和组织感染。糖尿病患者的 PAD 的临床表现往往比非糖尿病患者更为微妙。与非糖尿病患者中常见的周围动脉局灶性、近端动脉粥样硬化病变相比，糖尿病患者的动脉硬化是弥漫性的，病变更靠近肢体远端。更重要的是，糖尿病患者的 PAD 常常与感觉功能受损的周围神经病变同时出现。因此，糖尿病性 PAD 患者的下肢功能较非糖尿病性 PAD 患者更差[4]。此外，已确诊为 PAD 的糖尿病患者更容易突发动脉血栓而导致肢体缺血[5]，或者可能发生导致神经性缺血溃疡或感染的关键事件，甚至面临截肢风险。识别出有亚临床疾病的患者并制订预防策略，可能避免危及肢体的缺血。本章的目的是概述一些常见的非侵入性评估方法，从而评估原发性 PAD 及下肢动脉移植物的通畅性。

一、评估方式

（一）病史

临床病史采集是周围血管评估的重要部分，因其可敏锐地发现那些不易察觉的周围血管病变症状和体征，有利于全面评估病情。全面的病史采集包括询问之前是否有足部溃疡和截肢、是否存在其他微血管和大血管并发症、是否有视网膜病变、肾脏病变和其他心血管疾病的存在（表 18-1）；同时也应调查心血管危险因素，包括吸烟及持续时间；糖尿病患者也可能存在周围神经病变及肢端末梢的疾病，可能导致表 18-1 中所列出不容易被察觉到的某些血管症状。例如，典型的跛行和静息疼痛的症状在糖尿病和晚期神经病变患者中可能不太常见。但患者可能会陈诉一些更轻微的症状，如腿部疲劳感、行走速度减慢等，然而这些不太典型的症状可能会被遗漏或简单地归因于年龄增长。

表 18-1	通过临床病史采集进行无创评估的要点

既往史
- 截肢
- 血管成形术
- 血管手术
- 吸烟
- 夏科足

存在其他糖尿病并发症
- 视网膜病变
- 肾病
- 心血管并发症（缺血性心脏病、高血压、脑卒中）
- 神经病变

血管症状
- 静息痛
- 间歇性跛行
- 足冷或凉

在评估患者可能存在的外周血管损害时，需要从详细的临床病史中提取的关键信息

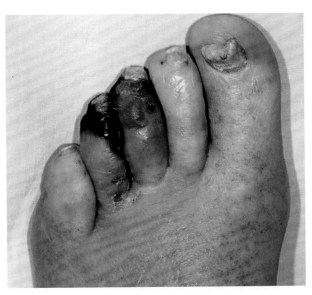

▲ 图 18-1 严重的足趾干性缺血坏死、趾甲变脆

（二）临床检查

全面的临床查体应该包括详细的视诊、触诊和必要的体格检查。患者的双足及下肢应在光线良好的条件下充分暴露、检查。检查者应仔细寻找血管病变的征象，如毛发脱失、皮肤变薄、跖骨间肌肉萎缩、皮肤颜色改变、趾甲增厚变脆。如果肢体出现严重缺血，查体时会发现组织损害和足趾坏疽的迹象（图 18-1）。对下肢血供的体格检查应包括股动脉、腘动脉、胫后动脉和足背动脉的触诊，以"存在"或"消失"来记录[6]。其他体格检查也应作为临床查体的一部分，包括毛细血管充盈时间，以及足部抬高时变苍白，放下后变为红色则提示严重缺血。全面的足部检查还应包括对患者所穿着鞋的舒适度的评估，以确保鞋子不会导致足部出现皮肤摩擦、红斑、水疱或胼胝形成。然而文献表明，即使患者足部动脉可触及搏动，其肢体动脉仍极可能并存 PAD；因此在评估肢体血液循环丧失程度时，需要其他非侵入性的外周循环检查对临床检查结果进行补充[7,8]。

（三）踝肱指数

Neumann 于 1930 年首次描述了下肢动脉压的测量方法[9]。1950 年，Winsor 首次在外周动脉疾病患者中使用踝肱指数（ABI）来评估病情[10]。测量 ABI 是诊断下肢血管功能不全的一种简单且容易重复的方法。使用标准多普勒超声探头或更先进的激光多普勒来测量踝关节血压（足背或胫后动脉），评估肢体远端的血流灌注。用踝部收缩压除以肱动脉收缩压可得出 ABI。0.9＜ABI＜1.3 是正常值；ABI＜0.8 时通常与跛行事件相关，但在糖尿病和周围神经病变患者中并不一定如此；ABI＜0.4 通常与缺血性静息痛和组织坏死有关（表 18-2）。因此，ABI 将这些患者进行亚组分类，是足部常规检查的重要参考指标。虽然 ABI 被用于衡量非糖尿病患者的肢端血流是否充分，但对于糖尿病患者，由于小动脉的管壁钙化使血管弹性下降，ABI 数值升高，其反应肢体血供的可靠性也随之下降[11,12]。因此，当 ABI＞1.3 时，往往是动脉壁钙化导致 ABI 假性升高的结果。然而，一个很有挑战性的问题是，当患者动脉中度狭窄时，由于动脉系统压力减小，动脉灌注不足，此时叠加动脉硬化因素，使得测量的 ABI 数值在正常范围内，误导观察者。因此，ABI 适合与多普勒波形质量主观评估一起来评估血供情况，来减少 ABI 数值的误差。

表 18-2　踝肱指数的解读	
踝肱指数范围	释　义
0.91～1.30	正常范围 *
0.70～0.90	轻度外周动脉阻塞
0.40～0.69	中度外周动脉阻塞
<0.40	重度外周动脉阻塞
>1.30	血管弹性差导致的数值假性升高

*. ABI 在 0.91～1.30 被设定为正常数值，当读数>1.30 时更有可能是受到血管壁钙化的影响。然而，值得注意的是，在糖尿病合并血管壁钙化的患者中，即使那些读数在设定的正常范围的患者，也可能有一定程度的外周动脉疾病

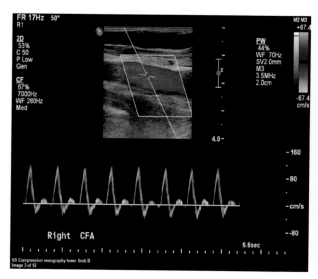

▲ 图 18-2　正常的外周动脉超声频谱信息，彩色血流及其特征性的三相多普勒波形

（四）多普勒超声扫描

多普勒超声扫描可用来评估下肢及足部动静脉的血流情况。高频超声波可测量经过血管的血流量，检测者可手动测量下肢血流量的解剖学指标（图 18-2）。

超声检测有助于诊疗各种循环系统疾病，并且无创、便捷、无风险，但检测非常依赖于检测者的主观判断。多普勒超声通过测量其音高（频率）的变化率来评估血流的速度，三相波或双相波形提示流速正常，而单相波提示血流减少（图 18-2）。在超声检查过程中，检查者手持传感器（探头）按压在待检区域的皮肤上，通过在相邻区域的移动获取信息。因此，如果在待检区域存在痛性溃疡，操作过程可能会受到限制。近来，胫动脉频谱分析已被证明是排除外周动脉疾病的最佳筛查工具[13]。因此，多普勒超声可以作为一种无创的评估外周血流情况的有效工具，有助于治疗方案的制订。

当患者的 ABI 在正常范围内，同时超声检测提示正常的三相波形，此时往往提示患者的周围动脉灌注良好。而 ABI 数值正常，但超声提示血液流速减慢伴单相波形，则表明患者需要进一步评估。当 ABI>1.3 时，推荐进行进一步评估，如趾肱指数（TBI）和经皮氧分压（TcPO₂）。

（五）趾肱指数

趾动脉被认为钙化的可能性很小，因此足趾动脉压测量似乎更可靠，更能反映趾动脉的真实情况。因此，TBI 被认为是反应糖尿病患者足部血流灌注情况的更有价值的指标[11, 12]。最近一项研究发现，TBI 有利于筛选那些需要进一步诊察的患者[13]。对于糖尿病和爪状趾患者，使用标准手持探头检测存在诸多困难；而使用激光多普勒，则可以更便捷、可靠地完成检测（图 18-3）。国际糖尿病足工作组的指南建议，如果 TBI≥0.75[14]，则 PAD 可能性很小；当足趾压力≥30mmHg 时，预期创面愈合率会至少提高 25%；但当足趾压力<30mmHg 时，应行紧急血管成像和血管重建术。然而，值得注意的是，足趾压力也可能和影响 ABI 相同的因素而导致假性升高，虽然影响程度可能不尽相同。因此，足趾压力的测量也应当与其他评估肢端循环的手段互为补充，如 TcPO₂、激光多普勒血流计。

（六）经皮氧分压

TcPO₂ 测量透过毛细血管经局部皮肤释放的氧气量，被认为是反映下肢测量区域内代谢状态的指标。TcPO₂ 在预测伤口愈合、确定安全的截肢平面、评估患者是否适合高压氧治疗方面非常

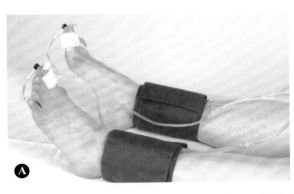 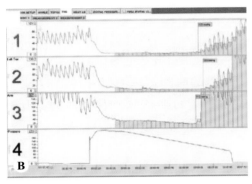

▲ 图 18-3　图中所示用激光多普勒测量趾肱指数

A. 激光探头、足趾袖带、踝部袖带的位置；B. 以足趾动脉压测量为例：1、2、3 通道分别显示右足足趾、左足足趾和上臂动脉压，4 通道显示当袖带中压力上升时血流被阻断，而压力下降时，血管再灌注如 1、2、3 通道波形所示，当血液重新灌注时袖带的压力即为足趾动脉收缩压（图片由 Perimed AB 提供）

有意义。$TcPO_2$ 测定也被推荐为量化缺血严重程度的指标，并对严重缺血患者进行预后分层，同时也有助于诊断动脉钙化和截趾患者的周围血管病变。然而，需要注意的是，$TcPO_2$ 检测是一种床旁技术，应该由经过培训的医疗专业人员进行标准化操作。图 18-4 展示了该项技术的操作过程。$TcPO_2 > 40mmHg$ 被认为皮肤溃疡愈合会较好；而当 $TcPO_2 < 25mmHg$ 时，则与 PAD 和伤口愈合不良有关；当数值在 25～40mmHg 时，被认为是中度 PAD[14]。在低 $TcPO_2$ 压力的患者中，也可以使用胸部或前臂设置参考点，并测量其对吸氧的反应性。

（七）脉搏波传导速度

脉搏波传导速度（pulse wave velocity，PWV）是对动脉壁硬度的测量，也就是压力波沿着血管移动的速率。它已被确定为是包括老年人，以及终末期肾病、糖尿病和高血压患者在内的各种成人人群中心血管发病率和死亡率的一个高度可靠

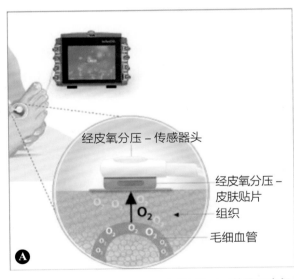 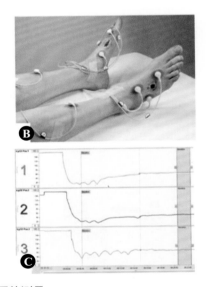

经皮氧分压 - 传感器头

经皮氧分压 - 皮肤贴片组织

毛细血管

▲ 图 18-4　前足经皮氧分压的测量

A. 图中显示通过传感器测量氧分压，该传感器能够量化从毛细血管内扩散到组织间隙中，并且未被细胞新陈代谢消耗掉的多余氧气；B. 传感器 1、2、3 分别放置在足部伤口周围，以获取读数；C. 首先显示校准曲线，然后显示经皮氧分压逐渐升高，15～20min 后达到稳定状态，该水平被视为经皮氧分压的数值（图片由 Perimed AB 提供）

的预后参数。PWV 可以通过使用两个压力导管来收集，这些压力导管彼此之间的距离已知，称为脉冲波距离。压力波从上游压力导管到达下游压力导管所需的时间提供了脉冲传输时间。然后，PWV 可以通过距离除以传输时间来计算，进而提供了一种心血管健康的衡量指标。

（八）皮肤灌注压

皮肤灌注压（skin perfusion pressure，SPP）是反映被测量区域里微循环局部压力的指标。它已被成功地应用于确定截肢平面，特别是在考虑为患者进行大肢体的截肢的情况下。皮肤灌注压的含义类似于毛细血管充盈时间，应用压力来测量血液的回流情况。实际操作程序类似于踝部压力测量，不同之处是用于检测回流的探头类型（图 18-5）。探头位于压力袖带的下方，然后在加压和减压时检测该区域的压力变化。在皮肤灌流压力≥40mmHg 时，试验前愈合的概率增加了至少 25%[15]。

（九）热刺激测试

热刺激测试可以用来评估组织活力和微循环损伤程度（图 18-6）。作为对局部加热的反应，血液灌注量增加反映了皮下组织的储备能力和内皮功能。上述指标是成为预测组织愈合能力、确定截肢平面的重要参数，并可与周围血管系统的其他无创评估方法联合应用。

（十）多普勒超声扫描

目前，下肢动脉超声成像已成为确定阻塞性

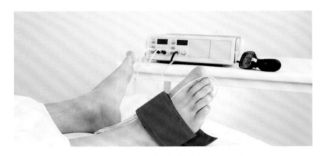

▲ 图 18-5　皮肤灌注压的测量
测量过程类似于足踝压力，不同之处在于检测回流的探头位于压力袖带下方（图片由 Perimed AB 提供）

病变的解剖位置、严重程度和范围的最重要的无创性研究手段。将灰阶图像与彩色血流多普勒、频谱多普勒波形实时分析相结合，可以准确检测从腹主动脉到趾动脉水平全部下肢的狭窄和闭塞性病变。图 18-2 展示了外周动脉的正常表相，即彩色血流图像和以三相波形为特征的频谱多普勒信息。虽然超声结果的可靠性被认为受操作者影响，但有经验的检查者提供的信息足够可靠，可以为进一步介入治疗和开放性外科手术提供帮助。

对糖尿病患者进行常规和特定的多普勒扫描时存在诸多挑战。腹主动脉和髂动脉的成像可能受肠道气体的干扰，导致成像模糊。动脉内壁钙化也会使管腔成像模糊，导致影像细节丢失，但对血流动力学有较好理解的检测者可以根据模糊段上下游检测到的血流影像做出解释。图 18-7 显示，尽管病变段没有良好显像，但通过钙化段

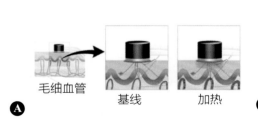
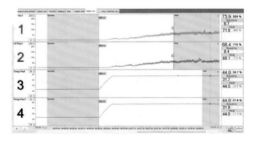

▲ 图 18-6　热刺激测试图解
A. 利用激光多普勒与热探头相结合的方法，显示毛细血管床在基线水平的血流，以及加热时血流增加的情况；B. 组织被加热，通道 1、2 分别显示当组织温度升高时，左、右两侧足背血流增加；通道 3、4 分别显示，当电极加热到 44℃ 时组织温度升高。局部加热前后血流灌注变化是衡量组织储备能力的指标（图片由 Perimed AB 提供）

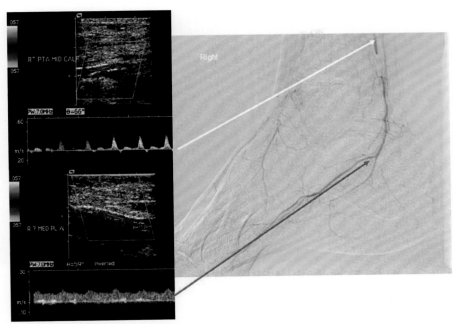

▲ 图 18-7　尽管病变段没有良好显像，但通过钙化段上下游波形，可给出有意义的血流动力学诊断。白箭提示病变上游的三相波形，红箭提示病变下方的单相波形

上下游波形可给出有意义的血流动力学诊断。

多普勒超声的优点

超声相对于其他成像手段的优势已经得到充分证明，即与 CT 和 MRI 相比具有成本低、容易获得和非侵入性（无须肾毒性对比剂）。对于糖尿病患者而言，超声还有一些特定的优势没有被得到很好的认识。远端动脉外科搭桥术（包括踝关节水平以远的动脉）的需求越来越大。然而，很多潜在的需要行搭桥手术的部位并没有被金标准的成像技术恰当地鉴别出来。图 18-8A 显示了正常足背动脉的清晰图像。图 18-8B 显示了尽管血流很差，但足背动脉仍在很大范围上通畅。

超声对需要"超远端"搭桥手术的患者尤其有效。使用现代小型、超高频传感器，足部动脉由于其位置浅表，在这个节段上可以很好地显像。图 18-9 展示了 1 例患者在其他医学中心的血管造影未能显示任何搭桥的受体动脉，无法进行血管重建术而拟行膝下截肢，但超声扫描提示踝部动脉以远有一条通畅的动脉，随后成功地进行了远端搭桥术。图 18-10 展示了另 1 例患者，

看起来足部无动脉供血，但多普勒超声提示足背动脉通畅。

随着糖尿病并发症（如肾衰竭）患者的增多，血管造影中常规使用的对比剂的肾毒性不能被忽视。在许多患者中，仅使用超声扫描就可以为他们制订搭桥术前计划。足背动脉和胫后动脉的血管成形术、极远端搭桥术是治疗和处理远端动脉疾病的方法。超声检测对诊断那些未被普遍认知的疾病变得尤为重要。例如，一些患者在踝关节水平的多普勒波形正常，他们的足部溃疡以前可能被认为是单纯的神经性病变或压迫性溃疡，但超声可以发现踝关节水平以远的血管严重狭窄病变。图 18-11 显示了 1 例足部大面积溃疡伴有踝关节水平以远动脉严重狭窄的病例。

超声图像不具有血管造影或 CTA 那样直观的容易理解的影像。确保血管外科医生信任超声检测的可靠性一直是许多医疗中心面临的挑战。用图解简略图来描述扫描图像能提高医生对超声报告的信心，在某些情况下能减少验证性替代成像的需要。图 18-12 列出了一个例子。

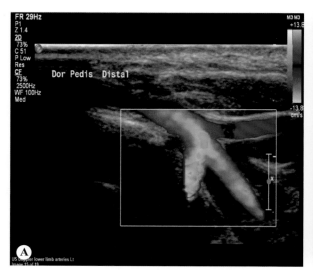
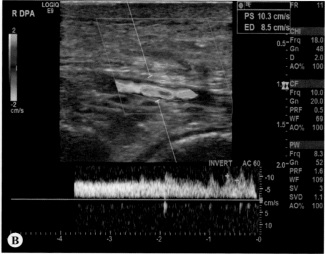

▲ 图 18-8　**A.** 正常足背动脉及分支；**B.** 足背动脉流动很差，但管腔通畅

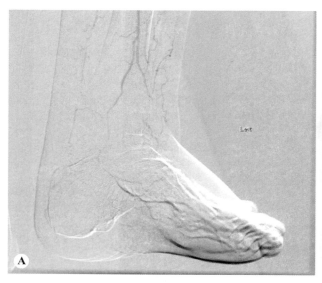
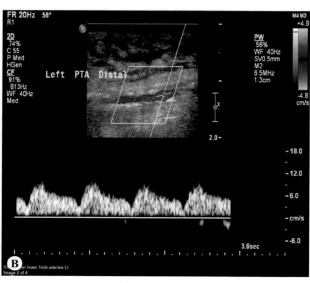

▲ 图 18-9　**A.** 血管造影未显示任何可供搭桥的受体动脉；**B.** 多普勒超声提示胫后动脉在踝关节水平以远通畅，随后成功地进行了远端血管搭桥

二、多普勒超声与移植物监测

多普勒超声在接受下肢搭桥术患者的检测中具有重要价值，主要用于提前发现和治疗可能导致移植失败的病变。

移植失败的可能原因如下。

• 技术错误，包括静脉内膜瓣、移植血管扭曲或打结。这些通常在手术后 30 天内表现出来。

• 内膜增生（静脉移植物），影响管道和吻合口。这种情况通常发生在 30 天至 24 个月。

• 24 个月后的晚期失败是由于原有动脉疾病的进展，导致流入或流出不足。

移植物监测一直存在一些争议。Lundell 等进行的前瞻随机对照试验揭示了强化多普勒超声监测具有明显益处[16]。在接受调查的患者中，3 年辅助首次和再次通畅率分别为 78% 和 82%，而未进行监测的搭桥术通畅率分别为 53% 和 56%。

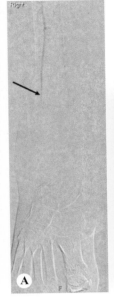

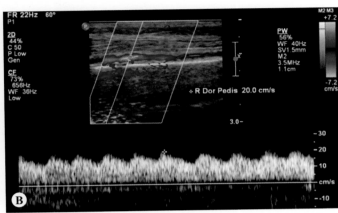

◀ 图 18-10 **A.** 血管造影提示足部无动脉供血；**B.** 多普勒超声提示足背动脉未闭

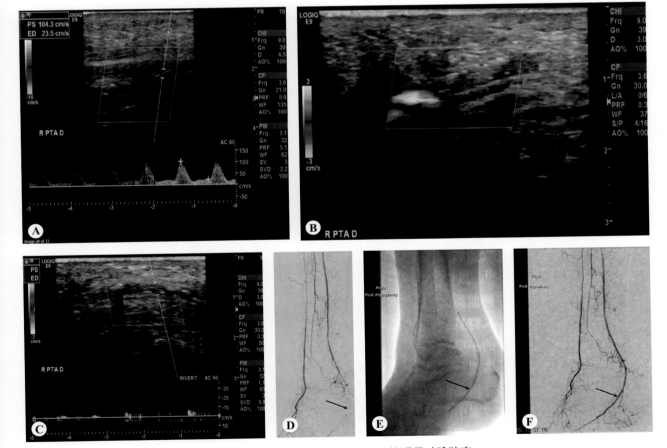

▲ 图 18-11 仅在踝关节水平以远的明显动脉狭窄

A. 踝关节以上水平胫后动脉血流速度良好；B. 踝关节水平的局限性胫后动脉闭塞；C. 踝关节以下有血流波形明显减弱；D. 血管造影术证实了超声的发现，未见踝关节以下的胫后动脉（箭）；E. 踝关节以下胫后动脉气囊扩张（箭）；F. 血管成形术后胫后动脉血流改善（箭）

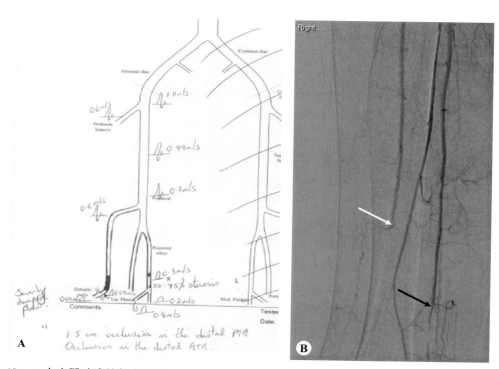

▲ 图 18-12　A. 右小腿动脉的超声扫描图报告，提示胫前、胫后动脉闭塞，腓动脉未闭（手绘示意）；B. 随后的血管造影显示胫前（白箭）和胫后动脉（黑箭）闭塞

然而，Davies 等报道了静脉移植物监测的随机试验结果，在该试验中，594 例搭桥手术患者被随机分为超声监测或非监测组。非监测组的 ABI 测量和临床检查与监测组的日程安排相同。两组患者的初次通畅率、辅助初次通畅率、二次通畅率和保肢率均无明显差异 [17]。虽然该随机对照试验数据不支持常规使用超声监测，但这项试验是基于非糖尿病患者为主要人群且大部分接受胭静脉搭桥的患者。虽然最近的一项系统综述得出结论，腹股沟下静脉移植物常规超声监测的证据基础仍然依赖于低等级证据，但是，超声应该被纳入下肢静脉移植物的监测方案中，可以根据情况和资源进行个性化调整 [18]。在国王学院医院，方案规定一旦溃疡痊愈，患者的随访将由科研人员主导，而不是外科医生。然而，如果超声发现明显的病变，则由外科团队紧急接替超声团队。

成功的腹股沟下搭桥术的血流动力学特征包括 ABI＞0.9 或 ABI 增加至少 0.15。收缩期峰值血流速度（peak systolic velocity，PSV）的增加可用于计算血流速比（velocity ratio，Vr），即狭窄部位的 PSV 除以狭窄近端正常血管段的 PSV。当 PSV 局灶性增加至 1.8～3.0cm/s、Vr 为 2.0～3.5 时，移植物血栓形成的风险增加。当 PSV 局灶性增加至＞300cm/s、Vr＞3.5、移植物峰值血流速度＜0.45m/s、ABI 下降＞0.15 时，移植物血栓形成的风险最高。因此，移植物内的峰值血流速度＜0.45m/s 是被广泛使用的预测移植物失败的标准 [19]。然而，远端搭桥的患者也能够获得溃疡愈合并长期保持移植血管通畅（平均血流速度较低）。血流速度连续降低的严重狭窄似乎是预测移植失败的更有价值的指标，但这是一个需要进一步研究才能确定诊断标准的领域。图 18-13 展示了一个从膝下到踝关节水平以下搭桥术病例，在连续扫描上速度减慢且严重的狭窄需要血管成形术，但移植段平均流速总是高于通常需要干预的阈值。

血管外科学会最近制订了血管外科动脉手术后的随访指南[20]。基于多普勒超声检测疾病的流行趋势，以及相对低成本和低风险，推荐采用临床检查、ABI 和多普勒超声对下肢静脉移植进行监测。监测包括早期术后基线评估，术后第 3、6、12 个月随访，此后至少每年进行一次。当超声发现未纠正的异常或使用替代静脉（大隐静脉除外）时，可以考虑更频繁的监测。

血管内治疗（endovascular therapy，EVT）后，指南建议在股 – 腘动脉 EVT 后第 1 个月内进行临床检查、ABI 和多普勒超声，以提供治疗后基线并评估残余狭窄。接受血管内支架干预的患者应该继续被监测 3 个月，然后每 6 个月监测一次，因为治疗血管内支架植入后再狭窄的难度会增加。对于接受血管成形术或动脉粥样硬化切除术的严重缺血的患者，也应被继续监测，因为如果干预失败，严重缺血症状复发风险增加。

指南还建议在胫动脉 EVT 后的第 1 个月内进行临床检查、ABI 和多普勒超声监测，以便提供治疗后基线并评估残余狭窄。术后 3 个月继续监

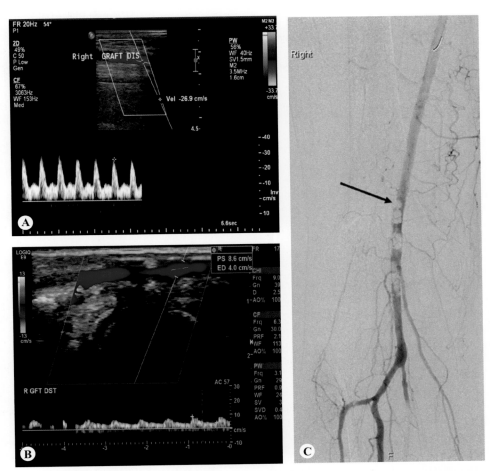

▲ 图 18–13 膝下至踝关节水平以下的搭桥术患者，连续扫描提示流速减慢，并且狭窄严重需要血管成形术，但移植段平均流速总是高于通常需要干预的阈值

A. 监测＞2 年，血流低于 0.45m/s，这通常是有风险的阈值，但足部病变已愈合，超声检查未发现严重狭窄，因此常规监测；B. 随后的监测显示，由于进行性流入性狭窄而出现血流速度下降和相关波形改变；C. 血管造影术显示腘动脉流入狭窄（箭）

测一次，然后每 6 个月监测一次。如果患者临床血管检查显示加重、静息痛复发、出现不愈合的伤口或组织丧失，应重复进行多普勒超声检查。

三、结论：无创血管检测的优势和劣势

各种非侵入性床边检查的优缺点已在表 18-3 中进行了描述和总结。从实用的角度来看，趾肱指数和胫动脉多普勒波形是有价值的床边检查，特别是作为筛查试验，用于排除外周动脉疾病。糖尿病患者外周动脉病变的评估和处理存在诸多困难，但非侵入性检查非常有价值，已经取代有创血管造影术作为诊断性检查手段。

表 18-3 各种评估方法的优缺点总结		
方 式	**优 点**	**缺 点**
病史	无须任何设备成本	• 依赖于临床医生的技能 • 依赖于患者的认知与配合
临床查体	无须任何设备成本	• 依赖于检查者的临床技能 • 体征可能被神经病变掩盖
踝肱指数	已被充分确认的死亡率数据和效果	钙化患者存在假阴性
趾肱指数	与踝肱指数相比，受钙化影响较小	在没有适当设备的情况下难以进行
多普勒超声扫描	有经验的检查者能提供良好的解剖图像	检查者依赖
经皮氧分压	能评估末梢组织灌注情况	可能受水肿、皮肤阻抗的影响
脉搏波传导速度	与心血管疾病预后和死亡率密切相关	可能更能表明中心血管硬化
皮肤灌注压	使用精确设备的情况下会简单快捷	可能需要标准化或受控的环境
热刺激测试	能评估局部灌流状态和血管储备	可能需要标准化或受控的环境

参考文献

[1] Prompers L, Huijberts M, Apelqvist J, Jude E, Piaggesi A, Bakker K, et al. High prevalence of ischaemia, infection and serious comorbidity in patients with diabetic foot disease in Europe. Baseline results from the Eurodiale study. Diabetologia. 2007;50:18-25.

[2] Jeffcoate WJ, Chipchase SY, Ince P, Game FL. Assessing the outcome of the management of diabetic foot ulcers using ulcer-related and person-related measures. Diabetes Care. 2006;29:1784-7.

[3] Beckert S, Witte M, Wicke C, Königsrainer A, Coerper S. A new wound-based severity score for diabetic foot ulcers. Diabetes Care. 2006;29:988-92.

[4] Dolan NC, Liu K, Criqui MH, Greenland P, Guralnik JM, Chan C, et al. Peripheral artery disease, diabetes, and reduced lower extremity functioning. Diabetes Care. 2002;25:113-20.

[5] McDaniel MD, Cronenwett JL. Basic data related to the natural history of intermittent claudication. Ann Vasc Surg. 1989;3:273-7.

[6] McGee SR, Boyko EJ. Physical examination and chronic lower-extremity ischemia: a critical review. Arch Intern Med. 1998;158:1357-64.

[7] Khan NA, Rahim SA, Anand SS, Simel DL, Panju A. Does the clinical examination predict lower extremity peripheral arterial disease? JAMA. 2006;295:536-46.

[8] Rivers SP, Scher L, Veith FJ. Indications for distal arterial reconstruction in the presence of palpable pedal pulses. J Vasc Surg. 1990;12(5):552-7.

[9] Bernstein EF, Fronek A. Current status of noninvasive tests in the diagnosis of peripheral arterial disease. Surg Clin North Am. 1982;62:473-87.

[10] Winsor T. Influence of arterial disease on the systolic pressure blood pressure gradients of the extremity. Am J

Med Sci. 1950;220:117-26.

[11] Brownrigg JR, Hinchliffe RJ, Apelqvist J, Boyko EJ, Fitridge R, Mills JL, et al. International Working Group on the Diabetic Foot Diabetes. Effectiveness of bedside investigations to diagnose peripheral arterial disease among people with diabetes mellitus: a systematic review. Metab Res Rev. 2016;32(Suppl 1):119-27. https://doi.org/10.1002/dmrr.2703.

[12] American Diabetes Association. Peripheral arterial disease in people with diabetes (Consensus Statement). Diabetes Care. 2003;26:3333-41.

[13] Vriens B, D'Abate F, Ozdemir BA, Fenner C, Maynard W, Budge J, et al. Clinical examination and non-invasive screening tests in the diagnosis of peripheral artery disease in people with diabetes-related foot ulceration. Diabet Med. 2018;35(7):895-902. https://doi.org/10.1111/dme.13634.

[14] Bakker K, Apelqvist J, Lipsky BA, Van Netten JJ. The 2015 IWGDF guidance documents on prevention and management of foot problems in diabetes: development of an evidence-based global consensus; International Working Group on the Diabetic Foot. Diabetes Metab Res Rev. 2016;32(Suppl 1):2-6. https://doi.org/10.1002/dmrr.2694.

[15] Yamada T, Ohta T, Ishibashi H, Sugimoto I, Iwata H, Takahashi M, Kawanishi J. Clinical reliability and utility of skin perfusion pressure measurement in ischemic limbs—Comparison with other noninvasive diagnostic methods. J Vasc Surg. 2008;47:318-216.

[16] Lundell A, Lindblad B, Bergqvist D, Hansen F. Femoropopliteal-crural graft patency is improved by an intensive surveillance program: a prospective randomized study. J Vasc Surg. 1995;21:26-34.

[17] Davies AH, Hawdon AJ, Sydes MR, Thompson SG. VGST Participants Is duplex surveillance of value after leg vein bypass grafting? Principal results of the Vein Graft Surveillance Randomised Trial (VGST). Circulation. 2005;112(13):1985-91.

[18] Abu Dabrh AM, Mohammed K, Farah W, Haydour Q, Zierler RE, Wang Z, et al. Systematic review and meta-analysis of duplex ultrasound surveillance for infrainguinal vein bypass grafts. J Vasc Surg. 2017;66:885-91.

[19] Bandyk DF, Seabrook GR, Moldenhauer P, Lavin J, Edwards J, Cato R, et al. Hemodynamics of vein graft stenosis. J Vasc Surg. 1988;8(6):688-95.

[20] Zierler RE, Jordan WD, Lal BK, Mussa F, Leers S, Fulton J, et al. The Society for Vascular Surgery practice guidelines. J Vasc Surg. 2018;68(1):256-84.

第 19 章 足部灌注评估的新技术
Newer Techniques for Assessment of Foot Perfusion

Brandon J. Sumpio Samuel M. Miller Erik Benitez Bauer E. Sumpio 著

决定足部伤口愈合潜力的最重要因素是受累足的灌注程度。经典的评估方法包括病史采集、体格检查和通过无创影像获得的生理标志物和解剖成像[1]。然而，尽管通过"最佳血管"方法进行血供重建，但由于持续存在的肢体丧失风险，人们对有针对性的再灌注干预措施越来越关注，以提高保肢率和降低继发并发症的发生率。血管区的概念在 25 年前由 Taylor 和 Palmer 提出，并由 Attinger 推广到足部[2, 3]。从那时起，有各种研究比较了切开搭桥和血管内介入手术［基于血管区的血供重建（直接）和基于非血管区的血供重建（间接）］的结果[4]。由于现有的方法仅能提供受累肢体灌注状况的总体评估，因此人们对有效的诊断和预后研究越来越感兴趣，以评估和监测受累肢体的区域（血管区）灌注。

数字减影血管造影（digital subtraction angiography，DSA）仍然是所有成像方式的金标准，但与计算机体层血管成像（computed tomographic angiography，CTA）和磁共振血管成像（magnetic resonance angiography，MRA）一样，它是一种提供动脉病变空间分辨率的解剖学研究，但主要评估大中管径的血管状况。随着人们对下肢局部缺血的有针对性的血供重建越来越关注，在血管区模型的指导下，出现了新的模式来评估下肢微灌注。首先，理想的成像方式应能用于术前计划进行针对性的干预，并能够在相应操作完成后监测血管区的灌注情况。其次，这种成像方式应该能够生成清晰的描绘伤口和干预后的血管区解剖图。最后，成像方式无论是在干预时还是监测时都应该是动态、安全、快速且容易重复的。

虽然踝肱指数和脉搏容量记录（pulse volume recording，PVR）[5] 被广泛用于下肢灌注的敏感性评估，但它们只能提供一个总体评估。目前有许多生理学和影像学方法试图提供足部区域灌注的信息，如经皮氧分压监测和激光多普勒血流仪（laser Doppler flowmetry，LDF）（表 19-1）。还有一些较新的方法还没有在患者中进行充分细致的研究，但在动物模型中体现出很好的结果。高光谱成像（hyperspectral imaging，HSI）采用扫描光谱技术利用可见光构建组织氧合的空间图。单光子发射计算机断层成像（single photon emission computed tomography，SPECT）通过高灵敏度放射示踪剂的成像与高分辨率 CT 成像相结合，获得功能和结构信息，以便更好地观察缺血组织的灌注情况。血管区模型的应用和基于灌注成像的研究使血管专科医生重新认识严重肢体缺血（critical limb ischaemia，CLI）的发展过程，同时也可以改善治疗模式、制订临床决策并改善血供重建治疗的预后。

表 19-1 靶向灌注 / 成像模式

方 式	描 述	优 点	局限性
TcPO$_2$	通过测量组织内氧分压来评估潜在伤口愈合的生理学测试	快速，无创，经济有效；办公室 / 诊所应用	表明组织愈合的 TcPO$_2$ 的公认界值仍然存在争议
LDF	利用光的穿透和吸收来评价微循环灌注	快速，无创，成本低	不能提供绝对灌注值，必须与其他方法结合使用
HSI	扫描光谱显示微血管水平的组织灌注；测量氧合血红蛋白和脱氧血红蛋白，以及表面温度	无创；可用于血供重建后的监测成像	目前还没有进行大规模的研究来验证 PAD 患者测量结果的可靠性
ICG 血管造影	注射血管内对比剂的传统血管造影术，以显示血管系统和组织灌注区域	可用于密切监测灌注；可用于实时干预	对比剂有肾毒性；成本高且耗时；侵入性操作需要直接动脉穿刺
SPECT	将少量放射性物质注入静脉，与特殊相机一起使用，产生下肢血管系统和血管生成的图像	无创；可用于血供重建手术后的监视成像	目前还没有大样本研究来验证在 PAD 患者中测量的可靠性

TcPO$_2$. 经皮氧分压；LDF. 激光多普勒血流仪；HSI. 高光谱成像；ICG. 吲哚菁绿；SPECT. 单光子发射计算机断层成像；PAD. 外周动脉疾病

一、经皮氧分压监测

经皮氧分压（TcPO$_2$）监测，更具体地说就是经皮部分氧分压测量，它提供了有关局部组织灌注和皮肤氧合的信息（图 19-1）。这是一种较早的非侵入性的测量方式，自 20 世纪 80 年代以来已被研究用于各种医疗领域。铂氧电极被放置在胸壁和腿或足上。测量者可以使用足部氧张力的绝对值，也可以使用足部与胸壁值的比值。足部的正常值为 60mmHg，正常的胸足比≥0.9。这项技术的研究始于 1982 年[6]，可用于对下肢溃疡或截肢愈合潜力的无创性评估。这篇论文证明了将 TcPO$_2$ 应用于评价严重外周动脉疾病（PAD）和 CLI 患者接受血供重建前后的效果，并且评估截肢愈合潜力。

将 TcPO$_2$ 用于评估血管成形术后下肢灌注的研究已被广泛报道[7-9]。在一项研究中，43 例缺血性足溃疡的糖尿病患者血供重建后，血供重建成功组的患者 TcPO$_2$ 逐步改善。38.5% 的患者在经皮血管成形术后 1 周时 TcPO$_2$＞30mmHg，在

术后 4 周时达到 75% 的峰值[7]。Pardo 等在一项前瞻性研究中报道，在血管成形术后，尽管 ABI 和 TcPO$_2$ 均显著升高，但 25.4% 的患者治疗前和 17.91% 的患者在治疗后无法测量 ABI，而所有患者的 TcPO$_2$ 均可测量[8]。这在患有下肢缺血性溃疡且未愈合的糖尿病患者中得到证实，他们也接受了经皮血管成形术[9]。

TcPO$_2$ 用于评估截肢愈合的情况已被广泛研究[6]。Andrews 等对行部分足截肢的患者进行了回顾性观察研究，报道称 TcPO$_2$＞38mmHg 的预测愈合或失败的敏感度和特异度为 71%[10]。Misuri 等同样评估了因 CLI 而接受截肢的患者，发现 17 例中有 15 例截肢成功的患者 TcPO$_2$＞20mmHg，而 13 例中有 11 例截肢失败的患者 TcPO$_2$≤20mmHg。预测成功或失败的敏感度为 88.2%，特异度为 84.6%，具有统计学意义[11]。一项系统综述和 Meta 分析证实了 TcPO$_2$ 作为下肢截肢愈合预测因素的价值，TcPO$_2$ 值的降低与截肢愈合失败率的增加呈负相关[12]。但是独立的预测值无法精准确定。

TcPO$_2$ 是很有价值的，因为它可以使临床医

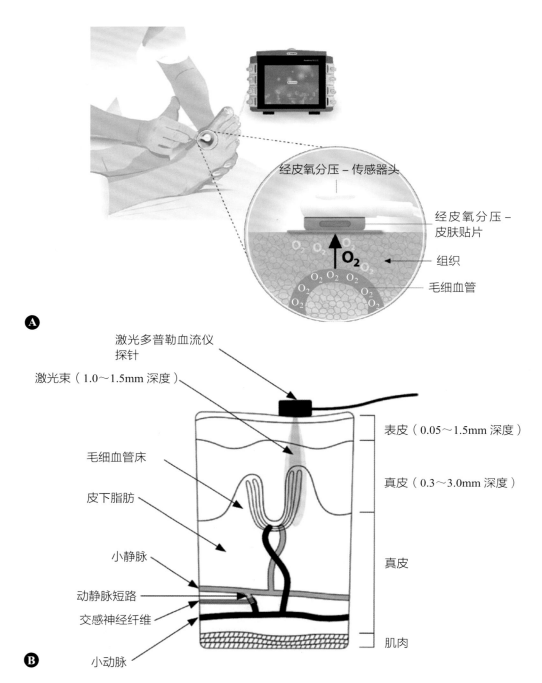

▲ 图 19-1　A. 经皮氧分压测定示意。铂氧电极加热底层组织，造成局部充血，从而增加血液灌注和氧压。此外，热量会溶解表皮层中死亡的角质化细胞的脂质结构，使皮肤易于气体扩散（图片由 Perimed AB 提供）。B. 激光多普勒流量测量示意

生仔细评估足部特定部位血供重建后的微循环和组织灌注情况。它还可作为临床检查的补充，来预测需截肢患者伤口不愈合的可能性。尽管预测伤口愈合的 TcPO$_2$ 界值仍存在争议，但研究者普遍认为，如果 TcPO$_2$＞40mmHg（在没有糖尿病、感染和组织水肿的情况下），伤口有可能愈合。TcPO$_2$＜20mmHg 的患者是严重缺血的，下肢溃疡可能需要血供重建或截肢。然而，正如既

往文献所述[12]，需要一项包含多变量分析且有足够说服力的研究来进一步确定其在临床实践中的作用。尽管 TcPO$_2$ 值的降低与再截肢的增加相关，但没有研究明确表明这种方式可以单独用于确定血供重建失败患者的截肢部位。局部水肿、皮肤温度、情绪状态（交感血管收缩）、炎症和药物制剂限制了检测的准确性。一项研究通过测量伤口手术前后的 TcPO$_2$ 值来评估其预测伤口愈合的价值[13]，结果表明，TcPO$_2$ 值受一些其他因素影响，包括术后吸氧、代谢和术后充血、炎症反应引起的水肿[14, 15]，以及伤口部位微血管系统的创伤。与正常组织相比，伤口部位组织的代谢需求增加也是原因之一。

二、激光多普勒血流仪

激光多普勒测量局部微循环血液灌注总量，包括毛细血管、小动脉、小静脉和分支血管[16]。激光被发射出来，在穿透组织时被散射和部分吸收（图 19-1B）。移动的血细胞会引起波长（多普勒频移）的变化，这些变化的幅度和频率分布与目标区域的组织灌注有关。计算与各测量点组织灌注成正比的信号，并用相对灌注单位（即激光多普勒血流）表示，也可以生成彩色编码灌注图像[17]。

激光多普勒可识别下肢溃疡不同部位的血流灌注情况。例如，研究人员[17]在足溃疡患者皮肤的特定区域测量了平均 LDF 值和每平方毫米毛细血管的数量。在非肉芽组织区（溃疡未愈合区），低 LDF 值提示极低的毛细血管密度；在肉芽组织区（伤口正在愈合）测量到三个区域中最高的 LDF 值和中等毛细血管密度；在邻近的皮肤区域（愈合过程接近完成，没有肉芽组织）测量到中等 LDF 值，表现为三个区域中最高的毛细血管密度。

临床医生[18]还比较了使用传统连续波多普勒（continuous wave Doppler，CWD）和 LDF 两者在 PAD/CLI 患者中的 ABI 值。他们的研究发现，在跛行距离方面 CWD 的 ABI 和 LDF 的 ABI

有类似的相关性。LDF 不受操作者技术水平的限制，而且更快更简单。一项研究[19]比较了有临床症状的 PAD 和 CLI 且接受血供重建患者的 TcPO$_2$ 和 LDF 值。健康受试者通常在血流恢复后 20～30s 内观察到 LDF 峰值，跛行者峰值 LDF 可能延迟 60s 以上。当健康的受试者从仰卧姿势坐起时，足趾处的 LDF 通常会减少 30%～50%，而受到严重缺血威胁的患肢在下垂时 LDF 值会增加多达 3 倍。峰值 LDF 优于静息 LDF，因为后者的再现有更大的不确定性。LDF 峰值延迟超过 100s 与血供重建失败或截肢伤口愈合风险增加相关。缺血闭塞一段时间后 LDF 达到峰值的时间与肢体血管总阻力和血管缺血情况密切相关。

三、高光谱成像

HSI 利用扫描光谱学的可使用波长（500～660nm）的可见光构建组织氧合的空间图（图 19-2A）。这些波长穿透到皮肤下面 1～2mm 的乳头下层血管丛。皮下动脉在乳头下血管丛中形成网状，为皮肤供血。将数字成像与传统光谱学相结合，可以识别并测量含氧血红蛋白和脱氧血红蛋白吸收峰的目标波长。

Chin 等[20]报道了 PAD 患者足部血管区内的组织氧合差异。他们在跖骨跖侧、足弓和足跟的足底血管区发现了显著的脱氧血红蛋白差异。与非 PAD 患者相比，PAD 患者血管区中的脱氧血红蛋白水平较低。Nouvong 等[21]进行了一项前瞻性研究，证明 HSI 可以预测糖尿病足部溃疡患者的溃疡愈合能力（图 19-2B）。他们发现 85% 痊愈的糖尿病足溃疡患者具有较高水平的氧合血红蛋白，而未愈的患者仅为 64%。他们得出结论，在预测愈合能力时，HSI 具有高敏感度（86%）和特异度（88%）。

与 ABI 和 PVR 相比，HSI 可以更好地评估特定解剖区域的灌注情况。这是通过解剖氧合图来完成的，而不是 ABI 中使用的总氧合图。它的非侵入性是主要优点，因为在目标区域成像中不接触患者是很有必要的。使用可视波长的光可以

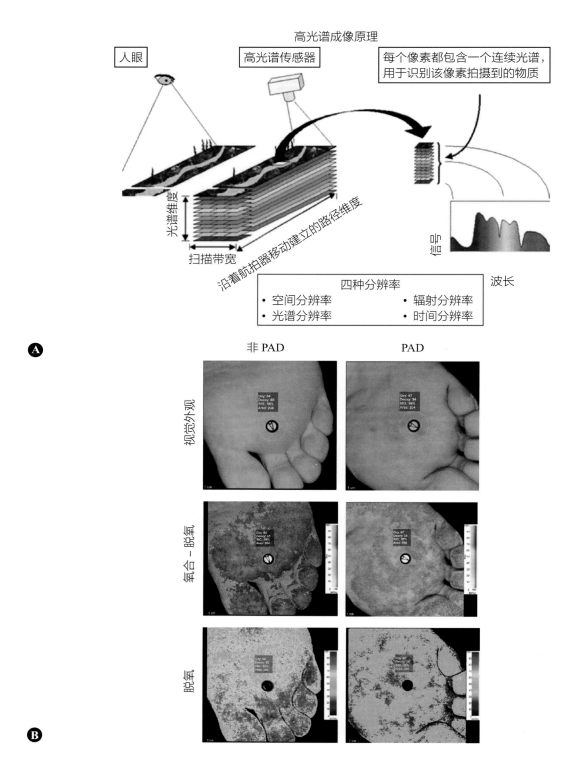

▲ 图 19-2　A. 高光谱成像（HSI）以无创的方式测量氧合血红蛋白和脱氧血红蛋白。图像中每个像素收集皮肤反射的可见光，并由光谱分离器分解产生漫反射光谱。脱氧血红蛋白在 550nm 左右有一个吸收峰，而氧合血红蛋白在 540nm 和 580nm 左右呈现两个吸收峰。这些波长的光穿透皮肤以下 2mm，从乳头下血管丛获得信息。血红蛋白的计算程序根据不同皮肤色素进行校准。B. 上图为外周动脉疾病（PAD）和非 PAD 患者的视觉外观。中图为 PAD 和非 PAD 患者的氧合血红蛋白－脱氧血红蛋白综合高光谱成像。下图为 PAD 和非 PAD 患者的脱氧血红蛋白高光谱成像。PAD 患者的足部在整个血管区中氧合血红蛋白和脱氧血红蛋白值显著降低 [20]

进一步保护患者免受电离辐射。解剖图可以在其他方法中呈现，如吲哚菁绿（indocyanine green，ICG）血管造影和 SPECT 成像；然而，HSI 可避免使用静脉对比剂，因为静脉对比剂通常需要训练有素的专业人员、复杂的检查场地和储存设施。但是 HSI 仍然容易受到 TcPO$_2$ 和 LDF 等其他皮肤灌注检测仪所面临的缺点的影响。当存在局部充血时，炎症反应（如感染引起的炎症反应）可能会影响测量的结果。目标区域的定位也需要标准化，因为 Chin 等[20] 的研究表明，静脉小动脉缺血反应的变化可被检测到。尽管如此，Novuong 等[21] 的研究确实证明了 HSI 在糖尿病患者皮肤微循环变化方面的可行性。当然，HSI 长期和在大规模人群中的有效性需要更广泛的测试，但作为一种诊断和预后工具，它确实具有重要的潜在优势。在术前计划时，HSI 已被证明能够显示出血管区的实时灌注情况。这项技术也具有评估介入后的再灌注水平的潜力，用于监测术后效果。

四、吲哚菁绿血管造影

1959 年，ICG 被美国 FDA 批准，它是一种惰性、水溶性、无放射性、相对无毒的对比剂。ICG 毒性低，但它含有碘化钠，因此有碘过敏史的患者应谨慎使用[22]。ICG 在进行肝脏代谢前迅速与血浆白蛋白结合，半衰期相对较短，为3～5min。因此，它可以安全地用于肾功能不全的患者。当 ICG 吸收光时，它在 750～880nm 波长发出荧光。与血红蛋白吸收 650nm 的光和水吸收大于 900nm 的光相比，ICG 有一个光学窗口，可以在近红外光范围内观察到 ICG 的荧光活性。ICG 血管造影技术使用低功率激光与电荷耦合装置摄影机在皮肤表面对 ICG 灌注进行排序。荧光强度与受损组织的灌注速率成正比。荧光强度区域可以用灰度图显示，白色成像表示荧光强度较高；也可以用热图显示，红色表示荧光强度高，蓝色表示荧光强度低（图 19-3A）。多项数据可被分析，包括开始 ICG 血管造影研究时的起始荧光强度（起始强度）、从基线到峰值增加的强度（流入）、强度随时间从基线到峰值的速率（流入速率）、强度随时间变化的曲线下面积（曲线积分）、研究结束时的强度（结束强度）、从峰值到研究结束时降低的强度（流出），以及强度随时间从峰值到研究结束时的速率（流出速率）（图19-3B）。

ICG 血管造影的临床应用已在 PAD 和 CLI 患者中被探索，用于诊断性评估和基于血管区的直接血供重建方案。许多研究人员使用 SPY 系统（Novadaq, Bonita Springs, Florida）进行成像。例如，Braun 等[23] 的研究证实接受血供重建术的患者经过针对性的干预治疗后，ICG 血管造影显示血管区灌注增加。Braun 等[24] 研究中，因 CLI 和组织缺损而行血供重建的患者，在治疗前后的ABI、流入、流入速率之间存在显著的统计学相关性（$P < 0.05$）。流入和流入速率等参数与血供重建后灌注改善相关，这些参数是评价血流灌注时可量化且容易获得的客观数据。

ICG 血管造影作为远端压力测量的辅助手段，通过光动力眼系统（Hamamatsu K.K., Japan）评估有症状的 PAD 和 CLI 患者。将荧光强度绘制在时间 - 强度曲线上，缺血的严重程度定义为从上升点到最大亮度值的一半（$T_{1/2}$）之间的持续时间。研究者通过比较 10s 标记处的荧光强度（PDE_{10}）和这些位点上的 TcPO$_2$，来评估它们在 CLI 患者中可能存在的相关性。Terasaki 等[25] 评估了 34 例患者，16 例有溃疡或组织缺损（Fontaine Ⅳ 级），11 例跛行（Fontaine Ⅱ 级），7 例静息痛（Fontaine Ⅲ 级）。他们发现，Fontaine Ⅱ 级患者中位 $T_{1/2}$ 为 23s，Fontaine Ⅲ 级为 41s，Fontaine Ⅳ 级为 17s。PDE_{10} 和 TcPO$_2$ 之间的相关性最高，在 Fontaine Ⅳ 级患者中，PDE_{10} 值为 28（由 ROC 曲线计算）用于识别 TcPO$_2 < 30$mmHg 的组织。计算的敏感度和特异度分别为 100% 和 86.6%。中位 $T_{1/2}$ 作为客观参数的一个潜在混杂因素是，足内部情况（炎症和血流动力学状态）可能错误地升高该值。其他因素如体型和光对目标组织的穿透性，会进一步影

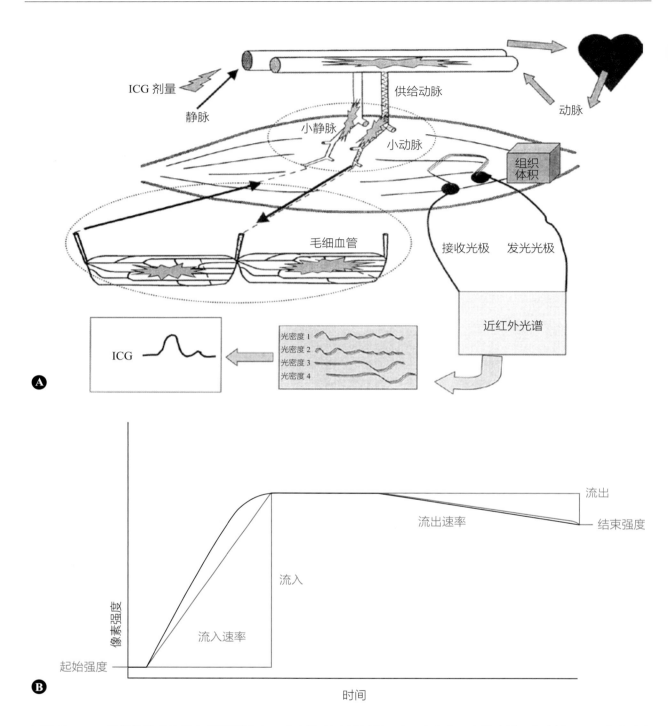

▲ 图 19-3　A. 静脉输注后组织中吲哚菁绿（ICG）近红外光谱测量示意。左上方，在静脉循环中注射 ICG，它通过心脏和肺进入动脉循环和微循环。位于组织上方的近红外光谱传感器在多个波长上检测 ICG，并利用矩阵运算中的特定消光系数，将 ICG 曲线分离出来。虚线圈表示检测到近红外光谱信号的血管。光密度 1～4，波长分别为 775nm、813nm、850nm、913nm[32]。B. IGG 血管造影参数定义。多个客观数据点被获得和分析，进而客观并可重复地评估灌注，并且在未来有潜力去预测愈合情况 [23]。这些数据包括开始 ICG 血管造影研究时的起始荧光强度（起始强度）、从基线到峰值增加的强度（流入）、强度随时间从基线到峰值的速率（流入速率）、强度随时间变化的曲线下面积（曲线积分）、研究结束时的强度（结束强度）、从峰值到研究结束时降低的强度（流出）、强度随时间从峰值到研究结束时的速率（流出速率）

响 $T_{1/2}$ 值的准确性。

Igari 等[26]还利用光动力眼评估了在 PAD 和 CLI 患者 DSA 期间 ICG 血管造影在血供重建前后的差异。将足分为几个兴趣区并记录荧光起始强度到最大强度（I_{max}）、ICG 起始到最大强度的时间（T_{max}）、ICG 起始到最大强度增加的斜率（S）、荧光起始到最大强度一半的时间（$T_{1/2}$）、荧光起始 10s 后测得的荧光强度（PDE_{10}）。研究人员观察到，无论是不同区域之间，还是治疗前后都存在显著差异。

然而，如前所述，ICG 的强度确实还取决于相机到皮肤的距离、患者的肤色和测试室内的环境光。因此，ICG 血管造影的 ICG 的强度可能不是评估组织灌注很好的参数。相反，研究表明 ICG 注射后基于时间的参数可能是评估灌注的最佳标志。

由于缺血性血管疾病的预后和功能性灌注程度直接相关，而不仅仅是血管结构，因此通过血管区模型来指导针对性的治疗时，功能性灌注成像优于结构性血管成像。因此，考虑到 ICG 血管造影对血管系统成像的方便性和有效性，它一直是人们关注的焦点。这种方法使定量测定组织灌注和实时评估血供重建术后的灌注情况成为可能。此外，对于因溃疡或足趾截肢而缺乏足趾搏动的患者和因血管钙化而出现 ABI 异常的患者，ICG 血管造影检查是非常有价值的用于确定组织活性的微创工具。因为上述每项研究的检测设备和操作都有差异，所以必须通过进一步研究来建立一种标准技术。研究人员必须对信号强度和荧光初始检测进行比较，进而来确定哪个参数能够最准确地评估下肢灌注。

五、SPECT

多年来，核成像仪一直通过放射性同位素来评估心肌灌注。然而，直到最近这些临床工具才被用于评估 PAD 患者的灌注情况。最近正电子发射断层显像和 SPECT 技术领域的进步已经使得其对特定部位的细胞活力进行针对性的评估和成像成为可能。SPECT 通过高灵敏度放射示踪剂成像和高分辨率 CT 的结合，可以使缺血组织的灌注和血管生成过程可视化。这使功能性和结构性信息被更有效地用于评估疾病发展过程并补充临床判断。SPECT 后进行 CT 为临床医生提供了一种非侵入性的工具来确定示踪剂摄取量高和低的区域。示踪剂是一般的灌注标记物，如 Myoview（^{99m}Tc），商业性放射标记灌注分子可仅针对某些膜活性肽或低 pH 区域进行特殊标记[27]。对 PAD 或 CLI 患者使用灌注标记物，可以使临床医生去评估下肢的灌注情况，而无须进行血管造影之类的侵入性操作。此外，核技术是唯一以三维的形式呈现出结果的诊断工具（图 19-4A）。锝灌注示踪剂的 SPECT 能够被用于治疗前后，以帮助评估组织灌注程度，并确定治疗是否成功[28, 29]（图 19-4B）。将血管区模型应用于 SPECT 数据分析，使专业人员能够快速且有效地确定血供重建的效果。与目前其他的临床检测方法相比，SPECT 的优势在于它关注的是组织血液灌注。如果临床医生主要感兴趣的是溃疡区域的血流量，SPECT 可以立即显示出干预措施是否确实增加了该区域的血流量（图 19-5）。

核成像为临床医生提供了一种新的改进方法来检测和评估灌注情况。然而，这些进步需要付出很大的成本。SPECT 机器不仅极其昂贵，要花费数百万美元；它们还需要一支训练有素的专业技术人员来完成每次扫描。此外，医院需要有一种每天生产放射性同位素的方法，因为许多放射性同位素的半衰期很短，SPECT 半衰期为 6h，PET 半衰期约为 30min。虽然很多大型医院已经有用于心脏成像的核实验室，但是小型医院可能负担不起这些设备。主要缺点是电离辐射暴露，核技术人员薪资，以及生产用于日常测试的放射性同位素的费用。这些缺点限制了这项技术在小型医院内的使用。

结论

PAD 和 CLI 的预后与患肢的功能灌注水平

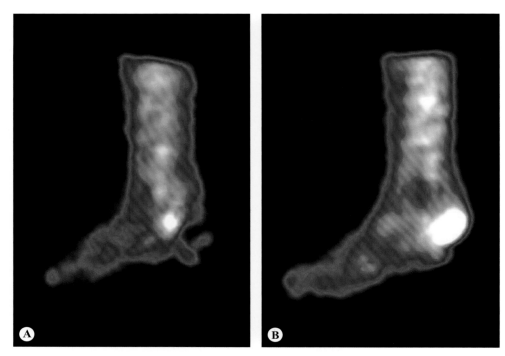

▲ 图 19-4 足跟溃疡未愈合患者下肢血供重建和伤口清创前（**A**）和后（**B**）的矢状面 SPECT 成像，显示足跟和足部远端示踪剂摄取的增加

血供重建前   血供重建后

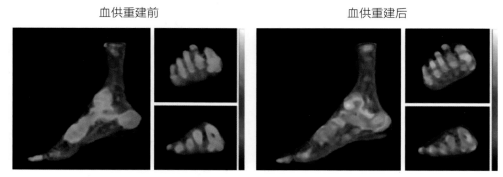

▲ 图 19-5 糖尿病患者在血供重建前后行足部 SPECT/CT 灌注成像
CT 图像被分割成多个血管区，并量化了相对放射性示踪剂的摄取

密切相关，而不是与宏观的血管结构相关 [30, 31]。足部区域灌注成像除了是一种可靠的监测工具外，还可以预测伤口愈合能力。只有成像系统以无创、快速、安全的方式，并且很容易地描绘伤口形态图来指导血供重建的治疗，才能真正实现血管区模型的临床评估。其中一些方法，如 SPECT/PET，具有广泛且多种应用前景，如使用纳米探针的靶向药物传送治疗。许多这样的成像系统还处于初级阶段，它们的临床应用需要长期和大样本的试验，以确保疗效或开发新的方案。随着我们对 PAD/CLI 的理解越来越感兴趣并不断完善，血管外科领域朝着显著减少持续性溃疡和降低患者血供重建后并发症发生率的方向发展。为了实现这一目标，我们必须在治疗这一复杂疾病过程中采用新的方法和技术。随着每项技术的不断优化，以及我们逐渐了解如何更好地有效地利用这些技术，再将其与临床判断相结合，这些新方法将逐渐成为我们临床常规评估的一部分。

参考文献

[1] Benitez E, Sumpi BJ, Chin J, Sumpio BE. Contemporary assessment of foot perfusion in patients with critical limb ischemia. Semin Vasc Surg. 2014;27(1):3-15. https://doi.org/10.1053/j.semvascsurg.2014.12.001.

[2] Attinger CE, Evans KK, Bulan E, Blume P, Cooper P. Angiosomes of the foot and ankle and clinical implications for limb salvage: reconstruction, incisions, and revascularization. Plast Reconstr Surg. 2006;117(7 Suppl):261S-93S. https://doi.org/10.1097/01.prs.0000222582.84385.54.

[3] Clemens MW, Attinger CE. Angiosomes and wound care in the diabetic foot. Foot Ankle Clin. 2010;15(3):439-64. https://doi.org/10.1016/j.fcl.2010.04.003.

[4] Sumpio BE, Forsythe RO, Ziegler KR, van Baal JG, Lepantalo MJ, Hinchliffe RJ. Clinical implications of the angiosome model in peripheral vascular disease. J Vasc Surg. 2013;58(3):814-26. https://doi.org/10.1016/j.jvs.2013.06.056.

[5] Benitez E, Sumpio B. Pulse volume recording for peripheral vascular disease diagnosis in diabetes patients. J Vasc Diagnostics. 2015;3:33-9.

[6] White RA, Nolan L, Harley D, Long J, Klein S, Tremper K, et al. Noninvasive evaluation of peripheral vascular disease using transcutaneous oxygen tension. Am J Surg. 1982;144(1):68-75.

[7] Caselli A, Latini V, Lapenna A, Di Carlo S, Pirozzi F, Benvenuto A, et al. Transcutaneous oxygen tension monitoring after successful revascularization in diabetic patients with ischaemic foot ulcers. Diabet Med. 2005;22(4):460-5. https://doi.org/10.1111/j.1464-5491.2005.01446.x.

[8] Pardo M, Alcaraz M, Ramon Breijo F, Bernal FL, Felices JM, Canteras M. Increased transcutaneous oxygen pressure is an indicator of revascularization after peripheral transluminal angioplasty. Acta Radiol. 2010;51(9):990-3. https://doi.org/10.3109/02841851.2010.504968.

[9] Kim HR, Han SK, Rha SW, Kim HS, Kim WK. Effect of percutaneous transluminal angioplasty on tissue oxygenation in ischemic diabetic feet. Wound Repair Regen. 2011; 19(1): 19-24. https://doi.org/10.1111/j.1524-475X. 2010. 00641.x.

[10] Andrews KL, Dib MY, Shives TC, Hoskin TL, Liedl DA, Boon AJ. Noninvasive arterial studies including transcutaneous oxygen pressure measurements with the limbs elevated or dependent to predict healing after partial foot amputation. Am J Phys Med Rehabil. 2013;92(5):385-92. https://doi.org/10.1097/PHM.0b013e3182876a06.

[11] Misuri A, Lucertini G, Nanni A, Viacava A, Belardi P. Predictive value of transcutaneous oximetry for selection of the amputation level. J Cardiovasc Surg (Torino). 2000;41(1):83-7.

[12] Arsenault KA, Al-Otaibi A, Devereaux PJ, Thorlund K, Tittley JG, Whitlock RP. The use of transcutaneous oximetry to predict healing complications of lower limb amputations: a systematic review and meta-analysis. Eur J Vasc Endovasc Surg. 2012;43(3):329-36. https://doi.org/10.1016/j.ejvs.2011.12.004.

[13] McPhail l R, Cooper LT, Hodge DO, Cabanel ME, Rooke TW. Transcutaneous partial pressure of oxygen after surgical wounds. Vasc Med. 2004;9(2):125-7.

[14] Dooley J, Schirmer J, Slade B, Folden B. Use of transcutaneous pressure of oxygen in the evaluation of edematous wounds. Undersea Hyperb Med. 1996;23(3): 167-74.

[15] Boyko EJ, Ahroni JH, Stensel VL, Smith DG, Davignon DR, Pecoraro RE. Predictors of transcutaneous oxygen tension in the lower limbs of diabetic subjects. Diabet Med. 1996;13(6):549-54. https://doi.org/10.1002/(SICI)1096-9136(199606)13:6<549::AID-DIA126>3.0.CO;2-R.

[16] Stern MD. In vivo evaluation of microcirculation by coherent light scattering. Nature. 1975;254(5495):56-8.

[17] Ambrozy E, Waczulikova I, Willfort-Ehringer A, Ehringer H, Koppensteiner R, Gschwandtner ME. Microcirculation in mixed arterial/venous ulcers and the surrounding skin: clinical study using a laser Doppler perfusion imager and capillary microscopy. Wound Repair Regen. 2009;17(1):19-24. https://doi.org/10.1111/j.1524-475X.2008.00437.x.

[18] Ludyga T, Kuczmik WB, Kazibudzki M, Nowakowski P, Orawczyk T, Glanowski M, et al. Ankle-brachial pressure index estimated by laser Doppler in patients suffering from peripheral arterial obstructive disease. Ann Vasc Surg. 2007;21(4):452-7. https://doi.org/10.1016/j.avsg.2006.08.004.

[19] Ray SA, Buckenham TM, Belli AM, Taylor RS, Dormandy JA. The predictive value of laser Doppler fluxmetry and transcutaneous oximetry for clinical outcome in patients undergoing revascularisation for severe leg ischaemia. Eur J Vasc Endovasc Surg. 1997;13(1):54-9.

[20] Chin JA, Wang EC, Kibbe MR. Evaluation of hyperspectral technology for assessing the presence and severity of peripheral artery disease. J Vasc Surg. 2011;54(6):1679-88. https://doi.org/10.1016/j.jvs.2011.06.022.

[21] Nouvong A, Hoogwerf B, Mohler E, Davis B, Tajaddini A, Medenilla E. Evaluation of diabetic foot ulcer healing with hyperspectral imaging of oxyhemoglobin and deoxyhemoglobin. Diabetes Care. 2009;32(11):2056-61. https://doi.org/10.2337/dc08-2246.

[22] Miwa M. The principle of ICG fluorescence method. Open Surg Oncol J. 2010;2:26-8.

[23] Braun JD, Trinidad-Hernandez M, Perry D, Armstrong DG, Mills JL Sr. Early quantitative evaluation of indocyanine green angiography in patients with critical limb ischemia. J Vasc Surg. 2013;57(5):1213-8. https://doi.org/10.1016/j.jvs.2012.10.113.

[24] Braun JD, Rajguru P, Armstrong DG, Mills JL. Indocyanine green angiographic criteria using ingress and ingress rate to detect SVS lower extremity threatened limb classification (WIfI) grade 3 ischemia. J Vasc Surg. 2014;60(2):538. https://doi.org/10.1016/j.jvs.2014.05.058.

[25] Terasaki H, Inoue Y, Sugano N, Jibiki M, Kudo T, Lepantalo M, et al. Quantitative method for evaluating local perfusion using indocyanine green fluorescence imaging. Ann Vasc Surg. 2013;27(8):1154-61. https://doi.org/10.1016/j.avsg.2013.02.011.

[26] Igari K, Kudo T, Uchiyama H, Toyofuku T, Inoue Y. Intraarterial injection of indocyanine green for evaluation of peripheral blood circulation in patients with peripheral arterial disease. Ann Vasc Surg. 2014;28(5):1280-5. https://doi.org/10.1016/j.avsg.2013.12.036.

[27] Stacy MR, Qiu M, Papademetris X, Caracciolo CM, Constable RT, Sinusas AJ. Application of BOLD magnetic resonance imaging for evaluating regional volumetric foot tissue oxygenation: a feasibility study in healthy volunteers. Eur J Vasc Endovasc Surg. 2016;51(5):743-9. https://doi.org/10.1016/j.ejvs.2016.02.008.

[28] Stacy MR, Maxfield MW, Sinusas AJ. Targeted molecular imaging of angiogenesis in PET and SPECT: a review. Yale J Biol Med. 2012;85(1):75-86.

[29] Stacy MR, Zhou W, Sinusas AJ. Radiotracer imaging of peripheral vascular disease. J Nucl Med. 2013;54(12):2104-10. https://doi.org/10.2967/jnumed.112.115105.

[30] Sumpio BE. Application of Porter's five forces model and generic strategies for vascular surgery: should be stuck in the middle? Vascular. 2013;21(3):149-56. https://doi.org/10.1177/1708538112473707.

[31] Zegarra-Parodi R, Snider EJ, Park PY, Degenhardt BF. Laser Doppler flowmetry in manual medicine research. J Am Osteopath Assoc. 2014;114(12):908-17. https://doi.org/10.7556/jaoa.2014.178.

[32] Boushel R, Langberg H, Olesen J, Nowak M, Simonsen L, Bulow J, et al. Regional blood flow during exercise in humans measured by near-infrared spectroscopy and indocyanine green. J Appl Physiol (1985). 2000;89(5):1868-78.

第20章 计算机断层扫描和磁共振血管成像

Computed Tomography and Magnetic Resonance Angiography

C. Jason Wilkins　Priyan Tantrige　著

糖尿病是外周动脉疾病（PAD）发展的主要危险因素，临床表现复杂，通常与周围神经病变共存。疾病严重程度公认的临床分级系统有 Rutherford 分类，4～6 级代表组织缺血和溃疡到达终末期，可能导致截肢。PAD 检测和理想地实现最大限度的治疗以预防溃疡和截肢。

神经缺血性足部出现额外感染是一种临床紧急情况，治疗成功的必要条件是及时识别和血供重建，以及进行伤口护理治疗。国际糖尿病足工作组在 2015 年建议，所有糖尿病和溃疡患者都应进行 PAD 检查和"床边"无创检查，如踝肱指数或趾肱指数或足部多普勒动脉波形评估可以可靠地排除存在大血管 PAD，但尚未显示单一最优方式。足趾动脉压力 <30mmHg 或保守治疗 6 周后无改善的足部溃疡患者建议进行紧急血管成形术和血供重建。明显溃疡进展或感染存在将要求采取更积极的方法。

多学科会诊治疗决策根据当地专业水平和患者因素进行开放手术或血管内血供重建（或混合联合手术）。从主动脉到足趾及时准确的影像学诊断是实现准确的计划和适当干预的关键。高质量的诊断成像可减少对比剂和辐射剂量，有助于决定血管内或开放手术方法并实现准确的术前规划。

糖尿病性 PAD 的特征性血管钙化限制了双向超声（duplex ultrasound，DUS）和 CTA 的敏感性。在与糖尿病相关的多种合并症中，肥胖限制了 DUS 的可靠性，患者可能需要与肥胖兼容的 CT、磁共振和血管造影套件。此外，感染、溃疡和坏疽等复杂的特征可能使 DUS 在技术上不可能。植入的心脏设备可能不兼容 MR。CTA和导管数字减影血管造影（DSA）电离辐射暴露的累积效应是需要注意并尽量避免的。

此外，该疾病对多系统的影响需要在影像学方法选择时灵活多变。当使用碘造影的增强 CT或 DSA 时，考虑与对比剂相关肾毒性对肾损伤患者的影响。同样，由于肾系统性纤维化的风险，增强 MR 血管造影可能不可见。

因此，缺血性糖尿病足面对许多挑战。患者可能需要常规或紧急成像，以及可用的 MRA、DUS 和 DSA 可能会被限制在常规工作时间之外。常规工作时间之外的 CTA 更广泛，但专业的检查报告可能不够及时。

一、成像方式和策略

在英国，与许多其他国家一样，DUS 经常被推荐作为首选的成像方式（NICE 临床指南147）。DUS 在日常工作时间内可以大量和快速提供，而且没有不良反应。成本相对较低，但检查时间相对较长，单侧肢体检查需要 30～45min。虽然其能够准确描述髂骨和股浅动脉（superficial femoral artery，SFA）疾病，其对膝关节以下和足部疾病进行量化的敏感性和特异性，如果在糖尿病患者中存在合并病变，则其结果可能是不可靠的。广泛的血管钙化和组织溃疡可能是影响诊断成像质量的因素。此外，在许多中心，DUS 通常被认为不足以计划开放手术。新兴和不断发展的技术，如对比增强超声可能提供更好的诊断结果。关于 DUS 更充分的讨论可以见第 18 章。

我们的机构策略是为所有患者进行超声检查，只有对于怀疑需要进一步治疗的患者才行 CTA 或 MRA。因此，如果髂骨和 SFA 疾病有充分的可信度，并且有合理的膝关节以下（below the knee，BTK）疾病的特征，那么，如果血管成形术被认为是合适的一线血供重建治疗，我们将根据疾病的具体情况进行逆行或顺行的血管造影。

DSA 是评估 PAD 的金标准，但由于其具有侵入性和成本较高的特性，以及辐射暴露和有时大剂量动脉内碘化对比剂（替代二氧化碳对比剂目前用得较少），DSA 现在很少被用作一种诊断方式。DSA 的优势在于其微创的同时可以诊断、治疗和评价疗效。然而，这些具有挑战性的患者通常需要复杂的血管内手术，术前必须充分计划。

进一步诊断成像的替代方法是 CTA 或 MRA。两者都在膝关节以上的血管区域显示出一定的准确和特异性，但膝关节以下的成像要求更高，每种方法都有各自的优势和弱点。PAD 手术治疗在过去的 10 年中越来越重要，需要糖尿病患者的影像学诊断准确，由于远端血管的限制，极远端足血管进行准确的诊断成像是一个真正的挑战。

二、CTA

CTA 是一种基于密度的成像过程，具有良好的空间分辨率，但软组织分辨较差。因此，需要使用血管内碘对比剂提高血管内流动的血液密度，以获得足够的管腔密度用于成像评估。扫描采集的时间与血管内对比剂到达感兴趣区域是获得良好成像的重要因素。围绕 CTA 技术的技术

问题超出了本章的讨论范围，在其他地方有很好的评论[1, 2]。

碘造影增强 CTA 是一种简便且快速的方法，可以提供一个"容易解释"的熟悉的主动脉到足部血管路线图。大多数表现为缺血性肢体的急诊患者可以用这种方式进行快速评估。通常是相对自动化的检查结果就足以进行诊断。

唯一的绝对禁忌证是在碘过敏患者。相对禁忌证包括肾功能损害，由于需要相对较大的碘对比剂剂量（静脉注射 75～150ml）。估计肾小球滤过率（estimated glomerular filtration rate，eGFR）> 45ml/(min·1.73m²) 的患者不受对比剂相关肾毒性（contrast related nephrotoxicity，CRN）影响。eGFR 在 30～45ml/(min·1.73m²) 存在中度风险，其他应考虑因素包括年龄和合并疾病。糖尿病是一个独立的危险因素。eGFR < 30ml/(min·1.73m²) 的那些患者处于高风险之中。而预防策略通常包括停止使用肾毒性药物（如非甾体抗炎药）、水合和使用各种药物（如乙酰半胱氨酸）。目前的证据表明，除了充分的水合作用和使用尽可能低的对比剂剂量之外，任何药物的疗效都值得怀疑。等渗透对比剂也可能有利[3]。

对某些患者使用替代的成像方式可能是合适的。对高危患者进行密切肾功能监测的程序，如果发生 CRN，则进行支持性治疗。CRN 已被证明可以延长住院时间，并导致显著的发病率和死亡率。

肾功能不良的糖尿病患者应额外关注。由于存在乳酸酸中毒的风险，服用二甲双胍的患者需要按情况给药。术后应停用该药物 48h，肾功能显示保留或恢复正常时才可继续服用。

常规 CTA 可在小视野内快速获得大量数据，螺旋采集厚度为 0.625mm（高分辨率）。在我们的机构，将 80～100ml 碘二醇（非离子等渗透碘对比剂 300mg/ml）注射到外周静脉 5ml/s。扫描通常在腹主动脉开始追踪对比剂。对比剂跟踪利用重复静态单片，扫描感兴趣区域集中在下腹主动脉上。当注入的对比度达到该区域预设的衰减

值时增加动脉相位扫描，或者由技术人员评估增强曲线手动"触发"。这是下肢和主动脉 – 髂血管系统显影的最佳时机。

　　然而，在病变区域的血管束经常有不同的流动。CTA 的准确性依赖于对比度密度，因此与血液流速相关。常规扫描程序中不允许闭塞血管或测试血管中出现高度变异和不对称的流速变化。延迟的显影可以通过进行第二次重复扫描来克服，第一次扫描后立即使用相同的对比剂。这必须预先计划好。然而，这将带来额外的辐射负担，而且通常静脉增强也会影响随后的图像。普通的 CTA 辐射暴露约为 12mSv（如一般背景辐射，年剂量为 3mSv）[4]。

　　多平面（multi-planar，MPR）和体积渲染（volume rendered，VR）重新格式化、基础数据薄轴重格式通常发送到图像存储计算机系统（picture archiving computer system，PACS）。数据可以在观测站上重建成最大密度投影（maximum-intensity projection，MIP）图像，并通过血管分析软件重建血管。这些图像查看技术为数据集提供了一个易于识别和常见的外观，允许简单的解释（图 20-1）。然而，需要注意图像解释，因为人工因素容易被引入。CT 图像本质上是三维密度图。严重钙化的血管可能因此在 VR 图像上显得完全通畅，然而事实上血管存在完全的钙化性闭塞（图 20-2）。此外，骨移除算法依赖于 CT 衰减 / 密度，考虑到骨和钙化增强的胫血管的相似性，以及足动脉与骨的接近，无意的膝关节以下血管自动化处理可能"移除"闭塞的血管和对结果错误解释。由于钙化，使用传统骨移除算法的准确性已被证明在膝关节以下节段显著下降[5]。

　　因此，CTA 解释必须始终包括轴向源图像，可以评估周围的软组织结构，并防止对后处理引入的误差（图 20-3）。除 CT 重建外，使用轴向源图像还显著提高了解读的准确性[6]。

　　在小钙化血管中常见的束硬化是一个重要的问题。这就导致了"开花"和条纹的影像（图 20-4），在常规软组织窗口设置下，壁钙化和管

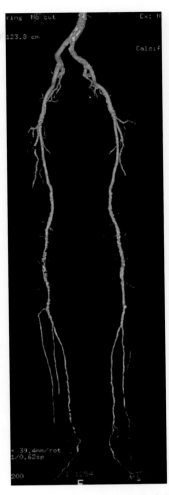

▲ 图 20-1　体积渲染投影 CTA 数据集在移除骨后显示的髂主动脉到足血管图像
这些图像重建可以旋转和从任何角度观察，血管钙化未删除

腔内的对比度可能无法区分，必须使用额外的特定窗口设置来进行合适的解读。一般来说，这些血管都是被读取的在更高的窗口水平，可能为 200～300，窗口宽度为 1000～1500（大致相当于"骨解读"窗口）。这扩展了灰度并允许高密度结构分离，否则就会出现在更受限制的窗口宽度上完全"白色"（图 20-5）。特殊的图像重建技术使用一个不同的锐利核也减少了自动误差，但是增加了图像噪声。

　　双 能 CTA（dual energy-CTA，DE-CTA）是一种较新的、应用不广泛的技术，使用 80kV 和 140kV 两个不同的电压管同时采集。相比于标准

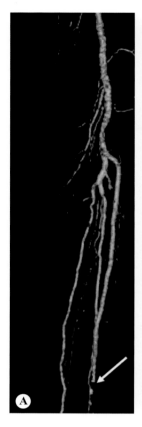
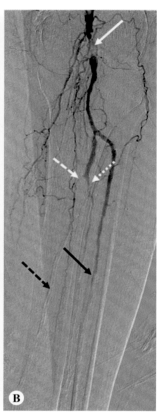

◀ 图 20-2　A. 体积渲染 CTA 重建膝上到踝关节。远端胫前动脉（箭）闭塞，但其余血管明显通畅。然而，也有几条侧支血管。B. 同一患者同时进行数字减影血管造影显示完全胭动脉闭塞（白箭）伴胫骨后部的侧支重建和闭塞性疾病（虚白箭）、腓骨（点白箭）和更多的远端胫前动脉（黑箭）。即使是在减去的图像上，胫后动脉的钙化清晰可见（虚黑箭）。这个 CTA 是基于密度的成像，VR 后处理不能区分对比剂与钙化，所以可能显示虚假的血管通畅外观

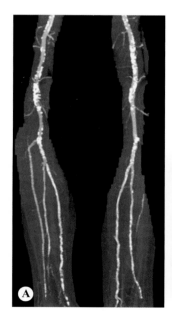
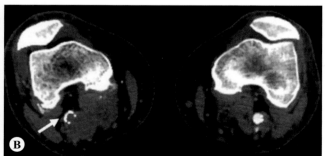
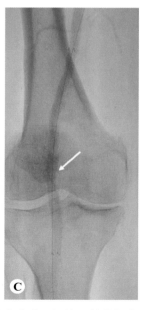

▲ 图 20-3　A. 通过膝关节的 CTA 最大密度投影成像显示钙化血管，但没有明确的膝关节以上疾病。远端血管的闭塞性和钙化性是值得注意的。B. 无增强轴向源图像显示右侧有一个巨大的胭动脉动脉瘤（箭），源图像和软组织环境对于图像的正确解释至关重要，尤其是当使用 VR 技术查看时。该患者虽然有糖尿病血管病变，但胭动脉瘤栓塞是需要一种不同治疗方法的临床问题。C. 治疗后的血管造影术显示胭动脉闭塞再通（箭）和胭动脉动脉瘤处插入了覆盖支架。仅用管腔成像可能导致不适当的球囊血管成形术，并可能因远端栓塞而带来灾难性的后果

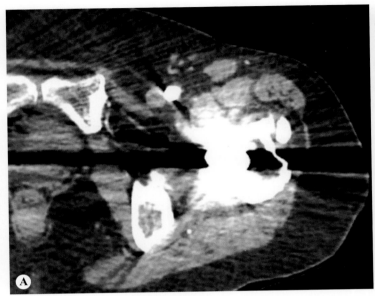
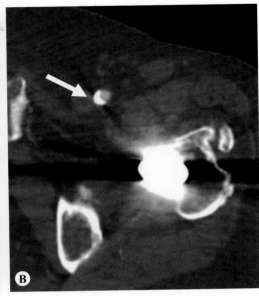

▲ 图 20-4　**A.** 全髋关节置换术时股总动脉水平的 CTA。由于金属假体的束硬化造成显著条纹伪影。在标准的软组织窗口设置下，股总动脉似乎很畅通且无病变。**B.** 扩大窗口水平以扩展灰度，增加了在股总动脉内可见的细节，并可以显示内侧钙化斑块（箭），这比对比剂/血液混合物的密度更大，也减少了髋关节置换术中条纹伪影的严重程度

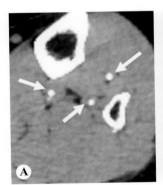
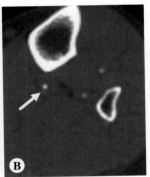

▲ 图 20-5　通过近端血管进行的轴向重建

A. 标准软组织窗显示三条血管（箭）均广泛通畅。在一定的密度以上，所有结构都具有相同的亮度。这包括对比剂、钙和骨骼。膨胀的伪影导致血管明显扩大，掩盖了管腔的细节。**B.** 窗口水平升高约 300，窗口宽度约 1500，在正确的窗位中可以清楚看到，与相邻的对比剂填充血管相比，胫后动脉（箭）实际上被致密钙化闭塞

的单能 CTA，这种减法技术可以改进对管腔的评价。一项研究显示，由于改善骨和钙化斑块后处理结果，使用它进行更好的腔评估技术，但这只在直径 5mm 以上的血管中可见。用于膝关节以下的小腿周钙化血管将失去这种优势[5, 7]，进一步的研究结果表明，尽管 DE-CTA 有改善区分去除骨和斑块的好处[8]，但影响了诊断的特异性。

CTA 提供了对血管系统的概述，并在急性肢体缺血中发挥了重要作用。CTA 明显可用于髂主动脉的评估，并在超声不能诊断的 SFA 疾病中有一定的作用。一个系统的以 DSA 为金标准的 20 项研究的回顾显示，髂主动脉 > 50% 狭窄敏感性和特异性分别为 96% 和 98%。数据显示，膝关节以下疗效的评价不太好（尽管相同的分析显示敏感性和特异性分别为 95% 和 91%）的[9]。更现代的 64 排或 256 排扫描仪可能提供改进结果的敏感性和特异性在 90%～100%[10, 11]。但并不是所有研究都是这样的，有研究报道，其在腘窝下节段评估钙化准确率与 DSA 相比只有 73.3%[12]，对侧支血管评估的敏感性仅为 62.7%。

因此，解释 CTA 在合并多种疾病的糖尿病人群和广泛的膝关节以下血管钙化患者中需要特别注意。使用 CTA 评估 BTK 疾病应该基于当地的专业知识和其他成像方式的可用性。谨慎的图像后处理和处理技术将改进检查结果。如果有可能的话，DE-CTA 在某些情况下也可能有好处。

三、磁共振血管成像

磁共振血管成像（MRA）提供类似于 DSA 的管腔成像，不需要使用电离辐射，也可以使用新技术在没有静脉对比剂的情况下进行。对于糖尿病足，MRI 不会因钙化（基本上没有信号）而退化，可以获得额外的序列来检查相关的并发症，如疑似软组织感染和骨髓炎。早在 15 年前，对比增强的 MRA 就被证明能够显示远端足和足部血管的解剖[13]。

MRI 的禁忌证包括非 MR 兼容的患者设备，如起搏器，以及植入的在扫描过程中容易移位或过热顺磁材料。患者的适合性通常可以通过使用筛查问卷、眼球弹片等松散金属物体的普通射线照相，或者偶尔在存在不确定性的情况下进行简短的磁共振序列测试。金属植入物，如手术夹、支架和关节假体，通常不是植入后 6 周 MRI 的禁忌证。然而，它们会造成相邻的伪影，其程度取决于材料和结构。

目前，大多数外周血管疾病的 MRA 检查是在对比剂注射后进行的。尽管确实存在其他非对比度成像技术，如光飞行时间和相位对比度成像，但不是很适合四肢。这里有小血管、血流逆转后闭塞、需要覆盖的大区域、使用这些技术提供足够的空间分辨率和信噪比所需的长时间采集期间患者活动的问题。新型非对比度技术正变得越来越广泛，这显示出相当大的前景，这些将在下面讨论。

四、对比增强磁共振血管成像

对比成像曾用于提高信噪比，因为通常情况下，即使使用更强大的现代磁体和射频（radio frequency，RF）梯度，MRA 和 MRI 也总是在扫描时间（采集次数）与空间分辨率和信噪比之间进行权衡。在 RF 脉冲和单次采集之后，来自正常组织的信号强度非常低，因此获得多个脉冲和采集，并将其相加在一起以创建最终图像。对于血管成像，短扫描时间是必不可少的，只要使用减影技术，患者的运动就会导致伪影。

磁共振增强造影不同于碘化 CTA 或血管造影，基本上是利用顺磁性物质来改变血液和软组织的磁性特征，这取决于它们内部的对比剂浓度。理想的血管对比剂会留在血管腔内，直到成像完成，然后迅速排出。用于这一目的的最常见的试剂是钆（Gd），它与各种化合物螯合，为静脉注射提供安全的制剂。这一系列对比剂被称为钆对比剂或 GBCA。广义地讲，它们分为线形化合物和环状化合物。后者似乎更稳定，可减少组织中游离 Gd 的沉积。

尽管在 2006 年，Gd 制剂被证明在短期内是安全的，但 GBCA 被证明和肾源性系统性纤维化（nephrogenic systemic fibrosis，NSF）之间存在联系。NSF 是一种系统性纤维性疾病，会导致疼痛的皮肤增厚和其他症状，只有接触 GBCA 的肾衰竭患者才会发现。这被认为与肾脏排泄不良的患者保留对比剂和随之而来的组织中游离 Gd 沉积增加有关。线状络合物似乎与 NSF 有关，慢性肾衰竭患者停止使用后 NSF 可被根除。然而，最近的研究表明，即使在肾功能正常的患者中，脑组织和皮肤中也存在剂量依赖性的 Gd 沉积[14, 15]。

尽管 FDA 在 2017 年的最新更新没有发现危害的证据，但这种做法可能产生的影响尚不清楚。因此，尽管增强磁共振血管成像（contrast enhanced MRA，CE MRA）非常常用，而且对于现代的环状 GBCA，目前没有危害的证据存在，但人们对可能的其他无对比剂成像技术重新产生了兴趣。

Gd 的工作原理是缩短 T_1 弛豫时间，从而增加 T_1 信号，从而允许在合理的时间框架内以足够的空间分辨率进行 T_1 加权成像。

常规 CE MRA 序列是 T_1 加权梯度回波 3D（T_1 GE），具有尽可能小的视场以包围感兴趣区域。大剂量 GBCA 通过静脉插管以 2～4ml/s 的速度注射，从而在动脉期提供最佳浓度。以与 CTA 类似的方式，当对比剂到达目标区域时触发扫描（使用放置在目标部位的大血管上的目标区域并执行重复的短扫描序列以跟随对比剂推注的到达作为信号强度的上升），或者通过使用小的测试推注来确定从对比剂注射到对比剂到达目标区域所需的时间延迟来定时扫描。

通常在四个位置扫描下肢：骨盆、腹股沟到膝盖、膝盖到足和足。控制非增强序列最初以与 DSA 类似的方式作为减法遮掩在每一站执行。这些序列通常是在冠状面上以平板体积的形式采集，三维最大密度投影图像与源图像一起被发送到 PACS 进行评估。MIP 提供的图像类型与 CTA/血管造影相似，但需要注意的是，它们仅代表管腔对比度。图 20-6 显示了从肾旁主动脉到足部的血管树的典型 CE MRA。

CE MRA 非常有效，各种研究引证其对狭窄/闭塞疾病的敏感性和特异性在 90% 的范围内。然而，大多数研究针对的是四肢和膝关节以下疾病，尤其是糖尿病方面的研究较少。2013 年对 CE MRA 研究的 Meta 分析发现，只有 3 项研究，总共 83 例患者，观察糖尿病患者 BTK 疾病的表现。在这个具有挑战性的血管节段，综合敏感性为 86%，敏感性为 93%[16]。一些作者已经将 CE MRA 与 DSA 直接比较，发现 CE MRA 在评估血管通畅性和狭窄方面与评估感染过程中软组织和骨骼受累的额外好处非常一致[17]，另一些作者则表明，CE MRA 在评估远端足底血管以进行搭桥计划方面优于 DSA[18]。

然而，限制也是存在的。使用标准的单次推注技术和站立时，静脉污染的问题经常出现，因为推注超过了成像。图 20-7 显示静脉污染使搭桥后远端血管的评估变得困难。多种策略被用来克服这一困难。重复扫描没有辐射成本，因此可以首先进行小剂量对比剂注射，然后首先对足部/小腿远端进行成像，然后再进行第二次注射，并对血管树的其余部分进行成像。另外，我们的机构经常使用 DUS，它可以为膝盖或小腿近端提供足够的成像，因此聚焦的"时间分辨"CE MRA 可以在小视野下进行，仅包括足部和小腿远端。这提供了卓越的空间分辨率，并允许在没有静脉污染的情况下进行动脉评估，而不考虑推

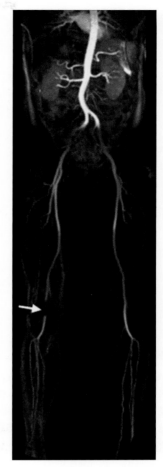

▲ 图 20-6 增强磁共振血管成像三维减影血管成像最大密度投影，从胸主动脉下到足部
这说明了现在现代磁共振扫描仪的血管造影术覆盖范围。该成像仅显示软组织减影的管腔对比度，在这方面类似于传统的数字减影血管造影术。股骨共同水平的信号缺失是由于冠状板的采集位置稍微靠后，部分排除了动脉信号，这是一种板缘现象。除腘动脉闭塞（箭）外，右侧小腿血管混浊程度较差

注时间/扫描时间的关系。给予 GBCA 推注，从动脉推注到静脉期，仅对目标区域进行重复的短序列扫描[19]。这些单独序列中的任何一个都可以用作减影掩码，静脉污染可以被"去除"，晚期充盈侧支/天然血管可以得到更全面的评估（图 20-8）。叠加图像可用于评估血流，其方法与数字减影血管造影大致相同。

磁共振成像中的伪影仍然是一个问题，因为任何局部磁场的不均匀，如皮肤文身、手术夹子或关节置换，都可能使图像无法成像。根据支架

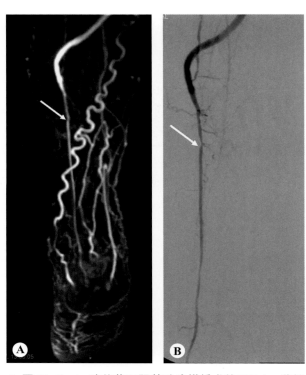

▲ 图 20-7　A. 膝关节至胫前动脉搭桥术的 MRA。移植物通畅，近端引流血管（箭）狭窄，并伴有远端足部疾病。由于扫描采集的时机，显著的静脉伪影使评估血管系统的剩余部分变得困难。B. 血管造影术证实移植物未闭，伴局灶性自发性动脉狭窄（箭）。未见其他明确的动脉未闭

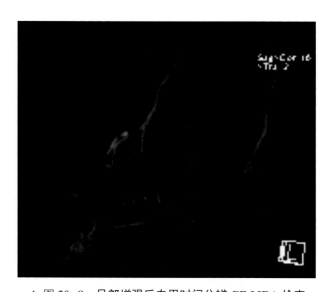

▲ 图 20-8　足部增强后专用时间分辨 CE MRA 检查
最大密度投影显示足背和胫前动脉远端未闭，胫骨后动脉远端未通，但弓形不全。在 MRA 和先前的多普勒检查的基础上，接受从腘动脉到胫前动脉的搭桥手术后，未显示膝关节以上狭窄

材料和方位的不同，支架内成像仍然是可能的。例如，与不锈钢会产生局部信号空洞相比，镍钛合金 / 钴支架产生的伪影较少。与主磁场平行的支架（如 SFA，足部动脉而不是垂直的肾动脉）也不太容易受到影响。然而，在足血管内置入支架相对较少见。由于 CE MRA 技术依赖于冠状定位的平板状体积采集，如果前或后血管段未包括在平板内，则有可能无意中排除它们，从而导致明显的闭塞。在板层边缘附近，血管可能会出现边缘假性狭窄样外观（图 20-6）。股总动脉因其位于影像体积边缘附近的前位而出现信号缺失。对源图像的审查将防止错误诊断，还将提供有关周围软组织的额外信息。

五、非造影技术

新型的非增强磁共振血管成像序列通过 FS-SSFP 和心电门控技术，使用类似于 CE MRA 但没有对比剂的减影方法[20]。它们依赖于动脉和静脉在收缩和舒张期的血液信号差异。实质上动脉信号只出现在舒张期，静脉信号出现在两个时相。因此，可以从舒张期采集中减去收缩静脉遮挡以消除舒张期静脉信号。几项研究表明，使用这些技术可以进行足够的血管造影成像，但图像可能会因来自深静脉和软组织的信号干扰而退化[21]。

这项技术的进一步发展被称为静止间隔单次激发，与基于标准 3D 涡轮快速自旋回波（turbo spin echo，TSE）的流动 / 减影方法相比，该技术似乎提供了有希望的结果[22]。该技术依靠饱和脉冲来消除背景信号，并使用低于目标切片的另一脉冲来消除静脉血流信号。在这些脉冲之后有一个间隔（静止间隔），它允许具有不饱和旋转的动脉血液流入切片，并在采样时产生信号。对轴向切片进行采样，然后自动与相邻切片堆叠，以产生大量数据。这种轴位采集技术排除了冠状板 CE MRA 技术意外排除动脉解剖节段的可能性。1.5T 和 3T 研究表明，结果与 CTA/CE MRA 和 DSA 相当[23-25]。重要的是，正如不同的成像技术所预期的那样，CTA 显示的钙化伪影和狭窄评

估的困难在静态间隔单次激发（quiescent interval single shot，QISS）中问题较小。

QISS-MRA 仍然存在特定的伪影，与传统 CE MRA 相比，可评估节段的比率可能较低[26]，而且在某些患者中有 MRI 的固有局限性。这项技术还需要足够的脂肪抑制，而这在足部可能很难实现。这一要求也使序列对磁化率伪影更加敏感。由于静脉血流是磁饱和的，反向或平面动脉血流可能不能很好地显示，导致假性闭塞和对闭塞长度的高估（图 20-9）。

随着更短的成像时间的改善，不需要应用 GBCA 和可证明的诊断等价性 QISS-MRA（或类似的进一步发展的非对比增强 MRA 技术）可能成为糖尿病患者足部动脉的首选检查。然而，由于患者因素，如植入物、患者身材和幽闭恐惧症，成本和资源可用性，以及获得 MRI 的固有限制，CTA 和 DUS 可能始终是必需的。

结论

评估糖尿病足的血管成像方式的选择取决于当地的专业知识、设备的可用性和患者的变量。所有患者首先应尝试多普勒超声，以最大限度减少 MR、血管内对比剂（碘化或钆基）和电离辐射暴露的可能风险。

MRA 应该被认为是治疗膝关节以下疾病的首选选择，因为它比 CT 更不容易受到钙化灶的影响（CTA 在糖尿病下肢的一个主要限制）。尽管它不能同时提供治疗机会，MRA 已被证明能比导管血管造影术更敏感地识别适合于超远端搭桥的血管。然而，CTA 价格便宜，可广泛获得，

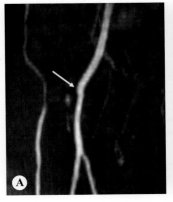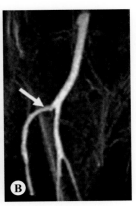

▲ 图 20-9　A. 同一患者的非对比磁共振静息间期成像和增强磁共振血管成像，胫前动脉近端在 QISS 序列上表现为闭塞（箭），可能是由于水平 / 向上方向造成的伪影，导致动脉信号丢失，因为由于平面内方向，血流不足以用不饱和的旋转填充血管；B. 在 CE MRA 上显示动脉具有广泛的通畅性（箭），然而，有证据表明在 CE MRA 上存在运动伪影，减影遮挡和采集失配导致软组织 / 骨界面和血管轮廓模糊

在其他检查方法不确定、禁忌证或不可用的情况下，仍应考虑进行仔细的后处理，尤其是在主动脉 – 髂动脉和 SFA 节段。双能 CTA 可能会变得更普遍，并可能提高膝关节以下的诊断质量。

平扫非对比 MRA 可能最终取代 CE MRA，成为多普勒超声后的首选检查。然而，就目前的序列而言，在伪影、诊断质量和狭窄长度方面仍然存在局限性，这对手术计划和决策非常重要。

可以肯定的是，对于患有严重缺血的糖尿病足，特别是在有额外感染的情况下，一个专门团队的多学科管理和决策必须基于及时的高质量诊断成像。这是为了指导最佳的血供重建策略，以防止截肢和确保肢体挽救。

参考文献

[1] Kumamaru KK, Hoppel BE, Mather RT, Rybicki FJ. CT angiography: current technology and clinical use. Radiol Clin North Am. 2010;48(2):213-35. vii

[2] Fleischmann D, Chin AS, Molvin L, Wang J, Hallett R. Computed tomography angiography: a review and technical update. Radiol Clin North Am. 2016;54(1):1-12.

[3] ACR Committee. ACR Manual on Contrast Media. Version 10. 3rd. 2017.

[4] Catalano C, Fraioli F, Laghi A, Napoli A, Bezzi M, Pediconi F, et al. Infrarenal aortic and lower-extremity arterial disease:

diagnostic performance of multi-detector row CT angiography. Radiology. 2004;231(2):555-63.

[5] Brockmann C, Jochum S, Sadick M, Huck K, Ziegler P, Fink C, et al. Dual-energy CT angiography in peripheral arterial occlusive disease. Cardiovasc Intervent Radiol. 2009; 32(4):630-7.

[6] Schernthaner RE, Wolf F, Mistelbauer G, Weber M, Sramek M, Groeller E, et al. New hybrid reformations of peripheral CT angiography: do we still need axial images? Clin Imaging. 2015;39(4):603-7.

[7] Yamamoto S, McWilliams J, Arellano C, Marfori W, Cheng W, McNamara T, et al. Dualenergy CT angiography of pelvic and lower extremity arteries: dual-energy bone subtraction versus manual bone subtraction. Clin Radiol. 2009; 64(11): 1088-96.

[8] Klink T, Wilhelm T, Roth C, Heverhagen JT. Dual-energy CTA in patients with symptomatic peripheral arterial occlusive disease: study of diagnostic accuracy and impeding factors. Rofo. 2017;189(5):441-52.

[9] Met R, Bipat S, Legemate DA, Reekers JA, Koelemay MJ. Diagnostic performance of computed tomography angiography in peripheral arterial disease: a systematic review and metaanalysis. JAMA. 2009;301(4):415-24.

[10] Napoli A, Anzidei M, Zaccagna F, Cavallo Marincola B, Zini C, Brachetti G, et al. Peripheral arterial occlusive disease: diagnostic performance and effect on therapeutic management of 64-section CT angiography. Radiology. 2011;261(3):976-86.

[11] Cina A, Di Stasi C, Semeraro V, Marano R, Savino G, Iezzi R, et al. Comparison of CT and MR angiography in evaluation of peripheral arterial disease before endovascular intervention. Acta Radiol. 2016;57(5):547-56.

[12] Mishra A, Jain N, Bhagwat A. CT angiography of peripheral arterial disease by 256-slice scanner: accuracy, advantages and disadvantages compared to digital subtraction angiography. Vasc Endovasc Surg. 2017;51(5):247-54.

[13] Chomel S, Douek P, Moulin P, Vaudoux M, Marchand B. Contrast-enhanced MR angiography of the foot: anatomy and clinical application in patients with diabetes. Am J Roentgenol. 2004;182(6):1435-42.

[14] Rogosnitzky M, Branch S. Gadolinium-based contrast agent toxicity: a review of known and proposed mechanisms. Biometals. 2016;29(3):365-76.

[15] Malikova H, Holesta M. Gadolinium contrast agents—are they really safe? J Vasc Access. 2017;18(Suppl. 2):1-7.

[16] Healy DA, Boyle EM, Clarke Moloney M, Hodnett PA, Scanlon T, Grace PA, et al. Contrastenhanced magnetic resonance angiography in diabetic patients with infra-genicular peripheral arterial disease: systematic review. Int J Surg. 2013;11(3):228-32.

[17] Rohrl B, Kunz RP, Oberholzer K, Pitton MB, Neufang A, Dueber C, et al. Gadofosvesetenhanced MR angiography of the pedal arteries in patients with diabetes mellitus and comparison with selective intraarterial DSA. Eur Radiol. 2009;19(12):2993-3001.

[18] Dorweiler B, Neufang A, Kreitner KF, Schmiedt W, Oelert H. Magnetic resonance angiography unmasks reliable target vessels for pedal bypass grafting in patients with diabetes mellitus. J Vasc Surg. 2002;35(4):766-72.

[19] Hansmann J, Michaely HJ, Morelli JN, Diehl SJ, Meyer M, Schoenberg SO, et al. Impact of time-resolved MRA on diagnostic accuracy in patients with symptomatic peripheral artery disease of the calf station. AJR Am J Roentgenol. 2013;201(6):1368-75.

[20] Zhang L, Liu X, Fan Z, Zhang N, Chung YC, Liao W, et al. Noncontrast MRA of pedal arteries in type II diabetes: effect of disease load on vessel visibility. Acad Radiol. 2015;22(4):513-9.

[21] Liu X, Fan Z, Zhang N, Yang Q, Feng F, Liu P, et al. Unenhanced MR angiography of the foot: initial experience of using flow-sensitive dephasing-prepared steady-state free precession in patients with diabetes. Radiology. 2014; 272(3):885-94.

[22] Altaha MA, Jaskolka JD, Tan K, Rick M, Schmitt P, Menezes RJ, et al. Non-contrast-enhanced MR angiography in critical limb ischemia: performance of quiescent-interval single-shot (QISS) and TSE-based subtraction techniques. Eur Radiol. 2017;27(3):1218-26.

[23] Wu G, Yang J, Zhang T, Morelli JN, Giri S, Li X, et al. The diagnostic value of non-contrast enhanced quiescent interval single shot (QISS) magnetic resonance angiography at 3T for lower extremity peripheral arterial disease, in comparison to CT angiography. J Cardiovasc Magn Reson. 2016;18(1):71.

[24] Varga-Szemes A, Wichmann JL, Schoepf UJ, Suranyi P, De Cecco CN, Muscogiuri G, et al. Accuracy of noncontrast quiescent-interval single-shot lower extremity MR angiography versus CT angiography for diagnosis of peripheral artery disease: comparison with digital subtraction angiography. JACC Cardiovasc Imaging. 2017;10(10):1116-24.

[25] Hodnett PA, Ward EV, Davarpanah AH, Scanlon TG, Collins JD, Glielmi CB, et al. Peripheral arterial disease in a symptomatic diabetic population: prospective comparison of rapid unenhanced MR angiography (MRA) with contrast-enhanced MRA. AJR Am J Roentgenol. 2011;197(6):1466-73.

[26] Wagner M, Knobloch G, Gielen M, Lauff MT, Romano V, Hamm B, et al. Nonenhanced peripheral MR-angiography (MRA) at 3 Tesla: evaluation of quiescent-interval single-shot MRA in patients undergoing digital subtraction angiography. Int J Cardiovasc Imaging. 2015;31(4):841-50.

第21章　缺血性足：下肢和足部远端动脉的血管内介入治疗

Ischaemic Foot: Endovascular Intervention in the Distal Arteries of the Leg and Foot

Riad Alchanan　　Dean Y. Huang　**著**

　　患有严重肢体缺血（CLI）的糖尿病患者通常患有严重的多级动脉疾病。患有 CLI 的糖尿病患者的特征之一是广泛的远端胫下动脉阻塞性病变占主导地位 [1-3]，无论是孤立发生的病变还是伴有更近端的股 – 腘动脉疾病，并且通常伴有足背动脉流出受限。该人群远端小动脉严重闭塞，同时皮肤病变或手术切口愈合对血流需求增加，这使得该人群的治疗特别具有挑战性，需要采用多学科方法进行联合治疗 [4]。

　　对于这类患者，最佳血供重建策略旨在恢复足部主要循环通路的直接动脉流入，实现完全的踝下血供重建 [5]。患有 CLI 的糖尿病患者并发症的发生率很高，这增加了手术风险。在常规血管手术中引入血管内手术使在血管疾病的不同领域中扩大治疗选择。血管内血供重建现已被广泛接受为治疗患有 CLI 的糖尿病患者的一线选择 [6-8]。与手术相比，血管内治疗的策略是基于优越的围术期安全性。在疗效和保肢率方面，血管内治疗结果至少与手术相当 [9-12]。最近的研究支持血管内治疗在 CLI 糖尿病患者 BTK 和踝关节以下（below the ankle，BTA）动脉闭塞性疾病中的作用，因为经皮血管成形术治疗 BTK 和 BTA 血管疾病已被证明在这种情况下是可行和安全的 [13-18]。

而成功血供重建是保肢和溃疡愈合所必需的，并且能够避免截肢。除了传统方法外，替代技术（如足跖襻技术和逆行经皮通路）已被证明有利于进一步提高干预成功率 [19-21]。

　　本文的目的是总结血管内血供重建的原理和目前可用的治疗腿和足部远端动脉病变的先进技术。

一、血管解剖

　　在正常解剖结构中，胫前动脉（anterior tibial artery，ATA）提供足部前循环，胫后动脉（posterior tibial artery，PTA）提供足部后循环。两条胫动脉与腓动脉（peroneal artery，PA）一起提供足部和足踝的不同区域的血供。在足部前循环中，ATA 从足踝水平起延续为足背动脉。作为足部的解剖变异，6%～12% 的病例可能缺失足背动脉。足背动脉沿足背侧向内侧延伸至第 1 跖骨间隙，发出内踝前、外踝前、跗内侧、跗外侧和弓形动脉。弓形动脉通常起源于跗跖关节水平并横向行进，进而产生供应第 2、第 3 和第 4 足趾的小的趾背动脉。在第 1 跖骨间隙水平，也是主要供应第 1 足趾的第 1 跖背动脉起点的远端，足背动脉向跖方向弯曲；该动脉段被称为深穿动脉，与足部后循环的足底外侧动脉相通[22]。由胫后动脉供应的足部后循环由三个主要动脉组成：足底内侧动脉、足底外侧动脉和跟骨内侧动脉。足底内侧动脉的足底内侧分支供给足底内侧皮肤，外侧分支供给外侧前足、足底中足和整个足底前足。在某些情况下，通过足弓的足底外侧动脉是第 1 足趾的主要动脉。跟骨分支供应内踝和足跟。腓动脉通过跟骨分支供应外侧踝关节和足跟，并通过前分支供应前上踝关节。

二、血供重建的解剖学考虑

Graziani 等[23] 通过对 417 例具有 2893 处缺血性病变的糖尿病患者血管造影证明 1% 的患者血管阻塞性疾病累及髂动脉系统，但 74% 的患者出现在腘窝以下水平。66% 的腿部病变是阻塞性的，50% 的病变长度超过 10cm。28% 的患者涉及所有三个膝下主要动脉，而在 55% 的患者中，至少一根远端动脉保持通畅（图 21-1）。腘动脉

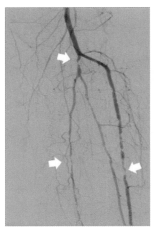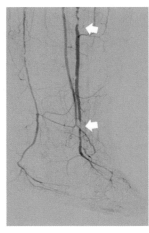

▲ 图 21-1　患有严重肢体缺血的糖尿病患者的腘窝下血管造影显示了累及胫前动脉和胫后动脉的远端腘下水平多灶性阻塞性病变（白箭）的典型病例

以下的远端动脉弥漫性阻塞性病变占主导地位，这使得糖尿病性血管病变的治疗充满挑战（图 21-1）。有足够的证据表明，在血管造影解释的基础上建立起至少一条流向足部（图 21-2）的直

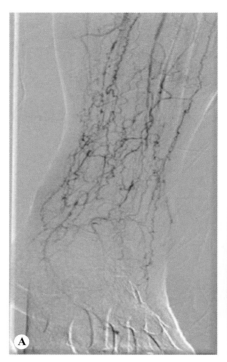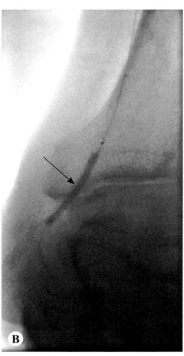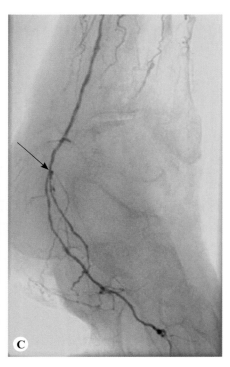

▲ 图 21-2　后足部血管通路的血供重建过程

A. 治疗前血管造影显示踝关节水平的所有小腿血管闭塞，虽然具有广泛的侧支血管，但足部没有直接的流入血管；B. 胫后动脉球囊血管成形术（箭）;C. 在血管造影中足底动脉显影，通过再通的远端胫后动脉和足底动脉建立了流入足部的直接流入血管（箭）

线血流可能是腘窝下血管内干预的主要策略[24]，但血供重建理想的策略是旨在实现膝下腿部动脉系统的完全直接血供重建。2010年，Peregrin等[25]表明，如果没有一条血管获得直接通畅，患有CLI的糖尿病患者的1年保肢率为56%，如果在血供重建后分别有1条、2条和3条血管通畅，则1年保肢率分别为73%、80%和83%。

已经表明，足弓血供分类是伤口愈合的预测指标[26]。这一发现表明，临床所驱动的远端足弓血供重建对于介入治疗促进伤口完全愈合来说至关重要。在一系列涉及踝关节以下血管成形术的42例病例中，技术成功率为88%，报道的2年保肢率为81.9%[16]。本系列病例中同时进行踝关节上方血管成形术，这可能对临床结果有贡献，但该研究仍然反映了踝关节下方血管内介入的可行性和益处。Nakama等[27]进一步研究了额外的足动脉血管成形术对CLI患者的临床影响，该研究中的患者在接受传统的踝关节以上经皮血供重建后，由于足动脉闭塞导致伤口周围造影时"伤口染色"不足。额外的足背血管成形术提供更高的伤口愈合率（93% vs. 60%，$P=0.050$）和更短的伤口愈合时间（$P=0.050$）。该研究得出结论，额外的足动脉血管成形术可能会改善归因于腘下动脉和足动脉疾病的CLI患者的临床结果（尤其是伤口愈合的速度和程度），并且这种积极的治疗策略可能是CLI患者的抢救性治疗方法。随着技术的进步，现在甚至可以治疗非常远端的动脉病变，这可能会提高特定病例的临床成功率。Manzi等[28]对1054例中的24例CLI患者（2.3%）进行了趾支血管内再通，并报道该技术是可行且安全的，可以提供额外的血供支持，以避免截肢和促进足趾远端伤口的愈合。

三、用于腿部和足部远端动脉血管内介入的血管内治疗工具

由于目前对CLI和BTK病变患者来说，普通球囊血管成形术的血管内治疗与低初始通畅率、高再狭窄风险和重复干预率相关，因此新技术和辅助血管内治疗工具的发展已经取得了进展，包括斑块切除术、冷冻成形术、切割球囊和激光治疗[29-32]。最近大多数关于药物涂层增强球囊和支架的通畅性的经验已发表，对比较紫杉醇涂层球囊或支架与标准球囊血管成形术或未涂层支架的回顾性随机对照试验表明，使用紫杉醇涂层产品治疗的患者死亡率更高。这些结果是初步的，试验主要涉及跛行患者和股-腘病变，而不是BTK病变患者。然而，目前关于药物洗脱产品的社会推荐表明，在获得更多相关信息之前，大多数接受下肢血管再通的患者应使用药物洗脱产品的替代品[33, 34]。

（一）药物涂层球囊

紫杉醇药物涂层球囊（drug-coated balloon，DCB）有多种长度和直径可供选择。Liistro等[35]发表了一项随机、开放、单中心研究（Debate-BTK研究），该研究比较了药物涂层球囊与未涂层球囊在132例患有CLI和腘下血管长期闭塞（13.0 ± 8.0cm）的患者中的应用。DCB组74个病灶中有20个（27%）发生再狭窄，而经皮腔内血管成形术（percutaneous transluminal angioplasty，PTA）组74个病灶中有55个（74%）发生再狭窄（$P<0.001$）；靶病变血供重建结果为DCB组12例（18%）vs. PTA组29例（43%；$P=0.002$）；目标血管闭塞为DCB组12例（17%）vs. PTA组41例（55%；$P<0.001$）。DCB组12个月的主要不良事件发生率（31%）低于PTA组（51%），主要是靶病变再狭窄（target lesion restenosis，TLR）更少、溃疡愈合更好，但两组之间的截肢率、保肢率或死亡率结果没有差异。然而，这些令人鼓舞的结果没有在随后的多中心、随机IN-PACT DEEP研究中得到证实[36]，在DCB和标准PTA组中均观察到较低的12个月TLR率，两组之间没有统计学上的显著差异。由于在12个月时观察到DCB组的截肢率为8.8%，而PTA组的截肢率为3.6%（$P=0.08$），考虑患者安全因此提前停止了IN-PACT DEEP研究。IN-PACT DEEP研究没有提供明确的理由来解释缺乏有效性和安

全性结果，但假设潜在的疾病、手术所用材料和（或）术中某些特定因素可能导致本实验所观察到的结果[37]。随后，BIOLUX P-Ⅱ研究[38]比较了 Passeo-18 LUX DCB 与标准血管成形术治疗腘下病变（病变长度 11.4±8.7cm）。在 6 个月的随访中观察到两组的较低且相当的再狭窄率（DCB 组 17.1% vs. PTA 组 26.1%，P=0.298），表明 DCB 组药物涂层没有明显的益处。Steiner 等[39]报道了 220 次 BTK 干预［144 例（69.3%）患者是糖尿病患者］，在 19 例（8.6%）患者中，血管成形术延伸至足弓。这项对使用 Lutonix 014 DCB 治疗 BTK 外周动脉疾病的单中心、回顾性分析中未发现意料之外的设备相关不良事件，然而，回顾性和缺乏对照组是本研究的主要局限。

DCB 的使用在技术上并不复杂，它作为 BTK 再狭窄的解决方案之一可能发挥重要作用，但目前尚无法提出 DCB 技术是合并 CLI 的糖尿病患者 BTK 病变的一线治疗方案的建议。值得注意的是，DCB 研究数据通常是严格特定于 DCB 种类的。不同制造商的不同 DCB 在紫杉醇浓度和赋形剂方面表现出很大差异，这可能会影响血管壁的生物学效应和随后的抗再狭窄特性[40]。

（二）药物洗脱支架

PTA 的实用性经常受到弹性回缩的限制，在这种情况下，高限流夹层和支架可能会改善影像和临床结果（图 21-3）。然而，支架也可能刺激新内膜增生，导致再狭窄。原发性金属裸支架（bare metal stent，BMS）植入与 PTA 相比没有优势。药物洗脱支架（drug-eluting stents，DES）的随机试验已证明 DES 在血管再狭窄、靶病变血管再血管化、伤口愈合和截肢率方面具有潜在作用[41-44]。然而，值得注意的是，在这些试验中，选择的病变是较短的病变，钙化较少，可能无法反映"现实世界"中的糖尿病 BTK 病变。在 IDEAS 试验[45]中，DES 在长 BTK 病变（107±40.1mm）中证明了其优于紫杉醇药物涂层

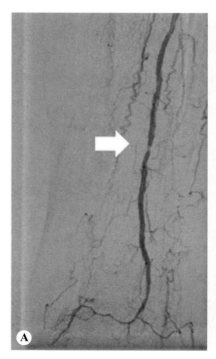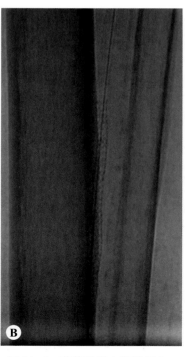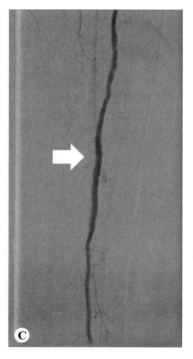

▲ 图 21-3 药物洗脱支架的植入

A. 腓动脉造影显示在先前球囊血管成形术后局灶性狭窄（白箭）的持续弹性回缩；B. 在狭窄处植入药物洗脱支架；C. 植入后血管造影显示狭窄处通畅（白箭）

球囊的优势，但这是一项单中心研究，患者数量相对较少，总体随访仅限于 6 个月。Spiliopoulos 等[46] 报道了在 10 年内接受 DES 的 214 例患有 CLI 和 BTK 疾病的糖尿病患者（679 个病灶）。1 年、5 年和 10 年的生存率分别为 90.8%、55.5% 和 36.2%，无截肢生存率分别为 94.9%、90.4% 和 90.4%。尽管没有有效的对照组来提供与其他技术的比较，但在这项回顾性分析中，DES 证明了它在糖尿病 CLI 血供重建这一要求很高的领域中的潜在作用。DES 试验尚未显示进行初次 DES 支架植入术的长病变糖尿病患者具有足够临床或经济效益，然而，确定特定的 CLI 糖尿病患者亚组是否可以从使用 DES 中受益将会有相关研究的需求。进一步评估长期临床相关结果[47] 和安全性的试验可能会影响未来手术方式的选择。

四、腿部和足部远端动脉血管内介入操作的术者因素

尽管技术的最新进展通常会成为头条新闻，但值得记住的是，血管内操作是一种专业技术，无论使用何种工具，训练有素、经验丰富且敬业的术者都有望提供最佳结果。

手术方式和专家之间的差异已在许多医学领域进行了评估。医疗保险数据显示，与成熟的介入放射科医师进行的手术相比，经验不足的操作者进行的血管内下肢血供重建会导致更多的输血、更多的重症监护病房（intensive care unit, ICU）使用、更长的住院时间、更多的重复血供重建手术、更多的截肢，以及更高的成本[48]。

五、腿部和足部远端动脉血管内介入操作的常规技术

顺行通路仍然是治疗 BTK 和 BTA 病变的首选方法，因为它具有出色的导丝引导能力，以及在通过长而复杂的动脉粥样硬化、经常闭塞的 BTK 病变，导管球囊具有良好的推动能力[49]。如果存在相关的髂动脉疾病，或者在病态肥胖下存在接近髂动脉（即股浅动脉）的病变，则使用在对侧穿刺逆行通过主动脉分叉处的逆行通路。

一线技术仍然是腔内交叉法[50]。可以将导引导管（45cm）推进到下腘动脉，给导丝提供额外的支持。以顺时针和逆时针交替运动的方式旋转导丝，引导短而小的球囊导管通过导引导管，并使用球囊作为支撑导管，这样通过狭窄及闭塞部分血管时阻力降低（图 21-4）。

如果导丝无法通过管腔内路径，则可以尝试使用内膜下入路穿过闭塞[51]。原则上，有意的内膜下入路从病变近端开始，绕过整个病变区域并进入病变远端的无病区段。该技术的失败主要是由于导丝无法重新进入闭塞后的真腔，并且在钙

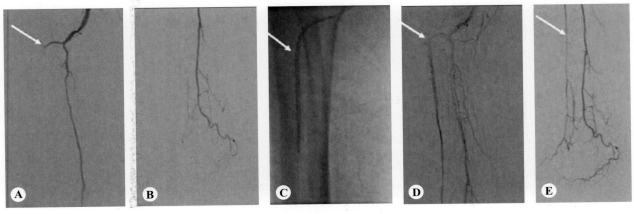

▲ 图 21-4 胫前动脉全长闭塞的顺行入路

A 和 B. 治疗前血管造影显示胫前动脉全长闭塞（箭）；C. 结合交替旋转导丝技术和球囊血管成形术，导丝在管腔内成功引导通过闭塞（箭）；D 和 E. 手术完成血管造影显示胫前动脉恢复通畅（箭）

化明显的血管中失败率增加。在假设的再进入真腔区域球囊可用于创伤性地穿过内膜，并可能允许导丝由此进入真腔。

六、腿部和足部远端动脉血管内介入治疗的替代技术

使用现代介入材料的传统顺行方法的技术故障率约为20%。幸运的是，血管内手术治疗的门槛正在发生变化。当传统技术失败时，可以采用多种替代技术来恢复足部的血流。在应用这些先进技术时，应采取循序渐进的原则，从传统技术开始，如果临床需要，在评估血管供血区域的功能和侧支循环程度后，可以逐步进展到使用更先进的技术；在更先进的血管内技术失败时，可以考虑其他潜在替代手术方式和更改血管内介入材料的选择。应该优先考虑时间和精力来做优先解决的事情，以免延长手术时间，并且避免尝试实现不切实际的目标而引起的相关并发症。

（一）逆行足背动脉通路

该术式需要将传统的同侧股动脉入路与直接穿刺闭塞的远端血管相结合，在该处侧支供应丰富，但无法通过顺行入路到达阻塞远端（图21-5）。不同的研究团队已经显示出良好的技术和临床成功。当顺行入路失败时，逆行入路血管重建的成功率很高，这可能是因为闭塞的远端部分通常由较少的纤维化或钙化组织组成，因此更容易通过闭塞。Sabri 等[20] 建议逆行足背动脉通路是一种可行的血供重建技术，可在顺行血供重建失败且手术搭桥不可行的 CLI 患者中实现肢体抢救。顺行再通失败的 124 例（接受治疗的 1035 例中的 12%）患有 CLI 的糖尿病患者中，Gandini 等[52] 报道使用这种方法的技术成功率为 96%，6 个月时的保肢率为 83%，临床随访期间的死亡率为 10%，重复手术率为 26%，截肢率为 16%。这种在顺行失败后使用逆行穿刺方法的技术成功率估计约为 80%[53, 54]。目前已报道通路血管血栓形

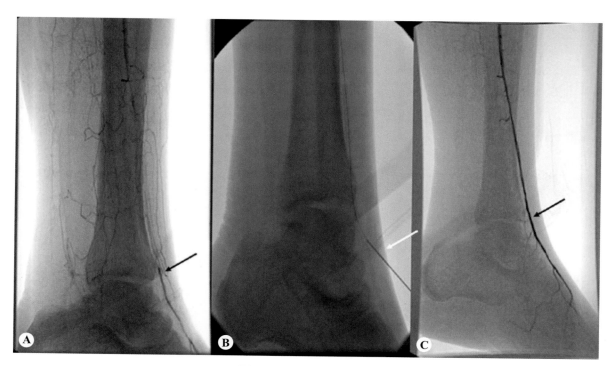

▲ 图 21-5 逆行足背动脉通路

A. 治疗前血管造影显示胫前动脉远端闭塞，足背动脉未闭（黑箭），顺行入路无法到达；B. 在超声引导下直接穿刺未闭胫前动脉远端，导丝逆行成功穿过闭塞处（白箭）；C. 完成治疗后血管造影显示，从同侧股动脉入路通过导丝进行球囊血管成形术后，胫前动脉远端（黑箭）恢复血流通畅

成[55]，这引起了对使用足动脉作为通路的一些担忧。但是，可以使用外形较小的专用足背动脉保护套和动脉内血管扩张药物来最大限度地降低血管痉挛和通路部位血栓形成的风险。

（二）足背足底动脉环和"经侧支"技术

足背足底动脉环技术[19, 52, 56]和经侧支方法[57]包括使用自然吻合术来优化足背动脉血流，以及通过足底动脉或足够发达的侧支供应再通胫前动脉和足动脉。它基于成功地在导丝引导下球囊穿过足底弓的技术，或者不同的吻合术，如连接足底内侧动脉和足背动脉跗外侧支的足部"深弓"，重建从足背到足底动脉弓的循环（或从足底动脉弓到足背的循环）。该技术可用于改善足背动脉血流以实现完全的踝关节血供重建，并希望通过恢复足趾和足后跟缺失的动脉环来改善前足的灌注（图 21-6），也可以逆行通过足部循环通路以获得闭塞足部血管的再通（图 21-7）。Manzi 等描述了 135 例患者的技术成功率为 85%（在 2 年期间通过血管内方法接受 CLI 治疗的患者人群中占 10.1%），在平均 12 个月后获得并维持功能状态的临床改善，15 天后 TcPO$_2$ 显著改善[19]。

（三）跖骨血管成形术和直接跖动脉穿刺术

随着导丝和导管技术的进步，现在可以在非常远的跖骨动脉中进行血管成形术，以恢复直接流向未愈合的足趾溃疡的血供（图 21-8）。此外，Palena 和 Manzi 报道了在局部麻醉和局部给予解痉药维拉帕米后直接穿刺第 1 跖骨动脉或足弓以进行足部和小腿动脉逆行再通的可行性。通过这种方法，该研究报道了 28 例患者 6 个月时的技术和临床成功率为 85%，71% 的患者在 6 个月时存活且未截肢，TcPO$_2$ 升高[58, 59]。

（四）联合手术

有一种策略是联合手术，在超远端外科旁路手术时通过远端吻合处的通路中对足动脉进行血管成形术（图 21-9）[60, 61]。采用联合手术的联合治疗简化了治疗过程，并允许对患有复杂血管疾病的患者进一步治疗。

结论

伴有 CLI 的糖尿病患者的特征之一是远端膝下动脉弥漫性阻塞性病变占主导地位。足动脉疾病的血管内血供重建技术的适用范围已大大增加。血管内血供重建技术的技术成功率和临床结果令人鼓舞，尽管这取决于当地的设备资源和专业知识。各种血管内设备和先进技术的快速发展使介入医生能够治疗越来越复杂和远端的病变。然而，最近的一项 Meta 分析发现，在股 – 腘动脉中使用紫杉醇涂层球囊和支架后 2 年

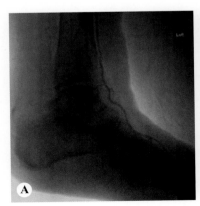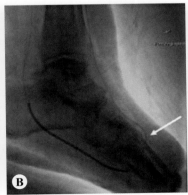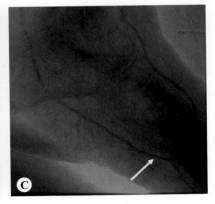

▲ 图 21-6　足背足底动脉环血管成形术

A. 最初的血管造影显示通过足底动脉的血流不畅，胫后动脉远端闭塞；B. 导丝通过胫前动脉顺行入路穿过足弓，并通过足弓进行球囊血管成形术以改善足弓血流（箭）；C. 手术完成血管造影显示血管成形术后通过足底（箭）的血流有所改善

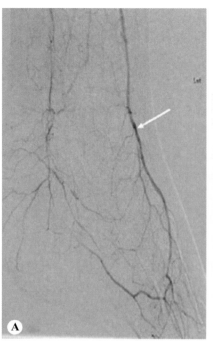
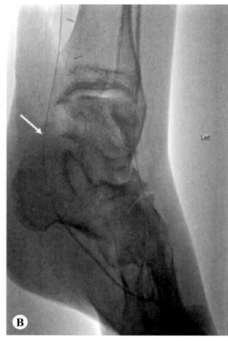
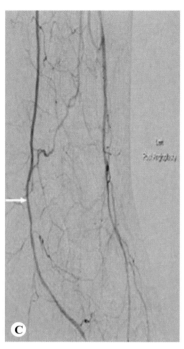

▲ 图 21-7　足背足底动脉环技术逆行再通胫后动脉远端

A. 治疗前血管造影显示胫后动脉远端闭塞，胫前动脉（箭）和足弓是开放的；B. 逆行通过未闭的足背动脉通路和足弓成功穿过闭塞后，对闭塞的胫后动脉远端（箭）进行再通；C. 手术完成血管造影显示胫后动脉远端（箭）和足底动脉恢复通畅

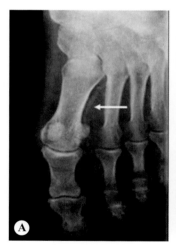
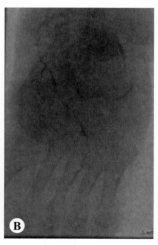
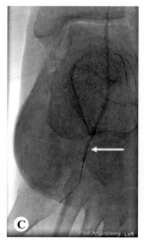
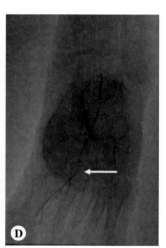

▲ 图 21-8　跖骨动脉血管成形术

A. 右侧大蹈趾的 X 线显示第 1 跖骨动脉严重钙化（箭），尽管先前成功进行了胫动脉血供重建，但大蹈趾处仍存在无法愈合的溃疡；B. 足部血管造影显示远端足背动脉和第 1 跖骨动脉闭塞；C. 成功通过足背动脉远端和第 1 跖骨动脉闭塞后进行球囊血管成形术（箭）；D. 存在未愈合溃疡的大蹈趾恢复直接血供（箭）

和 5 年的死亡风险增加，这一结论目前仍在讨论中 [62]。血供重建策略应通过多学科评估后进行个体化，采用循序渐进的技术方法，以促进临床驱动的更远端的血供重建，血供重建旨在建立足弓血流，这对于促进伤口完全愈合和实现保肢至关重要。

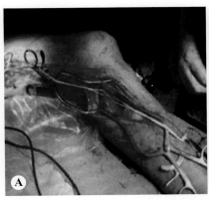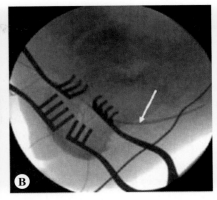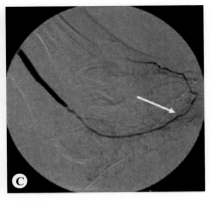

▲ 图 21-9　严重肢体缺血进行的足弓血管成形术：腿部和足部远端动脉的血管内介入联合手术

A. 在足底动脉处进行远端吻合术（超远端外科旁路手术），然而，足底外侧动脉流入和足弓的远端流出不良；B. 在旁路手术时通过远端吻合处的通路，将导丝穿过足弓并进行球囊血管成形术（箭）以改善流出；C. 手术完成血管造影显示良好血流的足底动脉和足弓（箭）

参考文献

[1] Andresen JL, Rasmussen LM, Ledet T. Diabetic macroangiopathy and atherosclerosis. Diabetes. 1996;45:S91-4.

[2] Van Dieren S, Beulens JW, van der Schouw YT, Grobbee DE, Neal B. The global burden of diabetes and its complications: an emerging pandemic. Eur J Cardiovasc Prev Rehabil. 2010;17(Suppl 1):S3-8.

[3] Apelqvist J. Diagnostics and treatment of the diabetic foot. Endocrine. 2012;41:384-97.

[4] Huang DY, Wilkins CJ, Evans DR, Ammar T, Deane C, Vas PR, et al. The diabetic foot: the importance of coordinated care. Semin Interv Radiol. 2014;31(4):307-12.

[5] Aiello A, Anichini R, Brocco E, Caravaggi C, Chiavetta A, Cioni R, et al. Treatment of peripheral arterial disease in diabetes: a consensus of the Italian Societies of Diabetes (SID, AMD), Radiology (SIRM) and Vascular Endovascular Surgery (SICVE). Nutr Metabol Cardiovasc Dis. 2014; 24(4): 355-69.

[6] Soderstrom MI, Arvela EM, Korhonen M, Halmesmäki KH, Albäck AN, Biancari F, et al. Infrapopliteal percutaneous transluminal angioplasty versus bypass surgery as first-line strategies in critical leg ischemia. Ann Surg. 2010;252: 765-73.

[7] Kudo T, Chandra FA, Kwun WH, Haas BT, Ahn SS. Changing pattern of surgical revascularization for critical limb ischemia over 12years: endovascular vs. open bypass surgery. J Vasc Surg. 2006;44:304-13.

[8] Faglia E, Clerici G, Clerissi J, Gabrielle L, Losa S, Mantero M, et al. Early and five-year amputation and survival rate of diabetic patients with critical limb ischemia: data of a cohort study of 564 patients. Eur J Vasc Endovasc Surg. 2006;32(5):484-90.

[9] Adam DJ, Beard JD, Cleveland T, Bell J, Bradbury AW, Forbes JF, et al. Bypass versus angioplasty in severe ischaemia of the- leg (BASIL): multicentre, randomised controlled trial. Lancet. 2005;366:1925-34.

[10] Hunt DL. Diabetes: foot ulcers and amputations. BMJ Clin Evid. 2009;2011:06025.

[11] Park SW, Kim JS, Yun IJ, Hwang JJ, Lee SA, Chee HK, et al. Clinical outcomes of endovascular treatments for critical limb ischemia with chronic total occlusive lesions limited to belowthe-knee arteries. Acta Radiol. 2013;54(7):785-9.

[12] Werneck CC, Lindsay TF. Tibial angioplasty for limb salvage in high-risk patients and cost analysis. Ann Vasc Surg. 2009;23(5):554-9.

[13] Manzi M, Palena L, Cester G. Endovascular techniques for limb salvage in diabetics with crural and pedal disease. J Cardiovas Surg (Torino). 2011;52(4):485-92.

[14] Hering J, Angelkort B, Keck N, Wilde J, Amann B. Long-term outcome of successful percutaneous transluminal angioplasty of the fibular artery in diabetic foot syndrome and single- vessel calf perfusion depends on doppler wave pattern at the forefoot. Vasa. 2010;39:67-75.

[15] Zhu YQ, Zhao JG, Liu F, Wang JB, Cheng YS, Li MH, et al. Subintimal angioplasty for below-the-ankle arterial occlusions in diabetic patients with chronic critical limb ischemia. J Endovasc Ther. 2009;16:604-12.

[16] Abdelhamid MF, Davies RS, Rai S, Hopkins JD, Duddy MJ, Vohra RK. Below-the-ankle angioplasty is a feasible and effective intervention for critical leg ischaemia. Eur J Vasc Endovasc Surg. 2010;39(6):762-8.

[17] Acín F, Varela C, López De Maturana I, de Haro J, Bleda S, Rodriguez-Padilla J. Results of infrapopliteal endovascular

procedures performed in diabetic patients with critical limb ischemia and tissue loss from the perspective of an angiosome-oriented revascularization strategy. Int J Vasc Med. 2014;2014:270539.

[18] Ferraresi R, Centola M, Ferlini M, Da Ros R, Caravaggi C, Assaloni R, et al. Long-term outcomes after angioplasty of isolated, below-the-knee arteries in diabetic patients with critical limb ischaemia. Eur J Vasc Endovasc Surg. 2009;37:336-42.

[19] Manzi M, Fusaro M, Ceccacci T, Erente G, Dalla Paola L, Brocco E. Clinical results of belowthe-knee intervention using pedal-plantar loop technique for the recanalization of the foot arteries. J Cardiovasc Surg (Torino). 2009; 50(3): 331-7.

[20] Sabri SS, Hendricks N, Stone J, Tracci MC, Matsumoto AH, Angle JF. Retrograde pedal access technique for revascularization of infrainguinal arterial occlusive disease. J Vasc Interv Radiol. 2015;26(1):29-38.

[21] Gandini R, Uccioli L, Spinelli A, Del Giudice C, Da Ros V, Volpi T, et al. Alternative techniques for treatment of complex below-the knee arterial occlusions in diabetic patients with critical limb ischemia. Cardiovasc Intervent Radiol. 2013;36(1):75-83.

[22] Manzi M, Cester G, Palena LM, Alek J, Candeo A, Ferraresi R. Vascular imaging of the foot: the first step toward endovascular recanalization. Radiographics. 2011; 31(6): 1623-36.

[23] Graziani L, Silvestro A, Bertone V, Manara E, Andreini R. Sigala A,et al. Vascular involvement in diabetic subjects with ischemic foot ulcer: a new morphologic categorization of disease severity. Eur J Vasc Endovasc Surg. 2007;33: 453-60.

[24] Faglia E, Mantero M, Caminiti M, Caravaggi C, De Giglio R, Pritelli C, et al. Extensive use of peripheral angioplasty, particularly infrapopliteal, in the treatment of ischaemic diabetic foot ulcers: clinical results of a multicentric study of 221 consecutive diabetic subjects. J Intern Med. 2002; 252: 225-32.

[25] Peregrin JH, Koznar B, Kovac J, Lastovicková J, Novotný J, Vedlich D, et al. PTA of infrapopliteal arteries: long-term clinical follow-up and analysis of factors influencing clinical outcome. Cardiovasc Intervent Radiol. 2010;33:720-5.

[26] Rashid H, Slim H, Zayed H, Huang DY Wilkins CJ, Evans DR, et al. The impact of arterial pedal arch quality and angiosome revascularization on foot tissue loss healing and infrapopliteal bypass outcome. J Vasc Surg. 2013;57(5):1219-26.

[27] Nakama T, Watanabe N, Kimura T, Ogata K, Nishino S, Furugen M, et al. Clinical implications of additional pedal artery angioplasty in critical limb ischemia patients with infrapopliteal and pedal artery disease. J Endovasc Ther. 2016;23(1):83-91.

[28] Manzi M, Palena LM, Brocco E. Is digital arteries recanalization useful to preserve the foot functionality and avoid toes amputation, after pedal recanalization? Clinical results. J Cardiovasc Surg (Torino). 2012;53(1):61-8.

[29] Das T, McNamara T, Gray B, et al. Cryoplasty therapy for limb salvage in patients with critical limb ischemia. J Endovasc Ther. 2007;14:753-62.

[30] Zeller T, Rastan A, Schwarzwälder U, Ulrich F, Burgelin K, Amantea P, et al. Midterm results after atherectomy-assisted angioplasty of below- knee arteries with use of the Silverhawk device. J Vasc Interv Radiol. 2004;15:1391-7.

[31] Laird JR, Zeller T, Gray BH, Scheinert D, Vranic M, Reiser C, et al. Limb salvage following laser-assisted angioplasty for critical limb ischemia: results of the LACI multicenter trial. J Endovasc Ther. 2006;13:1-11.

[32] Ansel GM, Sample NS, Botti CF III, Jr, Tracy AJ, Silver MJ, Marshall BJ, et al. Cutting balloon angioplasty of the popliteal and infrapopliteal vessels for symptomatic limb ischemia. Catheter Cardiovasc Interv. 2004;61:1-4

[33] White CJ. Brave new world: value-based purchasing for peripheral vascular stents is coming to a hospital near you. Circulation. 2013;127:2475-6.

[34] Peripheral arterial disease: diagnosis and management NICE guidelines [CG147].

[35] Liistro F, Porto I, Angiolil P, Grottil S, Ricci L, Ducci K, et al. Drug eluting balloon for below the knee angioplasty evaluation: the DEBATE BTK study. JACC Cardiovasc Interv. 2013;6(12):1295-302.

[36] Zeller T, Baumgartner I, Scheinert D, Brodmann M, Bosiers M, Micari A, et al. Drug-eluting balloon versus standard balloon angioplasty for infrapopliteal arterial revascularization in critical limb ischemia: 12-month results from the IN.PACT DEEP randomized trial. J Am Coll Cardiol. 2014;64:1568-76.

[37] Laird JR, Armstrong EJ. Drug-coated balloons for infrapopliteal disease: digging deep to understand the impact of a negative trial. J Am Coll Cardiol. 2014;64:1577-9.

[38] Zeller T, Beschorner U, Pilger E, Bosiers M, Deloose K, Peeters P, et al. Paclitaxel-coated balloon in infrapopliteal arteries: 12-month results from the BIOLUX P-II randomized trial. JACC Cardiovasc Interv. 2015;8:1614-22.

[39] Steiner S, Schmidt A, Bausback Y, Braunlich S, Ulrich M, Banning-Eichenseer U, et al. Singlecenter experience with lutonix drug-coated balloons in infrapopliteal arteries. J Endovasc Ther. 2016;23(3):417-23.

[40] Gongora CA, Shibuya M, Wessler JD, McGregor J, Tellez A, Cheng Y, et al. Impact of paclitaxel dose on tissue pharmacokinetics and vascular healing: a comparative drug-coated balloon study in the familial hyper-cholesterolemic swine model of superficial femoral in-stent restenosis. JACC Cardiovasc Interv. 2015;8:1115-23.

[41] Scheinert D, Katsanos K, Zeller T, Koppensteiner R, Commeau P, Bosiers M, et al. A prospective randomized multicenter comparison of balloon angioplasty and infrapopliteal stenting with the sirolimus-eluting stent in patients with ischemic peripheral arterial disease: 1-year

results from the ACHILLES trial. J Am Coll Cardiol. 2012; 60:2290-5.

[42] Rastan A, Brechtel K, Krankenberg H, Zahorsky R, Tepe G, Noory E, et al. Sirolimuseluting stents for treatment of infrapopliteal arteries reduce clinical event rate compared to bare-metal stents: long-term results from a randomized trial. J Am Coll Cardiol. 2012;60:587-91.

[43] Bosiers M, Scheinert D, Peeters P, Torsello G, Zeller T, Deloose K, et al. Randomized comparison of everolimus-eluting versus bare-metal stents in patients with critical limb ischemia and infrapopliteal arterial occlusive disease. J Vasc Surg. 2012;55:390-8.

[44] Martens JM, Knippenberg B, Vos JA, de Vries JP, Hansen BE, van Overhagen H, et al. Update on PADI trial: percutaneous transluminal angioplasty and drug-eluting stents for infrapopliteal lesions in critical limb ischemia. J Vasc Surg. 2009;50:687-9.

[45] Siablis D, Kitrou PM, Spiliopoulos S, Katsanos K, Karnabatidis D, et al. Paclitaxel-coated balloon angioplasty versus drug-eluting stenting for the treatment of infrapopliteal long-segment arterial occlusive disease: the IDEAS randomized controlled trial. JACC Cardiovasc Interv. 2014;7:1048-56.

[46] Spiliopoulos S, Theodosiadou V, Katsanos K, Kitrou P, Kagadis GC, Siablis D, et al. Longterm clinical outcomes of infrapopliteal drug-eluting stent placement for critical limb ischemia in diabetic patients. J Vasc Interv Radiol. 2015;26(10):1423-30.

[47] Caradu C, Brizzi V, Auque H, Midy D, Ducasse E. Sense and nonsense of bare metal stents below the knee. J Cardiovasc Surg (Torino). 2016;57(5):653-66.

[48] Zafar AM, Dhangana R, Murphy TP, Goodwin SC, Duszak R Jr, Ray CE Jr, et al. Lowerextremity endovascular interventions for Medicare beneficiaries: comparative effectiveness as a function of provider specialty. J Vasc Interven Radiol. 2012;23(1):3-9. e1-14

[49] Manzi M, Palena LM, Cester G. Revascularization of tibial and foot arteries: below the knee angioplasty for limb salvage, angioplasty, various techniques and challenges in treatment of congenital and acquired vascular stenoses. In: Angioplasty, Various Techniques and Challenges in Treatment of Congenital and Acquired Vascular Stenoses Ed. Thomas Forbes, 2012, Chapter 10, 209-236.

[50] Kawarada O. Contemporary crossing techniques for infrapopliteal chronic total occlusions. J Endovasc Ther. 2014;21:266-80.

[51] Reekers JA, Bolia A. Percutaneous intentional extraluminal (subintimal) recanalization: how to do it yourself. Eur J Radiol. 1998;28:192-8.

[52] Gandini R, Uccioli L, Spinelli A, Del Giudice C, Da Ros V, Volpi T, et al. Alternative techniques for treatment of complex below- the knee arterial occlusions in diabetic patients with critical limb ischemia. Cardiovasc Intervent Radiol. 2013;36(1):75-83.

[53] Spinosa DJ, Harthun NL, Bissonette EA, Cage D, Leung DA, Angle JF, et al. Subintimal arterial flossing with antegrade—retrograde intervention (SAFARI) for subintimal recanalization to treat chronic critical limb ischemia. J Vasc Interv Radiol. 2005;16:37-44.

[54] Gandini R, Pipitone V, Stefanini M, Maresca L, Spinelli A, Colangelo V, et al. The "Safari" technique to perform difficult subintimal infragenicular vessels. Cardiovasc Intervent Radiol. 2007;30:469-73.

[55] Lupattelli T, Clerissi J, Losa S. Regarding the "SAFARI" technique: a word of caution. Cardiovasc Intervent Radiol. 2009;32:197-8.

[56] Kim S, Choi D, Shin S, Shin DH, Kim JS, Kim BK, et al. Dorsal-plantar loop technique using chronic total occlusion devices via anterior tibial artery. Yonsei Med J. 2013;54(2):534-7.

[57] Manzi M, Palena LM. Treating calf and pedal vessel disease: the extremes of intervention. Semin Interv Radiol. 2014;31(4):313-9.

[58] Palena LM, Manzi M. Extreme below-the-knee interventions: retrograde transmetatarsal or transplantar arch access for foot salvage in challenging cases of critical limb ischemia. J Endovasc Ther. 2012;19:805-11.

[59] Palena LM, Brocco E, Manzi M. The clinical utility of below- the-ankle angioplasty using "transmetatarsal artery access" in complex cases of CLI,1. Catheter Cardiovasc Interv. 2014;83(1):123-9.

[60] Slim H, Tiwari A, Ahmed A, Ritter JC, Zayed H, Rashid H. Distal versus ultradistal bypass grafts: amputation-free survival and patency rates in patients with critical leg ischaemia. Eur J Vasc Endovasc Surg. 2011;42(1):83-8.

[61] Slim H, Huang D, Rashid H. A novel approach using angioplasty for recanalization of a chronically occluded bypass vein graft for limb salvage. Vasc Endovascular Surg. 2010;44(5):377-80.

[62] Katsanos K, Spiliopoulos S, Kitrou P, Krokidis M, Karnabatidis D. Risk of death following application of Paclitaxel-Coated balloons and stents in the femoropopliteal artery of the leg: A systematic review and meta-analysis of randomized controlled trials. J Am Heart Assoc. 2018;7(24):e011245.

第22章　下肢动脉再开通：慢性完全闭塞的治疗
Re-Opening Leg Arteries: Approach to Chronic Total Occlusion

Samit M. Shah　Carlos Mena-Hurtado　著

股浅动脉（superficial femoral artery，SFA）是人体最长的动脉。由于日常生活中反复的弯曲、扭转损伤，股浅动脉容易发生硬化斑块的沉积。因此，在间歇性跛行患者中，它是引起症状最常见的症状性血管，并且约 50% 的患者斑块分布广泛，表现为慢性完全闭塞（chronic total occlusion，CTO）[1, 2]。CTO 定义为某动脉节段 3 个月及以上的完全闭塞[3]。如缺乏前期影像资料，但在造影时发现斑块完全堵塞血管，远端不显影，也可认为是慢性闭塞。CTO 病变通常包含近端和远端的纤维钙化帽，混合腔内凝血酶、纤维蛋白，并伴有局段性血管壁的炎症[4]。在股浅动脉，闭塞的节段可能钙化非常严重，长度可达 20cm。从显微层面来讲，CTO 病变常常表现出新生血管和微管道在闭塞血管段形成。根据患者情况和病变段解剖情况，可选用开放手术或腔内的方法开通血管[5]。患者因素包括表现的症状（Rutherford 分型）[6]、手术风险、合并症、如果手术可能的通路。解剖因素包括疾病负荷[7]、考虑流入道和流出道的血管解剖、钙化的程度。早期一个随机临床试验比较了在腹股沟近端严重肢体缺血的患者中，旁路术 / 补片的内膜切除术和球囊扩张的效果，结果显示，早期发病率腔内治疗低于开放手术，但长期预后腔内治疗较差，包括再干预率和截肢率[8]。尽管如此，此研究的局限性在于较低的术后抗血小板治疗，以及 20% 的腔内治疗

是不成功的。2007 年第二届泛大西洋协作组织（the second Trans-Atlantic Inter-Society Consensus，TASC Ⅱ）的会议文件，周围血管疾病的治疗文件中推荐：对长度小于 5cm 的周围血管疾病（TASC A/B），建议介入手术；对于长度大于 5cm 的病变或多处病变，或者含腘动脉的超过 20cm 的慢性闭塞（TASC C/D），建议旁路术治疗[9]。一项包含 86 例患者（100 患肢）针对股浅动脉 TASC A～D 闭塞病变的前瞻性随机研究，比较了使用自膨支架和股 – 腘人工血管旁路患者的 4 年通畅率，得出了类似的结果。在过去的 20 年间，腔内治疗的技术有了长足的进步，新型器材层出不穷，包括新型导丝、斑块切除装置、通过装置、药物涂层球囊、新一代能提高技术成功率和通畅率的支架等。因此，腔内治疗变成了此类患者开通血管救治肢体的首选。本章将重点讲述治疗下肢 CTO 的当代腔内技术。

腔内治疗的目标是通过近端帽，穿过闭塞节段，到达远端再入口，建立血流通道[10]。在 CTO 病变中，这是极具挑战性的，因为 CTO 病变通常很复杂，近端帽也很难穿过。开通血管的过程通常分为两大流派：一类是"导丝导管"流，通常使用微导管来支撑导引导丝通过，另一类是使用特殊的 CTO 开通装置。一项来自杰出外周动脉疾病（excellence in peripheral artery disease，XLPAD）数据库的观察性研究发现，使用特殊

CTO 通过装置一次通过率有所改善，但对整个治疗过程和手术成功率无影响[3]。两种技术都能利用真腔（腔内开通）或内膜下通过。利用真腔最常见，常常使用超滑导丝和低支撑导管，也可在斑块切除装置或小夹层穿刺针直接通过病变段。入路可以是在同侧或对侧股浅动脉顺行穿刺，也可以在同侧的腘动脉或足背动脉逆行穿刺，取决于病变的位置。

通常首先使用一根 0.035 英寸或 0.018 英寸或 0.014 英寸直径的超滑导丝和一根支撑导管尝试通过病变。这项技术的成功率依赖术者的手感、对血管扭曲的感知和病变的性质。导丝选择取决于以下方面：导丝的直径，头端的硬度，扭送性，导丝硬度（支撑力），表面光滑性。大直径的导丝更适合口径大的血管，因其可以为导管和其他设备提供支撑力。头端的硬度是外力作用与导丝头端的受力情况。硬头较易通过钙化的闭塞段，但可能造成内膜下损伤；而较为软的头端柔顺性更好，不容易损伤血管。某些病变真腔内无法通过，只能在内膜下通过。首例内膜下成形术是 Bolia 在 1987 年报道的，在腘动脉处进入了内膜下，然后行进通过了 10cm 的闭塞病变后，又回到真腔。此后他又报道了 44 例成功的内膜下病例[11]。总的来说，内膜下技术一般用超滑导丝，在头端成襻，进入内膜下通过病变段，然后进入真腔。再使用球囊在内膜和外膜之间扩张出一个新的腔道。在 CTO 病变中，如果导丝在远端无法返回真腔，可以把导管推过病变段，然后交换一根更细、更硬的导丝，可以较为容易地再入真腔。在严重的肢体缺血患者中，内膜下成形的 1 年保肢率在 80%～90%，但通畅率只有 50%～70%[12]。在间歇性跛行患者中，初始临床成功开通和保持 1 年通畅的概率更低，只有50%～60%。有经验的术者会采用一些复杂的导丝技术通过病变段。可以采用顺穿和逆穿汇合的方式（CART 技术），顺行导丝在真腔中到达第一个阻塞点，逆行的导丝通过远端阻塞点后进入内膜下[13]。在逆行的内膜下进行球囊扩张，撕开内膜前进，直到导丝进入真腔，到达顺行导丝处。逆向的 CART 技术是类似的过程，只不过顺行的导丝在内膜下行走，逆穿的导丝在真腔行走，两者在远端的堵塞点汇合。

多数术者偏向于一开始使用导管导丝配合的技术，如果遇到导丝通不过的情况，再采用特殊的导管辅助。辅助通过的装置可以提高初次和二次通过率，但会增加费用，增加对比剂用量，延长手术时间和接受辐射时间。这些装置会采用各种方法通过 CTO 病变，包括内膜下穿刺针、震波、射频、图像导航[14-20]（表 22-1）。

作为补充，专门的返回真腔的器具可以帮助内膜下成形的患肢导丝更容易返回真腔。内膜下成形技术失败的首要因素就是无法返回真腔，大约占总失败数的 15%。在机械或影像的引导下，这些器具可以帮助术者更容易地返回真腔，减少远端夹层的可能[21-25]（表 22-2）。总的来说，技术成功率是很高的，但是缺乏头对头的研究证实。

腹股沟远端的动脉介入手术可以使用专门的 CTO 器具、球囊扩张或支架植入。尽管即刻开通成功率可达 95%，股浅动脉球囊扩张后 1 年的一期通畅率只有 40%～60%。切割球囊首先是用在了下肢隐静脉移植物闭塞上，但现在也用在了钙化的动脉闭塞处[26]。这些特殊的球囊可以减少普通球囊造成的血管夹层，并控制斑块破裂，减少远端小栓塞。因股浅动脉穿过收肌管，此处的支架会受到压缩、拉伸和扭曲力的作用，导致支架断裂，在支架两端和动脉壁间成角，以及较高的支架内狭窄率。使用一代支架的早期临床试验表明，支架植入术后的通畅率和单纯球囊扩张相比，两者差异并无统计学意义[27]。然而，新一代的支架减少了断裂率和再狭窄率。2006 年，一个单中心随机试验表明，在 104 例患者中，使用镍合金支架的 1 年通畅率高于单纯使用球囊扩张[28]。后续研究表明，使用了含有药物涂层的 Zilver PTX（Cook Medical）支架（镍钛合金，紫杉醇涂层）的 1 年通畅率高于普通裸支架[29]。

表 22-1 腹股沟远端慢性完全闭塞再开通的特殊器具

器 具	厂 家	技术手段	成功率	临床试验
Crosser	Bard	高频振动 / 斑块切除	41%~75%	Gandini 等（2009）[14]；Khalid 等（2010）[15]
Frontrunner XP	Cordis	钝头夹层穿刺针	—	Mossop 等（2006）[31]
Pantheris/Ocelot	Avinger	斑块切除 / 连续光学断层影像	—	Cawich 等（2016）（the VISION trial, ongoing）[16]
Safecross	Intraluminal Therapeutics	射频消融	54%~94%	Baim 等（2004）[17]；Kirvaitis 等（2007）[32]
TruePath	Boston Scientific	旋转斑块切除	80%	Bosiers 等（2014）（the ReOpen Study）[18]
Wildcat	Avinger	钝头夹层穿刺针	89%	Pigott 等（2012）（the CONNECT trial）[19]
Viance	Covidien/Medtronic	钝头夹层穿刺针	70%~88%	Banerjee 等（2014）[20]；Sethi 等（2015）[33]

表 22-2 辅助再入真腔的器具

器 具	厂 家	技术手段	成功率	临床试验
Offroad	Boston Scientific	定位球囊和微导管刀	85%	Schmidt 等（2014）[21]；Kitrou 等（2015）[22]
Outback Ltd.	Cordis	成角的导管鞘和镍钛合金套管	64%~100%	Gandini 等（2013）[23]
Pioneer	Volcano	血管腔内超声导引	95%~100%	Al-Ameri 等（2009）[24]；Smith 等（2011）[25]

XLPAD 注册研究的数据发现，腹股沟远端病变（主要是股浅动脉的 CTO 病变）中，支架常常用在长段病变，与不使用支架的手术方式相比（如斑块切除），保肢率更高[2]。

股浅动脉可能会扭曲，或者被斑块边缘堵塞，导致无论是腔内还是内膜下技术通过都很困难。对此，术者要特别小心，避免血管、远端栓塞、出血、分支血管闭塞等并发症。大多数并发症都能在台上即刻发现，只有极少数需要急诊处理。

外周动脉术后，减少再次闭塞的措施也非常重要。患者需要维持高剂量的他汀类药物，禁烟，并规律运动[30]。对所有患者都使用阿司匹林，尤其是外周动脉术后的患者。大多数人在术后（1~3 个月）使用阿司匹林和氯吡格雷的双抗治疗。但是，这个用法是根据心脏支架植入术后的用法衍生而来的，并没有随机对照试验研究过外周动脉介入术后的抗血小板治疗方案和疗程。对于接受药物涂层支架的患者，2 个月的抗血小板治疗可以有效减低早期血栓率[29]。

参考文献

[1] Mahmud E, Cavendish JJ, Salami A. Current treatment of peripheral arterial disease: role of percutaneous interventional therapies. J Am Coll Cardiol. 2007;50:473-90.

[2] Banerjee S, Pershwitz G, Sarode K, Mohammad A, Abu-Fadel MS, Baig MS, et al. Stent and non-stent based outcomes of infrainguinal peripheral artery interventions from the multicenter XLPAD registry. J Invasive Cardiol. 2015;27:14-8.

[3] Banerjee S, Sarode K, Patel A, Mohammad A, Parikh R, Armstrong EJ, et al. Comparative assessment of guidewire and microcatheter vs a crossing device-based strategy to traverse infrainguinal peripheral artery chronic total occlusions. J Endovasc Ther. 2015;22(4):525-34. https://doi.org/10.1177/1526602815587707.

[4] Roy T, Dueck AD, Wright GA. Peripheral endovascular interventions in the era of precision medicine: tying wire, drug, and device selection to plaque morphology. J Endovasc Ther. 2016;23:751-61.

[5] Gallagher KA, Meltzer AJ, Ravin RA. Endovascular management as first therapy for chronic total occlusion of the lower extremity arteries: comparison of balloon angioplasty, stenting, and directional. J Endovasc Ther. 2011;18(5):624-37. http://jet.sagepub.com/content/18/5/624.short

[6] Rutherford RB, Baker JD, Ernst C, Johnston KW, Porter JM, Ahn S, et al. Recommended standards for reports dealing with lower extremity ischemia: revised version. J Vasc Surg. 1997;26:517-38.

[7] TASC Steering Committee, Jaff MR, White CJ, Hiatt WR, Fowkes GR, Dormandy J, Razavi M et al. An update on methods for revascularization and expansion of the TASC lesion classification to include below-the-knee arteries: a supplement to the inter-society consensus for the management of peripheral arterial disease (TASC II): the TASC steering committee. Catheter Cardiovasc Interv. 2015;86:611-25.

[8] Adam DJ, Beard JD, Cleveland T, Bell J, Bradbury AW, Forbes JF, et al. Bypass versus angioplasty in severe ischaemia of the leg (BASIL): multicentre, randomised controlled trial. Lancet. 2005;366:1925-34.

[9] Norgren L, Hiatt WR, Dormandy JA, Nehler MR, Harris KA, Fowkes FG; TASC II Working Group. Inter-society consensus for the management of peripheral arterial disease (TASC II). Eur J Vasc Endovasc Surg. 2007;33(Suppl 1): S1-75.

[10] Safian RD. CTO of the SFA. Catheter Cardiovasc Interv. 2013; https://doi.org/10.1002/ccd.25112.

[11] Bolia A, Miles KA, Brennan J, Bell PR. Percutaneous transluminal angioplasty of occlusions of the femoral and popliteal arteries by subintimal dissection. Cardiovasc Intervent Radiol. 1990;13:357-63.

[12] Met R, Van Lienden KP, Koelemay MJ, Bipat S, Legemate DA, Reekers JA. Subintimal angioplasty for peripheral arterial occlusive disease: a systematic review. Cardiovasc Intervent Radiol. 2008;31:687-97.

[13] Igari K, Kudo T, Toyofuku T, Inoue Y. Controlled antegrade and retrograde subintimal tracking technique for endovascular treatment of the superficial femoral artery with chronic total occlusion. Ann Vasc Surg. 2015;29:1320.e7-1320.e10.

[14] Gandini R, Volpi T, Pipitone V, Simonetti G. Intraluminal recanalization of long infrainguinal chronic total occlusions using the Crosser system. J Endovasc Ther. 2009;16:23-7.

[15] Khalid MR, Khalid FR, Farooqui FA, Devireddy CM, Robertson GC, Niazi K. A novel catheter in patients with peripheral chronic total occlusions: a single center experience. Catheter Cardiovasc Interv. 2010;76:735-9.

[16] Cawich I, Paixao AR, Marmagkiolis K, Lendel V, Rodriguez-Araujo G, Rollefson WA, et al. Immediate and intermediate-term results of optical coherence tomography guided atherectomy in the treatment of peripheral arterial disease: Initial results from the VISION trial. Cardiovasc Revasc Med. 2016;17(7):463-67. doi: 10.1016/j.carrev.2016.07.002. Epub 2016.

[17] Baim DS, Braden G, Heuser R, Popma JJ, Cutlip DE, Massaro JM, et al. Utility of the safecross-guided radiofrequency total occlusion crossing system in chronic coronary total occlusions (results from the Guided Radio Frequency Energy Ablation of Total Occlusions Registry Study). Am J Cardiol. 2004;94:853-8.

[18] Bosiers M, Diaz-Cartelle J, Scheinert D, Peeters P, Dawkins KD. Revascularization of lower extremity chronic total occlusions with a novel intraluminal recanalization device: results of the ReOpen study. J Endovasc Ther. 2014;21:61-70.

[19] Pigott JP, Raja ML, Davis T. A multicenter experience evaluating chronic total occlusion crossing with the Wildcat catheter (the CONNECT study). J Vasc Surg. 2012;56: 1615-21.

[20] Banerjee S, Thomas R, Sarode K, Mohammad A, Sethi S, Baig MS et al. Crossing of infrainguinal peripheral arterial chronic total occlusion with a blunt microdissection catheter. J Invasive Cardiol. 2014;26:363-9.

[21] Schmidt A, Keirse K, Blessing E, Langhoff R, Diaz-Cartelle J. Offroad re-entry catheter system for subintimal recanalization of chronic total occlusions in femoropopliteal arteries: primary safety and effectiveness results of the re-route trial. J Cardiovasc Surg (Torino). 2014;55:551-8.

[22] Kitrou P, Parthipun A, Diamantopoulos A, Paraskevopoulos I, Karunanithy N, Katsanos K. Targeted true lumen re-entry with the outback catheter: accuracy, success, and complications in 100 peripheral chronic total occlusions and systematic review of the literature. J Endovasc Ther. 2015;22:538-45.

[23] Gandini R, Fabiano S, Spano S, Volpi T, Morosetti D,

Chiaravalloti A, et al. Randomized control study of the outback LTD reentry catheter versus manual reentry for the treatment of chronic total occlusions in the superficial femoral artery. Catheter Cardiovasc Interv. 2013;82:485-92.

[24] Al-Ameri H, Shin V, Mayeda GS, Burstein S, Matthews RV, Kloner RA, et al. Peripheral chronic total occlusions treated with subintimal angioplasty and a true lumen re-entry device.J Invasive Cardiol. 2009;21:468-72.

[25] Smith M, Pappy R, Hennebry TA. Re-entry devices in the treatment of peripheral chronic occlusions. Tex Heart Inst J. 2011;38:392-7.

[26] Kasirajan K, Schneider PA. Early outcome of 'cutting' balloon angioplasty for infrainguinal vein graft stenosis. J Vasc Surg. 2004;39:702-8.

[27] Vroegindeweij D, Vos LD, Tielbeek AV, Buth J, vd Bosch HC. Balloon angioplasty combined with primary stenting versus balloon angioplasty alone in femoropopliteal obstructions: a comparative randomized study. Cardiovasc Intervent Radiol. 1997;20:420-5.

[28] Schillinger M, et al. Balloon angioplasty versus implantation of nitinol stents in the superficial femoral artery. N Engl J Med. 2006;354:1879-88.

[29] Dake MD, Ansel GM, Jaff MR, Ohki T, Saxon RR, Smouse HB, et al. Paclitaxel-eluting stents show superiority to balloon angioplasty and bare metal stents in femoropopliteal disease: twelve-month Zilver PTX randomized study results. Circ Cardiovasc Interv. 2011;4:495-504.

[30] Thukkani AK, Kinlay S. Endovascular intervention for peripheral artery disease. Circ Res. 2015;116:1599-613.

[31] Mossop PJ, Amukotuwa SA, Whitbourn RJ. Controlled blunt microdissection for percutaneous recanalization of lower limb arterial chronic total occlusions: a single center experience. Catheter Cardiovasc Interv. 2006;68(2):304-10.

[32] Kirvaitis RJ, Parr L, Kelly LM, Reese A, Kamineni R, Heuser RR. Recanalization of chronic total peripheral arterial occlusions using optical coherent reflectometry with guided radiofrequency energy: a single center experience. Catheter Cardiovasc Interv. 2007;69(4):532-40.

[33] Sethi S, Mohammad A, Ahmed SH, Germanwala S, Sarode K, Ortiz-Lopez C, Banerjee S, Prasad A. Recanalization of popliteal and infrapopliteal chronic total occlusions using Viance and CrossBoss crossing catheters: a multicenter experience from the XLPAD Registry. J Invasive Cardiol. 2015;27(1):2-7.

第23章　围术期管理：腹股沟下闭塞性疾病的外科手术治疗
Surgical Management: Open Surgical Treatment of Infra-Inguinal Occlusive Disease

Hisham Rashid　Raghvinder Gambhir　Hani Slim　著

一、腹股沟下闭塞性疾病的分布

影响腹股沟下动脉的动脉粥样硬化性疾病在糖尿病患者和非糖尿病患者之间有显著差异。股-腘动脉疾病的特点主要是影响非糖尿病患者，可导致股动脉狭窄或完全闭塞（图 23-1），而在糖尿病患者中，通常是导致膝下动脉病变，部分患者（并非不是所有患者）合并足背动脉和足跖动脉受损（图 23-2）。这种疾病的分布及其在糖尿病患者和非糖尿病患者群体之间的差异决定了不同的治疗方案，包括开放手术和血管腔内技术。远端和超远端搭桥术更常用于治疗严重组织缺损的糖尿病患者，以实现快速愈合（图 23-3和图 23-4）。因此，糖尿病患者通常会行膝下动脉和足动脉弓血管腔内成形术，而非糖尿病患者更常选择股-腘动脉搭桥手术和血管腔内成形术。

二、BASIL 试验和 TASC 共识

严重肢体缺血患者选择何种治疗模式取决于不同的标准。可以帮助决策的随机试验很少。然而，最大的一项试验是血管搭桥术与血管腔内成形术治疗重度下肢缺血（bypass versus angioplasty in severe ischaemia of the leg，BASIL）试验，该

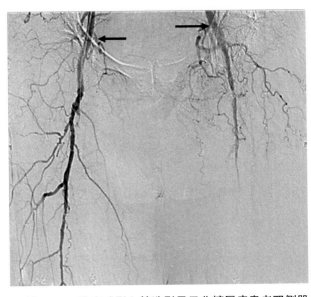

▲ 图 23-1　数字减影血管造影显示非糖尿病患者双侧股浅动脉完全闭塞，股深动脉保留（箭）

试验旨在评估血管搭桥术优先与血管腔内成形术优先策略的结果。结果以截肢和总体生存率为终点。2005 年发表的这项试验的中期结果分析[1]表明，在因腹股沟下疾病导致严重下肢缺血（静息痛、溃疡、坏疽）的患者中，尽管与血管腔内成形术优先相比，血管搭桥术优先的费用和发病率更高，但血管搭桥术优先与血管腔内成形术优

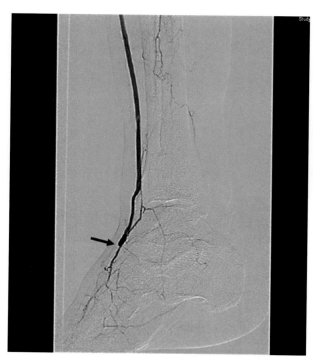

▲ 图 23-2　数字减影血管造影显示糖尿病患者下肢动脉近端闭塞的足背动脉静脉搭桥（箭）

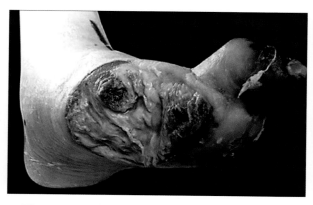

▲ 图 23-3　严重坏死和感染的踇趾和第 2 足趾截肢残端，相邻足趾坏疽

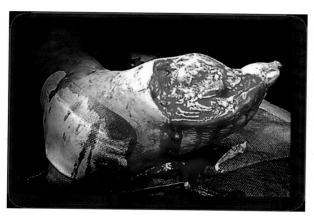

▲ 图 23-4　足底分流术后同步伤口清创术和足趾截肢术，显示血供良好的创面

先的血供重建策略导致了类似的短期临床结果。

2010 年，试验作者发表了一项为期 2.5 年的最终意向治疗分析，对 452 例入选患者进行了无截肢生存率和总体生存率分析，这些患者被随机分为血管搭桥术优先组或血管腔内成形术优先组[2]。结果表明，两种策略在无截肢生存率或总生存率方面没有显著差异。然而，对于随机分组后存活至少 2 年的患者，血管搭桥术优先组的总体生存率及无截肢生存率明显改善。

有 3 项新的临床随机对照试验比较了腹股沟下闭塞性疾病和 CLI 患者的结局。BASIL 2 是一项多中心随机对照试验，在临床和成本效益方面比较了静脉搭桥术优先和血管腔内成形术优先血供重建策略对涉及膝下血管疾病严重肢体缺血的疗效。BASIL 3 是一项多中心随机对照试验，研究了药物涂层球囊、药物洗脱支架和普通球囊血管腔内成形术血供重建策略治疗股 - 腘疾病所致严重肢体缺血的临床和成本效益。BEST-CLI 是一项前瞻性、多中心、随机、开放的比较试验，

旨在评估美国和加拿大中心的严重肢体缺血患者中最佳开放手术（OPEN）与最佳血管腔内血供重建的有效性[3]。

2000 年 1 月，欧洲和北美 14 个医学和外科血管、心血管、血管放射学和心脏病学学会合作，出版了《外周动脉疾病管理跨大西洋学会间共识》（ *Trans-Atlantic Inter-Society Consensus Document on Management of Peripheral Arterial Disease* ， *TASC* ）[4]。在文件中，血管腔内治疗或开放手术的建议基于症状、疾病分级和累及范围。2007 年，发布了共识的更新（TASC Ⅱ），重点关注主动脉 - 髂动脉和股 - 腘动脉区域[5]。最近，欧洲心脏病学会和欧洲血管外科学会发布了关于外周动脉疾病诊断和治疗的联合指南[6]。

本章作者坚信，无论是血管腔内成形术、开放血管搭桥术，还是杂交技术，都应根据每个腹股沟下闭塞性疾病患者的自身特点进行选择，在定期多学科会议讨论的基础上进行调整，以确保最佳结果。这是一个动态过程，需要在 CLI 管理的急性阶段进行密切监测，以便能够迅速适应不断变化的并发症和血供重建过程的非预期恶化。

血供重建后的伤口护理在不同治疗方案中起着至关重要的作用。可能需要进行整形手术，这是一个具有挑战性和耗时的过程。作者非常倾向于为具有显著组织损失的患者提供中厚皮片移植，以促进这些患者的愈合并缩短愈合时间（图 23-5）。

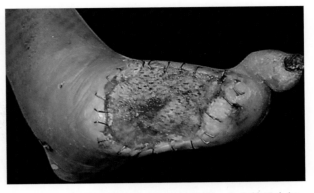

▲ 图 23-5 截肢伤口的中厚皮片移植，愈合效果良好

三、影像分析及规划

临床医生可以在需要血供重建的 CLI 患者中使用多种成像模式。作者在诊断和治疗规划中非常依赖于多普勒的使用。多普勒扫描的结果可将血管腔内成形术作为最终治疗方案或作为杂交治疗方案的一部分，或者如果认为有必要进行开放搭桥手术，则选择进行另外一种非侵入性诊断模式。CTA 或 MRA（图 23-6 和图 23-7）可用于描绘疾病的范围，并在需要行腹股沟下动脉搭桥手术的患者中选择远端吻合部位。这两种技术都有其优点和局限性，但都是非侵入性的。这避免了使用更具侵入性的 DSA，而 DSA 只应保留给需要行血管腔内成形术的患者。

根据多普勒扫描，狭窄和（或）闭塞的长度和部位将决定应采用哪种治疗方式。在多普勒评估股浅动脉有症状的长段闭塞时，如果患者不适合开放手术，应尝试血管腔内成形术和支架植入术。然而，尽管作者在 CLI 中采用了血管腔内成形术优先策略，但如果从三分叉动脉至足动脉的长段闭塞患者可以耐受开放手术，他们更倾向于行远端搭桥手术作为主要治疗选择。

在需要进行足动脉搭桥手术的患者中，当 CTA 或 MRA 等标准成像方式无法显示合适的足动脉进行搭桥手术时，作者经常依赖于足背动脉

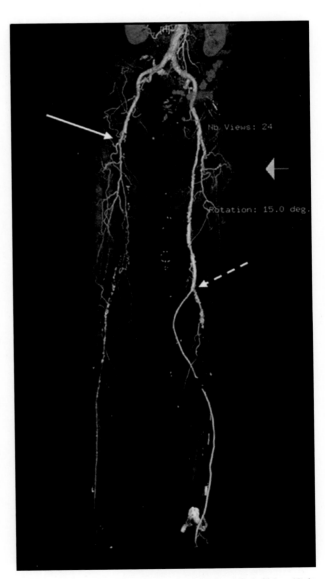

▲ 图 23-6 CTA 显示右股浅动脉闭塞（白实箭），伴有弥漫性钙化和严重的下肢动脉疾病。在左侧可以看到腘窝到足部通畅的搭桥血管（白虚箭）

或足底动脉的多普勒扫描来确定目标径流量（图 23-8 至图 23-11）。多普勒扫描还可以通过识别可能导致手术困难的钙化程度来评估这些动脉的质量。这种成像模式对于远端血流量非常低的严重 CLI 患者更为可靠，而通过专用 CTA 或 MRA 是无法检测到的。

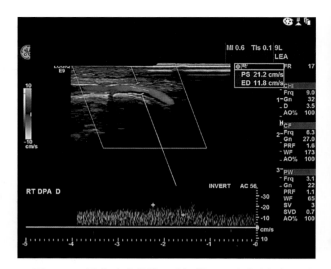

▲ 图 23-9　足背动脉术前双重扫描显示动脉未闭但血流受阻，峰速为 **21.2cm/s**

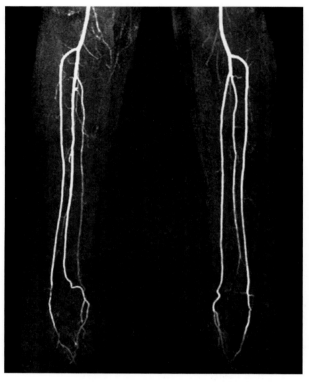

▲ 图 23-7　**MRA** 显示双侧小腿通畅的三根分支动脉

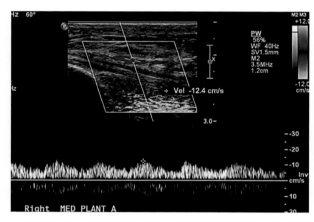

▲ 图 23-10　足底内侧动脉术前双重扫描显示动脉未闭但血流严重受阻

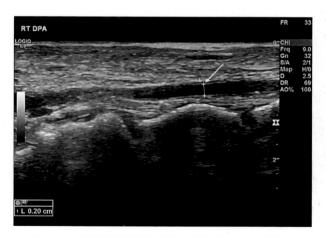

▲ 图 23-8　足背动脉双重扫描（箭）显示少量钙化，内径为 **0.20cm**

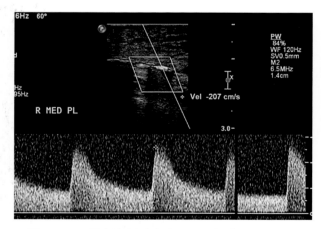

▲ 图 23-11　足底内侧动脉术后双重扫描显示，脉动波形的血流明显改善

四、腹股沟下动脉搭桥术

有强有力的证据表明，自体静脉在腹股沟下动脉搭桥术中的短期和长期效果优于人工血管，尤其是在远端搭桥手术中。大多数患有组织缺损的糖尿病患者都承受着较高的微生物污染的风险，这就增加了人工血管感染抗生素耐药菌的风险，甚者可致截肢。作者强烈倾向于使用自体静脉，并且研究表明，内径小（<3mm）的大隐静脉在接受远端搭桥手术的患者中具有良好的结果，在 1 年时，移植静脉<3mm 的患者组一期、辅助一期和二期通畅率分别为 51.2%、82.6% 和 82.6%，而移植静脉≥3mm 的患者组分别为 68.4%、93.3% 和 95.2%[7]。较大移植静脉的二期通畅率明显更好（P=0.0392）。

也有很好的证据支持使用手臂静脉比人工血管行膝下动脉搭桥手术效果更好。使用其他手术技术，如股深动脉作为腹股沟下动脉搭桥的流入道，或者使用杂交技术以缩短移植静脉的长度，有助于二次手术的患者或之前已使用自体静脉做过心脏搭桥手术的患者。

五、膝下动脉搭桥术；远端和超远端搭桥

作者已经发表了一系列比较 CLI 患者远端（搭桥至小腿动脉）和超远端（搭桥到足动脉）的结果[8]。在 209 例连续患者中进行了 230 次搭桥手术，其中大多数是老年男性。179 次（78%）搭桥被分类为远端，51 次（22%）被分类为超远端。正如预期的那样，由于糖尿病患者存在严重的足部血管疾病，有时足背动脉和足底动脉不完整，超远端组的糖尿病发病率明显较高（P=0.0025）。在 1 年时，远端组的一期、辅助一期和二期通畅率分别为 61.7%、83.1% 和 87.4%，而超远端组分别为 61.9%、87.4% 和 87.4%。远端组 12 个月和 48 个月的无截肢生存率分别为 82.9% 和 61.5%，而超远端组为 83.0% 和 64.9%。这项研究表明，无论合并症如何，远端和超远端搭桥移植都具有相似的结果。作者认为，如果需要避免截肢，健康的老年患者仍应选择超远端搭桥术。

六、远端和超远端搭桥术的结果比较

不同种族接受远端搭桥术的结果不同。在大多数美国文献中，非裔美国人截肢率较高，移植血管通畅率较低，结果较差。作者发表了一系列接受远端搭桥术的非裔加勒比人群，其结果与高加索人群相当[9]。尽管非裔加勒比人群的主要症状是组织缺损，但两组患者的一期、辅助一期和二期通畅率、12 个月无截肢生存率相似。

七、术中监测和优化

不同研究中腹股沟下动脉搭桥术后死亡率差异显著。对英格兰每年进行的手术血供重建进行分析[10]，结合医院统计数据结果显示，共有 21 675 例股-腘动脉搭桥和 3458 例股-远端搭桥，平均住院死亡率分别为 6.7% 和 8.0%。1 年生存率分别为 82.8% 和 79.1%，在研究间隔期间均有所增加。本章作者报道了 209 例接受 203 次远端和超远端搭桥手术的老年高危患者的死亡率显著降低（中位年龄分别为 76 岁和 73 岁）。30 天死亡率为 1.7%，1 年死亡率为 12.2%[8]。作者一直将这些低死亡率归因于对这些患者进行的细致的术中监测和优化。

在一个观察病例系列中，作者还报道了 2007—2012 年 120 例老年患者接受了腹股沟下动脉搭桥手术[11]。术中血流动力学监测用于将整个手术期间的心输出量和氧气输送量上下值浮动保持在诱导前值的 10% 以内（图 23-12），以最大限度地减少作为发病率和死亡率预测因素的氧债积累。30 天死亡率仅为 0.8%，而 V-POSSUM 评分显示预测死亡率为 9%。同样，截肢率在 1 年内低于 2%。只有 8% 的患者在术后入住重症监护室。作者得出结论，使用这种多模式的术中监测，以限制氧债的积累，对这组高风险患者有积

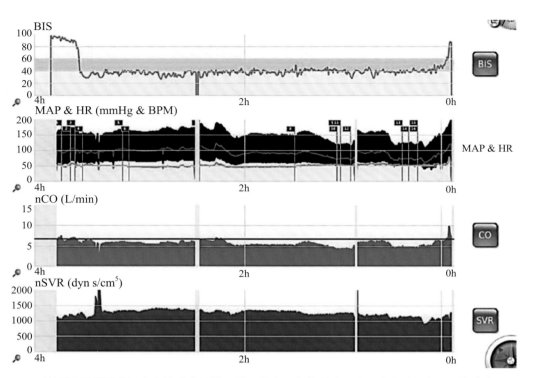

▲ 图 23-12　接受远端搭桥术的患者的术中轨迹，显示脑电双频指数（**BIS**）、心率（**HR**）、平均动脉压（**MAP**）、心输出量（**CO**）和全身血管阻力（**SVR**）

图片由 Dr.David Green,Consultant Vascular Anaesthetist, King's College Hospital, London, UK 提供

极影响。

　　图 23-12 显示了接受远端搭桥术患者的术中监测轨迹。图表顶部的脑电双频指数（bispectral index，BIS）轨迹强调了保持足够麻醉深度的重要性。如第二道线所示，维持了血压，更重要的是维持了第三道线的心输出量水平。水平黑线表示择期患者麻醉诱导前清醒时的起始心输出量，并表明在整个手术过程中心输出量保持良好。如果血红蛋白浓度也保持不变，这可以节约氧气输送，从而消除氧债累积，避免术后偿还氧债，对于这些高危、非常虚弱的患者来说是一项艰巨的任务。这些参数可在不过度静脉输液的情况下维持在正常水平，而过度静脉输液会使患者负荷过重并增加肺水肿的风险。图底部绿色的全身血管阻力（systemic vascular resistance，SVR）轨迹表明，系统血管阻力没有发生重大变化，而系统血管阻力若发生变化会导致肢体缺血区域的血液供应出现问题。

八、杂交手术

　　复杂的 CLI 患者，尤其是在静脉血管受限且远端流出道不良的二次手术病例，可能不适合单独行远端搭桥术或血管腔内成形术。一些一期手术病例仅用一种治疗方式处理也非常复杂。从股总动脉向下至足部水平进行足动脉搭桥术是非常困难的，并且会穿过多个关节，这可能会导致这些移植血管的物理损伤。杂交血供重建包括及时使用流入动脉血管腔内成形术，然后进行搭桥手术，进行远端流出道血管腔内成形术以实现到缺血区域的直线流动。在少数患者中，在搭桥手术前后都需要进行流入道和流出道血管腔内成形术。合理的方法是通过减少移植血管长度和减少跨关节部位，以获得更好的结果，从而治疗多层次广泛性疾病。

　　对流入动脉进行血管腔内成形术（Ⅰ期血管腔内成形术），以使近端吻合口能够在远端最通

畅的动脉开始。随后，进行股动脉或足动脉未闭
的搭桥手术（Ⅱ期搭桥手术）。如果需要通过搭
桥术后进行血管腔内成形术（Ⅲ期血管腔内成形
术），可以对远端流出动脉进行治疗，以允许良
好的血液流向足动脉弓（图 23-13 至图 23-21）。

这种杂交技术可以在患者中实现成功的血供
重建，否则他们将注定要进行大截肢，因为他们
被标记为 CLI 治疗的"无选择"。这种"无选择"
被定义为，CLI 患者使用两种血供重建策略都没
有合适的治疗方法。这显然是一个非常主观的定
义，不同的外科医生或科室会有很大的差异。

Doslooglu 等发表了一系列 654 例患者进行
770 次手术，其中 67% 的患者患有 CLI[12]。血
供重建手术包括 29%（226 次）的开放搭桥术、
57%（436 次）的血管腔内成形术和 14%（108 次）
的血管腔内成形和开放搭桥杂交手术。研究表
明，三组患者的通畅率和总生存率相似。然而，
尽管杂交组的发病率和死亡率有所增加，但 CLI
中的肢体挽救情况要好于杂交组，这是由于杂交
组患者的风险较高。

九、移植血管监测计划

多年来，不同的临床医生已经实施了搭桥术
后移植血管监测计划，该计划使用常规双扫描来

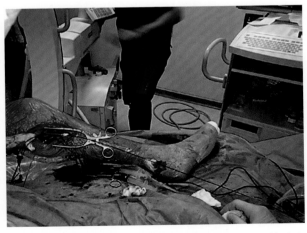

▲ 图 23-13　胭动脉和股浅动脉术中杂交逆行血管腔内
成形术，踝关节水平至胫骨后搭桥

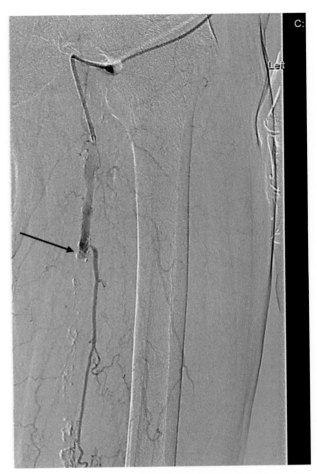

▲ 图 23-14　顺行数字减影血管造影显示股浅动脉闭塞（箭）

检测可能威胁血流和移植血管通畅的异常因素。
Davies 等在 2005 年发表的一项随机对照研究中
对该项目的成本效益提出了质疑[13]。在这项研究
中，患者被随机分为双重监测计划或仅进行临床
检查。研究表明，与仅进行临床随访相比，采用
双扫描的程序化监测并没有显示出接受静脉搭桥
术的患者在肢体挽救率方面有任何额外的益处，
但这产生了 495 英镑的额外费用。

本章作者对所有接受搭桥手术的患者进行了
非常严格的双重监控程序。大多数是患有 CLI 和
严重周围神经病变的非跛行糖尿病患者。因此，
仅进行临床评估对于评估复发性严重缺血是不可
靠的。这些患者可在没有临床症状的情况下，出
现急性复发性 CLI 和移植血管闭塞。所有患者在

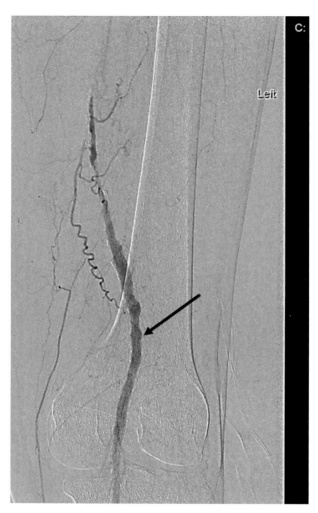

▲ 图 23-15　数字减影血管造影显示膝关节上方腘动脉重建（箭）

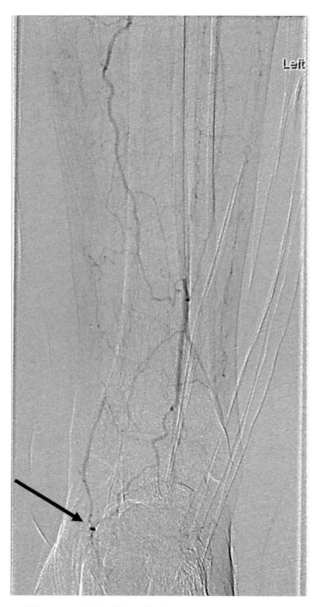

▲ 图 23-16　数字减影血管造影显示胫后动脉在踝关节水平的病变（箭）

1 周后进行一次双扫描，之后每 3 个月进行一次。由于资金限制，该项目仅运行了 1 年。然而，如果搭桥术后移植血管需要任何外科或介入干预，则在每次干预后，该计划将延长 1 年。

十、急性缺血的血供重建

急性肢体缺血是由肢体动脉灌注突然减少引起的。潜在原因包括动脉疾病进展、心源性栓塞、主动脉夹层或栓塞、移植物内血栓形成、腘动脉瘤血栓形成或腘窝囊肿、腘血管陷迫综合征、创伤、高凝状态和与血管手术相关的医源性并发症[6]。

急性缺血性肢体被认为是严重灌注不足的肢体，其特征是疼痛、苍白、无脉、高热（冷）、感觉异常和瘫痪[14]。没有潜在动脉闭塞性疾病的患者，如果在股动脉分叉处发生急性栓塞造成血管闭塞，则可能出现下肢严重缺血，需要紧急干预。相比之下，慢性病但部分未闭动脉的急性栓塞或血栓形成可能仅与慢性症状的轻微进展和血流动力学的中度恶化相关[15]。此外，与没有神经

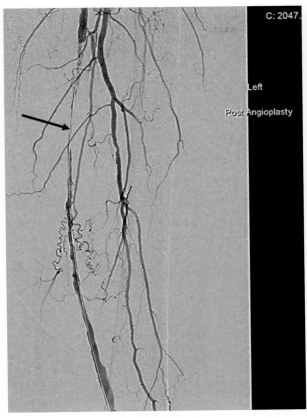

▲ 图 23-17　数字减影血管造影显示，作为杂交血供重建的 I 期血管腔内成形术，导丝（箭）穿过闭塞段，向下到达未闭的腘动脉

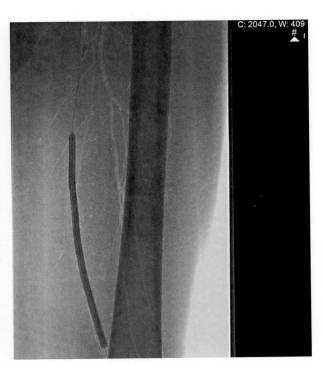

▲ 图 23-18　数字减影血管造影显示股浅动脉球囊血管腔内成形术

病变的患者相比，患有周围神经病变的糖尿病患者可能不会感觉到急性缺血的剧烈疼痛。

急性肢体缺血是一种医疗紧急情况，必须迅速识别。骨骼肌仅可耐受 4～6h 的缺血[16]。急性缺血性下肢可分为三类。I 类是指不会立即受到威胁的可存活肢体。没有感觉丧失，也没有肌肉无力，多普勒超声可以监测到动脉和静脉。第二类是指受威胁的肢体。II a 类肢体受到轻微威胁，如果及时治疗，可以挽救。II b 类肢体是立即受到威胁的肢体，如果要抢救，需要立即进行血供重建。III 类是不可逆损伤的肢体，在这种情况下，不可避免地会导致严重的组织缺损或永久性神经损伤[17]。

一旦临床诊断确定，应立即给予普通肝素治疗，同时给予适当的镇痛。对于存活的肢体（ I

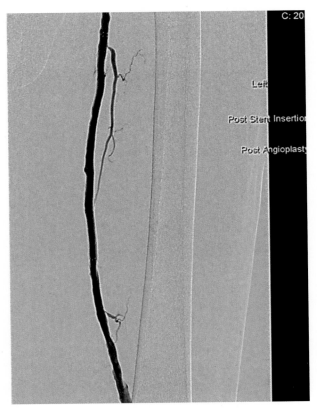

▲ 图 23-19　数字减影血管造影显示成功的股浅动脉血管腔内成形术和支架植入术

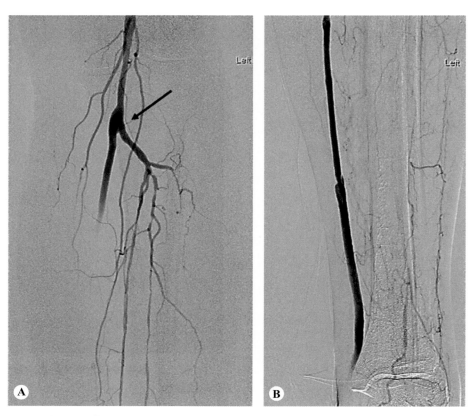

▲ 图 23-20　**A.** 数字减影血管造影显示了杂交血供重建的 Ⅱ 期搭桥术，从膝下腘动脉近端吻合口（箭）到踝关节水平胫后动脉的远端搭桥；**B.** 数字减影血管造影显示搭桥术后胫后动脉踝关节水平处血流缓慢

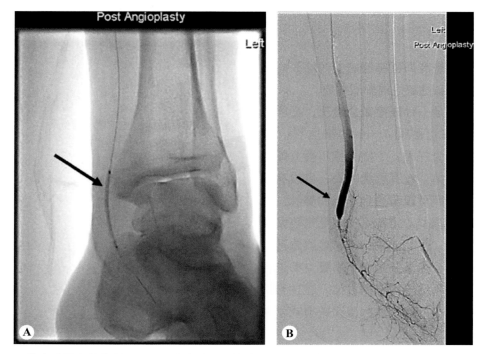

▲ 图 23-21　**A.** 数字减影血管造影显示胫后动脉球囊血管腔内成形术（箭）为杂交血供重建的 Ⅲ 期血管腔内成形术；
B. 数字减影血管造影显示成功的胫后动脉血管腔内成形术，通过搭桥血管（箭）和通畅的胫后动脉进入足动脉弓

类），应紧急（在 6～24h 内）进行血供重建。对于立即受到威胁的肢体（Ⅱa 和 Ⅱb 类），应在紧急情况下（6h 内）进行血供重建。

尽管外科开放手术或基于导管的血栓切除术和血管搭桥术已用于治疗急性缺血，溶栓治疗和血管腔内成形术也是治疗选择。因此，血供重建策略包括经皮导管溶栓治疗、经皮机械血栓提取或血栓抽吸（伴或不伴溶栓治疗）、开放手术血栓切除、搭桥和（或）动脉修复[6]。由于发病率和死亡率降低，患有严重合并症的患者常常更受青睐于血管腔内治疗。在神经功能缺损的情况下，需要进行血栓提取、血栓抽吸和手术血栓切除术，而在没有神经功能缺损情况下，导管溶栓治疗更适合于病情较轻的患者。尤其是在近期闭塞、人工血管内血栓形成和支架内血栓形成的情况下[18]，导管溶栓可快速恢复存活或轻度威胁肢体的动脉血流。动脉内溶栓和基于导管的血栓清除相结合的现代概念与 6 个月截肢率＜10%[19] 相

关。在 30 天死亡率或肢体挽救方面，局部溶栓与开放手术相比没有明显优势[20]。血栓清除后，应开通血管腔内治疗或开放手术治疗预先存在的动脉病变。对于长期缺血的患者，应进行下肢四室切开减压术，以防止再灌注后小腿骨筋膜室综合征。

缺血持续时间延长是导致急性肢体缺血患者需要截肢的最常见因素。肢体无感觉运动功能的患者在长时间缺血（6～8h）的情况下不太可能通过血供重建挽救肢体。

结论

腹股沟下闭塞性疾病的开放手术治疗在糖尿病患者严重缺血（及急性缺血）的治疗中起着重要作用。远端和超远端搭桥术在糖尿病患者远端外周动脉疾病的治疗中得到了很好的应用，无论是单独手术方案还是与血管腔内成形术结合作为杂交手术。

参考文献

[1] Adam DJ, Beard JD, Cleveland T, Bell J, Bradbury AW, Forbes JF, et al. BASIL trial participants. Bypass versus angioplasty in severe ischaemia of the leg (BASIL): multicentre, randomised controlled trial. Lancet. 2005; 366(9501):1925-34.

[2] Bradbury AW, Adam DJ, Bell J, Forbes JF, Fowkes FG, Gillespie I, et al. on behalf of the BASIL trial Participants. Bypass versus Angioplasty in Severe Ischaemia of the Leg (BASIL) trial: An intention-to-treat analysis of amputation-free and overall survival in patients randomized to a bypass surgery-first or a balloon angioplasty-first revascularization strategy. J Vasc Surg 2010;51: 5S-17S.

[3] Menard MT, Farber A, Assman SF, Choudhry NK, Conte MS, Creager MA, et al. Design and rationale of the best endovascular versus best surgical therapy for patients with critical limb ischemia (BEST-CLI). Trial J Am Heart Assoc. 2016;5(7):e003219. https://doi.org/10.1161/JAHA. 116. 003219.

[4] TASC. Management of peripheral arterial disease (PAD). Trans Atlantic Inter-Society Consensus (TASC). Eur J Vasc Endovasc Surg. 2000;19(Suppl A):Si-xxviii, S1-250.

[5] Norgren L, Hiatt WR, Dormandy JA, Nehler MR, Harris KA, Fowkes FGR, on behalf of the TASC II Working Group. TASC II Working Group. Inter-society consensus for the management of peripheral arterial disease (TASC II). Eur J Vasc Endovasc Surg. 2007;33 Suppl 1:S1-75.

[6] Aboyans V, Ricco JB, Bartelink ML, Björck M, Brodmann M, Cohnert T, et al. 2017 ESC Guidelines on the Diagnosis and Treatment of Peripheral Arterial Diseases, in Collaboration With the European Society for Vascular Surgery (ESVS): Document Covering Atherosclerotic Disease of Extracranial Carotid and Vertebral, Mesenteric, Renal, Upper and Lower Extremity Arteries. Eur Heart J. 2018;39(9):763-816. https://doi.org/10.1093/eurheartj/ehx095.

[7] Slim H, Tiwari A, Ritter JC, Rashid H. Outcome of infra-inguinal bypass grafts using vein conduit with less than 3 millimeters diameter in critical leg ischemia. J Vasc Surg. 2011; 53(2):421-5.

[8] Slim H, Tiwari A, Ahmed A, Ritter JC, Zayed H, Rashid H. Distal versus ultra-distal bypass grafts: amputation-free survival and patency rates in patients with critical leg ischaemia. Eur J Vasc Endovasc Surg. 2011;42(1):83-8.

[9] Tiwari A, Slim H, Edmonds M, Ritter JC, Rashid H. Outcome of lower limb distal bypass in Afro-Caribbean populations. Vasc Endovasc Surg. 2011;45(6):514-8.

[10] Moxey PW, Hofman D, Hinchliffe RJ, Jones K, Thompson

MM, Holt PJ. Trends and outcomes after surgical lower limb revascularization in England. Br J Surg. 2011;98(10): 1373-82.

[11] Green D, Bidd H, Rashid H. Multimodal intraoperative monitoring: an observational case series in high risk patients undergoing major peripheral vascular surgery. Int J Surg. 2014;12(3):231-6.

[12] Dosluoglu HH, Lall P, Cherr GS, Harris LM, Dryjski ML. Role of simple and complex hybrid revascularization procedures for symptomatic lower extremity occlusive disease. J Vasc Surg. 2010;51(6):1425-35.

[13] Davies AH, Hawdon AJ, Sydes MR, Thompson SG. VGST Participants. Is duplex surveillance of value after leg vein bypass grafting? Principal results of the Vein Graft Surveillance Randomised Trial (VGST). Circulation. 2005;112(13):1985-91.

[14] Gerhard-Herman, M. D., Gornik, H. L., Barrett, C., Barshes, N. R., Corriere, M. A., Drachman, D.E et al. (2016). 2016 AHA/ACC Guideline on the Management of Patients With Lower Extremity Peripheral Artery Disease: Executive Summary: A Report of the American College of Cardiology/ American Heart Association Task Force on Clinical Practice Guidelines. Circulation 2016; 135(12), e686-e725.

[15] Treatment for Acute Limb Ischemia. J Vasc Surg. 2000; 31(Suppl 1):S150-1. https://doi.org/10.1016/S0741-5214(00) 81022-8.

[16] Blaisdell FW. The pathophysiology of skeletal muscle ischemia and the reperfusion syndrome: a review. Cardiovasc Surg. 2002;10:620-30.

[17] Rutherford RB, Baker JD, Ernst C, et al. Recommended standards for reports dealing with lower extremity ischemia: revised version. J Vasc Surg. 1997;26:517-38.

[18] Comerota AJ, Weaver FA, Hosking JD, Froehlich J, Folander H, Sussman B, et al. Results of a prospective, randomized trial of surgery versus thrombolysis for occluded lower extremity bypass grafts. Am J Surg. 1996;172:105-12.

[19] Norgren L, Hiatt WR, Dormandy JA, Nehler MR, Harris KA, Fowkes FG. Intersociety consensus for the management of peripheral arterial disease (TASC II). J Vasc Surg. 2007;45(Suppl S):S5-S67.

[20] Berridge DC, Kessel D, Robertson I. Surgery versus thrombolysis for acute limb ischaemia: initial management. Cochrane Database Syst Rev. 2002;(3):CDd002784.

第24章 血管供区在指导开放手术靶点干预中的作用

Role of Angiosomes in Guiding Target Intervention for Open Procedures

Gianluca Citoni　Maurizio Taurino　Bauer E. Sumpio　著

　　外周动脉疾病（PAD）在普通人群中的患病率为 3%~10%，在 70 岁以上的人群中增加到 20%，特别是在吸烟者和糖尿病患者中 [1, 2]。严重肢体缺血（CLI）是 PAD 的晚期阶段，其特征为静息性疼痛、缺血性溃疡或坏死组织 [3]。这类患者，血供重建对于挽救肢体、延长生存期和改善生活质量至关重要。40% 未充分重建血供的 CLI 患者在诊断后的 1 年内有重大截肢风险 [4]。血管专家在对这些缺血肢体进行干预时一直采取适当的积极措施，但治疗血管的选择往往是随意的。"最佳血管"方法，即根据血管通畅性、技术适宜性、旁路长度和可用导管来选择治疗的目标动脉，是介入医师多年来使用的传统策略 [5, 6]，甚至得到血管共识小组的认可 [1]。

　　尽管采用了积极的血管重建方法，许多大型临床系列报道仍显示，采用旁路技术截肢率仍高达 20%[7-9]。因此，人们开始研究基于血管供区的血供重建治疗缺血性足部病变 [10-12]。Taylor 和 Palmer 最初引入血管供区的概念是为了帮助规划皮瓣的设计。他们将血管供区定义为一组组织，由一条命名的动脉供应，其在表皮和底层深层组织中的区域相对应，并有一条特定的静脉回流 [13]。人体内至少有 40 个血管

供区。足部及踝关节有 6 个血管供区 [14, 15]。血管供区由阻塞血管分隔，阻塞血管连接相邻的血管供区，并划分每个血管供区的边界 [14]。足背动脉支配足背，胫后动脉支配踝关节内侧和足底，腓动脉支配踝关节前外侧和后足（图 24-1）。足弓与足弓环的吻合系统允许血管供区灌注的连续性。

　　通过旁路手术或血管内策略为足部提供血供的技术可分为直接或间接两种。根据定义，直接血供重建（direct revascularization，DR）为伤口所在的血管供区提供特定直接的动脉灌注。间接血供重建（indirect revascularization，IR）也可以改善足部血流，但不能直接灌注给伤口所在的血管供区供血的特定动脉。

　　足弓是难以区分 DR 和 IR 的关键因素之一，足弓是连接足部前、后循环的主要侧支。这些足底动脉连接的存在或缺失使得很难真正定义间接血供重建。前足截肢，如跨跖骨、Lisfranc 关节、Chopart 关节，经常打断这个足弓。同样，很大比例的 CLI 和（或）糖尿病患者表现为广泛的足部伤口和深度感染，这可能加剧足部的区域化。由于足部动脉解剖的变异，血管供区和血管供区之间的侧支连接变异常见 [16]。因此，尽管血管供

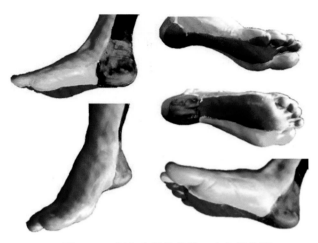

▲ 图 24-1　足部和踝关节的 6 个血管供区

胫前动脉供应 1 个血管供区，胫后动脉供应 3 个血管供区，腓动脉供应 2 个血管供区。足背和足趾背侧（粉红色）由胫前动脉供给，由此形成足背动脉。胫后动脉是足底的主要供应动脉，它通过 3 个血管供区组成跟骨分支，供应内侧踝关节（黑色）和足底后跟处（绿色）；足底内侧支供应内侧足背（黄色）；足底外侧支支配前足外侧和足底（蓝色），腓动脉通过跟外侧动脉支配踝关节外侧和足底跟（红色和绿色重叠部分），并通过踝前穿支（粉色重叠部分）支配踝关节前。注意胫后动脉的内侧跟骨分支和腓动脉的外侧跟骨分支的重叠

区的概念是一个很有吸引力的模型，有助于指导 CLI 的管理，但在许多方面，它对所有患者的适用性还有待讨论（表 24-1）。

一、直接和间接血供重建（靶血管质量）

毫无疑问，如果血管易于获取、管腔可接受且有良好的流量，临床医师会选择直接为受累血管供区的血管进行血供重建。那么问题就出现了，如果靶不符合标准，外科医生会被迫选择一种间接血供重建（IR）。有几项研究比

表 24-1　血管供区模型的局限性

- 直接和间接血供重建（靶血管质量）
- 血管供区的概念具有解剖学的观点
- 足弓在血管间体连接中的中心作用
- 前足截肢和糖尿病
- 广泛的组织损伤
- 血管供区变异性

较了 DR 和 IR 的预后，得出的结论是 DR 可以获得更好的保肢率[17-19]。除了 Kabra 等的报道外，所有的研究都是回顾性研究。Kabra 等报道称，DR 组（84%）和 IR 组（75%）的保肢率无统计学意义（P=0.06）[12]。然而，这些研究设计的问题在于，关于足弓状态和质量的细节没有得到一致的评估。因此，如果足弓完好，使受影响的血管供区能够灌注，那么归类为 IR 的患者实际上可能有 DR。这方面，Rashid 等研究了直接血管供区血管重建对足部愈合的影响，报道了直接血管供区血供重建后的愈合时间与间接血管供区血供重建无差异[11]。然而，考虑到足弓的质量时，足部缺损的愈合和愈合时间明显受到足弓质量的影响，而不是血管供区血供的重建[11]。最近的一项系统综述比较了 10 项回顾性研究中的 DR 和 IR，结果显示，只有一半的研究发现 DR 组的保肢率明显高于 IR 组，而其他研究无法发现两组之间的相关差异[10]。在 CLI 中，DR 与 IR 相比的好处没有很好的得到体现，但在这些患者中，随机对照试验可能不符合伦理，因为远端靶血管的选择应由最佳手术原则决定，而不是简单地凭运气。尽管如此，DR/IR 的概念显然应该考虑整合有关侧支血管、血管间变性和足弓完整性的信息来重新评估。

二、血管供区是解剖学而不是生理学的概念

需要强调的是，在他们最初的文章中，Taylor 和 Palmer[20] 强调了他们提出的血管供区概念的基础是基于供给血管区域的结构解剖学。他们没有也不能评估选择性血管的灌注水平和范围。目前的成像方法，如 MRA、CTA 和 DSA，可以确定动脉病变的确切位置，但不能提供有关血管供区灌注的信息[21, 22]。激光辅助吲哚菁绿和灌注 MRA 等较新的技术目前正在评估中，可能在未来中有用[23]。此外，灌注依赖的生物分子变化，如一氧化氮生成减少，血小板激活增加，活性氧、白细胞黏附和氧交换受损是严重肢体缺血

时发生的一些与生理相关的微血管变化，目前还没有应用在临床[24]。目前解剖学的血管供区概念不能解释这些问题，因此需要建立生理性灌注性血管供区模型。目前有一些基于灌注评估检查的设备，如高光谱成像和锝扫描[22]。

三、动脉足弓在血管间连接中的重要性

足弓决定了足前和后循环之间的联系。足弓主要由足背动脉和足底外侧动脉构成。足底外侧动脉是胫后动脉的两个主要分支血管之一。动脉足弓分类已被提出[8]：完全足弓（complete pedal arch，CPA）（图 24-2A）、不完全足弓（incomplete pedal arch，IPA）（图 24-2B 和 C）和无足弓（no pedal arch，NPA）（图 24-2D）。足部缺损的愈合和愈合时间明显受足弓质量的影响[11]。很明显，由于重建血管的动脉与局部缺血区域之间的血管连接不足，导致局部灌注受损，伤口可能无法愈合。通过特定的动脉进行伤口的血供重建有时是不可能的，而侧支血管可能是为受累性缺血性溃疡提供血流的唯一途径。

Varela 等利用 DSA 比较了有和无侧支血管的 CLI 患者的 DR 和 IR 结果。如果有足够的侧支存在，在伤口愈合和肢体挽救中，IR 相当于 DR。

侧支血管的缺乏，特别是足弓的缺乏，可以作为评估哪些患者应该接受 DR 治疗的参数[17]。这些观察结果强调，足弓在伤口愈合和肢体挽救中具有重要作用。综上所述，这些研究强调，对于未接受 DR 的患者，应持续评估足弓的质量。

四、前足截肢和糖尿病

前足截肢的目的是切除坏死组织，但尽可能多地保留原足。然而，前足截肢可能会破坏足弓网络。Francois Chopart 在 1792 年首次描述了距舟关节和跟骰关节截肢[25]。McKittrick 等首次将经跖骨截肢描述为保肢性技术[26]。前足截肢通常被认为是死亡率很低的小手术；然而，有很高的再截肢率。一项回顾性研究报道，在前足截肢后，26% 的糖尿病患者再次进行前足截肢，36% 再次进行大截肢[27]。前足截肢通常会中断足背动脉和足底外侧动脉（图 24-3）。如果足部截肢平面接近这些动脉近端，足弓可能中断，这是 IR 的一个明显障碍。这损害了血供重建，特别是在糖尿病患者中，更容易出现足部溃疡。如果医疗技术的原因无法进行血供重建或伤口护理，糖尿病患者特别容易出现足部溃疡[28]和随后的前足截肢。糖尿病患者的外周动脉通常位于腘下，多

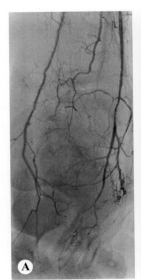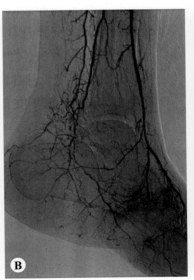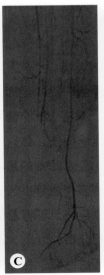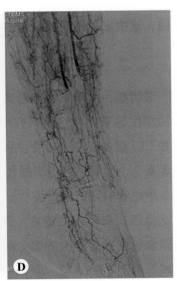

▲ 图 24-2　A. 完全足弓；B. 不完全足弓，仅有足背弓；C. 仅伴有足底弓的不完全足弓；D. 无足弓

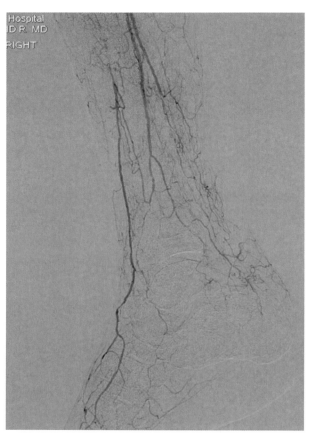

▲ 图 24-3　前足截肢及足部动脉中断

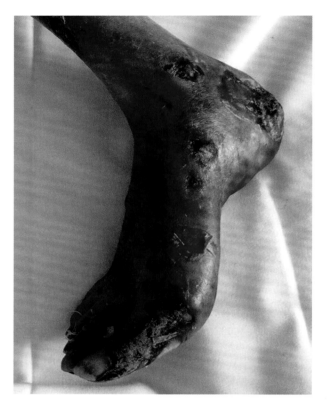

▲ 图 24-4　患者，女性，68 岁，既往病史包括高血压、高脂血症、吸烟、心房颤动，表现为右足多血管供区溃疡不愈合，并伴有广泛组织损伤

节段，优先发生于足动脉，足部血管相对较少，阻塞血管容易受损[29-31]。侧支血管和足弓完整性的分析是至关重要的，可能代表一个特定的患者亚组，这决定了他们的临床预后。

五、广泛的组织损伤

很明显，大量 CLI 患者表现为广泛的足部伤口和深度感染。在一组研究中，只有 1/3 的糖尿病和 CLI 患者有一个血管供区组织损伤，45% 的患者有 2 个血管供区组织损伤，超过 20% 的患者有 3 个血管供区组织损伤[32]。有多个血管供区受广泛组织损失影响的患者（图 24-4），不容易使用以血管供区为导向的概念进行分析，因此，不应试图区分 DR 或 IR。血管供区这一概念在分析伤口所在区域范围时需要谨慎。

六、血管供区变异性

Attinger 等仔细描述了下肢的血管供区解剖、血管供区间连接和血管供区重叠[14, 33]。足部动脉解剖结构的变异是常见的。例如，6.7% 的病例中足背动脉缺失，33% 的病例中弓形动脉缺失。6.7% 的足背动脉起源于腓动脉。足背动脉在踝关节伸长肌肌腱下交叉的占 54%，在踝关节以上的占 43%，而在踝关节以下的仅占 3%[16]。足部动脉解剖的这些变异提示需要血供重建的血管供区血供灌注可能难以预测[34]。这有助于解释为什么技术上的成功并不总是直接等同于临床上的成功。巨大足部血管供区的变异性可以解释这种临床失败的原因，如激光辅助吲哚菁绿成像所示[35]。Rother 等利用联合激光多普勒流量计和白光组织分光光度法评估了血管供区概念与严重肢体缺血患者足部微循环的关系。他们没有发现 CLI 患者足部血管供区和微灌注变化的相关性。血管供区的 DR 和 IR 与血管重建的微循环参数（如氧饱和度、血流或速度）无显著差异[36]。

结论

本文强调了重新认识血管供区概念的必要性。虽然最初被认为是解剖学概念，但要使血管供区与临床相关，必须从生理学的角度进行评估。我们讨论了在 CLI 患者的治疗中仅依赖血管供区概念的几个局限性：靶血管的质量、血管供区的解剖学和非生理学基础、足弓的中心作用、前足截肢导致的足弓中断、广泛的组织损失和血管供区的变异。血管供区模型不应被用作 CLI 患者治疗的绝对指标，而应作为辅助患者特异性血管重建策略的指南。需要进一步结构完善的前瞻性研究来评估血管供区概念、足弓状态和解剖 / 生理灌注血管供区模型的价值。

参考文献

[1] Norgren L, Hiatt WR, Dormandy JA, Nehler MR, Harris KA, Fowkes FG. Inter-society consensus for the management of peripheral arterial disease (TASC II). J Vasc Surg. 2007; 45(Suppl S):S5-67. https://doi.org/10.1016/j.jvs.2006.12.037.

[2] Selvin E, Erlinger TP. Prevalence of and risk factors for peripheral arterial disease in the United States: results from the National Health and Nutrition Examination Survey, 1999-2000. Circulation. 2004;110(6):738-43. https://doi.org/10.1161/01.CIR.0000137913.26087.F0.

[3] Novo S, Coppola G, Milio G. Critical limb ischemia: definition and natural history. Curr Drug Targets Cardiovasc Haematol Disord. 2004;4(3):219-25.

[4] Sumpio BE. Foot ulcers. N Engl J Med. 2000;343(11):787-93. https://doi.org/10.1056/NEJM200009143431107.

[5] Sumpio BE, Lee T, Blume PA. Vascular evaluation and arterial reconstruction of the diabetic foot. Clin Podiatr Med Surg. 2003;20(4):689-708. https://doi.org/10.1016/S0891-8422(03)00088-0.

[6] Lepantalo M, Biancari F, Tukiainen E. Never amputate without consultation of a vascular surgeon. Diabetes Metab Res Rev. 2000;16(Suppl 1):S27-32.

[7] Dietzek AM, Gupta SK, Kram HB, Wengerter KR, Veith FJ. Limb loss with patent infrainguinal bypasses. Eur J Vasc Surg. 1990;4(4):413-7.

[8] Carsten CG 3rd, Taylor SM, Langan EM 3rd, Crane MM. Factors associated with limb loss despite a patent infrainguinal bypass graft. Am Surg. 1998;64(1):33-7. discussion 37-38

[9] Simons JP, Goodney PP, Nolan BW, Cronenwett JL, Messina LM, Schanzer A, Vascular Study Group of Northern New England Failure to achieve clinical improvement despite graft patency in patients undergoing infrainguinal lower extremity bypass for critical limb ischemia. J Vasc Surg. 2010;51(6):1419-24. https://doi.org/10.1016/j.jvs.2010.01.083.

[10] Sumpio BE, Forsythe RO, Ziegler KR, van Baal JG, Lepantalo MJ, Hinchliffe RJ. Clinical implications of the angiosome model in peripheral vascular disease. J Vasc Surg. 2013; 58(3):814-26. https://doi.org/10.1016/j.jvs.2013.06.056.

[11] Rashid H, Slim H, Zayed H, Huang DY, Wilkins CJ, Evans DR, et al. The impact of arterial pedal arch quality and angiosome revascularization on foot tissue loss healing and infrapopliteal bypass outcome. J Vasc Surg. 2013; 57(5):1219-26. https://doi.org/10.1016/j.jvs.2012.10.129.

[12] Kabra A, Suresh KR, Vivekanand V, Vishnu M, Sumanth R, Nekkanti M. Outcomes of angiosome and non-angiosome targeted revascularization in critical lower limb ischemia. J Vasc Surg. 2013;57(1):44-9. https://doi.org/10.1016/j.jvs.2012.07.042.

[13] Taylor GI, Palmer JH. The vascular territories (angiosomes) of the body: experimental study and clinical applications. Br J Plast Surg. 1987;40(2):113-41.

[14] Attinger CE, Evans KK, Mesbahi A. Angiosomes of the foot and angiosome-dependent healing. In: Sidaway AN, editor. Diabetic foot: lower extremity arterial disease and limb salvage. Philadelphia, PA: Lippincott Williams & Wilkins; 2006. p. 341-50.

[15] Taylor GI, Pan WR. Angiosomes of the leg: anatomic study and clinical implications. Plast Reconstr Surg. 1998;102(3):599-616. discussion 617-598

[16] Yamada T, Gloviczki P, Bower TC, Naessens JM, Carmichael SW. Variations of the arterial anatomy of the foot. Am J Surg. 1993;166(2):130-5. discussion 135

[17] Varela C, Acin F, de Haro J, Bleda S, Esparza L, March JR. The role of foot collateral vessels on ulcer healing and limb salvage after successful endovascular and surgical distal procedures according to an angiosome model. Vasc Endovasc Surg. 2010;44(8):654-60. https://doi.org/10.1177/1538574410376601.

[18] Neville RF, Attinger CE, Bulan EJ, Ducic I, Thomassen M, Sidawy AN. Revascularization of a specific angiosome for limb salvage: does the target artery matter? Ann Vasc Surg. 2009;23(3):367-73. https://doi.org/10.1016/j.avsg.2008.08.022.

[19] Iida O, Soga Y, Hirano K, Kawasaki D, Suzuki K, Miyashita Y, et al. Long-term results of direct and indirect endovascular revascularization based on the angiosome concept in patients with critical limb ischemia presenting with isolated below-the-knee lesions. J Vasc Surg. 2012;55(2):363-70. e365. https://doi.org/10.1016/j.jvs.2011.08.014.

[20] Taylor GI, Palmer JH. Angiosome theory. Br J Plast Surg. 1992;45(4):327-8.

[21] Clair D, Shah S, Weber J. Current state of diagnosis and management of critical limb ischemia. Curr Cardiol Rep. 2012;14(2):160-70. https://doi.org/10.1007/s11886-012-0251-4.

[22] Benitez E, Sumpio BJ, Chin J, Sumpio BE. Contemporary assessment of foot perfusion in patients with critical limb ischemia. Semin Vasc Surg. 2014;27(1):3-15. https://doi.org/10.1053/j.semvascsurg.2014.12.001.

[23] Phillips BT, Munabi NC, Roeder RA, Ascherman JA, Guo L, Zenn MR. The role of intraoperative perfusion assessment: what is the current state and how can i use it in my practice? Plast Reconstr Surg. 2016;137(2):731-41. https://doi.org/10.1097/01.prs.0000475765.83901.80.

[24] Coats P, Wadsworth R. Marriage of resistance and conduit arteries breeds critical limb ischemia. Am J Physiol Heart Circ Physiol. 2005;288(3):H1044-50. https://doi.org/10.1152/ajpheart.00773.2004.

[25] Brown ML, Tang W, Patel A, Baumhauer JF. Partial foot amputation in patients with diabetic foot ulcers. Foot Ankle Int. 2012;33(9):707-16. https://doi.org/10.3113/FAI.2012.0707.

[26] McKittrick LS, McKittrick JB, Risley TS. Transmetatarsal amputation for infection or gangrene in patients with diabetes mellitus. Ann Surg. 1949;130(4):826-40.

[27] Snyder DC, Salameh JR, Clericuzio CP. Retrospective review of forefoot amputations at a Veterans Affairs hospital and evaluation of post-amputation follow-up. Am J Surg. 2006;192(5):e51-4. https://doi.org/10.1016/j.amjsurg.2006.08.015.

[28] Jeffcoate WJ, Harding KG. Diabetic foot ulcers. Lancet. 2003;361(9368):1545-51. https://doi.org/10.1016/S0140-6736(03)13169-8.

[29] Laing P. The development and complications of diabetic foot ulcers. Am J Surg. 1998;176(2A Suppl):11S-9S.

[30] Graziani L, Silvestro A, Bertone V, Manara E, Andreini R, Sigala A, et al. Vascular involvement in diabetic subjects with ischemic foot ulcer: a new morphologic categorization of disease severity. Eur J Vasc Endovasc Surg. 2007;33(4):453-60. https://doi.org/10.1016/j.ejvs.2006.11.022.

[31] Soderstrom M, Alback A, Biancari F, Lappalainen K, Lepantalo M, Venermo M. Angiosometargeted infrapopliteal endovascular revascularization for treatment of diabetic foot ulcers. J Vasc Surg. 2013;57(2):427-35. https://doi.org/10.1016/j.jvs.2012.07.057.

[32] Escotto I. The Angiosome Concept is not Necessary to Achieve Limb Salvage with Ischemic Gangrenous Foot Lesions. Veith Symposium 42nd Anniversary New York City. 2015.

[33] Attinger C, Cooper P, Blume P, Bulan E. The safest surgical incisions and amputations applying the angiosome principles and using the Doppler to assess the arterial-arterial connections of the foot and ankle. Foot Ankle Clin. 2001;6(4):745-99.

[34] Alexandrescu VA, Hubermont G, Philips Y, Guillaumie B, Ngongang C, Vandenbossche P, et al. Selective primary angioplasty following an angiosome model of reperfusion in the treatment of Wagner 1-4 diabetic foot lesions: practice in a multidisciplinary diabetic limb service. J Endovasc Ther. 2008;15(5):580-93. https://doi.org/10.1583/08-2460.1.

[35] Lang W. Angiosomes of the Foot Have Tremendous Variability as Indicated by Laser-Assisted Indocyanine Green Imaging Using the SPY SYSTEM. Veith Symposium 42nd Anniversary New York City. 2015.

[36] Rother U, Kapust J, Lang W, Horch RE, Gefeller O, Meyer A. The angiosome concept evaluated on the basis of microperfusion in critical limb ischemia patients-an oxygen to see guided study. Microcirculation. 2015;22(8):737-43. https://doi.org/10.1111/micc.12249.

第 25 章　血管供区概念是否适用于缺血性糖尿病足

The Angiosome Concept: Does It Apply to the Ischaemic Diabetic Foot?

Hisham Rashid　Raghvinder Pal Singh Gambhir　Hani Slim　著

1987 年，Taylor 和 Palmer 在整形手术中设计不同的肌皮瓣，首次提出了血管供区的概念[1]。他们将血管供区描述为"由一根已命名的动脉提供的复合解剖区域"。在进行 2000 项解剖研究中，他们绘制出整个人体的解剖图，并确定每个血管供区的供血动脉。然而，他们也提到，阻塞血管和真正吻合连接着不同的血管供区，胫前 / 足背动脉和胫后 / 足底动脉之间的足底吻合就是这种真正吻合的一个例子。

后来，Attinger 及其同事在 2006 年[2]通过测绘不同的足部和踝部的血管供区进一步研究了这个血管供区的概念。他们检查了 50 具尸体解剖，将甲基丙烯酸甲酯注入腿部动脉。在这个区域发现了 6 个血管供区，由胫骨动脉供应（图 25-1）。胫前动脉穿过踝关节后成为足背动脉，提供踝关节背部和足部血供。胫后动脉分为足底内、外侧动脉和跟骨动脉，它们供应足部的靶向区域。跟骨支供应足跟内侧，足底内侧到足背，足底外侧到足中外侧和前足。腓动脉供应踝关节和后足的前外侧部分。

在 1992 年写给《英国整形外科杂志》（*British Journal of Plastic Surgery*）[3]编辑的一封信中，Taylor 和 Palmer 强调，血管供区的概念不是一项生理学研究。然而，伤口愈合是一个病理生理过程，依赖于良好的血液供应。靶向的血管供区重建血供的概念确实支持血管外科的"直线流动"原则，以实现愈合。因此，在原则上，血管供区这一概念可以提高愈合率，以及愈合时间。

周围血管疾病患者伤口愈合是一个复杂的过程，肯定是多因素的。通过旁路手术、血管成形术或两者联合（混合）将血流恢复到之前的水平，是治疗缺血性伤口和实现保肢的重要组成部分。伤口的深度和大小，以及显露的关节和骨髓炎的存在也对伤口愈合这一过程的复杂性有重要影响。此外，包括糖尿病、肾衰竭、低蛋白血症和耐药感染在内的其他重要因素也在阻碍这些患者的愈合及恢复。

一、已发表证据

作者相信，对于糖尿病和非糖尿病人群的严重肢体缺血患者，直接重建相应的血管供区可以改善患者的愈合情况和愈合时间，符合严重肢体缺血管理中的"直线流动"概念（图 25-2 和图 25-3）。然而，一些已发表的研究质疑 CLI 中靶向的血管供区重建血供应用于所有患者的有效性。

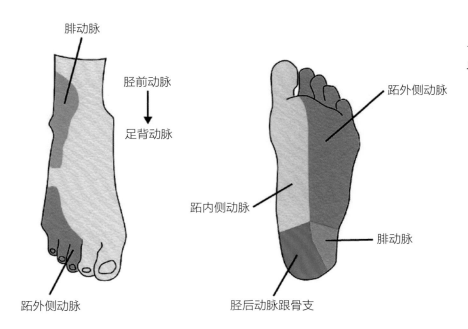

▶ 图 25-1　足部及踝关节的 6 个血管供区

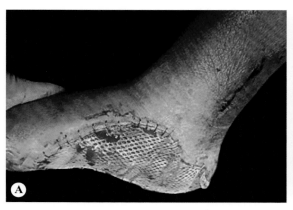

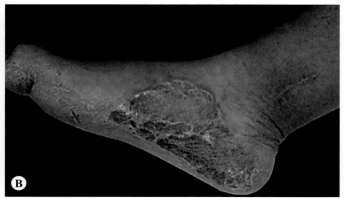

▲ 图 25-2　A. 胫后动脉旁路术，手术切口指向组织缺损区域，同时进行中厚皮片移植；B. 成功的直接血供重建术后伤口迅速愈合

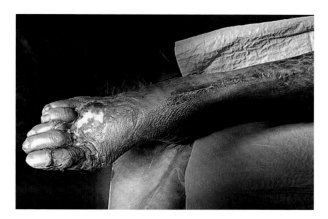

▲ 图 25-3　足背旁路重建坏疽血管供区，患趾和足背皮肤截肢后应完全愈合

　　这些研究报道了直接和非直接血管供区重建术的不同结果，方法分别是开放旁路手术、血管成形术或同时使用两种方法。Neville 和 Attinger[4] 在 2009 年发表了一项早期研究，研究使用远端旁路手术进行血管供区的血供重建。他们研究了 48 例患者的 52 个未愈合的足溃疡，采用血管供区的直接和间接血供重建方法。研究表明，直接血供重建患者的愈合率和截肢率有显著改善，但愈合时间在两组间无显著差异。在其他远端血管成形术直接血管供区重建的研究中，愈合率和截肢率也得到明显改善[5, 6]。

2012 年，Kabra 等发表了一项研究 [7]，研究了在 CLI 患者中使用血管成形术和旁路术的结果。在两种手术方式下，保肢率不受血管体血管重建的显著影响。然而，直接血供重建组的溃疡愈合率明显较好。

Azuma 等发表于 2012 年 [8] 的一项综合研究，研究了影响伤口愈合的因素，包括患有 CLI 的糖尿病人群（81%）中使用远端旁路手术进行血管供区重建，作者发现间接血供重建组的愈合速度比直接血供重建组慢，特别是在终末期肾病（end stage renal disease，ESRD）患者中。然而，使用倾向评分系统，两组之间没有差异，结论是血管供区的概念在非 ESRD 患者中并不重要。尽管直接血管供区重建血供对伤口愈合有积极影响，但当采用倾向评分包括糖尿病、肾衰竭和低白蛋白血症等其他因素时，就没有影响了。作者得出结论，这些共同疾病、缺血伤口的位置和范围比恢复血管供区重建血供更重要。

作者发表了一系列文章 [9]，研究了在糖尿病患者中使用远端和超远端旁路手术进行血管供区重建的情况。他们还比较了动脉足弓质量对伤口愈合的影响。在这系列研究中，只有 45% 的患者能够重建组织缺损区域对应的靶向血管供区。基于数字减影血管造影，将足动脉弓分为完全足弓、不完全足弓或无足弓，仅远端足、趾动脉供血。该系列患者中只有 19% 的足弓完整，而大多数（62%）的足弓不完整，包括胫前 / 足背或胫后动脉。本研究结果显示，足动脉弓的质量显著影响愈合率和愈合时间，而不是直接或间接血管供区重建。

近年来发表了一些 Meta 分析，比较了直接和间接血管供区血供重建的结果。Sumpio 等在 2013 年对已发表的有关外周血管疾病 [10] 中血管供区概念的数据进行了系统回顾。作者的结论是，现有的证据不足，在结果上也并不统一。如果没有前瞻性研究，血管供区概念的血供重建提议将无法支撑。

然而，Bosanquet 在 2014 年进行的一项 Meta 分析比较了使用开放式和血管内两种方式对 CLI 患者进行直接和间接的足动脉血管供区重建的结果 [11]。这项 Meta 分析的结论是，直接胫骨血管重建似乎可以改善伤口愈合和保肢率，而不影响死亡率或再手术率，但他们得出结论的证据质量很低。

在严重的周围血管疾病中，特别是有显著足动脉粥样硬化的糖尿病患者中，只有不到一半的患者能够进行靶向血管供区重建，这使得血管供区的概念不可行。

二、为什么血管供区重建结果存在差异

作者认为，在发表的数据中报道的结果存在差异有几个原因。大多数报道血管重建术和远端旁路手术的结果仅在足动脉水平，而不是将这手术扩展至足 - 足底血管水平。这与作者报道的足动脉弓的质量相结合，将完全代表血管供区血供重建的质量，而血管供区血供的质量更受动脉足弓质量的影响，而不是血管供区的血供重建 [9]。作者也非常热衷于记录足部和足底水平的血管重建，以便能够评价足部水平的血供重建质量。他们还强调足动脉弓的质量是影响血管供区重建成功的决定性因素。

有一个相互矛盾的结果是血管供区血供重建的结局。大多数发表的报道保肢和无截肢生存，以及伤口愈合和愈合时间。作者认为，由于伤口愈合是多因素的，使用吲哚菁绿或其他方法评估血管供区灌注应作为主要结局，伤口愈合和愈合时间应作为次要结局。这将允许临床医生通过绘制血管供区重建血供图来评估血管重建的成功程度，然后评估伤口愈合作为该手术的直接结果。

Braun 等 [12] 在 2013 年发表了他们在接受血管重建术、旁路术的 CLI 患者中使用吲哚菁绿血管造影早期评估血管重建的经验。他们展示了区域足部灌注的快速可视化，结论是该技术提供了血管重建前后再灌注的定量信息。Benitez 等 [13] 在 2014 年强调了该技术和其他灌注技术的重要性，包括经皮氧分压、高光谱成像、核诊

断成像和激光多普勒在评估成功的血管体血供重建。

三、血管供区重建血供的结果：旁路手术 vs. 血管成形术

Spillerova 等在 2015 年发表了一项综合研究[14]，比较了使用不同模式的靶向血管供区血供重建的结果。包括糖尿病和非糖尿病患者的 744 例患者的研究中，使用血管重建术或旁路术进行血管供区靶向血管重建后的结果进行了研究，并使用倾向评分和调整分析比较了两种方式下的伤口愈合和保肢。该研究结果显示，直接血管供区靶向血管重建术比间接血管供区重建术具有更好的伤口愈合和保肢效果。然而，调整数据前后，旁路手术的伤口愈合明显好于血管重建术。

此外，在一项对 545 例严重肢体缺血和组织损失的糖尿病患者的研究中，与直接血管内重建相比，间接血管内重建导致伤口愈合更差，保肢率更低。而在旁路手术中，血管供区概念的相关性较低，应选择具有最佳径流的动脉作为流出动脉[15]。

结论

在伴随周围血管疾病的 CLI 患者中，在血管供区重建血供的概念是对"直线流动"原则的补充。现有研究证据结果并不一致，目前还缺乏大型前瞻性随机研究。但目前已有证据仍支持直接血管供区重建对包括糖尿病患者在内的 CLI 患者的伤口愈合和肢体修复具有积极影响，不过对 50% 的缺血肢体进行靶向血管供区的血供重建较难实施。此外，在直接和间接血管供区血供重建的结果中，足弓质量的影响不能被过分强调。当报道靶向血管供区血供重建的临床结果时，必须包括伤口愈合、愈合时间、组织灌注，以便能够研究血管供区血供重建的直接效果。这将有希望帮助临床医生就 CLI 患者的血供重建能否成功达成共识。

参考文献

[1] Taylor GI, Palmer JH. The vascular territories (angiosomes) of the body: experimental study and clinical applications. Br J Plast Surg. 1987;40(2):113-41.

[2] Attinger CE, Evans KK, Bulan E, Blume P, Cooper P. Angiosomes of the foot and ankle and clinical implications for limb salvage: reconstruction, incisions, and revascularization. Plast Reconstr Surg. 2006;117(7 Suppl):261S-93S.

[3] Taylor GI, Palmer JH. Angiosome theory. Br J Plastic Surg. 1992;45:327-8.

[4] Neville RF, Attinger CE, Bulan EJ, Ducic I, Thomassen M, Sidawy AN. Revascularization of a specific angiosome for limb salvage: does the target artery matter? Ann Vasc Surg. 2009;23(3):367-73. https://doi.org/10.1016/j.avsg. 2008. 08. 022.

[5] Alexandrescu V, Vincent G, Azdad K, Hubermont G, Ledent G, Ngongang C, Filimon AM. A reliable approach to diabetic neuroischemic foot wounds: below-the-knee angiosome-oriented angioplasty. J Endovasc Ther. 2011;18(3):376-87.

[6] Lida O, Nanto S, Uematsu M, Ikeoka K, Okamoto S, Dohi T, et al. Importance of the angiosome concept for endovascular therapy in patients with critical limb ischemia. Catheter Cardiovasc Interv. 2010;75(6):830-6.

[7] Kabra A, Suresh KR, Vivekanand V, Vishnu M, Sumanth R, Nekkanti M. Outcomes of angiosome and non-angiosome targeted revascularization in critical lower limb ischemia. J Vasc Surg. 2013;57(1):44-98.

[8] Azuma N, Uchida H, Kokubo T, Koya A, Akasaka N, Sasajima T. Factors influencing wound healing of critical ischaemic foot after bypass surgery: is the angiosome important in selecting bypass target artery? Eur J Vasc Endovasc Surg. 2012;43(3):322-8.

[9] Rashid H, Slim H, Zayed H, Huang DY, Wilkins CJ, Evans DR, et al. The impact of arterial pedal arch quality and angiosome revascularization on foot tissue loss healing and infrapopliteal bypass outcome. J Vasc Surg. 2013;57(5): 1219-26.

[10] Sumpio BE, Forsythe RO, Ziegler KR, van Baal JG, Lepantalo MJ, Hinchliffe RJ. Clinical implications of the angiosome model in peripheral vascular disease. J Vasc Surg. 2013;58(3):814-26.

[11] Bosanquet DC, Glasbey JC, Williams IM, Twine CP. Systematic review and metaanalysis of direct versus indirect angiosomal revascularisation of infrapopliteal arteries. Eur J Vasc Endovasc Surg. 2014;48(1):88-97.

[12] Braun JD, Trinidad-Hernandez M, Perry D, Armstrong DG,

Mills JL Sr. Early quantitative evaluation of indocyanine green angiography in patients with critical limb ischemia. J Vasc Surg. 2013;57(5):1213-8.

[13] Benitez E, Sumpio BJ, Chin J, Sumpio BE. Contemporary assessment of foot perfusion in patients with critical limb ischemia. Semin Vasc Surg. 2014;27(1):3-15.

[14] Špillerová K, Biancari F, Leppäniemi A, Albäck A, Söderström M, Venermo M. Differential impact of bypass surgery and angioplasty on angiosome-targeted infrapopliteal revascularization. Eur J Vasc Endovasc Surg. 2015; 49(4): 412-9.

[15] Špillerová K, Settembre N, Biancari F, Albäck A, Venermo M. Angiosome targeted PTA is more important in endovascular revascularisation than in surgical revascularisation: analysis of 545 patients with ischaemic tissue lesions. Eur J Vasc Endovasc Surg. 2017;53(4):567-75. https://doi.org/10.1016/j.ejvs.2017.01.008.

第26章 肾性缺血性足的表现和处理
Presentation and Management of the Renal Ischaemic Foot

Hani Slim　Joanne Casey　Jennifer Tremlett　Michael E. Edmonds　著

一、概述

糖尿病肾衰竭患者的足部护理十分重要，其致残率和死亡率高[1]。轻微的足部损伤会显著增加溃疡的发生。另外，肾衰竭患者常因足部轻微无意识损伤，而快速导致足部坏死（图 26-1 和 26-2）。典型表现为干性足趾坏死。足趾坏死很快扩展至中足和后足（图 26-3）。湿性坏疽多因干性坏疽部位或周围形成感染创面引起的脓毒症血管炎。终末期肾病（ESRD）使糖尿病足（尤其是感染、溃疡和坏疽）发生风险增加 4 倍[2]。传统认为糖尿病足肾衰竭患者预后差。但是通过了解引起糖尿病肾衰竭患者糖尿病足的易感因素，早期预防护理、快速控制溃疡和感染和早期血供重建能够改善患者预后。

（一）肾衰竭患者易感性

糖尿病的血管病变包括微血管病变和大血管病变。微血管病变会引起糖尿病肾病和周围神经病变。糖尿病肾病患者进展至 ESRD 时，都会伴有周围神经病变。随着尿毒症毒素升高，周围神经病变的症状越重[3]。另外，糖尿病肾病患者，尤其是透析患者，多会伴有广泛的动脉血管钙化。动脉血管钙化不仅会加速糖尿病肾病患者进展至 ESRD，而且也是导致 ESRD 患者死亡的危险因素。因此，糖尿病肾衰竭患者常伴有外周动脉疾病（PAD）（如缺血性心脏病和高血压）[4]。

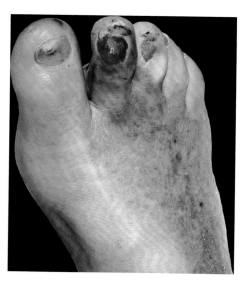

▲ 图 26-1　轻微创伤导致第 2 足趾软组织损伤和第 3 足趾上皮细胞失活

糖尿病肾衰竭患者多伴有贫血，贫血会引起组织缺氧和妨碍伤口愈合。此外，患者行动不便和手的灵巧性降低会妨碍足部自我护理和自我检查能力。在一项对透析患者（糖尿病占 42.2%）的研究中，仅 75% 有足够的视力，60% 无行动不便，55% 有足够的手灵巧性来进行自我护理[5]。

糖尿病肾衰竭患者合并周围神经病变和 PAD 显著增加感染的发生。尿毒症毒素会妨碍机体防御感染的机制[6]。与肾功能正常糖尿病足部

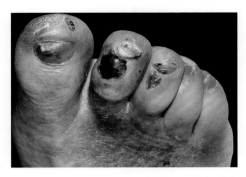

▲ 图 26-2　受伤 5 天后，第 2 足趾典型的干性足趾坏死，第 3 足趾伤口愈合

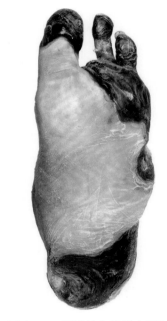

▲ 图 26-3　肾性缺血性足大面积坏死

感染相比，肾衰竭患者感染恶化速度显著加快，常见的感染细菌是革兰阴性杆菌（如阴沟肠杆菌、嗜麦芽窄食单胞菌、假单胞菌、黏质沙雷菌和柠檬酸杆菌）和产生超广谱 β- 内酰胺酶的细菌。

（二）肾衰竭患者的糖尿病足问题

与慢性肾脏病（chronic kdney disease，CKD）3 期相比，CKD 4～5 期患者足部溃疡和截肢的风险显著增加，而透析患者的风险最高[7]。一项纳入 699 例 CKD 患者（糖尿病占 38%），其

中 CKD 3 期 539 例，CKD 4～5 期 540 例（其中 CKD 3 期进展至 CKD 4～5 期 411 例），透析 259 例（其中 CKD 3 期和 CKD 4～5 期进展至透析分别是 159 例和 99 例）。与 CKD 3 期相比，CKD 4～5 期和透析患者足部溃疡发生风险分别增加 4.0 倍（HR=4.0，95%CI 2.6～6.3）和 7.6 倍（HR=7.6，95%CI 4.8～12.1），大截肢的风险分别增加 9.5 倍（HR=9.5，95%CI 2.1～43.0）和 15 倍（HR=15，95%CI 3.3～71.0）。一项纳入非随机对照研究的系统综述表明透析是足部溃疡和截肢的最主要的危险因素，其他危险因素包括男性、吸烟、糖尿病（病程越长风险越大）、视网膜病变、冠状动脉疾病、血磷升高、糖化血红蛋白升高、低白蛋白血症、既往足部溃疡 / 截肢病史、PAD 和神经病变[8]。

糖尿病透析患者外周神经病变和 PAD 的患病率高。与未透析患者相比，透析患者足部溃疡的发生风险增加 5 倍。与未透析糖尿病足患者相比，透析患者溃疡不愈合、大截肢和死亡的风险显著增加[9]。

一项横断面观察性研究纳入 450 例成人 ESRD 患者，其中 94% 接受血液透析，50.2% 患有糖尿病，21.6% 有既往足部溃疡，足部溃疡患病率是 10.0%，下肢截肢率是 10.2%[10]。足部溃疡的主要原因是神经性缺血性足溃疡（69.1%），溃疡部位位于足趾背侧、内侧或外侧（52.9%），溃疡愈合中位时间是 3 个月（IQR=1.2～6.0）。

一项研究进一步探讨澳大利亚透析患者下肢截肢的发生率，并确定影响截肢的危险因素[11]。结果表明截肢的发生率是 13.3%，截肢的危险因素是糖尿病（OR=1.67，95%CI 1.49～1.88，P<0.001）、既往足部溃疡（OR=81，95%CI 18.20～360.48，P<0.001）、PAD（OR=31.29，95%CI 9.02～108.56，P<0.001）、外周神经病变（OR=31.29，95%CI 9.02～108.56，P<0.001）、足部畸形（OR=23.62，95%CI 5.82～95.93，P<0.001）、视网膜病变（OR=6.08，95%CI 2.64～14.02，P<0.001）、血脂异常（OR=4.6，95%CI 1.05～20.05，P=0.049）、土著居民（75%

截肢者是土著居民）（OR=3.39，95%CI 1.38～8.33，P=0.01）。另外，高 HbA1c 和 CPR 水平、低白蛋白血症、贫血、低维生素 D 水平显著增加截肢风险（P<0.05）。

其他研究也肯定了糖尿病透析患者增加下肢截肢的风险。一项纳入 400 例糖尿病足患者，其中 14 例（4%）接受透析治疗，与 CKD（25%）和无 CKD（5%）患者相比，透析患者的截肢率（57%）显著增加[12]。

透析年龄和足部溃疡 / 截肢存在密切相关[13]。一项回顾性研究纳入 90 例新透析患者，观察足部溃疡和截肢的累积发生率。与透析前患者相比，透析年龄 1 年和透析年龄 2～5 年患者足部溃疡的发生风险分别增加 3.35 倍（95%CI 1.59～7.04）和 4.56 倍（95%CI 2.19～9.5），大截肢的发生风险分别增加 31.98 倍（95%CI 2.09～490.3）和 34.01 倍（95%CI 1.74～666.2）。

目前尚不清楚糖尿病足的主要发病因素是 ESRD 疾病本身还是透析。糖尿病患者接受至少 4h 透析治疗的过程中，足背经皮氧分压有降低趋势[14]。透析期间或透析后低血压可能会引起外周血管收缩，以维持重要脏器供血，可能会诱发伴有远端 PAD 患者出现溃疡。血液透析伴糖尿病患者和血液透析不伴糖尿病患者的皮肤微循环存在显著差异。血液透析期间，非糖尿病透析患者皮肤血流量会增加，而糖尿病透析患者皮肤血流量减少，原因可能是糖尿病周围神经病变引起血管舒张和收缩调节障碍[15]。和足部溃疡一样，透析患者截肢的发生率也较高。一项回顾性研究分析 47 例透析患者，其中 86% 是毛利人，透析开始至截肢的中位时间是 7 个月（2 周～40 个月）[16]。

（三）肾衰竭患者糖尿病足的病因

肾功能不全、周围神经病变和 PAD 是糖尿病足发生的独立危险因素[17]。更进一步的观察性研究表明足部溃疡和截肢不仅与 PAD 相关，而且和 CKD 分期强相关[18]。肾功能损害会降低自身修复最小创伤的能力，即使中度 CKD 患者 [eGFR<60ml/(min·1.73m²)] 足部溃疡和截肢的风险显著增加。

透析患者足部溃疡的原因有多个[19]。足部溃疡可能与每周 3 次血液透析过程中足跟或足趾顶着床头引起组织缺血[20]。透析过程可能引起血流动力学改变和血管内与组织间体液波动较大，导致体位性头晕、跌倒和足部创伤。透析患者很少定期检查他们的足和就诊于足部诊所。他们更有可能从事足部损伤的行为，如赤足行走[20]。

（四）糖尿病足透析患者的生存率

糖尿病足透析患者不良结局（即溃疡不愈合、大截肢和死亡）风险增加 8.9 倍[21]。与无肾病患者相比，透析患者死亡风险增加 290%，大截肢发生率高，截肢后生存率低[22]。

二、治疗

（一）糖尿病足的预防

肾病伴 PAD 患者的预防性足部护理是至关重要的。细致的足部护理能够预防坏疽和截肢[17]。透析中心需要为糖尿病透析患者制订常规足部护理计划[23]。通过早期发现和干预足部病变可降低透析患者的截肢风险。定期宣讲足部检查有助于早期识别和预防溃疡的发生，从而减少患者的截肢风险[24]。

一项针对糖尿病肾移植患者的预防性足部护理可显著减少坏疽和大截肢发生，提高溃疡的愈合率[25]。三级医院应该设置足病学科，由足病科医生提供足部护理、评估和治疗的宣教，从而降低糖尿病腹膜透析患者截肢发生率[26]。

（二）溃疡、感染和坏死

除了预防性足部护理，紧急治疗已出现的溃疡和感染并鼓励患者快速就诊也是很重要的。肾衰竭患者的糖尿病足进展为坏死的可能性大。在血供重建术后，干性坏疽通过手术切除。如果无法进行血管成形术或血管旁路手术，则必须做出决定，要么截肢，要么让足趾自动截肢。如果循环没有严重受损，应进行手术截肢，指征是足背经皮氧分压>30mmHg。不论能否血供重建，近期负压伤口治疗应用于此类截肢伤口，可促进伤口愈合。

感染引起的湿性坏疽并发严重、扩散性蜂窝织炎需要紧急手术清创治疗。不论是否存在脓液，都应该手术治疗。如果肢体没有紧急威胁且坏死仅限于一个或两个足趾，可以先静脉注射抗生素控制感染并紧急血管成形术，然后参考 X 线行截肢术。当 C 反应蛋白大于第二个五分位数区间（截点值是 8mg/dl），严重缺血性糖尿病足透析患者严重的不良事件（不愈合、截肢和死亡）风险增加 5.4 倍[21]。

（三）血供重建

接受腹股沟下血供重建的糖尿病足溃疡或坏疽患者，CKD 是短期预后不良的危险因素。早期研究表明，糖尿病肾衰竭患者接受血供重建有一定的疗效。目前 ESRD 患者接受血供重建也取得良好的疗效，大多研究报道血供重建后 1 年的保肢率是 65%～75%[27]。肌酐清除率也可预测下肢血供重建的不良事件和长期术后生存的危险因素[28]。与单纯药物治疗相比，严重肢体缺血 CKD 患者接受血供重建治疗能够获益，因此不能因为肾功能受损停止血供重建治疗[29]。

下面主要讨论肾功能衰竭患者的血供重建，这些研究包含糖尿病和非糖尿病患者，但以糖尿病患者为主。

1. 外科旁路手术

(1) 血供重建的早期方法

最初，考虑到肾衰竭患者预后差和并发症多，不愿对其糖尿病足患者实施外科旁路手术。早期研究报道 ESRD 伴严重肢体缺血的患者需要截肢治疗。一项对 226 例非 ESRD 患者和 19 例 ESRD（糖尿病 46%）患者行股–腘–胫反向静脉搭桥术保肢，18 个月血管通畅率相当（89% vs. 85%），但 ESRD 患者保肢率显著性降低（95% vs. 76%）[30]。对于大面积足坏疽或缺血性溃疡的 ESRD 患者行外科旁路手术后，仍有较多患者行大截肢，因此建议这部分患者首选截肢而不是血供重建。

一项回顾性研究纳入 53 例［血液透析

（n=37）、肾移植（n=10）、腹膜透析（n=6）］ESRD 患者（糖尿病占 82%）行 69 次远端动脉血供重建术以改善足部坏疽（n=28）、溃疡不愈合（n=25）或缺血性静息痛（n=16）[31]。术后 30 天死亡率是 10%，2 年生存率 38%。30 天，1 年和 2 年血管通畅率分别是 96%，72% 和 68%。22 例患者接受截肢，平均截肢中位时间 14 个月（3～96 个月），其中 11 例截肢发生在血供重建术后 2 个月内。截肢的原因包括移植失败（n=9）、移植后足部缺血未缓解（n=8）和难以控制的感染（n=5）。总之，59% 截肢的肢体实施过腘动脉或胫动脉搭桥术。入院时下肢坏疽患者 1 年保肢率从 74% 下降至 51%。然而，7 例患者入院时存在前足坏疽，仅有 2 例接受血供重建治疗。研究结论表明，严重肢体缺血 ESRD 患者血供重建失败的原因主要是伤口愈合并发症，而不是移植血管血栓。因此，建议在发生广泛组织坏死和感染之前尽早行血供重建。

为进一步评估腹股沟下血供重建术对严重肢体缺血肾衰竭患者是否有效，纳入 22 例中度肾功能不全患者（中位血肌酐 150μmol/L）[32]，其中糖尿病 18 例（82%），ESRD 10 例，肾功能正常 3 例，肾移植术后 1 例。接受了 39 次腹股沟下血供重建术，其中 6 次股–腘动脉、14 次股动脉–小腿动脉和 19 次股动脉–足背动脉。术后、1 个月和 1 年血管通畅率分别是 97%、84% 和 70%。1 个月和 1 年的保肢率分别是 93% 和 72%。非透析患者 1 年血管通畅率和保肢率分别是 81% 和 79%，透析患者分别是 47% 和 37%。随访 1 年，55% 存活患者的肢体得到挽救。透析患者肢体血供重建术后 4 个月均失活。术前因素仅血肌酐水平是预测肢体存活的影响因素。研究结论表明，非透析患者血供重建能够改善肢体存活率，而透析患者血供重建仍有争议。

对于伴有低白蛋白血症和严重冠状动脉性心脏病的透析患者，行外科旁路术要慎重[33]。一项纳入 22 例严重肢体缺血长期透析患者，接受 20 次腹股沟下外科旁路术和 5 次血管腔内手术。随访 2 年，血管通畅率是 74%，保肢率是 85%，生存率是 23%，而 23% 存活患者下肢肢体存活。血液透析患者生存率显著高于腹膜透析患者（P=0.02）。多因素分析表明低白蛋白血症（P=0.009）和冠状动脉性心脏病（P=0.0002）是影响患者生存的独立危险因素，低白蛋白血症（P=0.005）和冠状动脉性心脏病（P=0.001）也是影响患者生存且肢体存活的独立危险因素。1 年和 2 年的无冠状动脉性心脏病患者生存且保肢率分别是 68% 和 41%，而冠状动脉性心脏病患者分别是 12% 和 0%（P=0.003）。另一项关于 39 例 ESRD（糖尿病 56%）接受 56 次腹股沟下血供重建术的研究也得到类似的结论。1 年和 2 年血管通畅率分别是 77% 和 68%。随访 3 年时，患者生存率是 39%，保肢率是 84%[34]。

(2) 血供重建的最新进展

在肾衰竭患者高死亡率的背景下，从最初的担忧之后，其血供重建方法逐步得到改进。一项对 146 例患者（糖尿病 92%，组织缺损 91%）行 177 次腹股沟下血供重建术，1 年和 3 年的保肢率分别是 80% 和 80%[35]。住院死亡率是 3%，1 年和 3 年累积生存率分别是 60% 和 18%。另一项研究结果表明 1 年和 2 年的血管通畅率分别是 62% 和 62%[36]。1 年和 2 年的保肢率分别是 56% 和 50%。虽然血管通畅，但创口组织仍进行性坏死，因此保肢率低于血管通畅率。尽管患者总体生存率差，但与 ESRD 不伴糖尿病足患者的生存率一致。

其他研究也表明，腹股沟下血供重建显著提高 ESRD 患者的保肢率。一项病例报道（糖尿病占 88%，高血压占 93%，吸烟占 44%）12 个月和 48 个月血管通畅率分别是 64% 和 38%[37]。12 个月和 48 个月保肢率分别是 65% 和 58%。其他病例报道研究也证实腹股沟下血供重建显著提高 ESRD 患者的保肢率，减少大截肢[38]。两项回顾性研究进一步证实腹股沟下血供重建能够改善 ESRD 患者血管通畅率和保肢率，但长期生存率仍低。严重肢体缺血（静息痛 2 例，组织缺损 35

例）的 ESRD 患者行 37 次血供重建术，其中 13 次股 - 腘动脉搭桥，24 次股 - 胫动脉搭桥，材料采用自体移植（67.6%）和人工合成（32.4%），平均年龄 62 岁和糖尿病占 79%。1 个月和 2 年累积血管通畅率分别是 88% 和 81%，保肢率分别是 94% 和 86%[39]。

虽然血供重建术对严重肢体缺血 ESRD 患者显著改善血管通畅率和保肢率，但患者生存率低且花费多。2 年一期和二期累积血管通畅率分别是 65% 和 79%[40]，1 年和 2 年的保肢率分别是 67% 和 59%，但 2 年生存率低（47%）。腹膜透析患者生存预后更差（P<0.001）。血供重建术后 3 个月内，80%（5 例中有 4 例）腹膜透析患者死亡。广泛组织缺损是预测保肢失败的影响因素（P=0.027）。因此，糖尿病 ESRD 患者可以获得较好的血管通畅率和保肢率，但围术期死亡率和致残率高，长期生存率低[41]。

一项研究也强调了感染控制的重要性[42]。46 例 ESRD 患者的 56 条肢体和 73 例非 ESRD 患者的 78 条肢体进行血供重建术。然而，ESRD 组 6 条肢体因为感染未控制或坏死进展行大截肢。ESRD 组的保肢率显著低于非 ESRD 组（P=0.0019）。ESRD 组术后生存率低于非 ESRD 组（P=0.052）。ESRD 组患者死亡的主要原因是心血管事件和感染。虽然两组血管通畅率无显著差异，但 ESRD 组的保肢率显著低于非 ESRD 组（P=0.03）。

Meta 分析证实，对严重肢体缺血的 ESRD 患者行腹股沟下血供重建能够改善预后。采用随机效应模型 Meta 分析表明，1 年和 2 年血管通畅率分别是 79%（95%CI 70%～87%）和 74%（95%CI 63%～85%），保肢率分别是 77%（95%CI 69%～84%）和 73%（95%CI 64%～81%），生存率分别是 59% 和 42%[43]。

2. 血管腔内治疗

与血管旁路手术一样，血管腔内治疗对严重肢体缺血的糖尿病 ESRD 患者的有效性仍存在争议。

严重 CKD（CKD 4～5 期）会影响经皮血管介入治疗（percutaneous vascular intervention，PVI）患者的预后[44]。一项研究回顾了 879 例接受 PVI 治疗的患者，其中严重 CKD 占 14%。与非严重 CKD 患者相比，严重 CKD 患者有显著高的糖尿病比例（64% vs. 46%），严重肢体缺血比例（72% vs. 11%），需要多层面的 PVI（34% vs. 19%）和胫骨平面干预（35% vs. 20%）。调整了年龄、严重肢体缺血、糖尿病、冠心病因素，COX 回归多因素分析严重 CKD 显著增加患者死亡风险（HR=2.4，95%CI 1.8～3.2，$P<0.01$），截肢风险（HR=2.1，95%CI 1.1～3.9，$P=0.02$）和死亡 / 截肢风险（HR=1.8，95%CI 1.3～2.4，$P=0.04$）。

下肢严重缺血的 ESRD 患者接受血管腔内治疗，其早期和中期研究结果表明保肢率适中，但大截肢率仍较高。这项研究纳入 41 例接受 50 次血管腔内治疗的 ESRD 患者，其中糖尿病占 82%，血管腔内治疗的指征是坏疽（22%）、伤口不愈合（45%）、静息痛（31%）和间歇性跛行（4%）[45]。19 例患者截肢，中位截肢时间是 12 个月（1～51 个月）。随访 5 年，40% 患者未发生截肢。截肢相关的危险因素包括伤口不愈合（68%）、坏疽（36%）和糖尿病（$P<0.05$）。5 年的生存率是 80%。一项研究纳入严重肢体缺血糖尿病 ESRD 患者，平均 12.4 个月，血管腔内治疗后的保肢率达到 58.6%[46]。

来自意大利的 3 项研究表明经皮血管成形术能够有效治疗 ESRD 患者的严重 PAD。一项纳入 599 例严重肢体缺血和足部溃疡的糖尿病患者，其中 99 例（16.5%）ESRD 患者，500 例（83%）非 ESRD 患者。研究结果溃疡愈合率是 48.9%，大截肢发生率是 11.3%，死亡率是 12.7%，溃疡不愈合率是 27.1%[9]。多因素分析表明，ESRD 是溃疡愈合的负性预测因素和大截肢的正向预测因素。ESRD 患者和非 ESRD 患者溃疡愈合率分别是 30.3% 和 52.6%，大截肢率分别是 14.4% 和 10.8%，死亡率分别是 21.1% 和 11% 和溃疡不愈合率分别是 34.2% 和 25.6%（$P=0.0004$）。

ESRD 患者截肢发生时间更早于非 ESRD 患者。对 ESRD 患者进行多因素分析表明缺血性心脏病、经皮氧分压降低是创口愈合的负性预测因素，而 HDL 和冠状动脉性心脏病是死亡的正性预测因素。另一项研究纳入 107 例患者，平均随访 22 个月。12 个月、24 个月、36 个月和 48 个月的累积保肢率分别是 86%、84%、84% 和 62%[47]。

一项研究纳入 79 例缺血性溃疡，其中糖尿病占 77.8%，ESRD 占 17.8%，男性占 64.4%，年龄 67.2 岁。结果表明，腘窝血管成形术相关的死亡率和致残率低，是一种安全的技术[48]。腘窝血管成形术的适应证是胫动脉狭窄或闭塞<3cm。ESRD 患者和非 ESRD 患者溃疡愈合率分别是 55.4%（41 例）和 25%（4 例）。23.3%（21 例）患者需要再次血供重建干预，6 例行血管旁路术和 15 例再次行血管成形术，其中 3 例因血管成形术失败行血管旁路术。ESRD 患者和非 ESRD 患者大截肢发生率分别是 43.7% 和 14.9%。ESRD 患者 1 年和 3 年保肢率分别是 52.5% 和 52.5%，非 ESRD 患者分别是 84.4% 和 80.2%。30 天死亡率是 2.2%。1 年和 3 年的总生存率分别是 82.2% 和 62.1%，ESRD 组和非 ESRD 组 1 年和 3 年的生存率无显著性差异（$P=0.66$）。

最后，一项经皮足底深静脉动脉化技术治疗难治性严重肢体缺血[49, 50]。Gandini 报道 9 例难治性严重肢体缺血糖尿病 ESRD 患者，平均年龄 69 岁，5 例男性。7 例患者建立胫后动脉和足底静脉动静脉瘘（arteriovenous fistula，AVF）。1 个月后 TcPO$_2$ 较术前显著升高（30±17mmHg vs. 7.3±2.2mmHg）。6 个溃疡愈合的平均时间是 21±4 周。3 例患者接受膝关节以下截肢。Kum 报道 7 例难治性严重肢体缺血伴严重组织缺损的糖尿病患者接受深静脉动脉化治疗。患者避免大截肢 6 个月和 12 个月比例分别是 86% 和 71%，溃疡愈合率分别是 57% 和 71%，中位愈合时间是 4.6 个月[50]。

3. 血管旁路手术和血管腔内治疗的互补作用
糖尿病肾衰竭患者选择血供重建术式时要考

虑到血管旁路手术和血管腔内治疗的个体化和互补作用。

近期，一项研究报道比较了严重肢体缺血的 ESRD 和肾功能正常患者的住院结局[51]。研究队列分为 ESRD 组（n=102）和肾功能正常组［n=674，GFR＞60ml/(min·1.73m^2)］。ESRD 组一线治疗方案分别是血管腔内治疗（n=65，64%）、血管旁路手术（n=13，13%）、补片成形术（n=11，11%）、未血供重建（n=13，13%）。肾功能正常组一线治疗方案分别是血管腔内治疗（n=326，48%）、血管旁路手术（n=185，27%）、补片成形术（n=86，13%）、未血供重建（n=77，11%）。与肾功能正常组相比，ESRD 患者住院期间截肢或死亡风险增加 2.62 倍，截肢风险增加 3.14 倍。该研究结果影响 ESRD 患者血供重建术式的选择，可以解释 2/3 患者选择血管腔内治疗。

一项来源于美国 USRDS 登记系统的纵向队列研究纳入 800 例接受通过血管旁路手术或血管腔内治疗的血液透析患者[52]。截肢的年发生率是 16.3/100 人，其中接受血管旁路手术患者的年截肢率是 22.6/100 人，接受血管腔内治疗患者的年截肢率是 5.7/100 人。截肢的危险因素包括血管旁路手术与血管腔内治疗（HR=4.00，95%CI 2.46～6.57）、黑种人与白种人（HR=1.49，95%CI 1.04～2.15）、无保险与有保险（HR=1.65，95%CI 1.12～2.72）、糖尿病与无糖尿病（HR=2.15，95%CI 1.67～3.76）。与血管腔内治疗相比，血管旁路手术显著增加全因死亡（HR=1.37，95%CI 1.10～1.70）、心血管事件（HR=1.50，95%CI 1.08～2.09）、感染死亡（HR=2.17，95%CI 1.10～4.29）的风险。

芬兰一项研究纳入 1425 例接受腹股沟下血供重建治疗严重肢体缺血的患者，其中 95 例 ESRD［GFR＜15ml/(min·1.73m^2)］患者，66 例（70%）接受经皮血管成形术，29 例（30%）接受血管旁路手术[53]。与非 ESRD 患者相比，ESRD 患者生存率（27.1% vs. 59.7%，P＜0.0001）、保肢率（57.7% vs. 83.0%，P＜0.0001）和无截肢生存率（16.2% vs. 52.9%，P＜0.0001）显著降低。ESRD是预测全因死亡的独立危险因素（RR=2.46，95%CI 1.85～3.26）。一项多中心回顾性研究纳入689 例血液透析患者，其中 295 例接受血管旁路手术，394 例接受血管腔内治疗。1 年、2 年和 5年的生存率分别是 60%、43% 和 21%[54]。两种手术方式的生存率、无截肢生存率和无肢体不良事件无显著性差异。

4. 多学科协作

本章中提到的治疗措施需要多学科协作共同完成[55]。关于糖尿病足预防性护理和心血管疾病的防治，需要多个学科（包括血管外科、心血管内科、肾脏内科和创伤科）医生共同参与[56]。SHARP 研究表明辛伐他汀联合依折麦布降低 17% CKD 患者的心血管不良事件[57]。然而，ESRD 患者使用他汀类药物未获益。在接受瑞舒伐他汀治疗的长期血液透析患者中，虽然低密度脂蛋白浓度降低 43%，但是心肌梗死、脑卒中、心血管死亡和全因死亡率无显著改善（降低 4%）[58]。

国王学院医院介绍了他们的多学科团队，包括血管外科医生、内分泌科医生、肾脏科医生、足踝外科医生、足病医生、介入科医生、护士和矫具师。多学科团队可以为患者提供最佳的治疗方案和及时手术治疗，并且最大限度使患者信息得到共享。大隐静脉作为移植血管得到广泛认为，多数血管旁路手术都选择自体静脉移植。制订严密术后随访监测，包括伤口愈合前的就诊频率。慢性肾衰竭患者和无慢性肾衰竭患者的 1 年无截肢生存率无差异。

结论

近期研究数据表明，ESRD 患者接受血供重建治疗后可以获得良好的预后，大多研究报道 1 年的保肢率是 65%～75%[27]。血管旁路手术和血管腔内治疗的保肢率一致。血管腔内治疗对 ESRD 更有吸引力，但其有效性证据仍较少。由于 ESRD 患者较非 ESRD 患者存在较多妨碍溃疡愈合的危险因素，因此严重肢体缺血 ESRD 患者需要行血供重建更为迫切[12]。

围术期多学科协作和出院后糖尿病足门诊随访监测十分重要。积极治疗感染（尤其是术后感染）和避免足部损伤和截肢的危险因素也很重要。

在发生广泛组织缺血坏死和感染之前尽早转诊行血供重建是关键。溃疡的干预要快速，患者及时就诊早期处理伤口并预防大面积组织坏死。对于ESRD 患者，多学科协作的足部治疗十分重要。

参考文献

[1] Ndip A, Lavery LA, Boulton AJ. Diabetic foot disease in people with advanced nephropathy and those on renal dialysis. Curr Diab Rep. 2010;10:283-90.

[2] Hill MN, Feldman HI, Hilton SC, Holechek MJ, Ylitalo M, Benedict GW. Risk of foot complications in long-term diabetic patients with and without ESRD: a preliminary study. ANNA J. 1996;23:381-8.

[3] Valabhji J. Foot problems in patients with diabetes and chronic kidney disease. J Ren Care. 2012;38(Suppl 1):99-108. https://doi.org/10.1111/j.1755-6686.2012.00284.x.

[4] Zeymer U, Parhofer KG, Pittrow D, Binz C, Schwertfeger M, Limbourg T, et al. Risk factor profile, management and prognosis of patients with peripheral arterial disease with or without coronary artery disease: results of the prospective German REACH registry cohort. Clin Res Cardiol. 2009;98:249-56.

[5] Locking-Cusolito H, Harwood L, Wilson B, Burgess K, Elliot M, Gallo K, et al. Prevalence of risk factors predisposing to foot problems in patients on hemodialysis. Nephrol Nurs J. 2005;32(4):373-84.

[6] Kato S, Chmielewski M, Honda H, Pecoits-Filho R, Matsuo S, Yuzawa Y, et al. Aspects of Immune Dysfunction in End-stage Renal Disease. Clin J Am Soc Nephrol. 2008;3(5):1526-33. https://doi.org/10.2215/CJN.00950208.

[7] Otte J, Van Netten JJ, Woittiez AJ. The association of chronic kidney disease and dialysis treatment with foot ulceration and major amputation. J Vasc Surg. 2015;62(2):406-11. https://doi.org/10.1016/j.jvs.2015.02.051. Epub 2015 May 1

[8] Kaminski MR, Raspovic A, McMahon LP, Strippoli GFM, Palmer SC, Ruospo M, et al. Risk factors for foot ulceration and lower extremity amputation in adults with end-stage renal disease on dialysis: a systematic review and meta-analysis. Nephrol Dial Transplant. 2015;30:1747-66.

[9] Meloni M, Giurato L, Izzo V, Stefanini M, Pampana E, Gandini R, et al. Long term outcomes of diabetic haemodialysis patients with critical limb ischemia and foot ulcer. Diabetes Res Clin Pract. 2016;116:117-22.

[10] Kaminski MR, Raspovic A, McMahon LP, Lambert KA, Erbas B, Mount PF, et al. Factors associated with foot ulceration and amputation in adults on dialysis: a cross-sectional observational study. BMC Nephrol. 2017;18:293. https://doi.org/10.1186/s12882-017-0711-6.

[11] Gilhotra RA, Rodrigues BT, Vangaveti VN, Kan G, Porter D, Sangla KS, et al. Non-traumatic lower limb amputation in patients with end-stage renal failure on dialysis: an Australian perspective. Ren Fail. 2016;38(7):1036-43. https://doi.org/10.1080/0886022X.2016.1193872. Epub 2016 Jun

[12] Morbach S, Quante C, Ochs HR, Gaschler F, Pallast JM, Knevels U. Increased risk of lower-extremity amputation among Caucasian diabetic patients on dialysis. Diabetes Care. 2001;24:1689-90. https://doi.org/10.2337/diacare.24.9.16898.

[13] Game FL, Chipchase SY, Hubbard R, Burden RP, Jeffcoate WJ. Temporal association between the incidence of foot ulceration and the start of dialysis in diabetes mellitus. Nephrol Dial Transplant. 2006;21:3207-10.

[14] Hinchliffe RJ, Kirk B, Bhattacharjee D, Roe S, Jeffcoate W, Game F. The effect of haemodialysis on transcutaneous oxygen tension in patients with diabetes—a pilot study. Nephrol Dial Transplant. 2006;21:1981-3.

[15] Beckert S, Sundermann K, Wolf S, Königsrainer A, Coerper S. Haemodialysis is associated with changes in cutaneous microcirculation in diabetes mellitus. Diabet Med. 2009;26(1):89-92.

[16] McGrath NM, Curran BA. Recent commencement of dialysis is a risk factor for lowerextremity amputation in a high risk diabetic population. Diabetes Care. 2000;23:432-3.

[17] Griffiths GD, Wieman TJ. The influence of renal function on diabetic foot ulceration. Diabetes Care. 2012;35(10):2021-7.

[18] Margolis DJ, Hofstad O, Feldman HI. Association between renal failure and foot ulcer or lower-extremity amputation in patients with diabetes. Diabetes Care. 2008;31(7):1331-6. https://doi.org/10.2337/dc07-2244PMCID. PMC2453658

[19] Papanas N, Liakopoulos V, Maltezos E, Stefanidis I. The diabetic foot in end stage renal disease. Ren Fail. 2007;29:519-28.

[20] Ndip A, Lavery LA, Lafontaine J, Rutter MK, Vardhan A, Vileikyte L, et al. High levels of foot ulceration and amputation risk in a multiracial cohort of diabetic patients on dialysis therapy. Diabetes Care. 2010;33:878-80.

[21] Volaco A, Chantelau E, Richter B, Luther B. Outcome of critical foot ischaemia in longstanding diabetic patients: a retrospective cohort study in a specialised tertiary care

centre. Vasa. 2004;33:36-41.

[22] Lavery LA, Hunt NA, Ndip A, Lavery DC, Van Houtum W, Boulton AJ. Impact of chronic kidney disease on survival after amputation in individuals with diabetes. Diabetes Care. 2010;33(11):2365-9.

[23] Richbourg MJ. Preventing amputations in patients with end stage renal disease: whatever happened to foot care? ANNA J. 1998;25:13-20.

[24] Lawrence A. Foot care education in renal patients with diabetes. EDTNA ERCA J. 2004;30:153-6.

[25] Foster AVM, Snowden S, Grenfell A, Watkins PJ, Edmonds ME. Reduction of gangrene and amputations in diabetic renal transplant patients: the role of a special foot clinic. Diabet Med. 1995;12:632-5.

[26] Lipscombe J, Jassal SV, Bailey S, Bargman JM, Vas S, Oreopoulos DG. Chiropody may prevent amputations in diabetic patients on peritoneal dialysis. Perit Dial Int. 2003;23:255-9.

[27] Lepäntalo M, Fiengo L, Biancari F. Peripheral arterial disease in diabetic patients with renal insufficiency: a review. Diabetes Metab Res Rev. 2012;28(Suppl 1):40-5. https://doi.org/10.1002/dmrr.2233.

[28] Maithel SK, Pomposelli FB, Williams M, Sheahan MG, Scovell SD, Campbell DR, et al. Creatinine clearance but not serum creatinine alone predicts long-term postoperative survival after lower extremity revascularization. Am J Nephrol. 2006;26:612-20.

[29] Ortmann J, Gahl B, Diehm N, Dick F, Traupe T, Baumgartner I. Survival benefits of revascularization in patients with critical limb ischemia and renal insufficiency. J Vasc Surg. 2012;56:737-45.

[30] Edwards JM, Taylor LM Jr, Porter JM. Limb salvage in end-stage renal disease (ESRD). Comparison of modern results in patients with and without ESRD. Arch Surg. 1988;123(9):1164-8.

[31] Johnson BL, Glickman MH, Bandyk DF, Esses GE. Failure of foot salvage in patients endstage renal disease after surgical revascularization. J Vasc Surg. 1995;22:280-6.

[32] Peltonen S, Biancari F, Lindgren L, Mäkisalo H, Honkanen E, Lepäntalo M. Outcome of infrainguinal bypass surgery for critical leg ischaemia in patients with chronic renal failure. Eur J Vasc Endovasc Surg. 1998;15:122-7.

[33] Biancari F, Kantonen I, Mätzke S, Albäck A, Roth WD, Edgren J, et al. Infrainguinal endovascular and bypass surgery for critical leg ischemia in patients on long-term dialysis. Ann Vasc Surg. 2002;16(2):210-4. Epub 2002 Feb 20

[34] Harrington EB, Harrington ME, Schanzer H, Haimov M. End-stage renal disease—is infrainguinal limb revascularization justified? J Vasc Surg. 1990;12(6):691-5. discussion 695-6

[35] Ramdev P, Rayan SS, Sheahan M, Hamdan AD, Logerfo FW, Akbari CM, et al. A decade experience with infrainguinal revascularization in a dialysis-dependent patient population.

J Vasc Surg. 2002;36(5):969-74.

[36] Leers SA, Reifsnyder T, Delmonte R, Caron M. Realistic expectations for pedal bypass grafts in patients with end-stage renal disease. J Vasc Surg. 1998;28(6):976-80.

[37] Lumsden AB, Besman A, Jaffe M, MacDonald MJ, Allen RC. Infrainguinal revascularization in end-stage renal disease. Ann Vasc Surg. 1994;8(1):107-12.

[38] Carrell TW, Jenkins MP, Wolfe JH, Cheshire NJ. Critical limb ischemia in the dialysis-dependent patient: infrainguinal vein bypass is justified. J Vasc Endovascular Surg. 2006; 40:362-6.

[39] Wölfle K, Schaal J, Rittler S, Bruijnen H, Loeprecht H. Infrainguinal bypass grafting in patients with end-stage renal disease and critical limb ischaemia: is it worthwhile? Zentralbl Chir. 2003;128(9):709-14.

[40] Korn P, Hoenig SJ, Skillman JJ, Kent KC. Is lower extremity revascularization worthwhile in patients with end-stage renal disease? Surgery. 2000;128(3):472-9.

[41] Sigala F, Georgopoulos S, Langer S, Baunach C, Papalambros E, Sigalas K, et al. Outcome of infrainguinal revascularization for critical limb ischemia in diabetics with end stage renal disease. Vasa. 2006;35(1):15-20.

[42] Yamamoto S, Hosaka A, Okamoto H, Shigematsu K, Miyata T, Watanabe T. Efficacy of revascularization for critical limb ischemia in patients with end-stage renal disease. Eur J Vasc Endovasc Surg. 2014;48(3):316-24. https://doi.org/10.1016/j.ejvs.2014.05.019. Epub 2014 Jun 26

[43] Albers M, Romiti M, Bragança Pereira CA, Fonseca RL, da Silva Júnior M. A meta-analysis of infrainguinal arterial reconstruction in patients with end-stage renal disease. Eur J Vasc Endovasc Surg. 2001;22(4):294-300.

[44] Patel VI, Mukhopadhyay S, Guest JM, Conrad MF, Watkins MT, Kwolek CJ, et al. Impact of severe chronic kidney disease on outcomes of infrainguinal peripheral arterial intervention. Endovascular J Vasc Surg. 2014;59(2):368-75. https://doi.org/10.1016/j.jvs.2013.09.006. Epub 2013 Oct 28

[45] Silverberg D, Yalon T, Rimon U, Reinitz ER, Yakubovitch D, Schneiderman J, et al. Endovascular treatment of lower extremity ischemia in chronic renal failure patients on dialysis: early and intermediate term results. Isr Med Assoc J. 2013;15(12):734-8.

[46] Rabellino M, Aragón-Sánchez J, González G, Zander T, Baldi S, Garcia-Nielsen L, et al. Is endovascular revascularisation worthwhile in diabetic patients with critical limb ischemia who also have end-stage renal disease? Diabetes Res Clin Pract. 2010;90(3):e79-81. https://doi.org/10.1016/j.diabres.2010.09.021. Epub 2010 Oct 27

[47] Graziani L, Silvestro A, Bertone V, Manara E, Alicandri A, Parrinello G, et al. Percutaneous transluminal angioplasty is feasible and effective in patients on chronic dialysis with severe peripheral artery disease. Nephrol Dial Transplant. 2007;22:1144-9. Epub 2007 Jan 31.

[48] Aulivola B, Gargiulo M, Bessoni M, Rumolo A, Stella

A. Infrapopliteal angioplasty for limb salvage in the setting of renal failure: do results justify its use? Ann Vasc Surg. 2005;19(6):762-8.

[49] Gandini R, Merolla S, Scaggiante J, Meloni M, Giurato L, Uccioli L, et al. Endovascular distal plantar vein arterialization in dialysis patients with no-option critical limb ischemia and posterior tibial artery occlusion: a technique for limb salvage in a challenging patient subset. J Endovasc Ther. 2018;25(1):127-32. https://doi.org/10.1177/1526602817750211. Epub 2017 Dec 21

[50] Kum S, Tan YK, Schreve MA, Ferraresi R, Varcoe RL, Schmidt A, et al. Midterm outcomes from a pilot study of percutaneous deep vein. Arterialization for the treatment of no-option critical limb ischemia. J Endovasc Ther. 2017;1:1526602817719283. https://doi.org/10.1177/1526602817719283.

[51] Meyer A, Lang W, Borowski M, Torsello G, Bisdas T, CRITISCH collaborators. Critsch registry. In-hospital outcomes in patients with critical limb ischemia and end-stage renal disease after revascularization. J Vasc Surg. 2016;63(4):966-73. https://doi.org/10.1016/j.jvs.2015.10.009. Epub 2016 Feb 1

[52] Jaar BG, Astor BC, Berns JS, Powe NR. Predictors of amputation and survival following lower extremity revascularization in hemodialysis patients. Kidney Int. 2004;65(2):613-20.

[53] Biancari F, Arvela E, Korhonen M, Söderström M, Halmesmäki K, Albäck A. PTA and bypass End-stage renal disease and critical limb ischemia: a deadly combination? Scand J Surg. 2012;101(2):138-43.

[54] Fallon JM, Goodney PP, Stone DH, Patel VI, Nolan BW, Kalish JA, et al. Outcomes of lower extremity revascularization among the hemodialysis-dependent. J Vasc Surg. 2015;62(5):1183-91. https://doi.org/10.1016/j.jvs.2015.06.203. Epub 2015 Aug 5

[55] Younes HK, Davies MG, Peden EK. End-stage renal disease and limb salvage. Methodist Debakey Cardiovasc J. 2013;9(2):108-11.

[56] Garimella PS, Hirsch AT. Peripheral artery disease and chronic kidney disease: clinical synergy to improve outcomes. Adv Chronic Kidney Dis. 2014;21(6):460-71. https://doi.org/10.1053/j.ackd.2014.07.005. Epub 2014 Oct 24

[57] Baigent C, Landray MJ, Reith C, Emberson J, Wheeler DC, Tomson C, et al. The effects of lowering LDL cholesterol with simvastatin plus ezetimibe in patients with chronic kidney disease (Study of Heart and Renal Protection): a randomised placebo-controlled trial. Lancet. 2011;377(9784):2181-92. https://doi.org/10.1016/S0140-6736(11)60739-3.

[58] Fellström BC, Jardine AG, Schmieder RE, Holdaas H, Bannister K, Beutler J, et al. Rosuvastatin and cardiovascular events in patients undergoing hemodialysis an assessment of survival and cardiovascular events (AURORA) trial. N Engl J Med. 2009;360(14):1395-407. https://doi.org/10.1056/NEJMoa0810177. Epub 2009 Mar 3

[59] Lepäntalo M, Fiengo L, Biancari F. Peripheral arterial disease in diabetic patients with renal insufficiency: a review. Diabetes Metab Res Rev. 2012;28(Suppl 1):40-5. https://doi.org/10.1002/dmrr.2233.

[60] Edwards JM, Taylor LM Jr, Porter JM. Limb salvage in end-stage renal disease (ESRD). Comparison of modern results in patients with and without ESRD. Arch Surg. 1988;123(9):1164-8.

第27章　缺血性夏科足
Ischaemic Charcot Foot

Hani Slim　Michael E. Edmonds　著

虽然夏科神经性骨关节病（CN）的典型表现是足部红肿，然而后期则以畸形和溃疡为特征，这也会因感染而变得复杂。严重畸形可能需要外科手术矫正。夏科足患者在达到明显足部畸形阶段时，可能出现溃疡，也可能患有外周动脉疾病（PAD）。CN 发病时不太可能出现明显的缺血，但从夏科足发病到产生畸形的过程中，可能已经发生缺血问题。此类患者偶尔也会出现静息痛，这必须与偶尔发生在夏科肢体的单侧神经病理性疼痛区别。

PAD 通常为腘动脉以远，也可能发生在腘动脉股骨侧。在一项 85 例糖尿病夏科足患者的序列研究中，PAD 的患病率为 40%[1]。Caravaggi 等报道了 4.4% 的缺血率，但仅包括了经皮氧分压 ≤ 30mmHg 的患者 [2]。

Chantelau 等 [3] 在一项评估夏科足早期诊断的调查中报道 PAD 患病率为 12.5%。Sohn 等 [4] 报道称，患有夏科足的美国退伍军人中有 26.9% 存在 PAD。Bem 等 [5] 对 82 例患有溃疡性夏科足的糖尿病患者进行评估，并指出，82 例患者中有 29 例（35.4%）根据血管造影发现下肢狭窄大于 70% 或闭塞而被诊断为 PAD。Bem 等 [5] 还比较了患有溃疡性夏科足的患者与患有新的足部溃疡的非夏科足患者的 PAD 发生率，发现无 CN 的足部溃疡患者 PAD 发生率为 48%，而溃疡性 CN 患者 PAD 的发生率为 35.4%（P=0.12）。这说明

以往的关于 CN 患者的 PAD 患病率可能因为诊断方法而被低估。

在过去 10 年中，也发现了夏科足、糖尿病神经病变和动脉中膜钙化（medial arterial calcification, MAC）之间的联系。Jeffcoate 等 [6] 报道，80% 的 CN 患者有 MAC 的影像学表现。虽然 MAC 可能与管腔阻塞无关，但研究表明 MAC 与死亡率增加和下肢截肢有关。此外，MAC 通过降低动脉壁的弹性和顺应性，对动脉动力学产生负面影响，这可能导致灌注减少 [7, 8]。

很少有研究表明血管内治疗对夏科足和 PAD 患者有效。在一项行血管内治疗的缺血性足和 CN 患者中，保肢率为 90%，平均治愈时间为 197 天。其中 6 例（60%）患者完成了三条胫血管的完全重建，足背和足底循环获得再通。其他 4 例患者（40%）进行了两条胫血管再通（腓动脉和胫前或胫后动脉之一），其中一条血管直达足部。完全血供重建患者的手术与骨科治疗愈合时间为 184 ± 13.6 天，而不完全血供重建患者为 218.5 ± 11.7 天（P=0.003）。治疗前经皮氧分压为 11.3 ± 5.2mmHg，血供重建后为 55.7 ± 7.3mmHg[9, 10]。

在进一步的研究中，所有接受腘动脉及其平面以下血管内治疗的缺血性糖尿病足部创面患者（包括合并或不合并夏科足）的 1 年保肢率为 81%[11]。其中，无夏科足患者的保肢率为 92.7%，

夏科足患者为 59.1%。夏科足患者血管成形术后平均保肢时间为 9.95 ± 0.57 个月，无夏科足的患者为 11.68 ± 0.20 个月。因此，总体而言，患有缺血性但没有夏科足的糖尿病患者的血管内治疗的保肢率优于患有夏科足的糖尿病患者。

总之，动脉疾病可能会影响溃疡愈合，以及外科和骨科干预，因此，所有出现这种晚期 CN 的患者都应进行血管疾病的检查。所有患有溃疡的夏科足患者和考虑手术的患者都应考虑双下肢动脉超声检查。如果计划对夏科足进行手术，则应在手术前考虑采用多学科方法进行血供重建，以保护肢体。

参考文献

[1] Wukich DK, Raspovic KM, Suder NC. Prevalence of peripheral arterial disease in patients with diabetic Charcot neuroarthropathy. J Foot Ankle Surg. 2016;55(4):727-31.

[2] Caravaggi C, Sgarzaroli AB, Galenda P, Balaudo M, Gherardi P, Simonetti D, et al. Long-term follow-up of tibiocalcaneal arthrodesis in diabetic patients with early chronic Charcot osteoarthropathy. J Foot Ankle Surg. 2012;51:408-11.

[3] Chantelau E. The perils of procrastination: effects of early vs. delayed detection and treatment of incipient Charcot fracture. Diabet Med. 2005;22:1707-12.

[4] Sohn MW, Lee TA, Stuck RM, Frykberg RG, Budiman-Mak E. Mortality risk of Charcot arthropathy compared with that of diabetic foot ulcer and diabetes alone. Diabetes Care. 2009;32:816-21.

[5] Bem K, Jirkovska A, Dubsky M, Woskova V, Fejfarova V. Charcot neuropathic osteoarthropathy and peripheral arterial disease. In: Presented at the 25th World Congress of the International Union of Angiology, September 2015, pp. 89-90.

[6] Jeffcoate WJ, Rasmussen LM, Hofbauer LC, Game FL. Medial arterial calcification in diabetes and its relationship to neuropathy. Diabetologia. 2009;52:2478-88.

[7] Lanzer P, Boehm M, Sorribas V, Thiriet M, Janzen J, Zeller T, et al. Medial vascular calcification revisited: review and perspectives. Eur Heart J. 2015;35:1515-152531E.

[8] Lew E, Nicolosi N, Botek G. Lower extremity amputation risk factors associated with elevated ankle brachial indices and radiographic arterial calcification. J Foot Ankle Surg. 2015;54:473-7.

[9] Palena LM, Brocco E, Manzi M. Critical limb ischemia in association with Charcot neuroarthropathy: complex endovascular therapy for limb salvage. Cardiovasc Intervent Radiol. 2014;37:257-61.

[10] Palena LM, Brocco E, Ninkovic S, Volpe A, Manzi M. Ischemic Charcot foot: different disease with different treatment? J Cardiovasc Surg. 2013;54:561-6.

[11] Çildağ MB, Köseoğlu ÖFK. The effect of Charcot neuroarthropathy on limb preservation in diabetic patients with foot wound and critical limb ischemia after balloon angioplasty. J Diabetes Res. 2017;2017:5670984. https://doi.org/10.1155/2017/5670984. Epub 2017 Aug 29.

第 28 章　缺血性足的清创与皮肤移植

Ischaemic Foot—Debridement and Skin Grafts

Raghvinder Pal Singh Gambhir　Rajesh Kumar Balasubramanian　著

糖尿病足溃疡（DFU）指糖尿病患者足部皮肤的非创伤性病变。15% 的糖尿病患者在他们生命中的某个阶段会出现 DFU[1]。DFU 的管理成本巨大，但是后期治疗效果仍然不理想。尽管在糖尿病足患者的创面研究取得了许多进展，但愈合往往要推迟几周至几个月。只有 25%～50% 的慢性创面能完全愈合，足部溃疡是糖尿病足患者截肢的前兆[2]。

英国 NICE 强调了早期有效处理 DFU 对预防截肢、减少并发症、降低死亡率和提高整体生活质量有着重要意义[3]。

DFU 的治疗是多学科的，公认的标准治疗包括良好的血糖控制、抗感染治疗、伤口清创、湿性敷料、减压鞋垫和血管重建。为了治疗慢性 DFU 并防止复发，可能需要联合使用多种方法，包括通过手术、负压伤口治疗、高压氧治疗和生长因子来治疗。然而，更重要的是对患者进行适当的定期足部护理教育以预防溃疡及其并发症。

最近的指南已将缺血性糖尿病足重新定义为慢性肢体进行性缺血（chronic limb threatening ischaemia，CLTI）的足部疾病[4]。在糖尿病患者中，这主要包括神经性缺血性足和严重缺血性足。本章主要集中介绍溃疡性神经性缺血性足的清创和皮肤移植，需要强调的是，根据该类患者的缺血程度，必要时仍需考虑血管重建。

一、定义

清创源于法语单词 "desbrider"，字面意思是解开马的缰绳，是指从伤口中移除坏死组织的技术。从战争创伤的治疗过程中得出的经验是外科清创应作为伤口床准备的必要组成部分，以促进伤口愈合。

在慢性糖尿病足部伤口中，清创的目的是去除伤口边缘角化过度的表皮（胼胝体），去除伤口床上所有坏死组织和纤维蛋白，并去除隐藏和保护细菌的生物膜[5]。

应用适当有效的清创技术制备伤口床对慢性创面的愈合是必不可少的[6]。清创不应该被认为是一个一次性操作，而是一个持续的过程，在大体甚至生物分子层面均有利于伤口愈合。目前有各种各样的产品可提供不同的清创治疗作用。但是每种产品的适应证及其疗效尚不明确。目前仍无有效系统的科学证据可以指导临床医生采取最有效的方法。

二、清创的类型

目前有多种方法用于清创。每一种都有其优点，它们经常相互结合使用。清创可大致分为以下方面。

- 外科 / 切割。
- 酶分解。

- 自溶性的清创。
- 机械性清创。
- 生物 / 蛆虫清创疗法（maggot debridement therapy，MDT）。

标准 DFU 治疗的辅助治疗包括以下内容。

- 高压氧治疗。
- 负压伤口治疗。

最近的系统分析没有显示任何一种方法在促进伤口愈合方面的优越性，尽管这些证据均居于低级到中等级别[7,8]。

（一）外科清创术

手术清创是清除所有失活 / 坏死组织最有效的方法。它的目的是将慢性非愈合伤口的物理、分子和细胞环境转化为更敏感的急性愈合环境[9]。

根据临床经验强烈支持清创作为伤口床准备的必要组成部分。虽然手术清创的理由是合乎逻辑的，但关键的问题是实施清创的时机。连续性清创已被证明可增加伤口愈合率和闭合率[10]。

清创必须广泛进行，需要打开足部的腱鞘（图 28-1）。

（二）酶分解

酶分解是一种有效的替代方法，它可以从伤口中清除附着的坏死组织或焦痂。其可以被用作主要的清创剂，但更重要的是在初次手术清创后使用。它们通常不直接用于糖尿病足。

胶原酶是一种酶清创剂，可以选择性地消化黏附在健康组织上的坏死胶原蛋白，能促进肉芽形成，维持上皮形成，同时在坏死创面上持续性溶解坏死组织[11]。胶原酶通常每天使用一次。含有酸或金属离子（如含银化合物）的溶液或敷料会对胶原酶的酶活性产生不利影响。系统综述指出，与安慰剂组相比较，胶原酶软膏可作为一种安全有效的创面清创选择[12]。然而，其他药物（如木瓜蛋白酶尿素软膏或聚丙烯酸酯敷料）[13]的证据仍需进一步观察。在一项对 52 例患者的研究中，使用连续快速清创 + 辅助的梭状芽孢杆菌胶原酶软膏（clostridial collagenase ointment，CCO）治疗的溃疡比不使用辅助 CCO

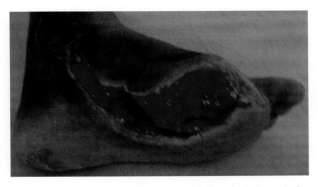

▲ 图 28-1　糖尿病足部创面切开并使用负压伤口治疗，可见创面颗粒状的肉芽组织生成

清创治疗的溃疡缩小得更快。

（三）自溶的清创术

这是一个白细胞吞噬伤口床上坏死组织的过程。这需要发生在潮湿的伤口环境，一些产品可以促进它们发挥更大的作用。三项随机对照研究的 Meta 分析没有发现不同类型的自溶产物之间有任何差异。现有的一些产品包括水凝胶、水胶体和藻酸盐敷料[14]。

水胶体：是一种形成凝胶的聚合物组合，它可以吸收适量的渗出液，在伤口床上形成一种柔软、最低限度黏附的凝胶。这有助于保持伤口的自然水分，促进坏死组织的自溶性清创。它们通常以片状形式出现，直接涂抹在伤口床上。

水凝胶：含水量高，有助于保持伤口湿润，因此不应用于有过多渗出物的伤口。这些敷料用于无感染且有少量渗出物的伤口，常用于植皮前的准备。

有证据表明，与盐水纱布敷料或标准护理相比，应用水凝胶可提高 DFU 的愈合率。Pooling 等比较水凝胶与纱布或标准护理的疗效表明水凝胶在治疗糖尿病足溃疡方面明显更有效（RR=1.84，95%CI 1.3～2.61）[14-16]。

藻酸盐敷料：当渗出物量适中时，使用藻酸盐敷料。褐藻酸盐来源于海藻，可形成一种柔软的亲水凝胶，提供了一个湿润的伤口愈合环境。应使用额外的覆盖性敷料来固定藻酸盐敷料，并允许其吸收额外的渗出物。由于需要伤口液体来

"激活"藻酸盐，它们对覆盖着厚厚的焦痂或干燥组织的伤口不起作用。

（四）机械清创术

1. 水刀（Versa Jet）

无菌生理盐水的高压射流平行于创面，产生文丘里效应，有选择地去除坏死物质而不受污染。与外科清创不同，它不移除任何健康组织，并且能够移除根深蒂固的坏死污染组织[17]。

2. 超声波

超声波作为一种治疗手段，在慢性伤口愈合中被广泛研究（图 28-2）。通过接触或非接触技术传输的低或高强度低频（20~30kHz）超声已被证明可缩小伤口大小，并在与标准伤口治疗结合使用时提高完全愈合率。在 Wagner 分级 1~3 级的溃疡患者中，低频低强度非接触超声波或低频高强度接触超声波均可促进早期愈合[18]。

超声薄雾清创利用声能清除伤口床上的灭活组织，促进创面愈合[19]。

有报道表明通过局部镇痛可有效解决在治疗时产生的疼痛症状。

在一项研究中，超声薄雾清创治疗和护理标准治疗的伤口愈合率显著高于单独护理标准治疗的伤口愈合率（53% vs. 32%，P=0.009）[20]。然而，没有足够的证据来确定超声薄雾清创治疗是否有效清除慢性伤口床的坏死组织。

（五）生物清创 / 蛆虫清创疗法（联合化疗）/ 生物疗法 / 幼虫疗法

几个世纪以来，人们都知道蛆虫可以帮助清除和愈合伤口。术语"生物外科手术"描述的是在长期存在的慢性伤口上使用活蛆，以去除失活组织，促进伤口愈合。Ambroise Pare 是第一个记录幼虫对化脓性伤口的有益作用的人[21]。

蛆虫疗法使用实验室饲养的普通绿瓶蝇（丝光绿蝇）的不育幼虫。在 1931 年，首次在美国引进。它被常规使用直至 20 世纪 40 年代中期，随着抗生素的出现，它的使用减少了。它在 20 世纪 90 年代初被 FDA 批准重新引入[22]。无菌蛆虫（50~1000）引入伤口并放置 1~3 天。它

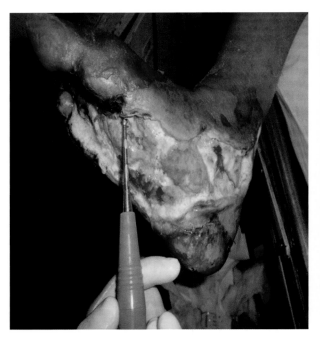

▲ 图 28-2 伤口清创辅助超声波治疗

对于化脓性、坏死组织的伤口非常有用，并可用于门诊和住院患者。增加伤口愈合作用的物质可能来自蛆虫的排泄物 / 分泌物，其中含有溶解坏死组织的蛋白水解酶。蛆虫将坏死组织与活组织分离，使手术清创更容易[23, 24]。它对传统治疗无效的大面积坏死伤口特别有用。由于幼虫改变了伤口的 pH，伤口上形成了健康的肉芽组织，来自坏死组织的难闻气味和随之而来的伤口疼痛也减少了。蛆虫也有抗菌活性，特别是对革兰阳性细菌。随着越来越多的患者遭受多重耐药细菌的感染。在抗甲氧西林金黄色葡萄球菌感染的治疗中，MDT 具有重要的作用[25]。

患者可能会抱怨发痒、瘙痒感或可能有疼痛，这可能需要止痛。尽管部分人在使用该方法时可能会有心理和审美上的问题，但它已被证明是一种有效和安全的清创选择。MDT 的临床实施表明，对于复合治疗的患者，该技术是一种有效和安全的清创方法[26, 27]。它缩短了细菌培养转阴、肉芽形成、病灶愈合的时间，在预防截肢方面优于其他常规清创[28-30]。然而，在考虑其引起的不适性时仍有一些限制，而未来发展中，使用

形式的改变可能有助于提高其可接受性。

MDT 技术中的一个新概念是创造转基因菌株，表达和分泌人血小板衍生生长因子 –BB（platelet derived growth factor-BB，PDGF-BB），已知 PDGF-BB 能刺激细胞增殖、存活和促进伤口愈合[22]。

MDT 的效果可能在自由放养和袋装 / 养殖的蛆虫之间有所不同。在一项对 64 例患者的研究中，采用自由放养或袋装 / 养殖蛆虫治疗的结果明显优于自由放养（P=0.028）。这些患者需要更少数量的蛆虫[31]。

基于这些证据，目前，幼虫疗法被推荐用于对常规清创无效的慢性伤口的清创[2]。

（六）伤口愈合的辅助治疗

1. 高压氧治疗

高压氧治疗（HBOT）已被用作标准的辅助治疗手段，并已被证明可以降低感染的风险，促进愈合，还能降低截肢的风险。使用 HBOT 的基本原理是提供高浓度的氧气，以对抗无法愈合的慢性伤口缺氧的存在。这项技术需要把一个人放在一个超过一个绝对大气压（atmosphere absolute，ATA），100% 氧气的压缩室中。血压增加血浆中溶解氧的水平，影响免疫系统、伤口愈合和血管张力。治疗方案为 90～120min，每天约 30 次[31]。与 HBOT 相关的并发症并不多见，但可能包括幽闭恐惧症、耳部、鼻窦或肺部气压创伤、短暂的近视恶化和氧中毒。

Cochrane 的一篇综述显示，有证据表明，在糖尿病足溃疡患者的标准伤口护理方案中加入 HBOT 后，伤口愈合在 6 周内有显著改善。然而，在 1 年或更长时间时，这种益处并不明显[32]。在截肢方面，HBOT 似乎没有显著改善糖尿病足溃疡患者的足趾截肢率。在 Liu 等的一项 Meta 分析中，在选定的病例中，HBOT 提高了糖尿病足溃疡患者的愈合率，并降低了足和小腿截肢的风险[33]。评估 HBOT 作为无愈合性糖尿病足溃疡患者标准治疗的辅助疗法的证据质量较低，并且结果不一致[8, 34, 35]。需要更强有力的试验来证明 HBOT 在 DFU 中的价值。

加拿大的一项研究估计，在 12 年的时间范围内，接受 HBOT 治疗是划算的。接受 HBOT 治疗的患者费用为 40 695 加元，而单独接受标准治疗的患者的费用为 49 786 加元。质量调整生命年（quality-adjusted lifexyear，QALY）在 HBOT 组为 3.64，对照组 QALY 为 3.01[36]。

最近有三项研究评估了高压氧在糖尿病缺血性足中的作用。一项随机双盲研究显示，在灌注良好且不能手术的外周动脉疾病混合人群中，接受 HBOT 治疗的伤口愈合和闭合速度快于高压空气治疗[37]，但后续两项研究没有显示结果有统计学意义的差异。在慢性 DFU 患者中，HBOT 并没有在减少截肢指征或促进伤口愈合方面提供优势[38]，在一项对 120 例缺血伤口患者的进一步研究中，HBOT 在伤口愈合或肢体挽救方面没有显著差异[39]。此外，一项队列研究比较了 HBOT 与伤口护理网络中实施的其他传统疗法的效果，表明 HBOT 不能提高糖尿病足溃疡愈合的可能性，也不能防止截肢[40]。总之，可能 HBOT 在溃疡耐愈合的特定患者群体中是有用的，但目前没有高质量的证据可以推荐 HBOT 作为一个常规的治疗项目。

2. 负压伤口治疗

负压伤口治疗（NPWT）对于伤口治疗是一个革命性的改变。一些随机对照试验已经证明，与标准治疗相比，它有利于糖尿病溃疡的早期伤口愈合和闭合，从而减少住院时间、减少截肢率和改善生活质量[41-43]。

它刺激血管生成和肉芽组织形成，引起伤口收缩[44-46]。使用真空疗法也减少了换药次数。它可以应用于医院和社区门诊。它也被应用于皮肤移植的辅助治疗[47, 48]。

新一代的泡沫真空治疗包括银浸润泡沫。一个最新发展的是含有循环灌注生理盐水的负压伤口治疗，其有助于去除坏死组织、稀释有毒产品和减少细菌负荷[49, 50]。

（七）替代疗法

基于从天然植物和蜂蜜提取物的传统疗法，

目前的趋势是将传统愈合剂与现代产品 / 实践相结合，如含有银纳米颗粒的纳米纤维。芦荟可装入海藻酸水凝胶和含蜂蜜的水凝胶片中[51]。

三、自体组织移植

自体皮肤移植包括皮片移植物（split skin graft，SSG）、全层皮肤移植物，偶尔也有游离皮瓣或带蒂皮瓣。当伤口不能按初衷愈合时，SSG是伤口愈合的"黄金标准"[52, 53]。它的使用缩短了愈合时间和住院时间。切取和放置移植物的技术是相当标准的。带有真皮层浅表部分的表皮，从正常的皮肤供体部位获得，并应用于创面上的健康肉芽组织。移植成功与否的先决条件是良好的灌注和无感染[54, 55]。任何血凝块或血肿都可能影响皮片吸收并导致移植物的失效。NPWT 的加入有助于去除血凝块 / 血肿，提高移植物存活[56]。

使用网状皮肤移植是扩大可用供体皮肤数量的最简单的技术[57]。然而，美容和功能的结果可能不是非常满意。在拉伸的网状皮肤移植物的间隙中缺乏真皮层，间隙只能从移植物边缘爬行生长，上皮形成缓慢，可能导致移植物更大的收缩和"鳄鱼皮"瘢痕外观。切取下的皮片可能缩小 20%。

供区通过角质形成细胞，从毛囊、汗腺和伤口边缘迁移而愈合。它在 1 周内愈合，可以用于进一步的 SSG 回收。一般来说，SSG 切取越厚，供区愈合所需的时间就越长。

皮瓣移植是糖尿病足软组织缺损的一种替代方法。当肌腱显露时，SSG 不是一个合适的选择，应该考虑局部皮瓣或游离皮瓣或带蒂皮瓣。

SSG 的一个问题是它在足底负重区域的成功率，尽管在足底和其他部位之间的愈合率没有显著差异。压力区域的耐久性是一个问题，通过适当的卸压可以降低植皮区域破溃率（图 28-3 和图 28-4）。

结论

尽管在伤口护理方面取得了重大进展，但 DFU 的管理仍然是一个巨大的挑战。尽管某些形式的清创被认为是愈合的先决条件，但仍需要更多有力的证据来确定现有多种清创技术的疗效和成本效益。

即使糖尿病足溃疡治愈，也应视其为终身疾病，并进行相应治疗，以防止复发。需要新的公共卫生治疗体系来减轻护理的负担。

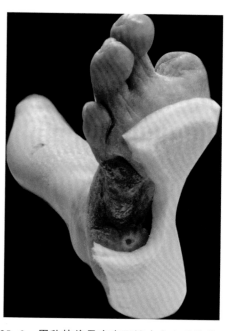

▲ 图 28-3　用毡垫将足底表面植皮愈合后的伤口悬空

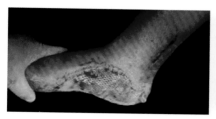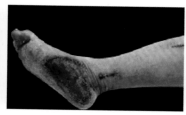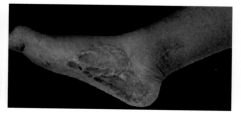

▲ 图 28-4　在清创后的伤口上进行皮肤移植，随访显示移植皮肤成活良好

参考文献

[1] Yazdanpanah L, Nasiri M, Adarvishi S. Literature review on the management of diabetic foot ulcer. World J Diabetes. 2015;6(1):37-53.

[2] Hingorani A, LaMuraglia GM, Henke P, Meissner MH, Loretz L, Zinszer KM, et al. The management of diabetic foot: a clinical practice guideline by the Society for Vascular Surgery in collaboration with the American Podiatric Medical Association and the Society for Vascular Medicine. J Vasc Surg. 2016;63:3s-21s.

[3] National Institute for Health and Care Excellence: Clinical Guidelines. Diabetic foot problems: prevention and management. In: Internal clinical guidelines team. London: National Institute for Health and Care Excellence (UK); 2015.

[4] Aboyans V, Ricco J-B, Bartelink M-LEL, Björck M, Brodmann M, Cohnert T, et al. (2018). 2017 ESC guidelines on the diagnosis and treatment of peripheral arterial diseases, in collaboration with the European Society for Vascular Surgery (ESVS): Document covering atherosclerotic disease of extracranial carotid and vertebral, mesenteric, renal, upper and lower extremity arteries. Eur Heart J, 2018;39(9):763-816.

[5] Wolcott R. Disrupting the biofilm matrix improves wound healing outcomes. J Wound Care. 2015 Aug;24(8):366-71.

[6] Edwards J, Stapley S. Debridement of diabetic foot ulcers. Cochrane Database Syst Rev. 2010;(1):CD003556.

[7] Game FL, Apelqvist J, Attinger C, Hartemann A, Hinchliffe RJ, Löndahl M, et al. Effectiveness of interventions to enhance healing of chronic ulcers of the foot in diabetes: a systematic review. Diabetes Metab Res Rev. 2016;32:154-68.

[8] Elraiyah T, Domecq JP, Prutsky G, Tsapas A, Nabhan M, Frykberg RG, et al. A systematic review and meta-analysis of débridement methods for chronic diabetic foot ulcers. J Vasc Surg. 2016;63:29S-36S.

[9] Lebrun E, Tomic-Canic M, Kirsner RS. The role of surgical debridement in healing of diabetic foot ulcers. Wound Repair Regen. 2010;18(5):433-8.

[10] Cardinal M, Eisenbud DE, Armstrong DG, Zelen C, Driver V, Attinger C, et al. Serial surgical debridement: a retrospective study on clinical outcomes in chronic lower extremity wounds. Wound Repair Regen. 2009;17(3):306-11.

[11] Tallis A, Motley TA, Wunderlich RP, Dickerson JE Jr, Waycaster C, Slade HB, Collagenase Diabetic Foot Ulcer Study Group. Clinical and economic assessment of diabetic foot ulcer debridement with collagenase: results of a randomized controlled study. Clin Ther. 2013;35(11):1805-20.

[12] McCallon SK, Weir D, Lantis JC. Optimizing wound bed preparation with collagenase enzymatic debridement. J Am Coll Clin Wound Spec. 2015;6(1-2):14-23.

[13] Ramundo J, Gray M. Collagenase for enzymatic debridement: a systematic review. J Wound Ostomy Continence Nurs. 2009;36(6 Suppl):S4-11.

[14] Saco M, Howe N, Nathoo R, Cherpelis B. Comparing the efficacies of alginate, foam, hydrocolloid, hydrofiber, and hydrogel dressings in the management of diabetic foot ulcers and venous leg ulcers: a systematic review and meta-analysis examining how to dress for success. Dermatol Online. 2016;22(8). pii: 13030/qt7ph5v17z

[15] Game FL Jeffcoate WJ. Dressing and diabetic foot ulcers: a current review of the evidence. Plast Reconstr Surg. 2016; 138:158. s-64 s.

[16] Cullum N, Buckley H, Dumville J, Hall J, Lamb K, Madden M, et al. Wounds research for patient benefit: a five year programme of research. NIHR J Library; 2016 Aug no.4.13L

[17] Vanwijck R, Kaba L, Boland S, Gonzales Y, Azero M, Delange A, Tourbach S. Immediate skin grafting of subacute and chronic wounds debrided by hydrosurgery. J Plast Reconstr Aesthet Surg. 2010;63:544-9.

[18] Kavros SJ, Liedl DA, Boon AJ, Miller JL, Hobbs JA, Andrews KL. Expedited wound healing with noncontact, low-frequency ultrasound therapy in chronic wounds: a retrospective analysis. Adv Skin Wound Care. 2008; 21(9):416-23.

[19] Ramundo J, Gray M. Is ultrasonic mist therapy effective for debriding chronic wounds? J Wound Ostomy Continence Nurs. 2008;35(6):579-83.

[20] Voigt J, Wendelken M, Driver V, Alvarez OM. Low-frequency ultrasound (20-40 kHz) as an adjunctive therapy for chronic wound healing: a systematic review of the literature and metaanalysis of eight randomized controlled trials. Int J Low Extrem Wounds. 2011;10(4):190-9. Erratum in Int J Low Extrem Wounds 2012;11(1):69

[21] Turkmen A, Graham K, McGrouther DA. Therapeutic application of the larvae for wound debridement. J Plast Reconstr Aesthet Surg. 2010;63:184-8.

[22] Linger RJ, Belikoff EJ, Yan Y1, Li F, Wantuch HA, Fitzsimons HL, et al. Towards next generation maggot debridement therapy: transgenic Lucilia sericata larvae that produce and secrete a human growth factor. BMC Biotechnol. 2016;22(16):30.

[23] Sun X, Jiang K, Chen J, Wu L, Lu H, Wang A, et al. A systematic review of maggot debridement therapy for chronically infected wounds and ulcers. Int J Infect Dis. 2014;25:32-7. https://doi.org/10.1016/j.ijid.2014.03.1397.

[24] Chambers L, Woodrow S, Brown AP, Harris PD, Phillips D, Hall M, et al. Degradation of extracellular matrix components by defined proteinases from the greenbottle larva Lucilia sericata used for the clinical debridement of non-healing wounds. Br J Dermatol. 2003;148(1):14-23.

[25] Huberman L, Gollop N, Mumcuoglu KY, Block C, Galun R. Antibacterial properties of whole body extracts and haemolymph of Lucilia sericata maggots. J Wound Care. 2007;16(3):123-7.

[26] Chan DC, Fong DH, Leung JY, Patil NG, Leung GK. Maggot debridement therapy in chronic wound care. Hong Kong Med J. 2007;13(5):382-6.

[27] Mumcuoglu KY. Clinical applications for maggots in wound care. Am J Clin Dermatol. 2001;2(4):219-27.

[28] Wang SY, Wang JN, Lv DC, Diao YP, Zhang Z. Clinical research on the bio-debridement effect of maggot therapy

for treatment of chronically infected lesions. Orthop Surg. 2010;2(3):201-6.

[29] Wollina U, Karte K, Herold C, Looks A. Biosurgery in wound healing—the renaissance of maggot therapy. J Eur Acad Dermatol Venereol. 2000;14(4):285-9.

[30] Mudge E, Price P, Neal W, Harding KG. A randomized controlled trial of larval therapy for the debridement of leg ulcers: results of a multicenter, randomized, controlled, open, observer blind, parallel group study. Wound Repair Regen. 2014;22(1):43-51.

[31] Steenvoorde P, Jacobi CE, Oskam J. Maggot debridement therapy: free-range or contained? An in-vivo study. Adv Skin Wound Care. 2005;18(8):430-5.

[32] Kranke P, Bennett MH, Martyn-St James M, Schnabel A, Debus SE, Weibel S. Hyperbaric oxygen therapy for chronic wounds. Cochrane Database Syst Rev. 2015;(24, 6):CD004123.

[33] Liu R, Li L, Yang M, Boden G, Yang G. Systematic review of the effectiveness of hyperbaric oxygenation therapy in the management of chronic diabetic foot ulcers. Mayo Clin Proc. 2013;88(2):166-75. https://doi.org/10.1016/j.mayocp.2012.10.021.

[34] O'Reilly D, Linden R, Fedorko L, Tarride JE, Jones WG, Bowen JM, et al. A prospective, double-blind, randomized, controlled clinical trial comparing standard wound care with adjunctive hyperbaric oxygen therapy (HBOT) to standard wound care only for the treatment of chronic, non-healing ulcers of the lower limb in patients with diabetes mellitus: a study protocol. Trials. 2011;12:69. Published 2011 Mar 7. https://doi.org/10.1186/1745-6215-12-69.

[35] Stoekenbroek RM, Santema TB, Legemate DA, Ubbink DT, Van den Brink A, Koelemay MJ. Hyperbaric oxygen for the treatment of diabetic foot ulcers: a systematic review. Eur J Vasc Endovasc Surg. 2014;47(6):647-55.

[36] Chuck AW, Hailey D, Jacobs P, Perry DC. Cost-effectiveness and budget impact of adjunctive hyperbaric oxygen therapy for diabetic foot ulcers. Int J Technol Assess Health Care. 2008;24(2):178-83.

[37] Löndahl M, Katzman P, Nilsson A, Hammarlund C. Hyperbaric oxygen therapy facilitates healing of chronic foot ulcers in patients with diabetes. Diabetes Care. 2010;33(5):998-1003. https://doi.org/10.2337/dc09-1754.

[38] Fedorko L, Bowen JM, Jones W, Oreopoulos G, Goeree R, Hopkins RB, et al. Hyperbaric oxygen therapy does not reduce indications for amputation in patients with diabetes with nonhealing ulcers of the lower limb: a prospective, double-blind randomized controlled clinical trial. Diabetes Care. 2016;39(3):392-9.

[39] Santema KTB, Stoekenbroek RM, Koelemay MJW, Reekers JA, van Dortmont LMC, Oomen A et al. Hyperbaric oxygen therapy in the treatment of ischemic lower- extremity ulcers in patients with diabetes: results of the DAMO2CLES multicenter randomized clinical trial. Diabetes Care. 2017;41(1):112-9.

[40] Margolis DJ, Gupta J, Hoffstad O, Papdopoulos M, Glick HA, Stephen R, et al. Lack of effectiveness of hyperbaric oxygen therapy for the treatment of diabetic foot ulcer and the prevention of amputation. Diabetes Care. 2013;36(7):1961-6.

[41] McCallon SK, Knight CA, Valiulus JP, Cunningham MW, McCulloch JM, Farinas LP. Vacuumassisted closure versus saline-moistened gauze in the healing of postoperative diabetic foot wounds. Ostomy Wound Manage. 2000;46(8):28-34.

[42] Schintler MV. Negative pressure therapy: theory and practice. Diabetes Metab Res Rev. 2012;28:72-7.

[43] Karatepe O, Eken I, Acet E, Unal O, Mert M, Koc B, et al. Vacuum assisted closure improves the quality of life in patients with diabetic foot. Acta Chir Belg. 2011;111(5):298-302.

[44] Nather A, Chionh SB, Han AYY, Chan PPL, Nambiar A. Effectiveness of vacuum-assisted closure (VAC) therapy in the healing of chronic diabetic foot ulcers. Ann Acad Med Singapore. 2010;39(5):353-8.

[45] Akbari A, Moodi H, Ghiasi F, Sagheb HM, Rashidi H. Effects of vacuum-compression therapy on healing of diabetic foot ulcers: randomized controlled trial. J Rehabil Res Dev. 2007;44(5):631-6.

[46] Xie X, McGregor M, Dendukuri N. The clinical effectiveness of negative pressure wound therapy: a systematic review. J Wound Care. 2010;19(11):490-5.

[47] Noble-Bell G, Forbes A. A systematic review of the effectiveness of negative pressure wound therapy in the management of diabetes foot ulcers. Int Wound J. 2008;5(2):233-42.

[48] Hasan MY, Teo R, Nather A. Negative-pressure wound therapy for management of diabetic foot wounds: a review of the mechanism of action, clinical applications, and recent developments. Diabet Foot Ankle. 2015;6(3):27618.

[49] Kim PJ, Attinger CE, Steinberg JS, Evans KK, Lehner B, Willy C, et al. Negative-pressure wound therapy with instillation: international consensus guidelines. Plast Reconstr Surg. 2013;132(6):1569-79.

[50] Brinkert D, Ali M, Naud M, Maire N, Trial C, Téot L. Negative pressure wound therapy with saline instillation: 131 patient case series. Int Wound J. 2013;10(S1):56-60.

[51] Pereira RF, Bártolo PJ. Traditional therapies for skin wound healing. Adv Wound Care (New Rochelle). 2016;5(5):208-29.

[52] Rose JF, Giovinco N, Mills JL, Najafi B, Pappalardo J, Armstrong DG. Split-thickness skin grafting the high-risk diabetic foot. J Vasc Surg. 2014;59(6):1657-63.

[53] McCartan B, Dinh T. The use of split-thickness skin grafts on diabetic foot ulcerations: a literature review. Plast Surg Int. 2012;2012:715273. https://doi.org/10.1155/2012/715273. Epub 2012 May 14

[54] Mahmoud SM, Mohamed A, Mahdi SE, Ahmed ME. Split-skin graft in the management of diabetic foot ulcers. J Wound Care. 2008;17:303-6.

[55] Ramanujam CL, Stapleton JJ, Kilpadi KL, Rodriguez RH, Jeffries LC, Zgonis T. Splitthickness skin grafts for closure of diabetic foot and ankle wounds: a retrospective review of 83 patients. Foot Ankle Spec. 2010;3(5):231-40.

[56] Moisidis E, Heath T, Boorer C, Ho K, Deva AK. A prospective, blinded, randomized, controlled clinical trial of topical negative pressure use in skin grafting. Plast Reconstr Surg. 2004;114(4):917-22.

[57] Puttirutvong P. Meshed skin graft versus split thickness skin graft in diabetic ulcer coverage. J Med Assoc Thai. 2004;87(1):66-72.

第 29 章　缺血性足：组织替代物行创面覆盖

Ischaemic Foot—Wound coverage: Tissue Substitutes

Raghvinder Pal Singh Gambhir　Amila Weerasekera　著

尽管组织工程技术取得了许多进步，但是，为糖尿病神经性和血管功能不全性溃疡中的全层皮肤缺损提供永久耐用的覆盖物，仍然是一个具有挑战性的临床问题。大量研究表明，与不愈合伤口相关的发病率和截肢风险高[1]。目前对糖尿病足溃疡的治疗包括减压、感染控制、伤口敷料或外用药物、血糖的强化控制和血管重建。然而，25% 的患者永远无法完全康复，另外 28% 的患者最终会截肢[2]。

如前所述，溃疡可能发生在缺血性足的两个主要实体中，即存在轻度至中度缺血的神经性缺血性足和伴有严重缺血的严重缺血性足。重度缺血性足部必须进行血供重建，根据缺血程度，可能需要在神经性缺血性足部进行血供重建，同时还要注意专门治疗溃疡。然而，在轻度缺血的情况下，可以先进行保守治疗，而不是首先进行血供重建。这也适用于具有一些远端缺血的神经性足亚组。

在糖尿病足中实现稳定的伤口覆盖的重要性怎么强调都不为过。治疗目标是让伤口愈合并保持愈合。传统上，所有缺损都被游离皮肤移植物覆盖。短期结果令人满意。然而，从长远来看，游离皮肤移植物无法承受高足底压力会导致反复破裂，并容易导致进一步的组织坏死和败血症。它总是导致进一步清创、更多截肢、住院时间延长、完全恢复活动能力延迟、更高的发病率和死亡率、医疗服务支出增加。

许多产品可用于临时和永久性伤口覆盖，包括培养的皮肤替代物、支架和组织替代物。在过去 3 年中，这是一个广泛研究和开发的领域，并且对此类产品存在大量需求。当前糖尿病足管理实践指南推荐组织替代物作为难以愈合伤口的辅助治疗[2]。

一、组织替代物

生物工程皮肤和组织替代物可以来自人体组织（自体或同种异体）、非人体组织（异种）、合成材料或这些材料的复合材料。已将它们按表 29-1 列出了各种分类[3]，其中一些产品旨在提供真皮替代物，一些是表皮产品，还有一些两者兼而有之，它们可用作临时或永久性伤口覆盖物。细胞产物含有自体或同种异体角质形成细胞和成纤维细胞。脱细胞产品提供胶原蛋白、透明质酸或纤连蛋白的支架 / 基质。

管理组织替代物使用的法规因国家而异。一些组织替代物被认为是尸体组织的衍生物，被归类为人类组织库，因此受组织库标准的约束。其他产品被归类为医疗器械，并受美国 FDA 或同等机构的监管。

糖尿病患者身体健康和功能性皮肤的再生仍然是一个巨大的挑战。组织替代物被认为可以通过以下方式促进伤口愈合对抗在糖尿病中起作用

序　号	标　准	分　类	子分类
		表 29-1　皮肤 / 组织替代物的分类 [3]	
1	解剖结构	真皮 - 表皮（复合）	
		表皮	
		真皮	
2	保障期限	永久	
		半永久	
		暂时	
3	生物材料类型	生物	自体
			同种异体
			异种
		合成	可生物降解
			不可生物降解
4	有无细胞	有细胞	
		无细胞	

的几种病理生理机制。它们通过增加生长因子、细胞因子的可用性和降低基质金属蛋白酶活性来刺激内在愈合途径 [4, 5]。

表皮替代物是使用从皮肤活检中分离并在基质顶部培养的角质形成细胞制造的。为了培养自体细胞，需要从患者身上获取 2～5cm² 的皮肤活检样本 [1]。对于同种异体组织，细胞来源于新生儿包皮。使用同种异体来源时，必须采取预防措施以防止疾病传播 [6, 7]。在处理过程中，包括朗格汉斯细胞、黑素细胞、巨噬细胞、淋巴细胞、血管或毛囊在内的所有细胞结构都被去除。这些角质形成细胞被，并且可以排列成薄片或悬浮在溶液中以喷洒到伤口上。两种制剂都用作表皮替代物。

真皮成纤维细胞被分离、培养并掺入真皮替代物中。真皮替代物提供更大的强度和稳定性，并防止伤口收缩。

无细胞成分可以是生物或合成的。生物聚合物包括形成人真皮细胞外基质的胶原蛋白、弹性蛋白、糖胺聚糖。它们取自尸体皮肤或动物组织，如牛胶原蛋白和猪真皮或肠黏膜下层。为了提高组织替代物的机械稳定性，天然聚合物可以与其他天然或合成聚合物进行化学交联 [8-10]。

合成皮肤替代物由非生物分子构成，包括可吸收的物质，如聚乳酸、聚己内酯，以及不可吸收的化合物，如尼龙、聚氨酯和聚四氟乙烯 [11]。一些制成品的顶部有一个可拆卸的半渗透硅胶层，以防止水分流失和感染。表 29-2 列出了一些可用的真皮、表皮和复合产品 [2, 3]。

二、糖尿病足溃疡的理想皮肤替代物

在寻找糖尿病足溃疡的理想皮肤替代物时，已经描述了几个关键特性。从理论上讲，理想的皮肤替代物应该是复合的表皮和真皮替代物，具有功能性神经血管元件、附件和色素沉着 [12]。它不应该引起过度的炎症反应，并且能够在没有瘢

表 29-2 复合人工皮肤

真皮替代物

有无细胞	来源和组成	品 牌	保险期限	优缺点
有细胞	生物可吸收聚乳酸网上培养的同种异体冷冻保存新生儿成纤维细胞	Dermagraft Advanced BioHealing, Inc., USA	临时/永久	保质期 6 个月，半透明允许伤口检查，支架在 2 周内生物降解
	同种异体新生儿成纤维细胞接种在硅酮覆盖的生物可吸收支架上	TransCyte Advanced BioHealing, Inc., USA	临时	1.5 年保质期，容易去掉
无细胞	同种异体冻干尸体真皮基质	AlloDerm LifeCell Corporation, USA	永久	2 年保质期，可以使显露的骨头和肌腱血管化
	同种异体尸体微粒化真皮基质	GraftJacket Wright Medical Technology, Inc., USA	永久	2 年保质期，预啮合
	异种猪皮肤组织	Permacol Surgical Implant Tissue Science Laboratories plc, UK	永久	
	猪肠黏膜下层	OASIS Cook Biotech Inc.USA	永久	
	交联牛 I 型胶原和硫酸软骨素 -6- 糖胺聚糖的合成双层基质，带有薄硅树脂背衬	Integra Dermal Regeneration Template. Integra NeuroSciences, USA	永久	
	硅胶 + 猪胶原蛋白	Pelnac Standard/Pelnac Fortified Gunze Ltd, Japan	半永久	
	硅胶 + 猪胶原蛋白	Biobrane/Biobrane-LUDL Laboratories, Inc., USA	临时	黏附问题，敷料与伤口自然分离

表皮替代物

细胞来源	准 备	品 牌	保险期限	优缺点
自体培养角质形成细胞	汇合的细胞片层	Epicel, Genzyme Biosurgery, USA	永久	培养时间为 3 周，保质期为 1 天，可覆盖大面积创面，获得性存在差异
		Laserskin, Fidia Advanced, Biopolymers, Italy	永久	保质期为 2 天，透明性允许伤口检查
	次级汇合的细胞悬浮液	CellSpray, Clinical Cell Culture company (C3), Australia	永久	
		Bioseed-S BioTissue Technologies Germany	永久	敷料与伤口自然分离

（续表）

		皮肤表皮组织替代物		
细胞来源	准 备	品 牌	保险期限	优/缺点
同种异体	尸体皮肤	From tissue banks	临时	
同种异体+异种	用同种异体成纤维细胞接种牛Ⅰ型胶原培养角质形成细胞	Apligraf（Graftskin），Organogenesis Inc.USA	永久	5天保质期
同种异体+异种	牛胶原海绵上培养的角质形成细胞和成纤维细胞	Orcel Ortec International, Inc, USA	临时	9个月保质期，不能用于对青霉素、庆大霉素、链霉素或两性霉素B过敏的患者
同种异体+合成	合成基质上培养的角质形成细胞+成纤维细胞	PolyActive HC Implants BV.The Netherlands	临时	

痕的情况下愈合，应该能抗感染，能承受剪切力，具有自我更新的能力。它应该具有较长的保质期、易于储存且易于获得。糖尿病足的治疗目的是优化基质的结构特性，以增强细胞功能和愈合，而不是仅仅提供伤口覆盖物。它必须做的不仅仅是组织修复，而必须使组织再生。然而，这样的替代物是不可获得的[13, 14]。

尽管取得了重大进展，但仍存在固有局限性，如摄取率不足、缺乏机械稳定性、缺乏正常皮肤的差异化结构和高成本。

三、支持治疗效果的临床证据

在过去的30年中，许多试验表明组织工程产品在治愈糖尿病足溃疡、压疮和其他慢性伤口方面的功效。

大量研究表明，培养的人类自体角质形成细胞能够黏附到伤口床，导致急性和慢性伤口的再上皮化。但是，移植物培养需要2~3周。种植在胶原蛋白－弹性蛋白支架上并移植到组织缺损处的培养自体表皮和真皮细胞显示出与健康人体皮肤相似的特征[15, 16]。

对绵羊、小鼠和猪的动物研究表明，组织工程皮肤替代物在愈合全层伤口方面具有有效性[17-19]。在人体研究中，在伤口切除清创后应用组织替代物可加快愈合速度[20-22]。

皮肤覆盖物：是第一个被FDA批准用于治疗糖尿病足溃疡的皮肤替代物，并且通过大样本的前瞻性多中心随机临床试验证实，其在治疗中被证明比常规治疗更快地治愈非感染性、非缺血性慢性足底糖尿病足溃疡，并且使更多的患者获得治愈[23]。同侧足趾或足部截肢率也显著降低[23, 24]。在12周随访中，与盐水润湿纱布相比，溃疡愈合明显更多，中位时间更短[23-25]。治疗组中骨髓炎和下肢截肢的发生率也较低[26]。

人工皮肤替代物：是一种经过生物工程改造的活人体真皮。它包含从新生儿包皮中获得并在三维聚乳酸支架上培养的人成纤维细胞。FDA批准将其用于全层糖尿病性下肢溃疡，该溃疡存在超过6周，延伸至真皮，但未延伸至肌腱、肌肉或骨骼。在一项前瞻性、单盲随机对照试验中，30%的人工皮肤替代物患者在12周时痊愈，而对照患者为18.3%[27]。皮肤移植组的局部伤口感染、骨髓炎和蜂窝织炎的发生率明显低于对照组[28, 29]。

Integra® 双层基质伤口敷料：是一种无生命

的 2mm 厚的基质，由 6- 硫酸软骨素和牛 I 型胶原蛋白和半渗透性聚硅氧烷（有机硅层）组成。它充当支架以促进巨噬细胞、成纤维细胞和淋巴细胞的迁移，以启动真皮伤口床的血管生成，并产生肉芽组织以支持局部组织或游离的皮肤移植物。图 29-1 至图 29-5 介绍了一个病例。真皮伤口床的血管生成需要 3 周时间才能形成肉芽组织（新真皮），以支持游离中厚皮片移植（STSG）。去除硅胶层，用 STSG 或培养的皮肤替代物覆盖新真皮层[30]。最后的图片展示了光滑、柔韧和色素减退的皮肤。

四、为组织替代物准备伤口床

应该强调的是，在使用组织替代物之前，溃疡床必须像皮肤移植一样做好准备。手术原理保持不变。使用它们的禁忌证包括临床感染的溃疡、窦道溃疡、对牛 / 猪衍生物或其他添加剂的超敏反应。必须遵守所有储存条件要求和使用说明。使用消毒剂可能会与某些制剂相互作用。过多的渗出物或伤口血肿可能会取代组织替代物，并且与皮肤移植一样，应用持续负压（真空疗法）可能会有所帮助。在最近对 1996—2014 年进行的 17 项随机临床试验的系统评价中，Santema 等[1] 研究指出，皮肤替代物可在 6～16 周后提高完全愈合率。研究人员发现了组织替代物临床试验的

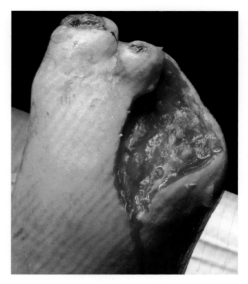

▲ 图 29-2 在应用 Integra® 双层基质伤口敷料之前清创的伤口

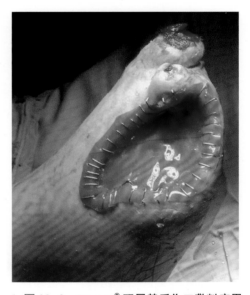

▲ 图 29-3 Integra® 双层基质伤口敷料应用

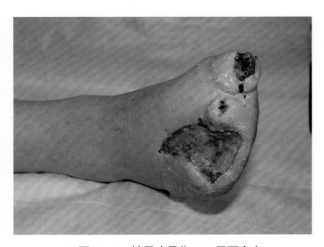

▲ 图 29-1 糖尿病足伤口 6 周不愈合

一些缺点。大多数研究都有行业支持，不可能进行盲法，因为可以直观地识别组织替代物，并且缺乏统一的报道标准。

治疗糖尿病足溃疡的主要目标是防止下肢截肢。因此，这应该是评估新疗法的试验的主要结果参数。然而，这需要长期随访，以提供溃疡复发和下肢截肢发生的证据。大多数试验报道溃疡大小减

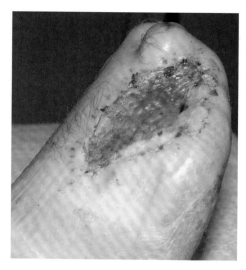

▲ 图 29-4 游离皮肤移植后

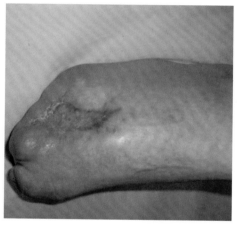

▲ 图 29-5 Integra® 双层基质伤口敷料应用后 1 年的随访

少作为治疗效果的证据，但为了长期预防溃疡，溃疡需要愈合并防止溃疡复发以降低截肢风险。

五、当前的实践指南

血管外科协会与美国足病医学协会和血管医学协会合作制订糖尿病足管理指南，推荐在糖尿病足溃疡未能改善（＞50% 伤口面积减少）时，在标准伤口治疗至少 4 周后使用生物制剂作为辅助治疗。重要的是，要确保在开始任何辅助治疗之前开始免负荷、控制生物负载和渗出物并优化血管供应。针对组织替代物的具体建议如下。

- 当对标准疗法不耐受时，使用双层角质形成细胞 / 成纤维细胞构建体或成纤维细胞种子基质的活细胞疗法可用于治疗 DFU[2]。
- 当对标准疗法不耐受时，应使用无细胞人真皮或猪小肠黏膜下组织的细胞外基质产品作为DFU 的辅助疗法 [2]。

然而，国际糖尿病足工作组在其关于使用干预措施促进糖尿病足部慢性溃疡愈合的指南中并不推荐常规使用这些干预措施 [31]。

六、皮肤替代物的成本效益

非愈合性溃疡的经济负担很高，包括持续伤口护理、骨髓炎管理、截肢和截肢后发病率增加的成本 [26, 32, 33]。难治性溃疡的治愈有望减少这些重大健康问题的支出。组织替代物的成本很高，但成本效益研究表明，由于无溃疡时间增加和截肢率降低，从长远来看，初始支出可能会被节省的费用所抵消。

Redekop 等指出，与单独的良好伤口护理相比，使用皮肤覆盖物和良好的伤口护理对 DFU进行治疗可在治疗的第 1 年降低 12% 的成本 [26]。

Gilligan 等指出，细胞外基质（extracellular matrix，ECM）相对于人成纤维细胞衍生真皮替代物（human fibroblast-derived dermal substitute，HFDS）对糖尿病足溃疡伤口闭合具有成本效益。在 12 周内，ECM 的每个 DFU 的预期成本为 2522 美元（1634 英镑），HFDS 的预期成本为3889 美元（2524 英镑）[33]。

结论

许多组织替代物是市售的，并且正在开发中。组织工程皮肤产品的真正价值尚未实现。

支持其使用的证据不足以证明将其用作主要治疗方法是合理的，但它们可以提供有价值的辅助治疗。需要进一步的研究来提高它们的临床疗效并提高它们的成本效益。

最终目标是获得现成的、完整的全层皮肤替代物。

参考文献

[1] Santema TB, Poyck PP, Ubbink DT. Systematic review and meta-analysis of skin substitutes in the treatment of diabetic foot ulcers: highlights of a Cochrane systematic review. Wound Repair Regen. 2016;24(4):737-44.

[2] Hingorani A, LaMuraglia GM, Henke P, Meissner MH, Loretz L, Zinszer KM, et al. The management of diabetic foot: A clinical practice guideline by the Society for Vascular Surgery in collaboration with the American Podiatric Medical Association and the Society for Vascular Medicine. J Vasc Surg. 2016;63(2 Suppl):3S-21S.

[3] Shevchenko RV, James SL, James SE. A review of tissue-engineered skin bioconstructs available for skin reconstruction. J R Soc Interface. 2010;7:229-58.

[4] Ehrenreich M, Ruszczak Z. Update on tissue engineered biological dressings. Tissue Eng. 2006;12:2407-24.

[5] Widgerow AD. Bioengineered skin substitute considerations in the diabetic foot ulcer. Ann Plast Surg. 2014;73:239-44.

[6] Hart CE, Loewen-Rodriguez A, Lessem J. Dermagraft: Use in the treatment of chronic wounds. Adv Wound Care. 2012;1:138-41.

[7] Vats A, Tolley NS, Polak JM, Gough JE. Scaffolds and biomaterials for tissue engineering: a review of clinical applications. Clin Otolaryngol Allied Sci. 2003;28:165-72.

[8] Ono I, Tateshita T, Inoue M. Effects of a collagen matrix containing basic fibroblast growth factor on wound contraction. J Biomed Mater Res. 1999;48:621-30.

[9] Melman L, Jenkins ED, Hamilton NA, Bender LC, Brodt MD, Deeken CR, et al. Early biocompatibility of crosslinked and non-crosslinked biologic meshes in a porcine model of ventral hernia repair. Hernia. 2011;15:157-64.

[10] Debels H, Hamdi M, Abberton K, Morrison W. Dermal matrices and bioengineered skin substitutes: a critical review of current options. Plast Reconstr Surg Glob Open. 2015;3(1):e284. Published 2015 Feb 6

[11] Marino D, Reichmann E, Meuli M. Skingineering. Eur J Pediatr Surg. 2014;24:205-13.

[12] Halim AS, Khoo TL, Mohd Yussof SJ. Biologic and synthetic skin substitutes: an overview. Indian J Plast Surg. 2010;43(Suppl):S23-8.

[13] Biedermann T, Boettcher-Haberzeth S, Reichmann E. Tissue engineering of skin for wound coverage. Eur J Pediatr Surg. 2013;23:375-82.

[14] Ferguson MW, O'Kane S. Scar-free healing: from embryonic mechanisms to adult therapeutic intervention. Phil Trans R Soc Lond. 2004;359:839-50.

[15] Zöller N, Valesky E, Butting M, Hofmann M, Kippenberger S, Bereiter-Hahn J, et al. Clinical application of a tissue-cultured skin autograft: an alternative for the treatment of non-healing or slowly healing wounds? Dermatology. 2014;229:190-8.

[16] Monstrey S, Beele H, Kettler M, Van Landuyt K, Blondeel P, Matton G, et al. Allogeneic cultured keratinocytes vs. cadaveric skin to cover wide-mesh autogenous split-thickness skin grafts. Ann Plast Surg. 1999;43:268-72.

[17] Idrus RB, Rameli MA, Low KC, Law JX, Chua KH, Latiff MB, et al. Full-thickness skin wound healing using autologous keratinocytes and dermal fibroblasts with fibrin: bilayered versus single-layered substitute. Adv Skin Wound Care. 2014;27(4):171-80.

[18] Brem H, Young J, Tomic-Canic M, Isaacs C, Ehrlich HP. Clinical efficacy and mechanism of bilayered living human skin equivalent (HSE) in treatment of diabetic foot ulcers. Surg Technol Int. 2003;11:23-31.

[19] Velander P, Theopold C, Bleiziffer O, Bergmann J, Svensson H, Feng Y, et al. Cell suspensions of autologous keratinocytes or autologous fibroblasts accelerate the healing of full thickness skin wounds in a diabetic porcine wound healing model. J Surg Res. 2009;157:14-20.

[20] Brem H, Balledux J, Bloom T, Kerstein MD, Hollier L. Healing of diabetic foot ulcers and pressure ulcers with human skin equivalent: a new paradigm in wound healing. Arch Surg. 2000;135:627-34.

[21] Niezgoda JA, Van Gils CC, Frykberg RG, Hodde JP. Randomized clinical trial comparing OASIS wound matrix to regranex gel for diabetic ulcers. Adv Skin Wound Care. 2005;18(Pt 1):258-66.

[22] Reyzelman A, Crews RT, Moore JC, Moore L, Mukker JS, Offutt S, et al. Clinical effectiveness of an acellular dermal regenerative tissue matrix compared to standard wound management in healing diabetic foot ulcers: a prospective, randomised, multicentre study. Int Wound J. 2009;6:196-208.

[23] Veves A, Falanga V, Armstrong DG, Sabolinski ML. Graftskin, a human skin equivalent, is effective in the management of noninfected neuropathic diabetic foot ulcers: A prospective randomized multicenter clinical trial. Diabetes Care. 2001;24:290-5.

[24] Curran MP, Plosker GL. Bilayered bioengineered skin substitute (Apligraf): a review of its use in the treatment of venous leg ulcers and diabetic foot ulcers. BioDrugs. 2002;16:439-55.

[25] Dinh TL, Veves A. The efficacy of Apligraf in the treatment of diabetic foot ulcers. Plast Reconstr Surg. 2006;117(7 Suppl):152S-7S. discussion 8S-9S

[26] Redekop WK, McDonnell J, Verboom P, Lovas K, Kalo Z. The cost effectiveness of apligraf treatment of diabetic foot ulcers. PharmacoEconomics. 2003;21:1171-83.

[27] Marston WA, Hanft J, Norwood P, Pollak R. The efficacy and safety of Dermagraft in improving the healing of chronic diabetic foot ulcers: Results of a prospective

randomized trial. Diabetes Care. 2003;26:1701-5.

[28] Hanft JR, Surprenant MS. Healing of chronic foot ulcers in diabetic patients treated with a human fibroblast-derived dermis. J Foot Ankle Surg. 2002;41:291-9.

[29] Gentzkow GD, Iwasaki SD, Hershon KS, Mengel M, Prendergast JJ, Ricotta JJ, et al. Use of dermagraft, a cultured human dermis, to treat diabetic foot ulcers. Diabetes Care. 1996;19:350-4.

[30] Boyce ST, Kagan RJ, Meyer NA, Yakuboff KP, Warden GD. The 1999 clinical research award. Cultured skin substitutes combined with Integra Artificial Skin to replace native skin autograft and allograft for the closure of excised full-thickness burns. J Burn Care Rehabil. 1999;20:453-6.

[31] Game FL, Apelqvist J, Attinger C, Hartemann A, Hinchliffe RJ, Löndahl M, et al. Effectiveness of interventions to enhance healing of chronic ulcers of the foot in diabetes: a systematic review. International Working Group on the Diabetic Foot. Diabetes Metab Res Rev. 2016;32(Suppl 1):154-68. https://doi.org/10.1002/dmrr.2707.

[32] Langer A, Rogowski W. Systematic review of economic evaluations of human cell-derived wound care products for the treatment of venous leg and diabetic foot ulcers. BMC Health Serv Res. 2009;9:115. https://doi.org/10.1186/1472-6963-9-115.

[33] Gilligan AM, Waycaster CR, Landsman AL. Wound closure in patients with DFU: a costeffectiveness analysis of two cellular/tissue-derived products. Wound Care. 2015;24: 149-56.

第四篇 糖尿病足感染（包括骨髓炎）

Infected Diabetic Foot Including Osteomyelitis

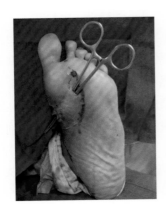
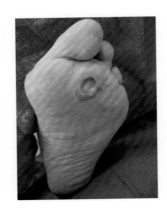
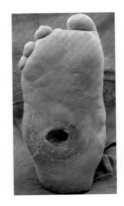

第30章　感染性足的保肢方式与流程

Introduction to the Infected Foot: Limb Salvage Pathway and Algorithm

Michael E. Edmonds　Bauer E. Sumpio　Nina L. Petrova　著

由于足部感染是糖尿病足组织坏死和组织丢失的最主要原因，因此专门将其分成一个独立部分进行阐述。对专业的医学从业者来说，了解糖尿病足感染及其管理的相关知识是很重要的（见第31章）。感染在糖尿病足的自然进程中起着至关重要的作用，使得周围神经性足病变、夏科足和神经性缺血性足出现溃疡坏死（见第32章）。糖尿病足骨髓炎是由软组织感染引起的，当感染扩散到骨骼时，首先累及骨皮质，然后累及骨髓（见第33章）。15%的糖尿病足溃疡患者和20%的糖尿病足感染患者存在潜在的骨髓炎[1,2]。

据估计，40%～80%的糖尿病足溃疡会在某个时间发生感染，最终导致不良结果。一项为期12个月的针对糖尿病足溃疡临床感染的前瞻性观察研究表明，一旦糖尿病足出现伤口感染，1年的愈合率仅为44.5%[3]。高达58%的糖尿病足部溃疡在初次就诊时已经感染，其中1/3同时伴有感染和外周动脉疾病[4,5]。外周动脉疾病容易诱发感染，这也使得感染更严重[6]。患有潜在外周动脉疾病的糖尿病足感染有较高的截肢风险，与没有外周动脉病变的患者相比，截肢风险增加了90%[7,8]。

作为对感染重要性的认可，WIfI分类将感染作为一个特定的组成部分。WIfI分类中感染成分的增加与伤口愈合不完全有关，是接受腘下血管内介入治疗的患者发生严重截肢、再介入和狭窄事件的独立预测因素[9]。

糖尿病足感染管理的基本原理

糖尿病足感染是一种紧急的医疗情况。感染的体征和症状可能很轻微，但病理学进展很快，很快便能达到组织死亡的最终阶段，干预的机会非常有限。医护人员的及时干预可以挽救许多糖尿病足。早期诊断和治疗糖尿病患者感染是专业医护人员面临的巨大挑战之一。

在糖尿病足的自然病程中，早期诊断和干预是最重要的。24h未经治疗的感染会破坏糖尿病足。糖尿病足护理最重要的进展之一，是认识到糖尿病足患者会因足部感染的快速发作而反复出现危机，糖尿病足多学科诊疗团队提供一种特殊形式的易于获得的护理。挽救肢体的关键因素是迅速诊断感染，及早进行正确的治疗，以防止组织破坏。

（一）步骤1：神经性/夏科足、神经性缺血性或严重缺血性足的分类

首先重要的是确定感染的足是否具有可触知的脉搏，是感染的神经性足（见第34章和第35章）还是感染的夏科足（见第36章），或者确定足脉搏是否缺失，是感染的神经性缺血性足还是严重缺血性足（见第37章和第38章）（图30-1）。

（二）步骤2：感染分级和组织损失程度

重要的是根据WIfI分类对感染分级（1～3

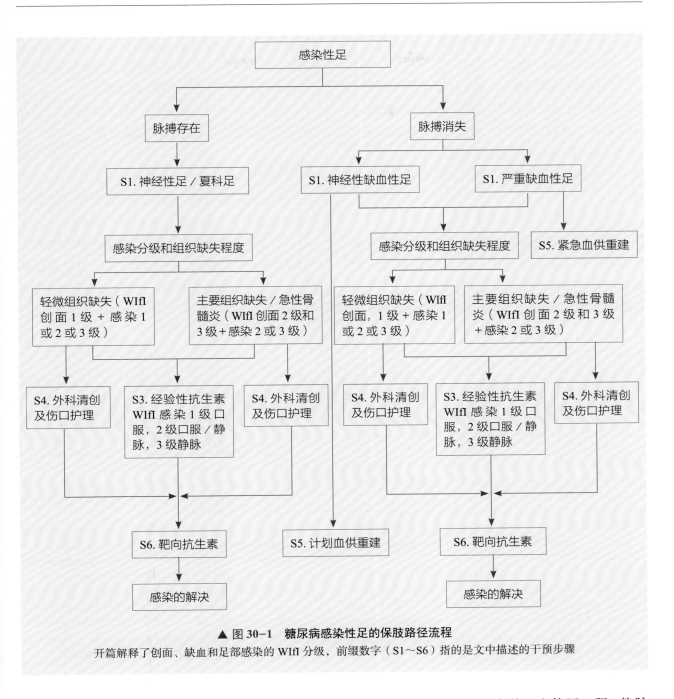

▲ 图 30-1 糖尿病感染性足的保肢路径流程

开篇解释了创面、缺血和足部感染的 WIfI 分级，前缀数字（S1～S6）指的是文中描述的干预步骤

级）和组织损失程度（1～3级），以便指导适当的经验性抗生素使用。

（三）步骤3：首选抗生素

在缺血和非缺血肢体中，轻度组织缺失的足部，即 WIfI 创面 1 级，可能合并感染 1 级（红斑＜2cm）、2 级（红肿＞2cm）或 3 级，应给予适当的口服 / 静脉经验抗生素（见第 39 章）。

足部主要组织缺失（WIfI 创面 2 级或 3 级）通常与感染 2 级或 3 级有关，应使用口服 / 静脉注射经验抗生素治疗（见第 39 章）。

（四）步骤4：清创和伤口护理

清创和伤口护理是一项重要步骤，必须确定患者是否需要在诊所进行手术清创或在手术室进行手术清创以清除感染组织。

轻度组织损伤、WIfI 创面 1 级合并感染 1 级（红斑＜2cm）或 2 级（红肿＞2cm）的足部或 3

级足部可在临床或手术中采用手术清创进行治疗，然后进行伤口护理（图30-1）。

患有严重组织缺失/急性骨髓炎（WIfI创面2级或3级）的足部通常与感染2级或3级相关，应在手术室进行手术清创（随后进行伤口护理），以及口服/静脉注射经验抗生素。此类足通常需要手术切除受感染的脱落组织，并引流脓肿（图30-1）。

（五）步骤5：血供重建

需要决定足缺血的血供重建时间。严重缺血的足部需要紧急血供重建。神经性缺血性足血供重建的时间将取决于缺血程度和组织丢失、坏死和感染的程度。尽管该算法表明可以计划血供重建，但如果感染导致大量组织缺失，并且可能需要结合手术清创术，则需要立即进行血供重建。

（六）步骤6：更换靶向抗生素

当足部伤口培养结果可用时，应根据抗生素敏感性将经验抗生素改为靶向抗生素。

结论

糖尿病足感染是一种医疗紧急情况。感染的体征和症状可能很轻微，但病理学进展很快。组织死亡的最终阶段很快达到。然而，如果感染的足部缺血，早期诊断，然后及时进行清创和伤口护理、抗生素和血供重建，可以挽救许多感染的糖尿病足。

参考文献

[1] Giurato L, Meloni M, Izzo V, Uccioli L. Osteomyelitis in diabetic foot: a comprehensive overview. World J Diabetes. 2017;8(4):135-42.

[2] Malhotra R, Chan CS, Nather A. Osteomyelitis in the diabetic foot. Diabet Foot Ankle. 2014;5 https://doi.org/10.3402/dfa.v5.24445. Published 2014 Jul 30

[3] Ndosi M, Wright-Hughes A, Brown S, Backhouse M, Lipsky BA, Bhogal M, et al. Prognosis of the infected diabetic foot ulcer: a 12-month prospective. observational study. Diabet Med. 2018;35(1):78-88.

[4] Prompers L, Huijberts M, Apelqvist Jude E, Piaggesi A, Bakker K, et al. High prevalence of ischaemia, infection and serious comorbidity in patients with diabetic foot disease in Europe. Baseline results from the Eurodiale study. Diabetologia. 2007;50:18-25.

[5] Hurlow J, Humphreys G, Bowling F McBain A. Diabetic foot infection: a critical complication. Int Wound J. 2018:1-8.

[6] Richard J-L, Lavigne J-P Sotto A. Diabetes and foot infection: more than double trouble. Metab Res Rev. 2012;28(Suppl 1):46-53. https://doi.org/10.1002/dmrr.2234.

[7] Uckay I, Aragon-Sanchez J, Lew D, Lipsky B. Diabetic foot infections: what have we learned in the past 30 yrs? Int J Infect Dis. 2015;40:81-91.

[8] Fejfarová V, Jirkovská A, Petkov V. Has been changed numbers and characteristics of patients with major amputations indicated for the diabetic foot in our department during last decade? Vintr Lek. Winter. 2016;62(12):969-75.

[9] Darling J, McCallum J, Soden P, Meng Y, Wyers M, Hamdan A, et al. Predictive ability of the Society for Vascular Surgery Wound, Ischemia, and foot Infection (WIfI) classification system following infrapopliteal endovascular interventions for critical limb ischemia. J Vasc Surg. 2016;64:616-22.

第31章　感染性糖尿病足（包括骨髓炎）的微生物学

Infected Diabetic Foot Including Osteomyelitis: Microbiology

Surabhi K. Taori　著

据估计，到 2025 年，英国将有超过 500 万人患有糖尿病。大约 10% 的糖尿病患者会发展为足溃疡[1]，其中 20% 的患者会进展为骨髓炎[2]。因此，感染性糖尿病足和由此引起的骨髓炎的问题正在逐渐增加，增加了慢性感染的整体医疗负担。

有些细菌的毒性很强，通过慢性伤口的微生物学结果可发现致病菌和定植菌。部分糖尿病患者对病原菌的感染并无阳性反应，在这些患者中解释起来非常困难。我们将讨论糖尿病感染伤口中常见的微生物，以描述其发病机制和临床意义。内容包括与致病菌相关的经典和现代的微生物技术、样本收集方法，并在解释实验室结果和制订抗菌治疗计划时考虑一些抗菌药物敏感性和管理问题。

一、微生物病原学

慢性伤口的微生物特征：在非免疫抑制的患者中，局部炎症表现通常很明显，并在出现局部症状时，开始应用抗生素治疗。但在糖尿病患者中，在出现全身性的感染症状之前，局部炎症表现通常不明显。有 3 种指标被应用于描述感染伤口感染的情况，并指导临床治疗。

• 微生物负荷：每克组织的细菌总数。

• 微生物多样性：组织中不同细菌的种类。

• 病原体的检测：经典病原体为葡萄球菌、革兰阴性菌、厌氧菌、乙型溶血性链球菌。

一项纳入了 77 例患者的前瞻性队列研究利用病原菌培养技术分析了这三个指标和预后的关系。该研究每 2 周随访一次，最长随访 26 周。预后如下。

• 愈合率定义为伤口完全愈合的周数和溃疡表面积每周减少的百分比。

• 出现并发症、伤口恶化、新的骨髓炎和（或）因糖尿病足溃疡感染导致新的截肢。

然而，他们的研究结果表明[3]，这三个指标与伤口愈合的周数、每周表面积减少百分比并没有显著关联。而溃疡的持续时间、深度和表面积被发现能更好地预测溃疡愈合的周数。

另外一项研究利用宏基因组测序技术去表征新发和复发溃疡的微生物群，并发现较高的微生物多样性与较低的糖化血红蛋白值、较短的糖尿病发病时间相关，而其他溃疡的特征，包括优势属和细菌形态，与患者的特征并没有表现出相关性[4]。

生物膜：生物膜是附着在伤口表面或彼此之间的微生物群落（细菌或真菌，单一或多种微生物），并包裹在胞外聚合物（extracellular polymeric substance，EPS）基质中。它由来自宿主的衍生物构成，如纤维蛋白、血小板或免疫球蛋白。

慢性伤口感染特别容易形成生物膜，因为伤口表面潮湿又富含营养。生物膜会诱发慢性炎症，并容易引起临床感染。在处理慢性伤口时需要考虑到生物膜的特殊性质。在生物膜内缓慢繁殖的细菌将影响抗菌药物的反应和长期抗菌治疗的耐受性（据报道，其耐受性是游离活细菌的1000倍）[5]。不同的抗生素之间的生物膜的渗透性并不相同，例如，有研究指出常用抗生素β-内酰胺类（包括碳青霉烯类）在生物膜的渗透性较低。因此，一份于2016年发表的共识文件建议糖尿病足溃疡患者应接受手术、锐利或机械清创，并用抗菌敷料和抗菌浸泡液处理伤口[6]。虽然针对生物膜的研究在多数实验室并不常规进行，但有研究指出其具有相关性。

微生物学：从糖尿病患者的伤口中分离出的微生物有多种类型，从表皮葡萄球菌等皮肤定植菌到金黄色葡萄球菌、化脓性链球菌等真正的病原体。如何对定植菌和真正的病原体进行区分仍是难题之一，但这对于确保合适有效的治疗方式至关重要。另外，与非免疫抑制的患者相比，糖尿病伤口中常见定植菌的致病潜力尚不确定。一些研究试图明确其中一些分离物的临床意义，但还需要更多的证据。

随着16S rRNA基因测序的广泛应用，我们对糖尿病伤口和骨髓炎相关微生物的理解正在发生变化。

糖尿病足溃疡和糖尿病足骨髓炎（diabetic foot osteomyelitis, DFO）病原体的发病率：多年来对各种微生物的相对发病率进行了研究。然而，样品采集和实验室培养的技术存在差异，这同样也导致研究结论的不同。例如，针对厌氧菌的培养，各种常用的培养方法之间的敏感性本身存在差异[7, 8]。此外，如果没有使用适当的选择性培养基，每个实验室使用的培养基的补体可能会对需氧细菌的分离产生影响，因为这可能会导致共生菌过度生长，如一些革兰阴性菌，特别是成群的变形杆菌，而葡萄球菌和链球菌等革兰阳

性菌未被检测到。然而，长期以来，传统的培养方法一直被用于确定糖尿病足溃疡和骨髓炎的微生物特征。表31-1展示了常见的分离出的微生物。革兰阳性菌和革兰阴性菌经常被分离，但不同国家的报道存在差异。例如，一项来自土耳其的大型多中心研究采用常规培养的方法，指出分离的细菌中革兰阳性菌占36.4%，其中最常见的是金黄色葡萄球菌（11.4%），60.2%的革兰阴性菌［最常见的是大肠埃希菌（15%）］[9]。另一项来自摩洛哥的研究纳入了一组糖尿病足样本，该研究指出肠杆菌科（31.8%）最常见，其次是金黄色葡萄球菌［12.6%（包括4.7%抗甲氧西林金黄色葡萄球菌）］和非发酵革兰阴性菌（11.7%）[10]。然而，英国最近的一项研究报道指出，在未感染溃疡的拭子中，金黄色葡萄球菌是临床上最常见的细菌（40%的培养样本中检出，50%的PCR样本中检出）[4]。同样，在糖尿病足骨髓炎骨样本中，革兰阳性菌也被报道为主要病原体（58.3%）。这些差异可能与报道革兰阴性优势的国家的温暖气候有关[11]。然而，随着越来越多的研究克服了传统培养方法的局限性，进行泛细菌PCR，报道的微生物谱可能会有所不同。

无论样本类型或临床综合征如何，金黄色葡萄球菌已成为糖尿病足中最常见的分离菌。下文将讨论与糖尿病足感染（包括骨髓炎）相关的一些重要微生物的显著特征。

（一）金黄色葡萄球菌（包括抗甲氧西林金黄色葡萄球菌）

据估计，金黄色葡萄球菌在30%的人群中定植，主要分布在鼻子、皮肤、会阴和咽部，很少分布在胃肠道、阴道和腋下[12]。金黄色葡萄球菌可引起许多严重感染，如感染性心内膜炎、感染性关节炎、人工关节感染、血管内导管感染、胸膜肺感染、脑膜炎和硬膜外脓肿，但仅其引起皮肤和软组织感染和骨髓炎的致病潜力与本综述相关。

白细胞是抵抗这种致病菌的主要防御。除了导致糖尿病控制不佳的患者中白细胞的功能受损

表 31-1 糖尿病足标本中常见微生物		
分 类		**常见示例**
好氧菌	革兰阳性	金黄色葡萄球菌
		凝固酶阴性葡萄球菌
		乙型溶血性链球菌
		粪肠球菌
	革兰阴性	大肠埃希菌
		肺炎克雷伯菌
		铜绿假单胞菌
		鲍曼不动杆菌
		变形杆菌
		阴沟肠杆菌
		柠檬酸杆菌属
		黏质沙雷菌
		嗜麦芽窄食单胞菌
厌氧菌	革兰阳性	消化链球菌属
	革兰阴性	脆弱拟杆菌
真菌		白念珠菌

外，病原体本身还具有使其能够逃脱免疫攻击的特征，包括阻断趋化性、隔离宿主抗体、形成多糖膜（生物膜）以抵制宿主的防御力并抵抗吞噬细胞摄入后的破坏。

无论骨髓炎的类型如何，金黄色葡萄球菌仍然是最常见的病原体。

一项关于糖尿病足感染（diabetic foot infection，DFI）研究的非系统综述报道，从 DFI 中分离出的所有金黄色葡萄球菌的非加权比例为 30%［19% 对甲氧西林敏感的金黄色葡萄球菌（methicillin-susceptible staphylococcus aureus，MSSA），11% 抗甲氧西林金黄色葡萄球菌（methicillin-resistant staphylococcus aureus，MRSA）］[13]。尽管在不同文献中关于 MRSA 引起的 DFI 患者的预后有相当大的差异，但有报道称，与 MSSA 相比，MRSA

可能与手术治疗后明显较高的体温和总白细胞计数、较长的愈合时间相关，但与肢体挽救率无显著差异[14]。

金黄色葡萄球菌的重要致病因子阐述如下。

1. 杀白细胞素（Panton Valentine leucocidin，PVL）：这是一种导致白细胞溶解的毒素。最近的一项 Meta 分析还发现产生 PVL 的金黄色葡萄球菌菌株与皮肤和软组织感染密切相关[15]。与肺炎（OR=0.37，95%CI 0.22～0.63）、菌血症（OR=0.10，95%CI 0.06～0.18）或定植菌株（OR=0.07，95%CI 0.01～0.31）不同，在皮肤或软组织中感染产生 PVL 的金黄色葡萄球菌菌株与非 PVL 菌株相比更有可能需要手术干预[16]。

2. α- 溶血素：这种毒素在裂解细胞中发挥作用，并有助于穿透角质细胞[17]。它与皮肤和软组织感染有关，但与 PVL 相反，至少在序列 93 型（ST93）MRSA 中，产生的 α- 溶血素的数量似乎与感染的严重程度相关[18]。在小鼠中接种 α- 溶血素疫苗后，感染了金黄色葡萄球菌菌株 SAP149 的皮肤症状得到了缓解，这一发现显示了其预防作用的潜力[19]。

3. 酚溶性调节蛋白（phenol soluble modulins，PSM）：该蛋白同样能溶解人体细胞，并且其蛋白水解产物能促进金黄色葡萄球菌在皮肤上的定植和分散。与其他从临床上分离的菌株相比，MRSA 菌株的 PSM 体外水平似乎更高，并与更严重皮肤和软组织感染相关[20]。

4. 小菌落突变株（small colony variants，SCV）：该变异株早在 1 个世纪前就被发现，它是一种小的细胞内代谢受限的变种。它们可能在琼脂平板上被鉴定为"矮小"菌落，生长缓慢。有研究指出，它们下调了一些毒力基因，而其他与生物膜形成和黏附相关的基因可能上调[21]。该变种在各种慢性感染中被发现，如囊性纤维化、人工关节感染、人工瓣膜心内膜炎和骨髓炎。一项评估针对慢性感染中金黄色葡萄球菌毒力因子的研究发现，在慢性骨髓炎中，SCV 的百分比会在宿主细胞入侵后变得更高[22]。除了金黄色葡萄球菌，其他细菌也存在 SCV，包括凝固酶阴性葡萄球菌、铜绿假单胞菌、肠球菌、肠杆菌和大肠埃希菌。近期发表的一篇综述详细阐述了 SCV 在慢性和持续感染中的意义 [23]。

5. 随着基因研究的进展，细菌基因与感染的相关性也被逐渐发现。例如，agr（一种调控基因）、sasX 和 ACME 基因位点与葡萄球菌的更强的致病性存在相关性 [24]。

6. 在骨髓炎中，金黄色葡萄球菌能够表达表面蛋白（黏附蛋白），并通过该蛋白增强对骨的黏附作用来逃避宿主的自然防御。金黄色葡萄球菌还能形成生物膜，特别是在假体材料上，保护细菌细胞免受宿主防御甚至普通抗生素的伤害。

（二）凝固酶阴性葡萄球菌

凝固酶阴性葡萄球菌（coagulase negative Staphylococci，CoNS）是一组革兰阳性细菌，虽然在革兰染色上与金黄色葡萄球菌相同，但在遗传结构、生化特性和毒力方面与后者完全不同。由于它们在致病性上彼此相似，并且大多数是皮肤定植菌，因此它们通常被纳入在同一组细菌中。凝固酶阳性和凝固酶阴性之间的分类是从凝固酶试验用于确定金黄色葡萄球菌时开始的。凝固酶阴性葡萄球菌最常见的种系为表皮葡萄球菌和溶血性链球菌。路邓葡萄球菌也是一种凝固酶阴性葡萄球菌，其特性与金黄色葡萄球菌相似。其他重要的凝固酶阴性葡萄球菌包括头链球菌、人链球菌、模拟链球菌和华纳链球菌。一般来说，凝固酶阴性葡萄球菌被认为是低毒力的病原体，但由于其具有形成生物膜和易黏附于修复材料的特性，使其有引起设备相关感染的倾向。非假体相关感染也发生在特定的患者中，如原发性感染性心内膜炎、早产儿和中性粒细胞减少患者的血流感染。凝固酶阴性葡萄球菌对甲氧西林耐药的比例很高，同时对糖肽的耐药性也逐年增加 [25]。

在糖尿病足溃疡和糖尿病足骨髓炎的微生物学研究中，凝固酶阴性葡萄球菌是常见的，但其发生率和检验方法相关。因为一些实验室并不报道样品表面的凝固酶阴性葡萄球菌，所以其发生率和组织深度的变化相一致。目前，凝固酶阴性葡萄球菌的临床意义尚不清楚。一项研究比较了金黄色葡萄球菌和表皮葡萄球菌为唯一病原体在糖尿病足骨髓炎病例之间的差异，发现后者在急性骨髓炎中并不常见，但可能与长期溃疡和愈合时间短有关。然而，由于表皮葡萄球菌病例数量较少（11 例），需要更多的研究来证实这些发现 [26]。

（三）链球菌

链球菌是一大群革兰阳性细菌，在革兰染色上呈链状排列。根据在血液琼脂上培养时产生的溶血作用，将其进一步分类为甲型、乙型和丙型（非溶血性）链球菌。根据最近的重新分类，以前被认为是链球菌的细菌被重新分类为肠球菌属和乳球菌属。乙型溶血性链球菌根据 Lancefield 群类型进一步分类。尽管大多数乙型溶血性链球菌可引起严重感染，但其中最具毒性的是 A 族链球菌（group A Streptococcus，GAS），也称为化脓链球菌。它有广泛的感染范围，从咽炎等浅表感染到蜂窝织炎、感染性关节炎、肺炎、脑膜炎、脓肿形成、骨髓炎、心内膜炎、腹膜炎和坏死性筋膜炎等侵袭性感染，最后一种死亡率高达 32%。这些细菌具有许多毒力因子，这使它们能够附着于特定组织（粘连素、菌毛），并逃避宿主固有免疫防御（增强对吞噬作用、补体沉积、抗体调理、抗菌肽和中性粒细胞杀伤机制的抵抗力）。GAS 可以通过破坏凝血系统的内部和外部途径激活补体。因此，侵袭性疾病是宿主和细菌因素相互作用的结果，一旦激活，可导致严重的组织破坏、血管渗漏和过度的炎症反应。需要注意的是，B、C、E、F 和 G 族链球菌也会导致糖尿病足的严重感染。尽管能够导致严重疾病，但大多数乙型溶血性链球菌（尤其是 GAS）是少数仍然普遍对青霉素敏感的细菌之一，尽管可能对大环内酯类、四环素类和喹诺酮类产生耐药性 [27]。

肺炎链球菌可能是甲型溶血性链球菌中毒性最强的。它是呼吸道感染的一种典型病原体，但同样可导致伤口感染，并被报道存在于糖尿病足中。

（四）假单胞杆菌种

铜绿假单胞菌是糖尿病伤口中最常见的三种分离菌之一。它作为生物膜的生产者，在慢性伤口中起着重要作用。然而，在这种细菌中似乎存在更多的毒力因子，使其对糖尿病足具有亲和力。当不产生生物膜的假单胞菌突变体在糖尿病小鼠身上进行试验时，它们能够比在非糖尿病伤口上存活更久。糖尿病伤口的细菌负荷也高于正常伤口（$n=18$，$P<0.0001$）[28]。这项研究表明，铜绿假单胞菌可以建立持续的糖尿病伤口感染，而不依赖于其形成生物膜的能力，这种方式主要依赖于其Ⅲ型分泌系统将效应蛋白注入宿主细胞，作为其毒力的一部分。

（五）肠杆菌科

这一革兰阴性菌家族包含一些糖尿病足溃疡中最常分离的病原体，包括大肠埃希菌属、克雷伯菌属、肠杆菌属、沙门菌属、变形杆菌属等微生物。

根据最近的一项研究，经单纯培养或混合培养证实为革兰阴性菌的骨髓炎患者更容易在创伤后发生骨髓炎，令人惊讶的是那些患者的糖化血红蛋白<7%。此研究还指出，这些患者在就诊时可能有更严重的局部体征，如恶臭气味、坏死软组织感染和系统性体征，如白细胞增多[11]。

革兰阴性菌中超广谱β-内酰胺酶（extended spectrum beta-lactamase，ESBL）和碳青霉烯酶的出现使治疗非常棘手，因为多重耐药基因通常携带在可移动遗传元件。最近一项来自此类细菌流行国家的研究报道了在糖尿病足溃疡的革兰阴性细菌中，产碳青霉烯酶肠杆菌科（carbapenemase producing Enterobacteriaceae，CPE）的发病率为31%[29]。CPE对碳青霉烯类抗生素耐药，治疗方案常为多黏菌素、氨基糖苷类、磷霉素或新型药物头孢他啶阿维巴坦，并且最好联合用药。然而，泛耐药菌株也正在出现[30, 31]。

（六）真菌

在最近的一项研究[32]中，从100例患者的100个糖尿病足溃疡中收集了共384个标本，并通过对真核rRNA顺反子的高变内转录间隔区1（internal transcribed spacer 1，ITS1）进行测序来研究糖尿病足溃疡的真菌组分（真菌微生物组）。不同患者之间和同一患者每次访视之间的真菌组组成不同。然而，在研究的第一次访视中（基线），在超过8周愈合的伤口中检测到子囊菌的相对丰度显著高于4周内愈合的伤口（$P=0.017$）。同样值得注意但并不意外的是，常规培养在5例患者中产生了真菌，而分子培养在79例患者中产生了真菌。这些发现表明，特定种类感染相关的患者结局可能存在差异，需要进一步研究来确定它们的真正意义。目前已有大量的分子微生物数据，但其解读仍需要长期的临床相关性和随访。

（七）厌氧菌

厌氧菌经常在糖尿病伤口中报道，这些细菌很难在实验室生长，因为其需要低氧的特殊培养环境。在最近一篇探究糖尿病感染创面厌氧菌发生率的系统综述中，作者报道了纳入研究中的厌氧菌的未加权平均值为所有分离株的11%（加权平均值为7.7%，范围0%～79%，中位数为4%）[33]。此宽范围可能是因为对许多厌氧菌而言，即使短暂暴露在空气中也可能是有害的，或者它们也可能对治疗糖尿病感染的常用抗生素非常敏感。此外，如果不使用特殊的厌氧培养基，那么像肠杆菌科这样的兼性厌氧菌可能会过度生长，从而导致厌氧菌被遗漏。因此，样品采集、运输、培养基和培养的时机和技术非常重要。值得注意的是，似乎没有任何关于单一厌氧感染的报道，厌氧培养方法的局限性可能也有一定影响。该综述的作者还报道，与仅分离需氧菌相比，至少分离出一种厌氧菌增加了下肢截肢的可能性（9/14 vs. 100/517，$P<0.001$），但与治疗失败的总风险无关。

二、实验室诊断

样本采集：为了诊断糖尿病足感染的病原体，常规将各种样本包括表浅棉拭子、组织、骨刮片、骨活检等送往微生物实验室。然而，表浅棉拭子与深层组织样本的相关性问题存在争议，尽管研究人员对结果的解释各不相同，另外使用更严格标准的研究报道称表浅拭子与深层组织样本[34, 35]和骨髓炎诊断的相关性都较差。

与骨组织样本相比，非骨组织的样本的一致率低至19%，并且存在52%的假阴性率和36%的假阳性率[36]。

糖尿病足专科医生和骨科医生经常会问需要多少量的骨标本足以得到可靠的结果。要回答这个问题，需要记得的是，大多数微生物实验室并不具备培养整只足甚至是很大一块骨头的设备。微生物领域的工具是拭子、解剖刀和接种环，它们不能解剖大块人体组织，尤其是像骨头一样坚硬的组织。最有可能提供有用结果的样本是最能代表感染区的样本。影像学引导的经皮骨活检是理想的。然而，由于糖尿病足引起的骨髓炎通常伴有溃疡和需要清创的显露骨，开放活检通常是更有效的资源利用。因此，如果已经对该部分进行了放射性成像，那么就以此为引导，从感染区域获得数块小组织，并置于适当的培养基中迅速运送到实验室，这是培养重要生物体的最好机会。如果将混合正常和感染组织的大量样本送到实验室，实验室人员将依赖于感染区域的视觉识别，并可能错过感染区域。建议分开运送多个活检组织，尤其是当感染与假肢植入有关时。如果只有少数样本产生潜在的环境微生物，这有助于区分外部污染。样本采集相对于抗生素给药的时间是影响病原体培养的重要因素。取样前应尽可能停用抗生素。如果以前已使用抗生素，如临床情况允许且怀疑有慢性骨髓炎，则应考虑在取样前停用抗生素1～2周。样本应一式两份，同时进行组织病理学检查[37]。

常规实验室检测：尽管分子生物学方法正广泛应用于其他感染，但培养仍然是DFI常规微生物学诊断的主要方法。指南建议使用血琼脂（所有病原体的非选择性培养基）、麦康凯琼脂（革兰阴性菌的选择性培养基）、厌氧培养板和真菌培养基（最常见的是沙氏琼脂），以覆盖糖尿病感染的常见病原体谱。大多数实验室选择报告哪些病原体[38]。此外，可能从拭子中生长的微生物数包括寄居在伤口上的环境共生体和真正的病原体。因此，为了帮助解释和充分利用资源，只有真正的病原体或其他重要微生物会从这些样本中在菌种水平上报告，包括金黄色葡萄球菌、乙型溶血性链球菌、肺炎链球菌和革兰阴性细菌，如假单胞菌和肠杆菌科细菌。念珠菌、厌氧菌和凝固酶阴性葡萄球菌等其他菌种可能仅在属水平上报告。此外，厌氧菌对甲硝唑几乎普遍敏感，大多数实验室可能选择只报告这种抗生素。

对于更高质量的样本，如浅表清创术后收集的深部组织或手术骨活检，通常会报告所有微生物生长，并确定抗菌药完全敏感的菌种。

三、抗菌药物敏感性报告解读

确定细菌对抗菌药物的敏感性是微生物实验室最基本的功能之一。然而，目前所进行的检测大多是基于表型的经典检测，其性能和可靠性随着检测类型、检测人员、病原体本身的变化而变化。更复杂的是，表型敏感性并不总是对应于细菌的实际抗性潜力（抗性基因的存在），各种指示性抗生素被用来试图推断这些复杂的机制。例如，产超广谱β-内酰胺酶的革兰阴性菌可能对许多第三代头孢菌素敏感，但使用它们可能导致治疗失败。因此，采用β-内酰胺和β-内酰胺+β-内酰胺酶抑制药的特殊组合，以确定后者的抑制作用是否显著增强。若发现这种情况，则相关头孢菌素的敏感性将受抑制或报告为耐药。同样，由于抗生素的不稳定性，金黄色葡萄球菌对甲氧西林的敏感性不能直接检测。因此，苯唑西林被用作替代物，如果有疑问，可能需要对mecA基因或相应的抗性介导蛋白PBP2a进行分子检测。此外，某些抗生素（如金黄色葡萄球菌和大环内酯类）与其他抗生素（如青霉素和化脓性链球菌）之间存在完全或部分交叉耐药性。正是由于这些原因，微生物报告需要高水平的解释技能，并且常进行选择性报告。微生物学家参与患者管理可能会提高医生对药敏结果的理解。

四、耐药性的发展

患者在治疗期间对常用抗生素的耐药性发展已经被描述。曾有病例研究[39, 40]报道了使用替加环素和厄他培南等治疗肺炎克雷伯菌的感染，检查了分离株的分子特征，并提出这些患者的抗菌压力可能导致同一菌株产生耐药性的假设。这可能是由于使用了让微生物产生耐药性的抗生素或其他无关抗生素引起。

其他机制包括通过抗生素破坏敏感菌株和抗性菌株的混合体来选择抗性菌株。在乳制品和动物养殖中使用抗生素也会增加耐药性[41]。抗生素耐药性也可以通过质粒、转导或转化的方式在细菌中传播。耐药菌株可以通过旅行在地理区域内传播，CPE 和耐药结核分枝杆菌就是典型的例子。

五、诊断与感染研究的现代分子检测方法

传统的微生物学是在显微镜下观察细菌，并解读它们在琼脂板上生长后的特性。由于大多数致病菌的潜伏期为 18～20h，平均需要 2～3 天才能得到最终结果。分子检测方法包括基于基因组或蛋白质组快速检测的出现，大大缩短了微生物检测的时间。此外，它们作为研究工具的使用提高了我们对感染的理解，这在几十年前是不可想象的。然而，由于分子检测的成本往往较高，需要有客观的临床效益来证明其在日常实践中的应用价值。详细的综述可以在其他地方找到[42]，下面总结了一些技术进步。

• 用聚合酶链式反应（polymerase chain reaction, PCR）进行目标扩增：该技术涉及检测细菌基因组中固定区域的存在。它对于寻找单一或少数已知病原体很有用。如果适用，实时 PCR 可以对给定样本中的目标病原体进行定量。由于复杂的生物图谱和多种可能的病原体，其在 DFI 中的应用可能受限。

• 蛋白质组学：对特定生物体中总蛋白质的鉴定和量化被认为是比基因组检测更具体的代谢特征标记。该技术已应用于基质辅助激光解吸电离飞行时间质谱（MALDI-ToF MS），基于单个蛋白质谱快速识别生物体。这使识别周转时间变短，但得到可靠的结果前仍需进行样本的培养。

• 靶点 DNA 测序：通过这种方法可以确定基因组中一小部分甚至整个基因组中的 DNA 精确序列。它在识别未知生物和其他基因型等时很有用。已有研究将这些方法应用于 DFI，但在常规 DFI 诊断中使用仍不广泛。

• 基于人群的研究（微生物组和宏基因组学）：术语"微生物组"（自 2001 年以来使用）用于定义个体所携带的所有微生物细胞的基因集合[43]。以高效率、低成本生成大型基因组序列的能力，以及数据解析的计算能力，使我们不需要基于培养的步骤就能分析整个细菌群。这种对从微生物群落中提取的全部 DNA 进行大规模测序的过程被称为宏基因组学。

除了医学光谱的许多其他用途，这最有可能彻底改变 DFI 诊断方式，改变我们对糖尿病足微生物学认知的技术进步。以前的基于培养的研究由于细菌无法培养、难以培养或由于混合培养中细菌数量较少而无法检测，从而受到限制，现在可以绕开这个障碍进行研究。然而，由于该技术处于相对早期的阶段，而且价格昂贵，它对 DFO/DFI 的作用还有待考察。

总结：DFU 的微生物学是一门复杂的科学。虽然已经做了很多研究，但仍有很多问题等待回答。与许多其他临床感染相比，这些伤口的多微生物性质、基于培养试验的限制、长期抗菌药物使用和糖尿病患者的病理生理限制了我们对 DFU 微生物的了解。然而，随着分子诊断学的进步，知识在不断扩展。通过良好的实验设计去全面了解糖尿病伤口内的微生物和微生物生态学是可能的，并有可能改善患者的预后。

抗生素和抗生素管理：糖尿病患者骨髓炎的抗生素使用的疗程一直以来是一个存在很大争议

的问题。NICE 指南[1]建议将抗生素疗程延长至6 周。多数专家认为，如果感染骨全部切除，疗程为 1～3 周。然而，在没有进行外科清创的病例中，抗生素的使用时间是不同的。IDSA 指南建议 3 个月的疗程，而 IWGDF 建议在不进行外科清创的情况下最长为 6 周[44, 45]。由于研究设计倾向于比较 3 个月或更长时间的治疗与内外科联合措施，这使得抗生素疗程的证据有限。最近的一项小型随机对照试验（37 例患者）比较了长达 3 个月的单独抗生素治疗与联合部分骨切除术和术后为期 10 天的抗生素治疗的方案，结果发现两组在伤口愈合、再溃疡或其他并发症之间无显著差异[46]。但其研究人群仅限于无血管并发症、坏死或后足病变的患者。根据这项研究，如果慎重选择患者，两种策略可能产生相似的结果。

另一项研究比较了在无血管和后足并发症、未经外科大手术干预的患者中抗生素疗程（6 周vs. 12 周）的结局。结果发现，在伤口缓解和持续愈合的结果指标上没有显著差异[47]。较长时间治疗组的总缓解率为 65%，但其不良反应显著较大，这意味着如果合理选择患者，较短的抗生素疗程可能会有良好的结局。然而，这些发现不能应用于更复杂的血管疾病和（或）后足疾病患者，因为这些患者单独使用抗菌药物治疗可能导致治疗失败。目前 IWGDF 建议，仅对医学上不合适、足部力学不稳定、无法进行手术或费用太高、仅发生在前足的小范围感染的患者进行药物治疗。

抗微生物药物一直是严重感染管理的基石。然而，细菌具有令人难以置信的适应能力，特别是对常用的抗生素产生耐药性。另外，正在开发的新抗生素数量非常少。耐多药细菌的数量在增加，但我们尚无能力对抗它们。因此，当务之急是尽可能保持对现有抗生素的敏感性。为此，一些国际倡议被提出[48-50]，特别是由于糖尿病患者的感染伤口中，多重耐药菌（如 MRSA、CPE、耳念珠菌）被越来越多地报道[51]。WHO 在 2015年发布的战略中列出了五个目标[48]，总结如下。

• 通过有效的沟通、教育和培训提高对抗微生

物药物耐药性的认识和理解。

• 通过监测和研究提高知识和证据水平。

• 通过有效的环境卫生、个人卫生和感染预防措施降低感染发生率。

• 优化抗微生物药物在人类和动物卫生中的使用。

• 制订考虑到所有国家需求的可持续投资的经济理由，并增加对新药物、诊断工具、疫苗和其他干预措施的投资。

虽然上述所有要点都与临床医学有关，但认识、优化抗微生物药物和感染预防措施可能更容易实施。英国公共卫生机构[52]发布的文件"智能初筛到针对抗菌"方案列出了可在地方一级实施的计划（图 31-1）。该策略涉及了糖尿病患者慢性创面和骨髓炎诊断和治疗管理的多个方面。

• 当地制订的骨髓炎经验性治疗指南将允许最佳的初始广谱治疗，提供收集合适样本的指导。这样的指导也可以作为一个简单的参考工具来保持实践的一致性。

• 合适的样本必不可少。因此，最好在停用抗生素一段时间，行浅表组织清创后以无菌方式采集深层组织或骨样本，可能减少分离出环境污染细菌，以避免抗生素的过度使用和针对真正病原体的治疗。

• 适当的实验室交流和抗微生物药物敏感性报告有助于进行正确的检测，并根据患者的病情检测最适当的抗微生物药物。通常遵循选择性报告策略的实验室将根据所提供的样本和信息（包括药物过敏）制订报告。

• 正确的诊断对确保正确的抗生素种类和使用时间很重要。然而，对于慢性骨髓炎，需要更多的证据和共识来确定抗微生物药物的持续时间，尤其是在未行手术治疗的情况下。

• 记录抗菌计划，确保在建议的间隔内进行适当审查和持续关注。抗菌药物管理的一个关键方面是在开始使用经验性抗生素后 48～72h 进行审核，以便在获得微生物培养结果后调整为针对性

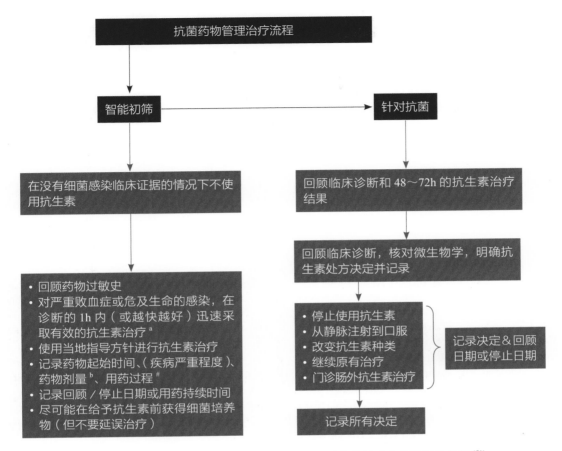

▲ 图 31-1　"智能初筛到针对抗菌"方案中抗菌药物管理实施计划的总结 [51]

a. 根据存活的败血症患者安全警报；http://www.england.nhs.uk/wp-content/uploads/2014/09/psa-sepsis.pdf；b. 根据儿童体重／年龄参考当地方案或 BNFc；#. 根据严重程度／患者因素使用适当途径

抗生素。

· 建议组建由血管和糖尿病医师、足踝医师、微生物学或感染性疾病医师和药剂师组成的多学科团队，以确保定期对患者的病情进行及时评估，并提供专科知识，尤其是疑难病例。如果有明显的肾损害，或者对一定药物或手术治疗在预期时间内未产生反应，当培养显示多重耐药微生物或微生物混合物时，建议咨询感染病学专家 [53]。

· 尽早进行手术干预对于预防不必要的长疗程抗生素至关重要。忽视这一点，将增加长时间治疗的不良反应，包括手术样本的细菌量低、血管

通路设备相关感染、艰难梭菌感染、延迟康复和增加住院时间。

· 如果同时存在伤口，上述原则同样适用。但区分浅表定植和真正感染至关重要。因典型的炎症体征被抑制，诊断可能更具挑战性，因此观察到包括伤口感染的"继发性"或"中间性"体征（如脆弱或变化的肉芽组织、难闻的气味和破坏的溃疡）可能很重要。诊断的不确定性和临床医生对治疗失败的恐惧可能导致不必要的长疗程抗菌药物治疗。这些问题可以通过快速诊断检测、开发可靠的生物标志物、对临床医师和患者的教育来解决 [54]。

参考文献

[1] Internal Clinical Guidelines Team. National Institute for Health and Care Excellence: Clinical Guidelines. In: Diabetic foot problems: prevention and management. London: National Institute for Health and Care Excellence (UK) Copyright (c) 2015 National Institute for Health and Care Excellence; 2015.

[2] Lavery LA, Armstrong DG, Wunderlich RP, Mohler MJ, Wendel CS, Lipsky BA. Risk factors for foot infections in individuals with diabetes. Diabetes Care. 2006;29(6):1288-93.

[3] Gardner SE, Haleem A, Jao YL, Hillis SL, Femino JE, Phisitkul P, et al. Cultures of diabetic foot ulcers without clinical signs of infection do not predict outcomes. Diabetes Care. 2014;37(10):2693-701.

[4] Smith K, Collier A, Townsend EM, O'Donnell LE, Bal AM, Butcher J, et al. One step closer to understanding the role of bacteria in diabetic foot ulcers: characterising the microbiome of ulcers. BMC Microbiol. 2016;16:54.

[5] Percival SL. Importance of biofilm formation in surgical infection. Br J Surg. 2017;104(2):e85-94.

[6] Bianchi T, Wolcott RD, Peghetti A, Leaper D, Cutting K, Polignano R. Recommendations for the management of biofilm: a consensus document. J Wound Care. 2016; 25(6):305-17.

[7] Doan N, Contreras A, Flynn J, Morrison J, Slots J. Proficiencies of three anaerobic culture systems for recovering periodontal pathogenic bacteria. J Clin Microbiol. 1999;37(1):171-4.

[8] Louie TJ, Bartlett JG, Tally FP, Gorbach SL. Aerobic and anaerobic bacteria in diabetic foot ulcers. Ann Intern Med. 1976;85(4):461-3.

[9] Hatipoglu M, Mutluoglu M, Turhan V, Uzun G, Lipsky BA, Turk-Day Study Group. Causative pathogens and antibiotic resistance in diabetic foot infections: a prospective multi-center study. J Diabetes Complicat. 2016;30(5):910-6.

[10] Belefquih B, Frikh M, Benlahlou Y, Maleh A, Jadid L, Bssaibis F, et al. Diabetic foot infection in Morocco: microbiological profile. Wounds. 2016;28(3):89-98.

[11] Aragon-Sanchez J, Lipsky BA, Lazaro-Martinez JL. Gram-negative diabetic foot osteomyelitis: risk factors and clinical presentation. Int J Low Extrem Wounds. 2013;12(1):63-8.

[12] Wertheim HF, Melles DC, Vos MC, van Leeuwen W, van Belkum A, Verbrugh HA, et al. The role of nasal carriage in Staphylococcus aureus infections. Lancet Infect Dis. 2005;5(12):751-62.

[13] Zenelaj B, Bouvet C, Lipsky BA, Uçkay I. Do diabetic foot infections with methicillinresistant Staphylococcus aureus differ from those with other pathogens? Int J Low Extrem Wounds. 2014;13(4):263-72.

[14] Aragón-Sánchez J, Lázaro-Martínez JL, Quintana-Marrero Y, Hernández-Herrero MJ, GarcíaMorales E, Cabrera-Galván JJ, et al. Are diabetic foot ulcers complicated by MRSA osteomyelitis associated with worse prognosis? Outcomes of a surgical series. Diabet Med. 2009;26(5):552-5.

[15] Shallcross LJ, Fragaszy E, Johnson AM, Hayward AC. The role of the Panton-Valentine leucocidin toxin in staphylococcal disease: a systematic review and meta-analysis. Lancet Infect Dis. 2013;13(1):43-54.

[16] Voyich JM, Otto M, Mathema B, Braughton KR, Whitney AR, Welty D, et al. Is PantonValentine leukocidin the major virulence determinant in community-associated methicillinresistant Staphylococcus aureus disease? J Infect Dis. 2006;194(12):1761-70.

[17] Soong G, Chun J, Parker D, Prince A, Soong G. Staphylococcus aureus activation of caspase 1/calpain signaling mediates invasion through human keratinocytes. J Infect Dis. 2012;205(10):1571-9.

[18] Chua KY, Monk IR, Lin YH, Seemann T, Tuck KL, Porter JL, et al. Hyperexpression of alpha-hemolysin explains enhanced virulence of sequence type 93 community-associated methicillin-resistant Staphylococcus aureus. BMC Microbiol. 2014;14:31.

[19] Mocca CP, Brady RA, Burns DL. Role of antibodies in protection elicited by active vaccination with genetically inactivated alpha hemolysin in a mouse model of staphylococcus aureus skin and soft tissue infections. Clin Vaccine Immunol. 2014;21(5):622-7.

[20] Berlon NR, Qi R, Sharma-Kuinkel BK, Joo HS, Park LP, George D, et al. Clinical MRSA isolates from skin and soft tissue infections show increased in vitro production of phenol soluble modulins. J Infect. 2015;71(4):447-57.

[21] Proctor RA, Kriegeskorte A, Kahl BC, Becker K, Löffler B, Peters G, et al. Staphylococcus aureus Small Colony Variants (SCVs): a road map for the metabolic pathways involved in persistent infections. Front Cell Infect Microbiol. 2014;4:99.

[22] Kalinka J, Hachmeister M, Geraci J, Sordelli D, Hansen U, Niemann S, et al. Staphylococcus aureus isolates from chronic osteomyelitis are characterized by high host cell invasion and intracellular adaptation, but still induce inflammation. Int J Med Microbiol. 2014;304(8):1038-49.

[23] Kahl BC, Becker K, Loffler B. Clinical significance and pathogenesis of Staphylococcal small colony variants in persistent infections. Clin Microbiol Rev. 2016;29(2):401-27.

[24] Tong SY, Davis JS, Eichenberger E, Holland TL, Fowler VG Jr. Staphylococcus aureus infections: epidemiology, pathophysiology, clinical manifestations, and management. Clin Microbiol Rev. 2015;28(3):603-61.

[25] Becker K, Heilmann C, Peters G. Coagulase-negative staphylococci. Clin Microbiol Rev. 2014;27(4):870-926.

[26] Aragón-Sánchez J, Lázaro-Martínez JL, Hernández-Herrero MJ, Quintana-Marrero Y, Cabrera-Galván JJ. Clinical significance of the isolation of Staphylococcus epidermidis from bone biopsy in diabetic foot osteomyelitis. Diabet Foot Ankle. 2010;1:5418. https://doi. org/10.3402/dfa.v1i0.5418.

[27] Walker MJ, Barnett TC, McArthur JD, Cole JN, Gillen CM, Henningham A, et al. Disease manifestations and pathogenic mechanisms of Group A Streptococcus. Clin Microbiol Rev. 2014;27(2):264-301.

[28] Goldufsky J, Wood SJ, Jayaraman V, Majdobeh O, Chen L, Qin S, et al. Pseudomonas aeruginosa uses T3SS to inhibit diabetic wound healing. Wound Repair Regen. 2015;23(4):557-64.

[29] Shanmugam P, Jeya M, Susan SL. The bacteriology of diabetic foot ulcers, with a special reference to multidrug resistant strains. J Clin Diagn Res. 2013;7(3):441-5.

[30] Camargo JF, Simkins J, Beduschi T, Tekin A, Aragon L, Pérez-Cardona A, et al. Successful treatment of carbapenemase-producing pandrug-resistant Klebsiella pneumoniae bacteremia. Antimicrob Agents Chemother. 2015;59(10):5903-8.

[31] Zowawi HM, Forde BM, Alfaresi M, Alzarouni A, Farahat Y, Chong TM, et al. Stepwise evolution of pandrug-resistance in Klebsiella pneumoniae. Sci Rep. 2015;5:15082. https:// doi.org/10.1038/srep15082.

[32] Kalan L, Loesche M, Hodkinson BP, Heilmann K, Ruthel G, Gardner SE, et al. Redefining the chronic-wound microbiome: fungal communities are prevalent, dynamic, and associated with delayed healing. mBio. 2016;7(5). pii: e01058-16. https://doi.org/10.1128/mBio.01058-16.

[33] Charles PG, Uçkay I, Kressmann B, Emonet S, Lipsky BA. The role of anaerobes in diabetic foot infections. Anaerobe. 2015;34:8-13.

[34] Malone M, Bowling FL, Gannass A, Jude EB, Boulton AJ. Deep wound cultures correlate well with bone biopsy culture in diabetic foot osteomyelitis. Diabetes Metab Res Rev. 2013;29(7):546-50.

[35] Huang Y, Cao Y, Zou M, Luo X, Ya J, Xue Y, et al. A comparison of tissue versus swab culturing of infected diabetic foot wounds. Int J Endocrinol. 2016;2016.

[36] Zuluaga AF, Galvis W, Jaimes F, Vesga O. Lack of microbiological concordance between bone and non-bone specimens in chronic osteomyelitis: an observational study. BMC Infect Dis. 2002;2:8.

[37] PHE. UK Standards for Microbiology Investigations Investigation of bone and soft tissue associated with osteomyelitis. London: PHE; 2015.

[38] PHE. UK Standards for Microbiology Investigations Investigation of swabs from skin and superficial soft tissue infections. London: Piblic Health England; 2014., updated 2016.

[39] Elliott E, Brink AJ, van Greune J, Els Z, Woodford N, Turton J, et al. In vivo development of ertapenem resistance in a patient with pneumonia caused by Klebsiella pneumoniae with an extended-spectrum beta-lactamase. Clin Infect Dis. 2006;42(11):e95-8.

[40] Lin YT, Huang YW, Huang HH, Yang TC, Wang FD. Fung CP. In vivo evolution of tigecycline-non-susceptible Klebsiella pneumoniae strains in patients: relationship between virulence and resistance. Int J Antimicrob Agents. 2016;48(5):485-91.

[41] Holmes AH, Moore LS, Sundsfjord A, Steinbakk M, Regmi S, Karkey A, et al. Understanding the mechanisms and drivers of antimicrobial resistance. Lancet. 2016;387(10014): 176-87.

[42] Sibley CD, Peirano G, Church DL. Molecular methods for pathogen and microbial community detection and characterization: current and potential application in diagnostic microbiology. Infect Genet Evol. 2012;12(3):505-21.

[43] Ursell LK, Metcalf JL, Parfrey LW, Knight R. Defining the human microbiome. Nutr Rev. 2012;70(Suppl 1):S38-44.

[44] Lipsky BA, Aragón-Sánchez J, Diggle M, Embil J, Kono S, Lavery L, et al. IWGDF guidance on the diagnosis and management of foot infections in persons with diabetes. Diabetes Metab Res Rev. 2016;32(Suppl 1):45-74.

[45] Malhotra R, Chan CS, Nather A. Osteomyelitis in the diabetic foot. Diabet Foot Ankle. 2014;5(1):24445.

[46] Lazaro-Martinez JL, Aragon-Sanchez J, Garcia-Morales E. Antibiotics versus conservative surgery for treating diabetic foot osteomyelitis: a randomized comparative trial. Diabetes Care. 2014;37(3):789-95.

[47] Tone A, Nguyen S, Devemy F, Topolinski H, Valette M, Cazaubiel M, et al. Six-week versus twelve-week antibiotic therapy for nonsurgically treated diabetic foot osteomyelitis: a multicenter open-label controlled randomized study. Diabetes Care. 2015;38(2):302-7. https://doi.org/10.2337/ dc14-1514. Epub 2014 Nov 20

[48] World Health Organisation, ed. Global action plan on antimicrobial resistance 2015.

[49] House TW, editor. National Strategy for combating antibiotic resistance bacteria. Washington; 2014.

[50] Department of Health UK Five Year Antimicrobial Resistance Strategy 2013 to 2018, London.

[51] Chowdhary A, Anil Kumar V, Sharma C, Prakash A, Agarwal K, Babu R, et al. Multidrugresistant endemic clonal strain of Candida auris in India. Eur J Clin Microbiol Infect Dis. 2014;33(6):919-26.

[52] ESPAUR SSTF Implementation Subgroup. Start smart— then focus antimicrobial stewardship toolkit for English hospitals. London, England: Public Health; 2015.

[53] Wukich DK, Armstrong DG, Attinger CE, Boulton AJ, Burns PR, Frykberg RG, et al. Inpatient management of diabetic foot disorders: a clinical guide. Diabetes Care. 2013;36(9):2862-71.

[54] Lipsky BA, Dryden M, Gottrup F, Nathwani D, Seaton RA, Stryja J. Antimicrobial stewardship in wound care: a Position Paper from the British Society for Antimicrobial Chemotherapy and European Wound Management Association. J Antimicrob Chemother. 2016;71(11):3026-35.

第 32 章　感染的表现

Presentation of Infection

Michael E. Edmonds　Elizabeth Pendry　Ian Alejandro　Ines Reichert　著

所有护理糖尿病患者的医护人员都应该明白，感染是糖尿病足的最大威胁之一，尚未控制的感染是糖尿病患者组织损毁的主要因素，尤其是下肢。然而，如果感染能够早期诊断并积极治疗，这种组织破坏是可以预防的。这对护理糖尿病患者的医护人员来说是一个巨大的挑战。

本章将讨论感染的影响、糖尿病患者感染的易感性、感染的表现。

一、感染的影响

糖尿病足极易受感染，而且感染会迅速扩散，导致严重的组织破坏，可能导致截肢。在美国，糖尿病足部感染是糖尿病患者入院的最常见原因之一，占所有入院人数的 20%[1]。糖尿病足感染患者的再入院率约为 40%，近 1/6 的患者在感染后 1 年内死亡 [2]。

二、感染的倾向性

神经病变和缺血是糖尿病患者下肢的两种主要病理变化，会导致第三种病理变化，即感染。感染也是神经病变足和夏科足的重要并发症。此外，出现感染的糖尿病患者通常有外周动脉疾病，感染和缺血可导致高截肢率。

Eurodiale 研究表明，外周动脉疾病和糖尿病缺血性足感染之间存在显著的相互作用。一个由 14 个欧洲中心组成的联合体开展了一项前瞻性数据收集研究，对糖尿病足溃疡患者进行随访直至痊愈。对 1229 例糖尿病患者和 1 例新的足部溃疡患者进行了数据收集 [3]。在 1 年的随访中，1088 例患者中有 77% 痊愈，5% 接受了重大截肢手术，6% 死亡，11% 仍未痊愈。根据外周动脉疾病和感染的同时存在与否对患者进行分类后，发现同时具有外周动脉疾病和感染患者的预后非常差 [4]。因此，缺血加感染对糖尿病足愈合和大截肢都有重大影响，并表明外周动脉疾病和感染之间存在显著的相互作用。

潜在的感染易感性由免疫性疾病引起，免疫性疾病导致局部和全身对感染的反应降低。免疫功能最重要的是活化的中性粒细胞微生物作用，这取决于几种氧衍生自由基的产生。这些有毒物质（包括超氧阴离子）是在趋化和吞噬后激活的呼吸爆发过程中形成的。在糖尿病患者中，尤其是控制不佳的患者，中性粒细胞趋化性、吞噬作用、超氧化物生成、呼吸爆发活动和细胞内杀伤方面存在缺陷 [5]。控制较差的糖尿病患者的中性粒细胞吞噬作用显著降低，杀微生物率的提高与高血糖的纠正直接相关 [6]。由于神经病变和下肢血供减少，局部感染征兆通常会明显减少或消失。此外，糖尿病患者对感染的全身反应减弱。这表现为感染后中性粒细胞没有增多，也没有出现发热 [7]。只有 50% 的严重感染会导致发热或白细胞增多症，甚至在重症感染中，白细胞计数和体温也可能正常。

糖尿病患者早期诊断感染很重要。感染的典型症状和体征通常不存在，因为它们的表达依赖于完整的周围神经系统。必须进行细致的检查，以发现感染的细微症状和体征。所有护理糖尿病足患者的人员都应该理解这一点，并重视神经性病变如何使感染的诊断变得困难。

三、感染的表现

每一位患有足部溃疡的糖尿病患者都应评估是否存在感染。最常见的表现是蜂窝织炎，它被定义为皮肤和皮下组织的感染，表现为发红或红斑。

临床上，糖尿病足感染可分为三个不同阶段。

- 溃疡本身感染，也称局部感染，即蜂窝织炎范围距离溃疡2cm内。
- 蜂窝织炎感染范围距离溃疡超过2cm，称扩散感染。
- 感染延伸到皮下组织，如筋膜、骨骼和关节，称为深部组织感染。

这些感染阶段可在神经性足、夏科足和缺血性足中识别。每一个表现都可能并发骨髓炎。在清除坏死组织后，应正确评估感染的严重程度、感染的范围和深度，以及是否存在全身症状。

所有有感染临床症状的患者都应进行足部X线检查，查看是否有以下情况。

- 骨髓炎。
- 深部组织中的气体。
- 异物。

在临床评估和X线检查后，通常可以准确诊断感染，进一步调查也是很必要的。灰阶超声可能有助于对软组织感染和液体聚集进行显像，磁共振成像可能有助于检测感染的解剖位置和范围。

（一）局部溃疡感染

这是指溃疡基底和周围皮肤的感染，可能表现为流脓和周围红斑。溃疡感染的局部症状包括以下情况。

- 流脓。
- 难闻的气味。
- 溃疡疼痛。
- 溃疡窦道形成。
- 边缘破坏。
- 骨骼或肌腱外露。

然而，红、热、痛和功能丧失这些感染的典型特征可能并不能观察到。所有糖尿病患者都应寻求早期预警症状，尤其是那些皮肤有破损的患者。溃疡的基底部可能会从健康的粉红色肉芽变为黄色或灰色组织，并变得潮湿（图32-1）。

潮湿、绿色或黄色的腐肉表明已经发生感染。与神经性缺血性溃疡相关的疼痛可能是由缺血本身或感染所致。疼痛程度取决于伴随神经病变的严重程度。溃疡周围水肿通常提示感染，但可能与缺血有关。周围组织的广泛发红也表明感染，尤其是出现水肿和流脓。

1. 压痛

这应该通过轻轻触诊即可引起疼痛，可能是由于感染或缺血。

2. 气味

任何与溃疡相关的气味都暗示感染。

（二）扩散感染

在这一阶段，细菌入侵已经发展到距离溃疡至少2cm处出现传播感染的迹象，如弥漫性红斑

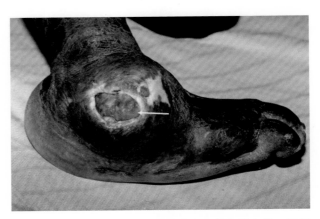

▲ 图32-1 夏科足合并溃疡区域出现黄色渗出物，提示感染（箭）

（图 32-2）、水肿、淋巴管炎（图 32-3）和淋巴结炎等局部感染迹象。当足部出现广泛的蜂窝织炎时，可能会出现全身症状和体征，尽管糖尿病患者对感染的全身反应通常会降低。感染的入口可能是鸡眼、胼胝、水疱、裂缝或任何其他皮肤破裂。穿刺伤口可能并发蜂窝织炎。细菌在穿刺伤口的底部接种，然后返回皮肤表面，感染最终表现为蜂窝织炎。

需要注意的是，在有色人种（如非洲 - 加勒比）的足，蜂窝织炎很难被发现，但与另一只足仔细比较可能会显示出黄褐色。在神经性缺血性足中，很难区分蜂窝织炎红斑和缺血红斑。然而，缺血性红斑通常与足冷有关，尽管并不总是如此。而炎症红斑是温暖的，不受体位的影响。红斑也发生在包括昆虫叮咬在内的创伤反应中。足的红斑性炎症也可能出现在湿疹中，其特征是结痂和结垢。这在蜂窝织炎中不可见。

（三）深部组织的感染

这是指广泛的深部软组织感染并发溃疡。在存在神经病变的情况下，疼痛和跳动可能无法察

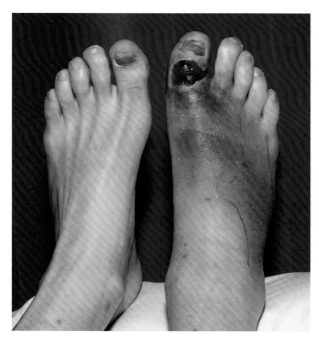

▲ 图 32-2 感染的右第 1 足趾出现弥漫性红斑，线条划分出蜂窝织炎的范围

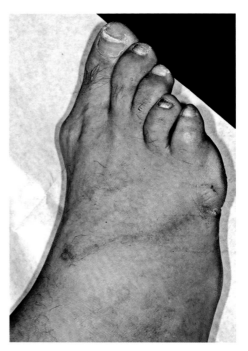

▲ 图 32-3 由于足外侧皮肤破裂，淋巴管炎（红线）蔓延至足背

觉，但如果存在，这是一个危险信号，表明组织内存在严重感染。触诊到波动，提示脓肿形成，但典型的脓肿在糖尿病足中很少见，因为白细胞功能差，不能对感染定位。许多从业者没有意识到这一点，并认为脓肿形成出现波动感是手术的唯一适应证。然而，手术适用于溃疡和周围皮下组织产生的广泛的腐肉形成，这些腐肉最终液化和解体，需要通过手术清创清除（图 32-4）。

严重感染还可表现为软组织供氧不足引起的蓝紫色（图 32-5）。这是由感染代谢需求增加和皮肤血流量减少所致。蓝色变色可发生在神经性病变足或缺血性病变足，尤其是足趾，缺血性足归因于大血管疾病导致的缺血恶化。严重感染引发感染性血管炎，可导致大疱形成和湿性坏疽（图 32-6）。在严重的感染病例中，皮肤的蓝紫色变色通常表现为紫色水疱，表明皮下坏死。革兰阴性菌和厌氧菌的严重皮下感染会产生气体，可触及捻发音，在 X 线片上可看到（图 32-7）。在

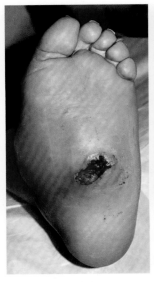
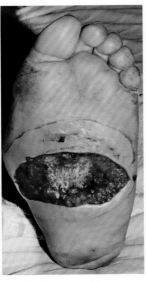

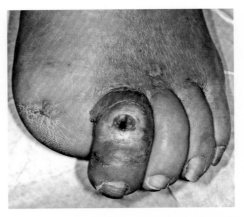

▲ 图 32-5 第 2 足趾远端因感染合并足趾背侧溃疡而出现发紫

▲ 图 32-4 摇椅畸形底部溃疡和坏死，周围皮下组织脱落，手术清创后外观

极端情况下，组织广泛破坏，形成大疱，表明坏死性筋膜炎（图 32-8）。

这一阶段也可能与菌血症有关，患者表现为低血压和器官衰竭。然而，在许多严重的糖尿病足感染中，全身体征和症状通常不明显[7]。

（四）全身感染

感染的所有阶段，局部、扩散和深层组织也可能与菌血症相关，导致全身感染症状。全身感染的症状包括嗜睡、颤抖、心动过速、体温降低（＜35℃）或体温升高（＞37℃）、低血压。体温升高到37℃以上对糖尿病患者来说是非常重要

的。然而，在许多严重的糖尿病足感染中，全身症状和体征往往不明显。当发热时，通常意味着严重的感染已经进入足部深处。在因晚期感染住院的患者中，只有12%～35%的患者有明显发热，只有50%的严重蜂窝织炎会引起发热或白细胞增多。血清CRP是全身感染的一个更可靠的指标，尽管它反映了过去24h内的全身炎症活动，并且可能不能反映采血时炎症的真实程度。然而，血清CRP是感染和组织破坏程度的良好指标。CRP水平高于200mmol/L通常表明需要手术清创。治疗期间其水平的随后下降是感染消退的有用指示。

（五）骨髓炎

骨髓炎可并发于使上述任何感染表现[8]。通

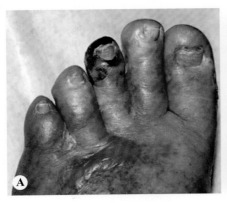
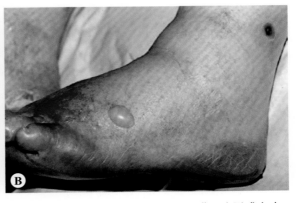

▲ 图 32-6 A. 严重感染合并大疱继发的湿性足趾坏死；B. 同一只足的侧面，进一步形成大疱

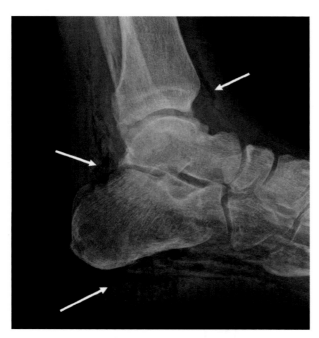

▲ 图 32-7　后足软组织中的大量气体（箭）

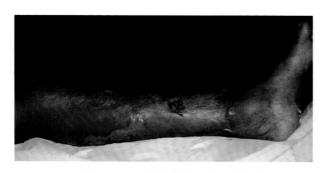

▲ 图 32-8　坏死性筋膜炎伴大疱形成

常与溃疡相关的感染可导致骨髓炎。当无菌探针插入溃疡底部深入骨时，临床上可能怀疑骨髓炎。这可能发生在表面清洁、未感染的溃疡中，但骨髓炎仍需怀疑。

探查发现以下情况。

- 探及破坏的边缘，探子可以从溃疡处穿过。
- 探及窦道。当探头可以插入比溃疡床其他区域更深的位置，并可能触及腱或骨骼时，提示窦道形成。窦道可能不会立即显现，但可以通过探查溃疡区域来发现，这些区域与溃疡床的其余部分颜色不同。这些区域也可能不那么牢固和有弹性。

探查时，从业者应确定以下内容。

- 溃疡的深度和宽度。
- 任何窦的深度和方向。
- 探头是否触及骨骼。如果是，这表明骨髓炎。

以前人们认为探及骨质是骨髓炎诊断的有力证据，尤其是在已经存在严重肢体软组织感染的患者中。然而，在最近一项针对门诊糖尿病患者人群的研究中，只有 12% 的糖尿病足部伤口发现骨髓炎。然而，得出的结论是，阴性检测可以排除骨髓炎的诊断[9]。

足趾的慢性骨髓炎具有肿胀、发红、香肠状外观。最常见的诊断方法是 X 线检查。然而，在最初阶段，X 线可能是正常的。皮质丢失、碎裂和骨质破坏是骨髓炎的 X 线征兆，但这些变化可能需要 10～14 天才能发生（图 32-9）。MRI 扫描可检测早期变化，并可显示骨水肿和脓肿。然而，夏科足也可能出现骨水肿。MRI、放射性标记的白细胞闪烁扫描［99mTc 六甲基丙烯胺肟（hexamethyl propylene amine oxime，HMPAO）或 111In-oxine］和［18F］氟脱氧葡萄糖正电子发射断层显像（18F-FDG-PET）/计算机断层扫描已用于检测骨髓炎[10]。各种模式具有相似的灵敏度，但 18F-FDG-PET 和 99mTc-HMPAO 标记的 WBC 闪烁成像具有最高的特异性。一个潜在关节感染的征兆是黏稠、"起泡"的滑膜液的排出，滑膜液是透

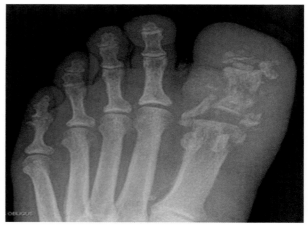

▲ 图 32-9　踇趾骨髓炎，远端趾骨破坏，近端趾骨碎裂

明的，有时带有淡黄色。

骨活检在确定骨髓炎的诊断、确定致病微生物、确定这些微生物的抗生素敏感性方面可能有价值。骨髓炎可通过阳性骨培养或骨活检证实，显示骨死亡、炎症和修复。如果无法进行骨活检，则应根据临床和放射学进行诊断。白细胞增多症是糖尿病患者足部急性骨髓炎的不良指标。只有50%的骨髓炎发作会导致发热或白细胞增多[7]。

结论

所有护理糖尿病患者的医护人员都应该明白，感染是糖尿病患者身体组织的最大破坏者之一。然而，如果早期诊断感染并积极治疗，则可以防止这种组织破坏。由于神经病变，感染的典型特征可能不存在。尽管如此，了解感染的表现并尽早做出感染诊断非常重要。

参考文献

[1] Frykberg RG, Wittmayer B, Zgonis T. Surgical management of diabetic foot infections and osteomyelitis. Clin Podiatr Med Surg. 2007;24:469-82.

[2] Fincke BG, Miller DR, Turpin R. A classification of diabetic foot infections using ICD-9-CM codes: application to a large computerized medical database. BMC Health Serv Res. 2010;10:192.

[3] Prompers L, Huijberts M, Apelqvist J, Jude E, Piaggesi A, Bakker K, et al. High prevalence of ischaemia, infection and serious comorbidity in patients with diabetic foot disease in Europe. Baseline results from the Eurodiale study. Diabetologia. 2007 Jan;50(1):18-25.

[4] Prompers L, Schaper N, Apelqvist J, Jude E, Piaggesi A, Bakker K, et al. Outcomes and predictors of outcome in individuals with diabetic foot ulcers. Focus on the differences between individuals with and without peripheral arterial disease. Diabetologia. 2008;51(5):747-55.

[5] Turina M, Fry DE, Polk HC Jr. Acute hyperglycemia and the innate immune system: clinical, cellular, and molecular aspects. Crit Care Med. 2005;33(7):1624-33.

[6] Bagdade JD, Root RK, Bulger RJ. Impaired leukocyte function in patients with poorly controlled diabetes. Diabetes. 1974;23:9-15.

[7] Armstrong DG, Lavery LA, Sariaya M, Ashry HJ. Leukocytosis is a poor indicator of acute osteomyelitis of the foot in diabetes mellitus. Foot Ankle Surg. 1996;35(4):280-3.

[8] Aragón-Sánchez J. Clinical-pathological characterization of diabetic foot infections: grading the severity of osteomyelitis. Int J Low Extrem Wounds. 2012;11(2):107-12.

[9] Lavery LA, Armstrong DG, Peters EJ, Lipsky BA. Probe-to-bone test for diagnosing diabetic foot osteomyelitis: reliable or relic? Diabetes Care. 2007;30(2):270-4.

[10] Lauri C, Tamminga M, Glaudemans AWJM, Juárez Orozco LE, Erba PA, Jutte PC, et al. Detection of osteomyelitis in the diabetic foot by imaging techniques: a systematic review and meta-analysis comparing MRI white blood cell scintigraphy, and FDG-PET. Diabetes Care. 2017;40(8):1111-20. https://doi.org/10.2337/dc17-0532.

第33章　骨髓炎
Osteomyelitis

Jessica Abrantes-Figueiredo　　Jehan Feroz Chowdhury　　Chris Adusei Manu　　David Banach　　著

据估计，在糖尿病患者中高达 25% 的患者在一生中会发生足部溃疡[1]。在患有糖尿病足溃疡的患者中，高达 60% 的人会继发感染，使溃疡治疗更为复杂，也增加了骨髓炎发生和截肢的风险[2, 3]。足部和足踝骨髓炎的发病率有所增加，部分原因是糖尿病和周围血管疾病等易感疾病的增加。敏感成像测试（如磁共振成像和骨扫描成像）的可行性和使用量的增加也提高了诊断准确性。糖尿病足骨髓炎与非糖尿病患者足骨髓炎的表现非常不同。糖尿病足是特殊的，因为在这一疾病过程中，三种大的病理现象结合在一起，神经病变、局部缺血和免疫机制的结合可能带来重大挑战。它使自然和慢性进展的糖尿病足骨髓炎加速进展。本章的目的是概述病理生理学、诊断和治疗。

一、病理生理学

骨髓炎是一种骨感染，疾病进展时，会导致骨破坏[4]。在糖尿病足感染患者中，骨髓炎通常由溃疡、术后伤口感染或受污染的开放性骨折中皮肤和软组织的感染连续扩散引起（图 33-1）。导致糖尿病足骨髓炎的细菌的血行播散相对少见。

在连续性骨髓炎中，细菌可以通过直接接种或从与骨骼相邻的受污染软组织延伸到骨骼来进入骨骼[5]。异物、创伤、深部压疮和缺血都可能

导致糖尿病足骨髓炎。图 33-2 描述了一例右足跟糖尿病足溃疡患者。在糖尿病或周围血管疾病患者中，由于连续感染病灶引起的骨髓炎通常与血管功能不全相关，在周围神经病变的情况下可能会被忽视[5]。急性骨髓炎，特别是如果治疗不当，可能发展为慢性感染。在慢性骨髓炎的情况下，死骨很常见[4]。患有慢性骨髓炎的患者也有慢性骨丢失和总合（反应性骨包埋骨）。

糖尿病足骨髓炎的发病机制涉及几个因素。需要考虑的重要因素是致病生物体、骨的位置和血管状态，以及宿主是否免疫受损[6]。骨髓炎最常见的致病菌是金黄色葡萄球菌。这种生物是连续性和血源性骨髓炎的原因，并产生许多细胞相关和细胞外毒性因子，进而导致骨破坏。这种破坏通过蛋白水解活性、抵抗宿主防御机制和促进细菌黏附来实现[6]。其他常见的细菌包括厌氧菌、

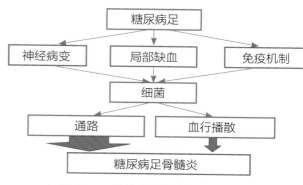

▲ 图 33-1　糖尿病足骨髓炎的病理生理学

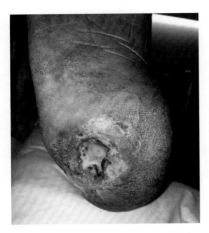

▲ 图 33-2 右足跟糖尿病足溃疡

革兰阴性肠道微生物和链球菌[7]。

由于正常、健康的骨骼对感染具有高度抵抗力，在骨髓炎的病例中发现大量细菌负荷[8]。黏附蛋白是一种促进细菌附着在骨骼上并形成生物膜的蛋白质，生物膜保护细菌免受抗菌药物的侵害[4, 6]。宿主的免疫反应也会导致骨骼破坏。细胞因子具有溶骨特性，吞噬细胞还产生蛋白水解酶和有毒氧自由基，它们可以破坏宿主细胞。这种炎症会导致骨内压力增加，从而限制血液流动，并可能导致骨坏死。而形成的死骨，更容易附着生物膜[9]。具体而言，IL-1β 是一种促炎细胞因子，在骨髓炎的骨破坏中起作用[10]。此外，外周动脉疾病中出现的慢性血流不良也使抗菌药物更难有效[9]。

骨髓炎在足部非常常见，当患者出现 2cm 或更大的溃疡，或者溃疡中显露骨骼或关节时，其发展风险增加[11]。前足是最常见的部位，高达90% 的病例涉及足部承重骨（第 1 跖骨头、跟骨和第 5 跖骨头）。中足和后足约占感染的 10%[12]。

免疫受损的患者患骨髓炎的风险更高，这可能与更浅层次的感染免疫反应不足有关。

二、组织学表现

急性骨髓炎中可见的组织病理学体征包括急性炎性细胞水肿、小血管血栓形成和血管充血[6]。最初，在早期疾病中，感染扩展到骨骼周围的软组织，因此骨骼的血管供应减少[6]。如果形成了被缺血和坏死组织包围的死骨，细菌很难单独通过抗菌治疗根除。急性和慢性骨髓炎具有相似的组织学图片[6]。慢性骨髓炎包括坏死骨、新骨的形成，以及大量淋巴细胞、组织细胞和一些浆细胞的渗出物。骨髓炎也以组织坏死为特征。死骨表面的肉芽组织被吸收，肉芽组织可完全破坏骨骼，并在该区域形成空洞[6]。局限性骨髓炎中的小梁骨通常被吸收，通常死亡的皮质骨的一部分从健康的残余骨中分离出来，形成死骨。

在骨髓炎中，也有新的骨形成，可以在死骨周围形成，尽管其质量可能很差。它是不规则的，通常骨质疏松，并且可能有穿孔区域，那里可能有脓液[6]。即使在去除了死骨后，仍可能存在一个空腔，该空腔可以填充纤维组织，并通过窦道与皮肤连接。

三、诊断测试

糖尿病足骨髓炎的诊断可能很困难。医生应高度怀疑慢性非愈合性溃疡中潜在的骨髓炎，其血管供应不良覆盖在骨突起上[13]。没有一种测试可以单独诊断，而是结合实验室测试、影像学、骨活检及培养，可以在适当的病史和临床检查中诊断骨髓炎。

（一）实验室测试

在目前可用的实验室测试中，红细胞沉降率（ESR）似乎对诊断骨髓炎最有用[13-15]。在疑似糖尿病足感染的患者中，ESR≥70mm/h 诊断骨髓炎的敏感性为 83%～89%，特异性为77%～100%[14, 16]。结合溃疡深度和 C 反应蛋白或 ESR 等测试，已证明可将骨髓炎诊断的敏感性提高至 100%[17]。降钙素原（procalcitonin，PCT）水平在骨髓炎诊断中的应用也进行了研究，一项研究报道灵敏度和特异性分别为 81% 和 71%[18]。PCT 水平的作用尚不清楚，因为另一项研究发现，在帮助区分骨髓炎和软组织感染方面，PCT水平没有统计学差异[19]。另外一个常见测试是血清白细胞计数；然而，这通常是没有帮助的，因为几乎一半的骨感染患者会出现这种情况[15]。血糖监测非常重要，因为高血糖会增加接受手术的糖尿病患者的并发症风险和死亡率[20]。一研究发现，在糖尿病足骨髓炎患者中，截肢的一个预测因素是围术期高血糖[21]。

（二）骨探针试验

骨探针（probe to bone，PTB）试验是诊断骨髓炎的常用临床试验，尤其是在糖尿病足溃疡和疑似感染的情况下。考虑到糖尿病足骨髓炎的病因通常是通过周围组织的连续传播，细菌很容易进入骨骼。因此，PTB试验表明，如果探针可以到达骨骼，细菌也可以到达[22]。在进行PTB试验时使用无菌钝金属手术探头，如果在表面上移动探头时触摸到坚硬表面有磨削感，则认为该探头为阳性。尽管先前有关于PTB试验的小型文献综述，但其适用性受到质疑，尤其是在骨髓炎预试验概率较低的情况下[23, 24]。最近进行了一项系统综述，以帮助描述PTB试验在检测糖尿病足骨髓炎中的诊断准确性。该综述发现，PTB试验的合并敏感性和特异性分别为87%和83%[22]。在高风险患者中，PTB试验可支持糖尿病足骨髓炎的诊断，同时排除低风险患者的骨髓炎。

（三）骨活检

微生物培养和组织病理学骨检查相结合被认为是诊断骨髓炎的金标准[25-27]。对从手术获得的骨骼中培养的生物体进行病原菌鉴定和抗生素敏感性测试有助于指导抗生素治疗。浅层培养物通常是无用的，因为它们通常会生长许多与深层骨培养物无关的微生物[28]。当比较骨培养和伤口表面培养时，发现不到50%的一致性[29]。并非所有患者都可以进行手术骨培养。抗凝血药的使用、严重缺血或非常小的骨受累是可能无法获得手术骨标本的临床原因的一些例子。在获得用于微生物培养的骨样本之前接受抗生素治疗可能会降低从样本中生长生物的能力。在获得用于微生物培养的手术骨样本之前，如果可行，应保留或停用抗生素，以帮助培养产量最大化[30, 31]。骨活检对接受广泛清创术或截肢的患者可能不太有用。然而，当进行手术切除和（或）截肢时，应获取近端边缘进行培养，并根据组织病理学评估残余感染骨。

四、成像

（一）普通射线照相术

X线成像对糖尿病足骨髓炎的诊断具有重要意义。美国传染病学会和英国NICE都建议将X线片作为所有糖尿病足溃疡的初步评估[26, 32]。X线片有助于识别异物、动脉钙化和骨畸形的存在[33]。X线片显示骨髓炎的一些关键特征，包括骨膜隆起、骨质侵蚀、骨髓透射线和新生骨形成，通常周围有软组织肿胀[13]。骨矿物质含量的显著损失为30%～50%，这对于在X线片上产生可见变化是必要的[34]。文献中报道了广泛的放射照相灵敏度和特异性。27例疑似足部感染的糖尿病患者中的一项研究报道，诊断骨髓炎的敏感性和特异性分别为22%和94%[35]。英国NICE指南进行了一项重要的文献综述，发现在已发表的研究中，X线片的敏感性为22%～75%，特异性为17%～94%[32]。随着时间的推移，足部连续成像可能比单个图像更可能预测骨髓炎的存在。X线特异性差可能是由于难以区分继发于夏科神经性骨关节病的骨质破坏患者[13]。图33-3显示了疑似第2足趾骨髓炎的糖尿病患者的右足X线。表33-1说明了所选研究中诊断糖尿病足感染骨髓炎的各种成像技术的敏感性和特异性。

在目前可用于帮助诊断骨髓炎的成像技术中，钆对比磁共振成像（MRI）通常被认为是最理想的。在29例疑似足部感染的糖尿病患者中进行的一项研究发现，MRI在诊断骨髓炎方面具有100%的敏感性和63%的特异性[36]。在最近一项评估MRI诊断足部骨髓炎的Meta分析中，绝大多数患者为糖尿病患者，汇总敏感性为77%～100%，汇总特异性为40%～100%[33]。MRI上骨髓炎的一些特征包括T_1加权图像上的低焦点信号强度和T_2加权图像上高焦点信号[13]。MRI扫描能够准确地勾勒出炎症的程度，并更准

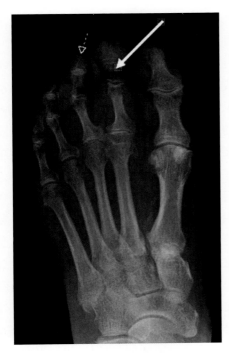

▲ 图 33-3　右足 X 线显示第 2 趾中趾骨破坏（实箭）和远端第 3 趾可能的皮质侵蚀（虚箭）

确地确定足部的解剖位置，这与放射性核素骨扫描相比是一个显著的优势。不幸的是，由于可用性或患者禁忌证，MRI 并不是在所有情况下均可使用。当 MRI 不可用时，基于 IDSA 指南的替代方法包括放射性核素骨扫描和标记白细胞扫描[26]。IDSA 不推荐任何其他类型的核医学成像。

英国 NICE 指南建议在 MRI 不可用或禁忌时单独使用标记的白细胞扫描，并建议不要使用其他核医学扫描[32]。图 33-4 为右足 MRI，显示患有潜在糖尿病足溃疡患者的跟骨骨髓炎证据。

（二）核医学

有几种核医学技术可用于诊断糖尿病足感染。其中，核素骨扫描技术，通常使用 ^{99m}Tc 亚甲基二磷酸进行，骨局部强度异常增加的发现提示骨髓炎[23]。一项研究发现，锝骨扫描的敏感性和特异性均为 50%[35]。最近的一项研究结合了标记白细胞扫描和锝骨扫描，报道的敏感性和特异性分别为 91% 和 67%[37]。因此，骨扫描在阴性时更有用，因为它可以可靠地排除骨髓炎；然而，当与标记的白细胞扫描结合使用时，敏感性和特异性似乎增加。

五、治疗

糖尿病足骨髓炎的治疗方法多种多样。最常用的是内外科联合方法，尽管在某些情况下，单用手术治疗（通常是截肢）是可以治愈的，而某些情况下单用药物治疗，也是可以治愈的。对于糖尿病足软组织感染或骨髓炎的最佳抗生素渗透途径或治疗持续时间，几乎没有数据支持临床决策[13, 26, 27, 38]。最初的抗生素治疗方案通常包括经验性广谱静脉抗生素治疗，尤其是在严重感染

表 33-1　诊断糖尿病足感染骨髓炎的选定研究中各种成像方式的敏感性和特异性

研究（年）	影像方法	样本量	敏感性（%）	特异性（%）
Croll 等[35]（1996）	X 线	27	22	94
	MRI	27	89	100
	锝骨扫描	22	50	50
	铟白细胞扫描	19	33	69
Ertugrul 等[37]（2006）	锝骨扫描与铟白细胞扫描	26	91	67
	MRI	28	78	60
Al-Khawari 等[36]（2005）	MRI	29	100	63

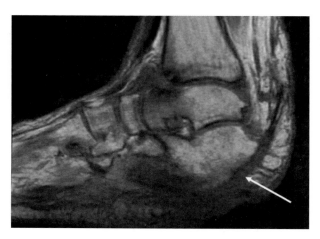

▲ 图 33-4　右足 MRI 对比显示，正常的暗 T_1 皮质丢失，沿着跟骨后侧和外侧的正常 T_1 亮骨髓脂肪消失（箭）

中。一旦微生物数据可用，大多数情况下的目标是根据培养和敏感性使用最窄谱的抗生素，并在适当和可行的情况下改用口服抗生素治疗[26]。

抗生素对糖尿病足感染部位的渗透是抗生素选择的一个重要方面。β- 内酰胺类抗生素（青霉素类、头孢菌素类和碳青霉烯类）已被证明能以高达血清中 20% 的水平穿透骨骼[39]。当非肠道给药时，这些抗生素达到高血清水平，因此绝对骨水平可能超过大多数生物体的最低抑制浓度（minimum inhibitory concentrations，MIC）。然而，由于血清浓度非常低，口服 β- 内酰胺制剂不太可能达到必要的骨浓度[39]。

一些口服生物利用度高的抗生素已被证明能实现充分的骨渗透。据报道，使用氟喹诺酮、利奈唑啉和甲氧苄啶时，口服生物利用度高，骨浓度约为血清的 50%[13, 38-41]。克林霉素还可靠地渗透到骨和坏死组织[13, 42, 43]。厌氧性骨髓炎的口服治疗选择是甲硝唑，因为它在骨骼中的浓度与血清中的浓度相似[39, 44]。

关于初步经验性抗生素治疗的决定取决于患者的具体情况，取决于可疑的生物体和感染的严重程度。最初的广谱经验疗法的一些例子包括厄他培南、左氧氟沙星、头孢曲松或氨苄青霉素 - 舒巴坦[26, 32, 39]。重要的是治疗革兰阳性球菌，特别是链球菌和葡萄球菌，因为它们是糖尿病足感

染和严重感染中最常见的病原体，因此考虑对革兰阴性菌进行经验性治疗[26, 32]。在某些个体中，如既往有抗甲氧西林金黄色葡萄球菌（MRSA）病史或当地 MRSA 流行率较高的个体，启动针对 MRSA 的积极治疗是合理的。具有抗 MRSA 活性的药物的一些实例包括万古霉素、利奈唑胺和达托霉素[26, 39]。在特殊情况下必须考虑抗假单胞菌治疗，但在许多情况下这通常是不必要的。在局部流行率高或足部经常接触水的地区，应立即考虑使用抗寄生虫疗法[26]。对 β- 内酰胺类和氟喹诺酮类耐药的多重耐药革兰阴性菌越来越受到关注，在为具有这些微生物风险因素的患者选择经验疗法时，应考虑这一点，包括之前使用广谱抗生素的治疗。

治疗持续时间

糖尿病足骨髓炎的最佳抗菌持续时间尚不清楚[27, 38, 39, 45]。在一项系统综述中，平均抗生素持续时间为 6～28 天[45]。清创或切除的程度会影响治疗的持续时间。积极的外科清创术和骨髓炎部位的近端截肢通常被认为足以考虑将治疗时间缩短至 2～5 天[26]。当感染的残留骨或无法进行手术切除时，治疗应包括至少 4 周的靶向静脉注射治疗或具有良好骨渗透性的高生物利用度口服抗生素[13, 26, 39]。迄今为止，没有任何测试证明与骨髓炎的长期解决相关。共识指南的结论是，以下反应提示骨髓炎得到控制：炎症标志物（尤其是 ESR）减少，伤口愈合，软组织感染的好转，以及提示愈合的影像学变化[26]。PCT 水平在长期随访期间可能不太有用，因为一项研究发现 PCT 值在大约 1 周内恢复到接近正常值[18]。

结论

在诊断糖尿病足骨髓炎时，需要高度的临床怀疑，这可以通过组织病理学、微生物培养和放射成像来支持。将检查结果与影像学研究结果和炎症标志物相结合将提高诊断骨髓炎的准确性和可靠性。个体化治疗方法是必要的，最好采用多学科方法。

参考文献

[1] Singh N, Armstrong DG, Lipsky BA. Preventing foot ulcers in patients with diabetes. JAMA. 2005;293(2):217-28.

[2] Boulton AJ, Vileikyte L, Ragnarson-Tennvall G, Apelqvist J. The global burden of diabetic foot disease. Lancet. 2005;366(9498):1719-24.

[3] Lavery LA, Armstrong DG, Wunderlich RP, Mohler MJ, Wendel CS, Lipsky BA. Risk factors for foot infections in individuals with diabetes. Diabetes Care. 2006;29(6):1288-93.

[4] Lew DP, Waldvogel FA. Osteomyelitis. Lancet. 2004, 364(9431):369-79.

[5] Fritz JM, McDonald JR. Osteomyelitis: approach to diagnosis and treatment. Phys Sportsmed. 2008;36(1):nihpa116823.

[6] Foster TJ, Hook M. Surface protein adhesins of Staphylococcus aureus. Trends Microbiol. 1998;6(12):484-8.

[7] Webb LX, Wagner W, Carroll D, Tyler H, Coldren F, Martin E, et al. Osteomyelitis and intraosteoblastic Staphylococcus aureus. J Surg Orthop Adv. 2007. Summer;16(2):73-8.

[8] Belmatoug N, Cremieux AC, Bleton R, Volk A, Saleh-Mghir A, Grossin M, et al. A new model of experimental prosthetic joint infection due to methicillin-resistant Staphylococcus aureus: a microbiologic, histopathologic, and magnetic resonance imaging characterization. J Infect Dis. 1996;174(2):414-7.

[9] Lew DP, Waldvogel FA. Osteomyelitis. N Engl J Med. 1997;336(14):999-1007.

[10] Lukens JR, Gross JM, Calabrese C, Iwakura Y, Lamkanfi M, Vogel P, et al. Critical role for inflammasome-independent IL-1beta production in osteomyelitis. Proc Natl Acad Sci U S A. 2014;111(3):1066-71.

[11] Newman LG, Waller J, Palestro CJ, Schwartz M, Klein MJ, Hermann G, et al. Unsuspected osteomyelitis in diabetic foot ulcers. Diagnosis and monitoring by leukocyte scanning with indium in 111 oxyquinoline. JAMA. 1991;266(9):1246-51.

[12] Nather A, Wong KL. Distal amputations for the diabetic foot. Diabet Foot Ankle. 2013;16(4) https://doi.org/10.3402/dfa.v4i0.21288. Print 2013.

[13] Peters EJ, Lipsky BA. Diagnosis and management of infection in the diabetic foot. Med Clin North Am. 2013;97(5):911-46.

[14] Kaleta JL, Fleischli JW, Reilly CH. The diagnosis of osteomyelitis in diabetes using erythrocyte sedimentation rate: a pilot study. J Am Podiatr Med Assoc. 2001;91(9):445-50.

[15] Armstrong DG, Lavery LA, Sariaya M, Ashry H. Leukocytosis is a poor indicator of acute osteomyelitis of the foot in diabetes mellitus. J Foot Ankle Surg. 1996;35(4):280-3.

[16] Ertugrul BM, Savk O, Ozturk B, Cobanoglu M, Oncu S, Sakarya S. The diagnosis of diabetic foot osteomyelitis: examination findings and laboratory values. Med Sci Monit.

2009;15(6):CR307-12.

[17] Fleischer AE, Didyk AA, Woods JB, Burns SE, Wrobel JS, Armstrong DG. Combined clinical and laboratory testing improves diagnostic accuracy for osteomyelitis in the diabetic foot. J Foot Ankle Surg. 2009;48(1):39-46.

[18] Michail M, Jude E, Liaskos C, Karamagiolis S, Makrilakis K, Dimitroulis D, et al. The performance of serum inflammatory markers for the diagnosis and follow-up of patients with osteomyelitis. Int J Low Extrem Wounds. 2013;12(2):94-9.

[19] Mutluoglu M, Uzun G, Ipcioglu OM, Sildiroglu O, Ozcan O, Turhan V, et al. Can procalcitonin predict bone infection in people with diabetes with infected foot ulcers? A pilot study. Diabetes Res Clin Pract. 2011;94(1):53-6.

[20] Clement S, Braithwaite SS, Magee MF, Ahmann A, Smith EP, Schafer RG, et al. Management of diabetes and hyperglycemia in hospitals. Diabetes Care. 2004;27(2):553-91.

[21] Aragon-Sanchez J, Lazaro-Martinez JL. Impact of perioperative glycaemia and glycated haemoglobin on the outcomes of the surgical treatment of diabetic foot osteomyelitis. Diabetes Res Clin Pract. 2011;94(3):e83-5.

[22] Lam K, van Asten SA, Nguyen T, La Fontaine J, Lavery LA. Diagnostic accuracy of probe to bone to detect osteomyelitis in the diabetic foot: a systematic review. Clin Infect Dis. 2016;63(7):944-8.

[23] Dinh MT, Abad CL, Safdar N. Diagnostic accuracy of the physical examination and imaging tests for osteomyelitis underlying diabetic foot ulcers: meta-analysis. Clin Infect Dis. 2008;47(4):519-27.

[24] Shone A, Burnside J, Chipchase S, Game F, Jeffcoate W. Probing the validity of the probe-to-bone test in the diagnosis of osteomyelitis of the foot in diabetes. Diabetes Care. 2006;29(4):945.

[25] Lipsky BA, Peters EJ, Senneville E, Berendt AR, Embil JM, Lavery LA, et al. Expert opinion on the management of infections in the diabetic foot. Diabetes Metab Res Rev. 2012;28(Suppl 1):163-78.

[26] Lipsky BA, Berendt AR, Cornia PB, Pile JC, Peters EJ, Armstrong DG, et al. 2012 Infectious Diseases Society of America clinical practice guideline for the diagnosis and treatment of diabetic foot infections. Clin Infect Dis. 2012;54(12):e132-73.

[27] Berendt AR, Peters EJ, Bakker K, Embil JM, Eneroth M, Hinchliffe RJ, et al. Diabetic foot osteomyelitis: a progress report on diagnosis and a systematic review of treatment. Diabetes Metab Res Rev. 2008;24(Suppl 1):S145-61.

[28] Senneville E, Morant H, Descamps D, Dekeyser S, Beltrand E, Singer B, et al. Needle puncture and transcutaneous bone biopsy cultures are inconsistent in patients with diabetes

and suspected osteomyelitis of the foot. Clin Infect Dis. 2009;48(7):888-93.

[29] Elamurugan TP, Jagdish S, Kate V, Chandra Parija S. Role of bone biopsy specimen culture in the management of diabetic foot osteomyelitis. Int J Surg. 2011;9(3):214-6.

[30] Slater RA, Lazarovitch T, Boldur I, Ramot Y, Buchs A, Weiss M, et al. Swab cultures accurately identify bacterial pathogens in diabetic foot wounds not involving bone. Diabet Med. 2004;21(7):705-9.

[31] Kessler L, Piemont Y, Ortega F, Lesens O, Boeri C, Averous C, et al. Comparison of microbiological results of needle puncture vs. superficial swab in infected diabetic foot ulcer with osteomyelitis. Diabet Med. 2006;23(1):99-102.

[32] National Institute for Health and Clinical Excellence. Diabetic foot problems: inpatient management of diabetic foot problems. (Clinical guideline 119.) 2011.

[33] Kapoor A, Page S, Lavalley M, Gale DR, Felson DT. Magnetic resonance imaging for diagnosing foot osteomyelitis: a meta-analysis. Arch Intern Med. 2007;167(2):125-32.

[34] Game FL. Osteomyelitis in the diabetic foot diagnosis and management. Med Clin North Am. 2013;97(5):947-56.

[35] Croll SD, Nicholas GG, Osborne MA, Wasser TE, Jones S. Role of magnetic resonance imaging in the diagnosis of osteomyelitis in diabetic foot infections. J Vasc Surg. 1996;24(2):266-70.

[36] Al-Khawari HA, Al-Saeed OM, Jumaa TH, Chishti F. Evaluating diabetic foot infection with magnetic resonance imaging: Kuwait experience. Med Princ Pract. 2005; 14(3): 165-72.

[37] Ertugrul MB, Baktiroglu S, Salman S, Unal S, Aksoy M, Berberoglu K, et al. The diagnosis of osteomyelitis of the foot in diabetes: microbiological examination vs. magnetic resonance imaging and labelled leucocyte scanning. Diabet Med. 2006;23(6):649-53.

[38] Lazzarini L, Lipsky BA, Mader JT. Antibiotic treatment of osteomyelitis: what have we learned from 30 years of clinical trials? Int J Infect Dis. 2005;9(3):127-38.

[39] Spellberg B, Lipsky BA. Systemic antibiotic therapy for chronic osteomyelitis in adults. Clin Infect Dis. 2012;54(3): 393-407.

[40] Oberdorfer K, Swoboda S, Hamann A, Baertsch U, Kusterer K, Born B, et al. Tissue and serum levofloxacin concentrations in diabetic foot infection patients. J Antimicrob Chemother. 2004;54(4):836-9.

[41] Kuck EM, Bouter KP, Hoekstra JB, Conemans JM, Diepersloot RJ. Tissue concentrations after a single-dose, orally administered ofloxacin in patients with diabetic foot infections. Foot Ankle Int. 1998;19(1):38-40.

[42] Baird P, Hughes S, Sullivan M, Willmot I. Penetration into bone and tissues of clindamycin phosphate. Postgrad Med J. 1978;54(628):65-7.

[43] Nicholas P, Meyers BR, Levy RN, Hirschman SZ. Concentration of clindamycin in human bone. Antimicrob Agents Chemother. 1975;8(2):220-1.

[44] Bergan T, Solhaug JH, Soreide O, Leinebo O. Comparative pharmacokinetics of metronidazole and tinidazole and their tissue penetration. Scand J Gastroenterol. 1985;20(8):945-50.

[45] Peters EJ, Lipsky BA, Berendt AR, Embil JM, Lavery LA, Senneville E, et al. A systematic review of the effectiveness of interventions in the management of infection in the diabetic foot. Diabetes Metab Res Rev. 2012;28(Suppl 1): 142-62.

第 34 章 感染性神经性足评估

Infected Neuropathic Foot: Investigation

Shelly D. Sedberry   Michael I. Gazes   Peter A. Blume   著

一、临床问题

周围神经病变是足部溃疡最常见的病因。糖尿病是神经病变最常见的原因[1]。神经病变的其他病因包括代谢性原因（糖尿病、甲状腺功能减退、酒精中毒、维生素缺乏）、毒素（重金属、有机化合物、药物中毒）、感染（人体免疫缺陷病毒、巨细胞病毒、莱姆病、肝炎）、免疫或炎症性疾病（系统性红斑狼疮、类风湿关节炎、脱髓鞘疾病）、缺血和遗传学（Charcot-Marie-Tooth 综合征、Roussy-Levy 综合征）。42% 患有糖尿病超过 20 年的患者存在神经病变[2]。所有糖尿病患者足部溃疡的年发病率略高于 2%[3]。在周围神经病变患者中，足部溃疡患者常发生感染，这一比例在 2 型糖尿病足患者中增加到 5.0%，在 1 型和 2 型联合型糖尿病足患者中增加到 7.5%[4]，常常导致不良结局[5, 6]。糖尿病患者患足部溃疡的发生率为 15%，这导致超过 50% 的非创伤性下肢截肢[7-11]。此外，糖尿病患者也容易发生夏科关节病[12]。足部骨骼灌注异常导致骨折和关节塌陷，导致足部呈现异常形态或摇椅畸形[12, 13]。这些畸形容易引起组织破裂和溃疡[12, 13]。

二、神经病变的病理生理学

周围神经病变导致的感觉丧失是足溃疡和截肢的主要危险因素[4-6, 14, 15]。糖尿病患者神经病变

的发病机制尚不清楚。这一人群的周围神经病变被认为是代谢途径异常的结果[16, 17]。慢性高血糖导致多元醇通路的异常激活，导致山梨醇代谢不足，蛋白质元素的非酶糖基化，以及在躯体和自主纤维中均存在的血管活性物质的积累[16, 17]。A型感觉纤维有大量髓鞘，是对急性疼痛、温度、触摸、压力、本体感觉和躯体传出纤维做出反应的高速纤维。B型感觉纤维髓鞘较少，是对内脏传入和节前自主神经反应的中速纤维。C型感觉纤维无髓鞘，对疼痛刺激、有害刺激和温度有反应。感觉纤维的丧失导致"手套和袜子"分布区域的感觉减弱。这种感觉的丧失使患者容易出现溃疡和感染，因为患者无法感知疼痛[5, 7]（图 34-1）。

运动神经病变导致韧带松弛、肌肉萎缩、足部固有肌肉的结构变化，从而导致足弓塌陷、跖骨头突出、足趾拥挤、跖趾关节不稳定和跖骨头半脱位，这可能导致胼胝和溃疡形成[7, 12, 18]。Bauman 等[19]指出，即使对骨质畸形施加轻微的压力也会导致缺血性坏死和溃疡。在一项包括 8 项研究的 Meta 分析中，Fernando 等[20]发现，有足溃疡史的周围神经病变糖尿病患者足底压力总体平均峰值高于无足溃疡史的患者。外源性肌肉过度补偿，从而导致足趾挛缩、马蹄内翻畸形、跟骨内翻等[21]。在一项 248 例的前瞻性研究中，Casselli 等[22]指出，在严重神经病变患者中，前足与后足足底压力比增加。由于失去了保护性感

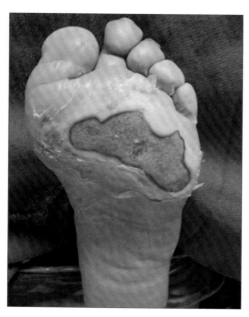

▲ 图 34-1　神经性糖尿病足溃疡

觉，步态中高负荷的区域没有被发现，因此步态模式保持不变，最终导致组织破裂和溃疡。此外，自主神经的参与导致微血管温度调节障碍。这种损伤导致皮肤干燥和脆弱，因为足无法排汗和滋润皮肤，造成裂缝和开裂。自主神经的参与也会导致皮下和真皮水平的动静脉分流，造成营养物质和氧气输送的减少，进而引发组织破裂[1]。

三、周围神经病变的诊断

糖尿病周围神经病变筛查可用于高危患者的早期诊断，以预防未来的溃疡和截肢[23, 24]。虽然神经传导研究是周围神经病变诊断的金标准，但周围神经病变的筛查可以通过使用廉价、简单、快速和无痛的方法进行。周围神经病变可用 5.07 型号单丝检测感觉。一些研究表明，皮肤压力阈值升高与足溃疡之间有很强的联系。对 5.07 型号单丝不敏感的患者发生溃疡的风险为 7 倍[25]。在一项系统综述中，Feng 等[26]提出使用 5.07 型号 / 10g 单丝的最佳方法是测试踇趾、第 3 和第 5 跖骨头的足底面。如果一个或多个位点无法被检测到，那么患者应该被认为有神经病变的风险，敏感性为 90%[26]。其他筛查外周神经病变的测试包

括 128Hz 音叉、针刺试验、足踝反射或生物传感器，它提供了 VPT 的半定量评估[4, 7]。VPT ＞ 25V 是未来溃疡发展的预测因子[7]。在一项为期 4 年的前瞻性研究中，Young 等[27]指出，VPT ＞ 25V 的患者发生足溃疡的可能性是正常人的 7 倍。此外，可以采用包括改进的神经病变残疾评分在内的综合评分，包括振动觉阈值、温度感觉、针刺感觉和跟腱反射的测试[3]。

四、溃疡的发生机制

所有溃疡的 77% 发生在足部。足部溃疡的发生常常包括周围神经病变、畸形、轻微创伤、周围缺血、胼胝形成和周围组织水肿[9]。神经性溃疡存在三种不同的机制[21]。

- 急性创伤，如踩到刺穿皮肤的锋利物体。
- 长期低压力，如鞋子不合适。
- 重复和适度的压力。

压力增加的区域可以通过胼胝的形成来识别。

五、糖尿病足感染

糖尿病患者比非糖尿病患者更容易感染[28]。感染通常是足部溃疡的结果，可导致愈合延迟，周围组织恶化[29]。糖尿病患者易发生下肢感染的因素包括神经病变、血管损伤和对感染的抵抗力降低[14, 29-31]。

糖尿病足部感染可以分为威胁生命 / 肢体的感染或非威胁肢体的感染。非威胁肢体的感染是轻度感染，蜂窝织炎 ＜ 2cm，无全身感染体征。它们通常由浅表溃疡组成，平均存在 2.1 种病原体[32, 33]。需氧革兰阳性球菌是 42% 的非肢体威胁性糖尿病足感染中发现的唯一病原体[32, 33]。在非威胁肢体感染中最常见的微生物是金黄色葡萄球菌、凝固酶阴性葡萄球菌和链球菌。轻微感染的治疗方法通常是口服抗生素。威胁生命或肢体的感染被认为是严重的，通常是多微生物的性质。溃疡更深，或者包括脓肿、坏疽或坏死性筋膜炎[21]。 ＞ 2cm 的蜂窝织炎、淋巴管炎、水肿

和全身感染症状可能出现在严重的糖尿病足感染中。革兰阳性和革兰阴性需氧和厌氧微生物常见于这些严重感染。最常见的微生物包括金黄色葡萄球菌、凝固酶阴性葡萄球菌、B族链球菌、变形杆菌、大肠埃希菌、假单胞菌、拟杆菌和越来越多的抗甲氧西林金黄色葡萄球菌[28, 34, 35]。厌氧梭状芽孢杆菌的感染也会发生。

细菌，包括正常菌群，基本上存在于所有伤口，使用拭子培养不足以确定感染。因此，感染的诊断应基于临床评估[33, 34]。临床诊断包括出现全身感染体征（发热、白细胞增多、心率加快）、化脓，或者两种及以上局部感染体征（红肿、发热、硬结、疼痛或敏感）[29]。糖尿病患者可能没有全身感染的症状[11, 35]。临床诊断可以通过影像学、深层组织或骨培养和实验室结果来支持。顽固性高血糖也可能是感染的一个指标。

六、骨髓炎

Ramsey报道15%的糖尿病足溃疡患者将发展为骨髓炎[36]。深达骨的溃疡与骨髓炎存在密切相关[37]。在一项针对75例糖尿病患者的研究中，Grayson等报道，当溃疡探测到骨时，骨髓炎的敏感性为66%，特异性为85%，阳性预测值为89%，阴性预测值为56%。在一项对132例患者的研究中，骨探针试验有98%的敏感性，78%的特异性，95%的阳性预测值，91%的阴性预测值[38]。与影像学相比，骨探针阳性的阳性预测价值更高。实验室检测对骨髓炎无特异性。急性骨髓炎可出现白细胞增多，但慢性骨髓炎并不总是升高。红细胞沉降率（ESR）和C反应蛋白是用来评估骨髓炎存在的炎症标志物。在一项比较蜂窝织炎患者和骨髓炎患者的回顾性研究中，ESR＞70mm/h诊断骨髓炎的敏感性为89%，特异性为100%[39]。

骨活检被认为是骨髓炎诊断的金标准[40]。表面伤口拭子与骨内感染无关[41-43]。Senneville等证实浅表拭子培养和骨培养的一致性仅为22.5%[41]。当需要手术清创时，应获取骨样本并送去革兰染色、培养和高同位素病理学[44]。当开放式活检不理想时，可进行经皮穿刺活检；然而，这些培养的结果不太可靠。比较针刺活检和经皮骨活检发现23.9%的微生物学结果相关性[41]。如果进行经皮活检，活检应通过没有发炎或溃疡的组织进行。骨髓炎的组织病理学特征包括骨坏死和白细胞或慢性炎症细胞浸润[45]。

七、骨髓炎影像学检查

有几种成像方法可用于评估足部感染。没有一种成像研究可以适用于所有情况。发病时间、足部感染部位、感染的严重程度和进展、既往手术和合并症等因素影响了影像诊断的选择[46]。

如果怀疑骨髓炎，并且患者有2周或更长时间的临床症状，应拍摄X线片。X线片不足以早期发现骨髓炎，如果在X线片上有感染被发现，那么大约50%的骨已经被破坏。骨髓炎的表现包括骨质破坏、骨膜反应、死骨的骨包壳、死骨、皮质变厚、骨质疏松、窦道和软组织肿胀[44, 47, 48]。慢性骨髓炎特有的影像学表现包括反应性皮质硬化症、死骨和死骨的骨包壳[47]。X线片可能不足以区分骨髓炎与夏科关节病和骨折[49]。

磁共振成像（MRI）是诊断骨髓炎灵敏度最高的成像方式，可在早期发现感染骨髓炎后3~5天[45]。MRI具有较高的敏感性和阴性预测值，优于X线和核素检查[45, 50]。在16项研究的Meta分析中，MRI被证明优于^{99m}Tc骨扫描、X线片和白细胞研究[50]。T_1加权图像信号强度低，T_2加权图像信号强度高，与骨髓炎一致[45]。MRI在评估皮质破坏、软组织炎症和骨髓炎症的程度方面是有用的[51]。钆对比剂增强了窦道、瘘管和坏死组织的可视化，但它不是诊断骨髓炎的必要手段。磁共振可排除骨髓炎的预测值100%为阴性。骨髓炎的阳性预测值在70%~80%，因为它无法区分其他异常骨髓信号强度的原因，包括夏科足[52]。MRI禁忌证包括体内铁磁性金属、起搏器、幽闭恐惧症和对磁场有反应的外科金属植入物。

计算机断层扫描（CT）对评估死骨和骨包壳

是有用的[53]。它比普通 X 线更灵敏。CT 提供了极好的皮质骨细节。然而，CT 被认为是一种次于 MRI 的方法。MRI 提供了更好的软组织可视化，并消除了暴露在高水平电离辐射。

核成像依赖于特定的同位素，无论是单独的还是与白细胞相连的，对于有磁共振禁忌证或相关领域的外科设备的人来说是有用的。已经研究了几种试剂，包括 ^{99m}Tc 亚甲基二磷酸（^{99m}Tc-MDP）、柠檬酸 ^{67}Ga 和 ^{111}In 标记的白细胞。

^{99m}Tc-MDP 中的磷酸盐附着在羟基磷灰石晶体上，导致对新骨形成区域的吸收增加。^{99m}Tc-MDP 可在 X 线片上发现骨质变化前数天至数周发现骨髓炎。骨扫描包括三个阶段：血管造影 / 血流、血池和延迟。血管造影阶段或血流研究是对感兴趣区域的动态研究。血池相表示血管内和血管外活动，因为放射性同位素将在炎症区域聚集。此时，骨骼和软组织之间的分辨率可以是可视化的。第三阶段显示受累骨，它对检测炎症有很高的敏感性，使其成为评估急性感染比慢性感染更好的选择。缺点包括出具结果延迟、所得结果特异性低。Oloff 报道的特异性为 27.3%，因为其他涉及成骨细胞活动的疾病，如骨折和既往手术，会导致骨扫描阳性结果[54, 55]。

放射性镓附着在白细胞产生的转铁蛋白上。镓闪烁显像常与放射性核素骨显像一起进行。在骨髓炎患者中，镓会在感染部位堆积。骨和软组织炎症很难区分。镓扫描的灵敏度为 25%～80%，特异性为 67%[54, 56, 57]。

将三阶段骨扫描与标记的白细胞相结合，增加了扫描对感染的特异性和敏感性[58]。与骨扫描相比，用 ^{111}In 标记的白细胞或 ^{99m}Tc 六甲基丙烯胺肟标记的白细胞进行的白细胞扫描具有更高的特异性[54]。

Kagna 等研究了 FDG-PET/CT 诊断糖尿病足骨髓炎的方法，发现 FDG-PET/CT 的敏感性、特异性和准确性分别为 100%、92% 和 95%[59]。PET/CT 可以精确定位急性感染，区分骨髓炎和软组织感染。然而，FDG-PET/CT 在区分急性感染和无菌炎症过程方面的特异性是有限的[60]。在急性手术后或创伤后感染的情况下，FDG-PET/CT 是有限的。

八、夏科关节病和感染

夏科关节病和骨髓炎常发生在同一只足。在所有糖尿病患者中，0.1%～7.5% 患有夏科关节病。29% 的糖尿病伴周围神经病变患者有夏科骨关节病[61, 62]。它最常发生在足中部，但也可能发生在足或足踝的任何地方。

急性夏科关节病表现为足或足踝红肿。如果有发热和 ESR、CRP 或 WBC 升高，也可能存在感染[63]。然而，在没有全身感染体征和实验室结果的情况下，不能排除感染。在对 24 例夏科关节病患者的研究中，Chantelau 报道称，80% 的患者被误诊为扭伤、骨髓炎，Sudeck 萎缩症、深静脉血栓形成、蜂窝织炎或类风湿关节炎[64]。在夏科关节病急性期，疼痛可能存在，也可能不存在，患足的皮肤温度通常比对侧高 2～6℃。急性期持续数天至数年[65]。过渡到慢性夏科关节病会导致不可逆畸形[62]。

Eichenholtz 描述了夏科关节病的三个分期：I 期，骨溶解期；II 期，融合期；III 期，骨重塑期[66]。临床上，I 期和 II 期以炎症为特征。夏科关节病 0 期被添加到夏科足分期中，其特征是炎性足水肿，但影像学上无骨质异常[64, 67-69]。

当患者局部初次临床表现时应拍摄 X 线片，显示中足软骨下和关节周围的改变，多关节分布[64]。X 线检测急性夏科关节病的敏感性和特异性低于 50%[62, 64, 70]。

MRI 是诊断急性夏科关节病最灵敏的方法。MRI 会显示软组织水肿和早期关节断裂、关节积液和受累关节软骨下骨髓水肿的证据[70-72]。当存在与夏科关节病相关的骨髓炎或骨折时，可能会发生骨髓和皮质信号的误读[73]。夏科关节病通常累及多个骨骼和关节，而骨髓炎通常累及病灶区域而不引起畸形。

^{99m}Tc 亚甲基二磷酸盐骨扫描在夏科关节病骨

髓炎和骨髓炎的所有三个阶段都提供了增加的摄取。标记的白细胞扫描通常不会在没有感染的新骨形成部位积累。然而，由于影像学上看不见的关节周围骨折摄取增加，WBC 扫描可能在没有任何感染的情况下错误阳性[74]。

九、神经性感染的治疗

溃疡部位的感染是下肢截肢的一个重要危险因素[9, 10]。感染的神经性足的处理包括清除足部的感染，消除溃疡部位的压力，适当的伤口护理和预防复发。

（一）感染控制

临床感染的治疗需要在培养指导下使用抗生素。最初的抗生素应覆盖疑似病原体。对于严重感染，应使用包括革兰阴性和革兰阳性需氧菌和厌氧菌在内的多种微生物覆盖的静脉抗生素[75]。随着深度伤口培养物的出现，抗生素的覆盖范围可以聚焦于已确定的病原体和敏感性。轻度软组织感染通常需要 2 周的治疗[21]。深部软组织感染可能需要较长的抗生素疗程，最长可达 2 个月。骨髓炎除了对感染骨进行手术清创外，还需要 6 周或更长时间的抗生素治疗[76]。骨突出处的溃疡如果不能通过减压愈合，应评估为骨髓炎。

（二）伤口护理和清创

不合适的鞋子是糖尿病患者神经性溃疡最常见的原因[77]。生物力学检查和分解压力是必要的，以消除神经疾病患者的异常高压区域。分解压力技术，如调节鞋垫、控制足踝运动的行走靴、夏科限制性矫形器、全接触鞋垫，或者使用毛毡，可能对预防或治疗溃疡有效。Armstrong 等[78]证实，与可拆卸石膏和半鞋相比，全接触石膏能更快地愈合溃疡。这些患者愈合的增加可能是由于依从性的增加。在 Armstrong 等的一项研究中，使用可拆卸石膏的患者，佩戴时间只占行走过程的 28%[79]。Piaggesi 等表明，组织学证据显示，采用全接触石膏的患者与单纯清创治疗的患者相比，有更好的伤口愈合、血管生成和肉芽组织的形成[80]。不可拆卸石膏的禁忌证包括感染或缺血

伤口。通过外科手术，如外露骨质切除、前足溃疡的跟腱延长、脱位关节融合术、截骨术、肌腱转移或截肢，可能是充分减压和预防伤口感染的必要手段。计算机步态分析可以有效地评估高压区域，从而改进矫正装置的定制和使用。

为了去除过度角化、坏死组织和异物，可以在外科环境下对溃疡进行表面锐性切除，从而可能显露伤口内健康的颗粒基底[76]。在晚期溃疡中，深度溃疡清创是必要的。对溃疡部位的快速清创可以彻底清除细菌和坏死组织，同时增加愈合潜力[81]。快速清创应包括清除所有坏死骨和软组织、无血供组织和部分未受累骨以进行组织病理学评估。较大的伤口可能需要多次清创，以获得健康的肉芽创面。一旦感染被根除，溃疡切除并变小，局部或游离皮瓣可用于伤口覆盖。

梭状芽孢杆菌胶原酶可用于化学清创，与手术相比，其平均创面面积减小[82]。水胶体和水凝胶敷料有助于坏死组织的自溶。水胶体和水凝胶敷料的禁忌证包括感染。

敷料有几种选择，根据伤口病因和患者特点进行选择。虽然从湿性到干性的敷料很常见，但更新的敷料可以提供湿润的环境而不破坏组织。可用的敷料包括胶原酶或纤维素和透明质酸基质替代品。除伤口床管理外，还应利用局部水肿的治疗。Armstrong 和 Nguyen 证明，在 12 周时，通过使用气动泵和清创术来减少水肿，与单纯的手术清创术相比，可以改善愈合[83]。

负压伤口治疗（NPWT）可用于刺激血管生成和肉芽组织的形成，从而显著缩短愈合时间[84, 85]。NPWT 在 43% 的患者中实现了伤口闭合，而采用先进湿润伤口疗法治疗时，这一比例为 29%[86]。一旦获得健康的肉芽组织，就可以应用颗粒皮肤移植，为覆盖更大面积的皮肤缺损和肉芽组织床提供一种有效的方法[86, 87]。

（三）血管重建

Prakash 等在一项对 70 例患者的前瞻性研究中发现，神经病变的存在会增加足部溃疡的风险，而缺血的存在会加重症状[88, 89]。糖尿病的周

围血管疾病通常包括涉及股 – 腘段和膝关节以下胫动脉的闭塞性病变[89]。慢性高血糖导致内皮细胞功能障碍，血栓素 A_2 增加，血管扩张减少，分别导致高凝状态和血管收缩[90]。

血管评估包括多普勒超声、踝肱指数、趾肱指数、多普勒超声和血管造影[87, 91]（图 34–2）。在有外周动脉疾病的患者中，可采用移植和搭桥的方法进行治疗。如果有血管干预指征，应尽快进行手术。在血管干预不可行的情况下，截肢可能是有必要的。

（四）并发症的处理

糖尿病患者严格控制血糖有助于延缓或预防神经病变。慢性高血糖损害白细胞功能[14, 92]。T 淋巴细胞凋亡，抑制糖尿病足溃疡患者的愈合[93]。将糖化血红蛋白降到 7% 以下或 7% 左右已被证明可减少糖尿病的微血管和神经并发症[94]。应建议患者戒烟。吸烟者的切口感染高于不吸烟者和戒烟者[95]。

结论

糖尿病和神经病变的早期诊断和处理有助于预防溃疡和截肢。通过多学科方法提供的指导进行护理，效果最好。应在常规足部检查中确定高危患者。所有糖尿病患者都应进行足部常规检查，以达到早期诊断和预防足部溃疡的目的。临床诊断和有价值的成像方法可以帮助诊断感染，应适当和及时地治疗，以取得最成功的结果。避免感染的有效预防措施应包括严格控制血糖、戒烟和血管健康、强化足病护理、去除高压部位、伤口和胼胝体的清创。

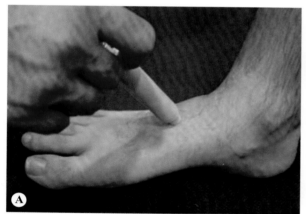
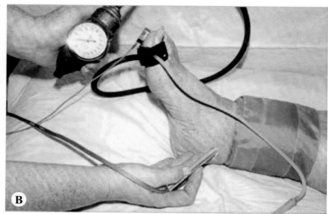

▲ 图 34–2 血管评估
A. 足背动脉多普勒超声检查；B. 踝肱指数 / 趾肱指数

参考文献

[1] Sumpio BE. Foot Ulcers. N Engl J Med. 2000;343:787-93.

[2] O'Brien IA, Corrall RJ. Epidemiology of diabetes and its complications. N Engl J Med. 1988;318(24):1619-20.

[3] Abbott CA, Carrington AL, Ashe H, et al. The North-West Diabetes Foot Care Study: incident of, and risk factors for, new diabetic foot ulceration in a community-based patient cohort. Diabet Med. 2002;19:377-84.

[4] Abbott CA, Vileikyte L, Williamson S, Carrington AL, Boulton AJM. Multicenter study of the incidence of and predictive risk factors for diabetic neuropathic foot ulcerations. Diabetes Care. 1998;21:1071-5.

[5] Frykberg RG. Diabetic foot ulcers: pathogenesis and management. Am Fam Physician. 2002;66:1655-62.

[6] Frykberg RG, Armstrong DG, Giurini J, et al. Diabetic foot disorders; a clinical practice guideline. J Foot Ankle Surg. 2000;39.(Suppl(1):2-60.

[7] Boulton AJ, Armstrong DG, Albert SF, Frykberg RG, Hellman R, Kirkman MS, et al. Comprehensive foot examination

and risk assessment: a report of the task force of the foot care interest group of the American Diabetes Association, with endorsement by the American Association of Clinical Endocrinologists. Diabetes Care. 2008;31(8):1679-85.

[8] Reiber GE, Lipsky BA, Gibbons GW. The burden of diabetic foot ulcers. Am J Surg. 1998;176.(Suppl 2A:5S-10S.

[9] Reiber GE, Vileikyte L, Boyko EJ, et al. Causal pathways for incident lower-extremity ulcers in patients with diabetes from two settings. Diabetes Care. 1999;22:157-62.

[10] Pecoraro RE, Reiber G, Burgess EM. Pathways to diabetic limb amputation: basis for prevention. Diabetes Care. 1990;13:513-21.

[11] Eneroth M, Apelqvist J, Stenstrom A. Clinical characteristics and outcome in 223 diabetic patients with deep foot infections. Foot Ankle Int. 1997;18:716-22.

[12] Lee L, Blume PA, Sumpio B. Charcot joint disease in diabetes mellitus. Ann Vasc Surg. 2003;17(5):571-80.

[13] Knox RC, Dutch W, Blume P, Sumpio BE. Diabetic Foot Disease. Int J Angiol. 2000;9:1: 1-6.

[14] Laing P. The development and complications of diabetic foot ulcers. Am J Surg. 1998;176(2A Suppl):11S-9S.

[15] Boyko EJ, Ahroni JH, Stensel V, Forsberg RC, Davignon DR, Smith DG. A prospective study of risk factors for diabetic foot ulcer: the Seattle Diabetic Foot Study. Diabetes Care. 1999;22:1036-42.

[16] Clayton W Jr, Elasy TA. A review of the pathophysiology, classification and treatment of foot ulcers in diabetic patients. Clinical Diabetes. 2009;27(2):52-8.

[17] Wolf G. New insights into the pathophysiology of diabetic neuropathy: from hemodynamics to molecular pathology. Eur J Clin Invest. 2004;34(12):785-96.

[18] Veves A, Fernando D, Walewski P, Boulton AJM. A study of plantar pressures in a diabetic clinic population. Foot. 1991;2:89.

[19] Bauman JH, Girling JP, Brand PW. Plantar pressures and trophic ulceration. An evaluation of footwear. J Bone Joint Surg Br. 1963;45(4):652-73.

[20] Fernando ME, Crowther RG, Pappas E, Lazzarini PA, Cunningham M, Sangla KS et al. Plantar pressure in diabetic peripheral neuropathy patients with active foot ulceration, previous ulceration and no history of ulceration: a meta-analysis of observational studies. PLoS One. 2014;9(6):e99050. https://doi.org/10.1371/journal.pone.0099050.

[21] Sumpio BE. Contemporary evaluation and management of the diabetic foot. Forensic Sci. 2012;2012:435487.

[22] Casselli A, Pham H, Giurini JM, Armstrong DG, Veves A. The forefoot-to-rearfoot plantar pressure ratio is increased in severe diabetic neuropathy and can predict foot ulceration. Diabetes Care. 2002;25(6):1066-71.

[23] Litzelman DK, Slemenda CW, Langefeld CD, Hays LM, Welch MA, Bild DE, et al. Reduction of lower extremity clinical abnormalities in patients with non-insulin-dependent diabetes mellitus: a randomized controlled trial. Ann Intern Med. 1993;119:36-41.

[24] The Diabetes Control and Complications Trial Research Group. The effect of intensive diabetes therapy on the development and progression of neuropathy. Ann Intern Med. 1995;122(8):561.

[25] McNeely MJ, Boyko EJ, Ahroni JH, et al. The independent contributions of diabetic neuropathy and vasculopathy in foot ulceration; how great are the risks? Diabetes Care. 1995;18:216-9.

[26] Feng Y, Schlosser FJ, Sumpio BE. The Semmes Weinstein monofilament examination as a screening tool for diabetic peripheral neuropathy. J Vasc Surg. 2009;50(3):675-82.

[27] Young MJ, Veves A, Breddy JL, Boulton AJM. The prediction of diabetic neuropathic foot ulceration using vibration perception threshold: a prospective study. Diabetes Care. 1998;21:1071-8.

[28] Dang CN, Prasad YD, Boulton AJ, Jude EB. Methicillin-resistant Staphylococcus aureus in the diabetic foot clinic: a worsening problem. Diabet Med. 2003;20(2):159-61.

[29] Lipsky BA, Berendt AR. Principles and practice of antibiotic therapy of diabetic foot infections. Diabetes Metab Res Rev. 2000;16(Suppl 1):S42-6.

[30] Caputo GM, Cavanagh PR, Ulbrecht JS, Gibbons GW, Karchmer AW. Assessment and management of foot disease in patients with diabetes. N Engl J Med. 1994;331:854-60.

[31] Shah BR, Hux JE. Quantifying the risk of infectious diseases for people with diabetes. Diabetes Care. 2003;26:510-3.

[32] Lipsky BA. A report from the international consensus on diagnosing and treating infected diabetic foot. Diabetes Metab Res Rev. 2004;20(Suppl 1):S68-77.

[33] Day MR, Armstrong DG. Factors associated with methicillin resistance in diabetic foot infections. J Foot Ankle Surg. 1997;36(4):322-5. discussion 31

[34] Tentolouris N, Jude EB, Smirnof I, Knowles EA, Boulton AJ. Methicillin-resistant Staphylococcus aureus: an increasing problem in a diabetic foot clinic. Diabet Med. 1999;16(9):767-71.

[35] Armstrong DG, Perales TA, Murff RT, Edelson GW, Welchon JG. Value of white blood cell count with differential in the acute diabetic foot infection. J Am Podiatr Med Assoc. 1996;86:224-7.

[36] Ramsey SD, Newton K, Blough D, et al. Incidence, outcomes, and cost of foot ulcers in patients with diabetes. Diabetes Care. 1999;22:382-7.

[37] Grayson ML, Gibbons GW, Balogh K, Levin E, Karchmer AW. Probing to bone in infected pedal ulcers: a clinical sign of inderlying osteomyelitis in diabetic patients. JAMA. 1995;273(9):721-3.

[38] Lozano RM, Gonzalez Fernandez ML, Hernandez DM, Beneit Montesinos JV, Jimenez SG, Gonzalez Jurado MA. Validating the probe to bone test and other tests for diagnosing chronic osteomyelitis in the diabetic foot. Diabetes Care. 2010;33(10):2140-5.

[39] Kaleta JL, Fleischli JW, Reilly CH. The diagnosis of osteomyelitis in diabetes using erythrocyte sedimentation

rate: a pilot study. J Am Podiatr Med Assoc. 2001;91: 445-50.

[40] Meyr AJ, Singh S, Zhang X, Khilko N, Mukherjee A, Sheridan MJ, et al. Statistical reliability of bone biopsy for the diagnosis of diabetic foot osteomyelitis. J Foot Ankle Surg. 2011;50:663-7.

[41] Senneville E, Melliez H, Beltrand E, Legout L, Valette M, Cazaubiel M et al. Culture of percutaneous bone biopsy specimens for diagnosis of diabetic foot osteomyelitis: concordance with ulcer swab cultures. Clin Infect Dis. 2006;42:57-62.

[42] Perry CR, Pearson RL, Miller GA. Accuracy of cultures of material from swabbing of the superficial aspect of the wound and needle biopsy in the preoperative assessment of osteomyelitis. J Bone Joint Surg Am. 1991;73(5):745-9.

[43] Mackowiak PA, Jones SR, Smith JW. Diagnostic value of sinus-tract cultures in chronic osteomyelitis. JAMA. 1978;239(26):2772-5.

[44] Darouiche RO, Landon GC, Klima M, Musher DM, Markowski J. Arch Intern Med. 1994;154(7):753-8.

[45] Dinh MT, Abad CL, Safdar N. Diagnostic accuracy of the physical examination and imaging tests for osteomyelitis underlying diabetic foot ulcers: meta-analysis. Clin Infect Dis. 2008;47(4):519-27.

[46] Harmer JL, Pickard J, Stinchcombe SJ. The role of diagnostic imaging in the evaluation of suspected osteomyelitis in the foot: a critical review. Foot (Edinb). 2011;21(3):149-53.

[47] Lipsky BA, Berendt AR, Deery HG, Embil JM, Joseph WS, Karchmer AW et al. Diagnosis and treatment of diabetic foot infections. Plast Reconstr Surg. 2006;117(7 Suppl):212S-38S.

[48] Gold RH, Hawkins RA, Katz RD. Bacterial Osteomyelitis: findings on plain radiography, CT, MR, and scintigraphy. AJR. 1991;157(2):365-70.

[49] Kaim AH, Gross T, Schulthess GK. Imaging of chronic posttraumatic osteomyelitis. Eur Radiol. 2002;12:1193-202.

[50] Kapoor A, Page S, Lavaley M, Gale DR, Felson DT. Magnetic resonance imaging for diagnosing foot osteomyelitis: a meta-analysis. Arch Intern Med. 2007; 167: 125-32.

[51] Erdman WA, Tamburro F, Jayson HT, Weatherall PT, Ferry KB, Peshock RM. Osteomyelitis: characteristics and pitfalls of diagnosis with MR imaging. Radiology. 1991;180(2): 533-9.

[52] Enderle M, Coerper S, Schweizer H, Koop A, Thelen M, Meisner C, et al. Correlation of imaging techniques to histopathology in patients with diabetic foot syndrome and clinical suspicion of chronic osteomyelitis. The role of high resolution ultrasound. Diabetes Care. 1999;22:294-9.

[53] Pineda C, Vargas A, Rodriguez AV. Imaging of osteomyelitis: current concepts. Infect Dis Clin North Am. 2006;20:789-825.

[54] Schauwecker DS, Park H-M, Mock BH, Burt RW, Kernick CB, Ruoff III AC et al. Evaluation of complicating osteomyelitis with Tc-99m MDP, In-111 granulocytes, and Ga-67 citrate. J Nucl Med. 1984;25:848-53.

[55] Oloff L, Schulhofer S. Osteomyelitis. In: Banks A, Downy M, Martin D, Miller S, editors. McGlamry's comprehensive textbook of foot and ankle surgery. 3rd ed. Philadelphia: Lippincott, Williams & Wilkins; 2001. p. 2017-51.

[56] Al-Sheikh W, Sfakianakis GN, Mnaymneh W, Hourani M, Heal A, Duncan RC et al. Subacute and chronic bone infections: diagnosis using In-111, Ga-67 and Tc-99m MDP bone scintigraphy and radiography. Radiology. 1985;155:501-6.

[57] Tumeh SS, Aliabadi P, Weissman BN, NcNeil BJ. Chronic osteomyelitis: bone and gallium scan patterns associated with active disease. Radiology. 1986;158:685-8.

[58] Harvey J, Cohen M. Technetium-99-labeled leukocytes in diagnosing diabetic osteomyelitis in the foot. J Foot Ankle Surg. 1997;36(3):209-14.

[59] Kagna O, Srour S, Melamed E, Militianu D, Keidar Z. FDG PET/CT imaging in the diagnosis of osteomyelitis in the diabetic foot. Eur J Nucl Med Mol Imaging. 2012;39: 1545-50.

[60] Brown TL, Spencer HJ, Beenken KE, Alpe TL, Bartel TB, Bellamy W, et al. Evaluation of dynamic [18F]-FDG-PET imaging for the detection of acute post-surgical bone infection. PLoS One. 2012;7:e41863.

[61] Chisholm KA, Gilchrist JM. The Charcot joint: a modern neurologic perspective. J Clin Neuromuscul Dis. 2011;13: 1-13.

[62] Rajbhandari SM, Jenkins RC, Davies C, Tesfaye S. Charcot neuroarthropathy in diabetes mellitus. Diabetologia. 2002;45:1085.

[63] Loredo R, Rahal A, Garcia G, Metter D. Imaging of the diabetic foot diagnostic dilemmas. Foot Ankle Spec. 2010;3:249-64.

[64] Chantelau E. The perils of procrastination: effects of early vs. delayed detection and treatment of incipient Charcot fracture. Diabet Med. 2005;22:1707-12.

[65] Jeffcoate W, Lima J, Nobrega L. The Charcot foot. Diabet Med. 2000;17:253-8.

[66] Eichenholtz SN. Charcot joints. Springfield, IL: Charles C Thomas; 1966.

[67] Pakarinen TK, Laine HJ, Honkonen SE, Peltonen J, Oksala H, Lahtela J. Charcot arthropathy of the diabetic foot. Current concepts and review of 36 cases. Scand J Surg. 2002;91:195-201.

[68] Yu GV, Hudson JR. Evaluation and treatment of stage 0 Charcot's neuroarthropathy of the foot and ankle. J Am Podiatr Med Assoc. 2002;92:210-20.

[69] Yu JS. Diabetic foot and neuroarthropathy: magnetic resonance imaging evaluation. Top Magn Reson Imaging. 1998;9:295-310.

[70] Morrison WB, Ledermann HP. Work-up of the diabetic foot. Radiol Clin North Am. 2002;40:1171-92.

[71] Sartoris DJ. Cross-sectional imaging of the diabetic foot. J Foot Ankle Surg. 1994;33:531-45.

[72] Ledermann HP, Morrison WB. Differential diagnosis of pedal osteomyelitis and diabetic neuroarthropathy: MR imaging. Semin Msculoskelet Radiol. 2005;9:272-83.

[73] Moore TE, Yuh WT, Kathol MH, el-Khoury GY, Corson JD. Abnormalities of the foot in patients with diabetes mellitus: findings on MR imaging. Am J Roentgenol. 1991;157:813-6.

[74] Palestro CJ, Mehta HH, Patel M, Freeman SJ, Harrington WN, Tomas MB, et al. Marrow versus infection in the Charcot joint: indium-111 leukocyte and technetium-99m sulfur colloid scintigraphy. J Nucl Med. 1998;39:346-50.

[75] Joshi N, Caputo GM, Weitekamp MR, Karchmer AW. Infections in patients with diabetes mellitus. N Engl J Med. 1999;273:721-3.

[76] Lipsky BA, Berendt AR, Cornia PB, Pile JC, Peters EJ, Armstrong DG et al. 2012 Infectious Diseases Society of America clinical practice guidelines for the diagnosis and treatment of diabetic foot infections. Clin Infect Dis. 2012;54(12):e132-73.

[77] Macfarlane RM, Jeffcoate WJ. Factors contributing to the presentation of diabetic foot ulcers. Diabet Med. 1997;14:867-70.

[78] Armstrong DG, Nguyen HC, Lavery LA, van Schie CH, Boulton AJM, Harless LB. Offloading the diabetic foot wound: a randomized clinical trial. Diabetes Care. 2001;24:1019-22.

[79] Armstrong DG, Lavery LA, Kimbriel HR, Nixon BP, Boulton AJM. Activity patterns of patients with diabetic foot ulceration: Patients with active ulceration may not adhere to a standard pressure off-loading regimen. Diabetes Care. 2003;26:2595-7.

[80] Piaggesi A, Viacava P, Rizzo L,Naccarato G, Baccetti F, Romanelli M et al. Semi-quantitative analysis of the histopathological features of the neuropathic foot ulcer: effects of pressure relief. Diabetic Care. 2003;26:3123-8.

[81] Steed DL, Donohoe D, Webster MW, Lindsley L. Effect of extensive debridement and treatment on the healing of diabetic foot ulcers. J Am Coll Surg. 1996;183:61-4.

[82] Tallis A, Motley TA, Wunderlich RP Dickerson JE Jr, Waycaster C, Slade HB. Clinical and economic assessment of diabetic foot ulcer debridement with collagenase: results of a randomized controlled study. Clin Ther. 2013;35(11):1805-20.

[83] Armstrong DG, Nguyen HC. Improvement in healing with aggressive edema reduction after debridement of foot infection in persons with diabetes. Arch Surg. 2000; 135: 1405-9.

[84] Wagner FW Jr. The diabetic foot. Orthopedics. 1987; 10(1):163-74.

[85] Bus SA. Offloading the diabetic foot; evidence and clinical decision making. EWMA J. 2012;12(3):13-5.

[86] Blume PA, Key JJ, Thakor P, Thakor S, Sumpio B. Retrospective evaluation of clinical outcomes in subjects with split-thickness skin graft: comparing V.A.C. therapy and conventional therapy in foot and ankle reconstructive surgeries. Int Wound J. 2010;7(6):480-7.

[87] Sumpio B, Thakor P, Mahler D, Blume P. Negative pressure wound therapy as postoperative dressing in below knee amputation stump closure of patients with chronic venous insufficiency. Wounds. 2011;23(10):301-8.

[88] Prakash SS, Krishnakumar PC. The influence of peripheral neuropathy and peripheral vascular disease in the outcome of diabetic foot management—a prospective study. Int J Med Res Health Sci. 2014;4(2):258-64.

[89] LoGerfo FW. Peripheral arterial occlusive disease and the diabetic: current clinical management. Heart Dis Stroke. 1992;1(6):395-7.

[90] Paraskevas KJ. BakerDM, Pompella A, Mikhailidis DP. Does diabetes mellitus play a role in restenosis and patency rates following lower extremity peripheral arterial revascularization? A critical overview. Ann Vasc Surg. 2008;22(3):481-91.

[91] Park SC, Choi CY, Ha YI, Yang HE. Utility of toe-brachial index for diagnosis of peripheral arterial disease. Arch Plast Surg. 2012;39(3):227-31.

[92] Delamaire M, Maugendre D, Moreno M, Le Goff MC, Allannic H, Genetet B. Impaired leucocyte functions in diabetic patients. Diabet Med. 1997;14:29-34.

[93] Arya AK, Garg S, Kumar S, Meena LP,Tripathi K. Estimation of lymphocyte apoptosis in patients with chronic non-healing diabetic foot ulcers. Int J Med Sci Pub Health. 2013;2(4):766-8.

[94] American Diabetes Association. Executive summary: standards of medical care in diabetes—2011.

[95] Sorensen LT, Karlsmark T, Gottrup F. Abstinence from smoking reduces incisional wound infection: a randomized controlled trial. Ann Surg. 2003;238:1-5.

第 35 章　感染性糖尿病足手术治疗
Surgical Management of the Infected Diabetic Foot

Shane J. Reynolds　Michael I. Gazes　Peter A. Blume　著

尽管在过去几十年里对糖尿病足的医治有诸多改进，但糖尿病足仍然是一个非常突出的个人、社会经济和医学的问题。在所有糖尿病患者中，有相当多的一部分患者发生足部溃疡，而且花费非常高。与健康人相比，在这些患者中诊断感染更困难，这导致了更严重的并发症。感染治疗各不相同。其中一些感染可以通过门诊使用抗生素治疗，而另一些感染需要更加复杂的方法治疗。这些更严重的感染可以分为皮肤和软组织感染、骨感染和外科急症，为了使患者恢复到无感染状态，所有这些都需要手术干预。由于糖尿病足部感染的程度不同，因此干预的程度和时机不同。

糖尿病足部感染这个术语包括许多不同的情况，覆盖了广泛的感染过程。糖尿病足部感染范围从趾甲局部真菌感染到肢体坏死或危及生命的感染。在合并有免疫功能障碍、糖尿病神经病变、血管损害和延误发现的情况下，蜂窝织炎和其他轻微感染可能会迅速进展。此外，感染的实验室和临床表现，如白细胞（white blood cell，WBC）、C反应蛋白、红细胞沉降率的升高和发热，可能直到继发于患者免疫系统受损后的感染晚期才会出现。

在过去的几十年里，面对内、外科治疗的无数进步，糖尿病患者的足部并发症仍然是一个突出的公共健康问题，它是使糖尿病患者住院的单一的最常见的原因。糖尿病患者一生中有15%的概率发生足部溃疡。在这些溃疡中，继发/混合感染是常见的并发症（40%～80%）[1]。这通常会导致使用某种形式的手术干预。15%发生溃疡的糖尿病患者会发展成骨髓炎。15%的足部溃疡导致截肢。

尽管糖尿病患者只占美国人口的6.3%[2]，但是他们占所有非创伤性下肢截肢的一半以上。此外，截肢后的5年生存率仅为40%。糖尿病足部溃疡占所有糖尿病住院人数的20%，每次治疗费用超过4500美元[3]。除了明显的心理影响外，糖尿病足部并发症还会导致巨大的个人花费和相当大的经济负担。

一、糖尿病足部感染

糖尿病可导致多形核（polymorphonuclear，PMN）白细胞功能受损，表现为迁移、吞噬和细胞内活性降低[4, 5]。此外，高血糖似乎是一个复合因素，有证据表明，控制高血糖[6]后，一些缺损似乎有所改善，这突出了对血糖进行良好监测和常规控制的必要性。此外，外周动脉疾病、糖尿病性周围神经病变和（或）细胞免疫应答减少了局部炎症反应和典型的局部感染的临床体征和症状，使糖尿病足部感染的诊断不那么明确[7, 8]。因此，未被发现和未感染的足部溃疡往往极有可能转变为急性感染。这些感染大部分累及足部软组织，但 15%～20% 的患者会进一步发展为更严重的感染[1]。

早期发现、评估和及时的手术干预是必要的。大多数干预措施的目的是尽可能多地挽救组织，但同时仍然需要清除所有无活力的组织和骨，才可能根除感染。此外，外科医生必须考虑到患者足部的术后功能。残余的足部畸形可能导致异常的骨性突起，从而可能引发再次溃疡[9]和进一步的并发症。此外，血管受损会导致愈合不良，一个能够进行血管重建手术团队的参与至关重要。治疗糖尿病足部感染的外科医生需要对足部解剖和功能有广泛了解，以使患者得到有效愈合。

糖尿病足部感染可以分为皮肤和软组织感染、骨感染和危及生命的肢体感染。非危及肢体的糖尿病足部感染通常是与糖尿病足部溃疡相关的轻度到中度感染。它们周围的蜂窝织炎较少，也没有全身性症状的表现。较严重的感染需要紧急手术治疗，以获得更好的预后。

（一）皮肤和软组织感染

足部皮肤和软组织感染通常从局部感染症状开始，最终可扩散到全身。了解常见细菌感染原、及时诊断和早期处置，在大多数情况下，可以成功控制这些感染。然而，在某些情况下，手术清创是迫在眉睫的。这些情况需要一个敏锐的外科医生能够及时注意到并进行干预。普遍认为，深部的皮肤和软组织感染需要充分的手术清创和早期有效的广谱抗生素治疗，然后通过手术培养结果指导并缩小抗菌谱。

（二）感染性溃疡 / 蜂窝织炎

糖尿病患者在其一生中发生溃疡的概率为 15%[10]。如果患者不进行足部常规检查，最常继发于周围神经病变的并发症的溃疡，通常直到感染才被发现。它们会变成严重的问题，有时需要紧急清创，以免进一步发展为危及肢体或生命的感染。感染的临床诊断是基于溃疡的化脓性分泌物、相关的蜂窝织炎、发热和全身毒性的症状。此外，多种影像检查有助于诊断感染累及的解剖平面，以指导手术干预。皮肤和软组织受累范围越广，清创范围越广。

一旦糖尿病患者被诊断为感染性溃疡，需要立即进行干预和抗生素治疗，以减少进展到更深或更近端的组织和（或）骨。对所有受累组织进行手术清创，切除所有无活力的组织至健康的创缘是必要的。伤口内失活的组织可能会延迟伤口的愈合，使患者遭受进一步感染，并且妨碍对伤口严重程度的充分评估[11]。对无活力组织的外科清创显露了健康组织，进而重启伤口愈合过程（图 35-1）。此外，通过清除微生物的污染，清创降低了进一步感染的风险。应告知患者，清创后伤口会变得更大，出血可能与血管状况有关。手术伤口在术后保持开放状态，直到通过后续干预、进一步的局部伤口护理或分期干预愈合（图 35-2）。

适当的微生物和病理学检查也非常重要。从感染部位提取标本，并对标本进行微生物和病理学评估，以指导患者术后抗生素的选择和持续时间。这对于糖尿病足部感染尤其重要，因为大多数感染实际上由多种微生物引起。这些感染通常存在 3～5 种微生物，包括需氧性革兰阳性球

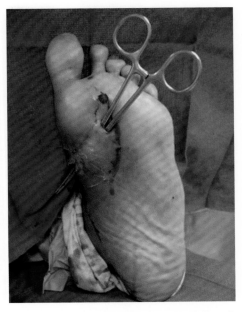

▲ 图 35-1　糖尿病足部感染，伴窦道形成

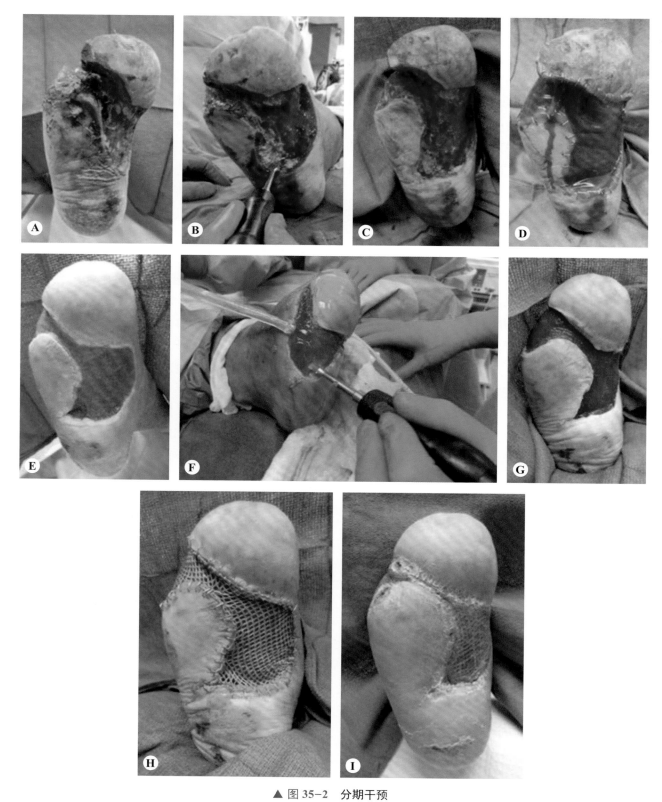

▲ 图 35-2 分期干预

A. 感染清创后的右足伤口；B 和 C. 分期治疗的初始超声清创；D. 使用胶原异体移植皮肤替代物；E. 接受异体移植后，应用中厚皮片移植分期治疗超声清创前的足部外观；F 和 G. 超声清创与伤口外观；H. 应用中厚皮片移植；I. 伤口闭合

菌、革兰阴性杆菌和专性厌氧菌[12]。只要有可能，指导治疗的实验室检查培养物取自清创溃疡的深层刮除物或深层组织活检[13]，而不是表面拭子。然而，虽然拭子和深层活检标本之间的一致性并不完美，但已被证明是足够的[14]。因此，应采集清创前和清创后的样本，以准确评估引起感染的微生物，并确保在干预后根除感染。如果仍然确认有感染存在，则另一次手术清创仍然是主要的治疗方式，重复这一过程，直到感染不再存在。

（三）脓肿

在糖尿病患者中，更深层的感染通常因为延误诊断。由于糖尿病患者可能不会注意到疼痛、肿胀和红斑，因此发生在这些患者中的感染尤其麻烦，而在其他健康患者中这将得到快速诊断。继发于神经病变和免疫反应降低，糖尿病患者的临床表现并不清晰。糖尿病患者最初可能表现为软组织饱满和轻微红斑，而相关部位无任何疼痛[15]。因此，一个敏锐的临床医生必须识别到没有主观疼痛的临床体征，不排除脓肿诊断。如果不治疗，这些感染最终可能导致淋巴管炎、发热和寒战、白细胞增多和其他全身症状[1, 16]。因此，如果临床医生认为存在脓肿，应通过磁共振成像或超声检查来确定软组织肿胀的病因。

一旦诊断为糖尿病足部脓肿，就需要及时干预，以免感染逐步恶化。医生应在术前开始经验性使用广谱抗生素，直到得到术中获得的微生物数据[8]。然后，对此区域及时切开和引流，清除所有脓液和无活力的软组织是必要的。在这个干预过程中，外科医生应获得脓肿周围的液体和软组织的术中标本进行培养，以进行充分的微生物学评估。在手术过程中必须细致地清除所有脓肿组织，以降低复发率。一旦所有相关的脓肿组织被清除，手术冲洗该区域，手术伤口应该被填塞开放，以允许该部位进一步的引流，并通过二期干预愈合。术后患者应继续使用抗生素1～2周[8]。

（四）糖尿病足部感染合并骨髓炎

骨髓炎（osteomyelitis，OM）是糖尿病足部感染的一种严重破坏性的并发症。由于高达60%的感染性糖尿病溃疡中存在骨感染，因此它通常与糖尿病足部溃疡有关。在等待确定血管状况时，通常需要积极、早期和精心计划的手术干预。在血管受损的情况下，在截肢/清创之前可能需要进行血管重建。骨髓炎有多种分类方法：血源性与直接蔓延性，皮质与髓质，急性与慢性。

当软组织感染进展到更深的结构，或者如果存在骨外露，微生物开始定植局部和周围的组织。细菌通过对骨基质蛋白（如纤维连接蛋白[17]）的高亲和力受体附着在骨表面，并穿透骨皮质，最终进入中央骨髓管。一旦定植在骨髓中，它们就可以通过在细胞内隐藏、降低代谢率或形成糖萼生物膜[19]来逃避宿主的免疫反应和抗生素。这些细菌抗原刺激炎症细胞产生可溶性因子，如IL-1和肿瘤坏死因子，刺激破骨细胞介导的骨溶解[20]。在放射学评估上，这种特征被认为是骨膜反应。

临床上需要彻底的评估诊断骨髓炎。体格检查、影像学检查、实验室检查和活检都是应该使用的方法。在体格检查中，伤口中存在骨外露或骨探针试验阳性，特异性为85%，阳性预测值为89%。然而，敏感性只有66%[5]。此外，ESR（＞70mm/h）和CRP升高等实验室检查有助于识别骨髓炎。白细胞增多可能有助于诊断，但继发于糖尿病免疫反应受损，往往不存在白细胞增多。有多种影像学方法可以识别骨髓炎。X线片显示骨膜反应，随后皮质骨或髓质骨局灶性侵蚀。不幸的是，这些变化通常在X线片上不明显，直到40%～70%的骨已被吸收才明显，这降低了感染最初2～4周的敏感性[19]。三相骨扫描显示在所有三个阶段骨摄取均增加，但该试验的特异性较差，平均低于50%[21, 22]。MRI的敏感性高，一般报道为90%～100%，而特异性在大多数研究中为80%～100%[23, 24]。此外，与其他成像方式相比，MRI 提供了极好的解剖细节。MRI 可以改善骨和软组织受累程度的评估，这在手术计划中特别有帮助。骨活检通常用作诊断骨髓炎的金标准，可以在手术干预前完成，以确保在其他临床体征可疑时准确诊断。

每个患者都是不同的，因此没有一种手术治疗方式可以完全涵盖骨髓炎。然而，对这些患者采用多学科方法治疗是必要的。初级保健团队、足外科医生、血管外科医生、感染病团队和其他专家为患者提供均衡的治疗，使其得到最大的痊愈可能。充足的血流、适当的抗生素和早期积极的清创对患者正常愈合至关重要。

糖尿病足截肢术后的平均 5 年生存率约为39%。在计划手术清创时，整个医护团队需要对患者进行充分评估 [25]。首要计划应该是根除感染。然而，次要考虑的是尽可能多地挽救足部，以实现高效、低耗能、功能性的行走。截肢越靠近近端，患者身体承受的应激就越大，发生进一步并发症的可能性也就越大。

应采用肿瘤学方法，进行彻底清创，最终计划获得功能性足 [26, 27]。如果骨髓炎没有引起危及生命的感染，则应该评估患者的血管状况。因此，在任何非急性骨髓炎中，优先评估血管，必要时应进行血供重建。然后，应清除所有足够范围的感染骨、感染软组织和骨髓，并充分冲洗患处 [28]。因为手术目的是完全根除感染，所以无须首要考虑手术引起的缺损大小。在切除过程中，应获得感染部位和冲洗后清洁边缘的样本进行培养和病理学检查。外科医生应该评估切除的范围和处理新产生的"死腔" [29]。通常植入抗生素珠、带或不带抗生素的垫片、包装条或创面真空辅助闭合（图 35-3）。此外，根据情况，处理后可能发生化脓性关节融合（图 35-4）。这些方法降低了在死腔形成新感染的可能性。如果完成了手术治疗，如仅累及远节趾骨的趾骨截肢，则可以完成一期关闭伤口。相反，如果外科医生担心有任何残留感染的可能性，那么手术部位至少应保持部分开放，以便引流，直到病理学和微生物学检

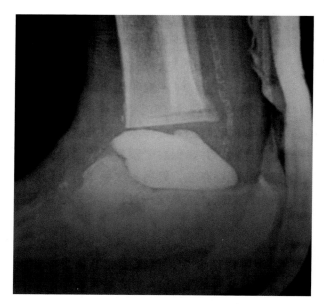

▲ 图 35-3　踝关节内抗生素骨水泥填充

查结果出来。如果临床检查和血液检验表明感染已被有效根除，则 4～8 天后进行确定的软组织延迟的一期关闭，或者通过二期计划使该区域愈合。如果残留骨感染结果呈阳性，那么使用抗生素（通常持续 6 周），或者进行另外的手术干预进一步清创。在手术根除感染后，可以尝试重建恢复足部的稳定性和功能。

二、外科急症

最令人担忧的是那些被认为是外科急症的糖尿病足部感染，包括气性坏疽、坏死性筋膜炎和化脓性关节。这些感染可以迅速扩散，导致需要以"损害控制"为重点的广泛清创。与骨髓炎的治疗方案类似，处理上述外科急症的重点是根除感染，然后根据需要，再寻找重建机会。

气性坏疽和坏死性筋膜炎：这些感染发展迅速，是一种可能危及生命的组织死亡形式。它们与高死亡率（20%～80%）相关 [30, 31]，常常需要截肢以控制感染 [32]。引起这类感染的最常见的细菌是典型的引起气性坏疽的梭状芽孢杆菌和引起坏死性筋膜炎的 A 族链球菌。然而，上述细菌加上拟杆菌、肠杆菌、变形杆菌等，还会引发多种

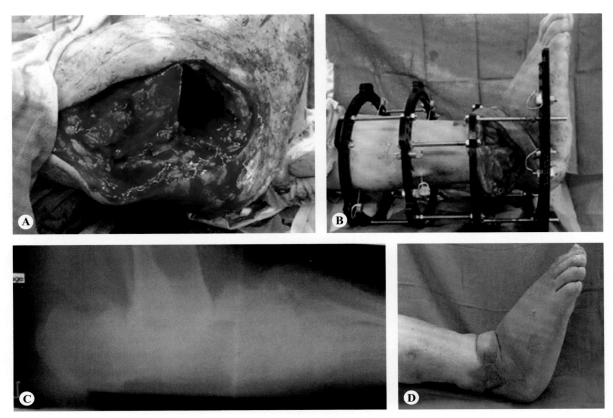

▲ 图 35-4　使用外固定融合化脓性骨髓炎
A. 关节准备；B. 使用外固定，不用内固定物；C. 拆除外固定后；D. 跖行足外观

微生物感染[33, 34]。患者常表现为发热、疼痛、皮肤褪色、反转的温度梯度和足部/腿部有条纹的红斑足。通常存在水肿和捻发音；然而，在多达50%的病例中，初次就诊时可能没有任何可辨别的捻发音或者X线片上显示的气体[35]。

　　这些患者应立即进行影像学检查。通常在X线片上会出现皮下气肿。然而，如果X线片没有显示气体，那么可以进行计算机断层扫描，因为它对皮下气体有更高的敏感性。X线片上无气体存在并不能排除气性坏疽。

　　一旦确诊，立即开始广谱抗菌治疗是至关重要的。需要做决定是否能够通过干预来挽救肢体，或者是否需要进行一期截肢。如果可能的话，应与患者进行深入讨论，如果术中发现感染需要进行一期截肢，使其理解可能的手术结果。挽救肢体可能需要分阶段进行多次手术干预，可

能导致慢性疼痛，并需要多次住院。最后，这些干预措施可能仍然得到一个功能性足[36, 37]。在创伤性肢体损伤的病例中，早期截肢和假肢安装与减少病损、减少手术、缩短住院时间、降低住院费用和缩短康复时间有关；然而，这可能会对患者心理产生影响，并引起不同的并发症，具体取决于患者的依从性[36]。在任何一种情况下，都需要及时对患者进行干预，以防止感染进一步扩散。通常，患者需要彻底清创，清除所有无活力的组织和骨。在任何血供重建手术之前，都必须进行紧急手术引流。然而，如果认为有必要，必须在引流手术后尽快进行血供重建手术[38]。在手术干预过程中，应进行培养以指导治疗。如果存在多个足趾或足跟坏死，挽救肢体的手术不太可能成功，而且可能危及患者生命，需要截肢。

结论

糖尿病足可以发生不同类型的感染。轻度皮肤和软组织感染通常可通过门诊治疗。中度至重度感染、感染性溃疡和骨髓炎通常需要有效的检查和手术干预，最终目标是使足部无感染和功能正常。急症（包括气性坏疽和坏死性筋膜炎）需要紧急和急诊手术干预，即使这样，也并不总能挽救肢体。手术计划应总是将基于合并症和患者倾向的患者选择考虑进去；然而，如果感染太严重，无法进行适当的医疗和手术重建治疗，则应考虑一期截肢。

参考文献

[1] Blume PA, Jain AK, Sumpio B. Diabetic foot ulceration and management. In: Shrikhande GV, McKinsey JF, (Eds); Diabetes and Peripheral Vascular Disease: Diagnosis and Management. Springer; New York. 2012: p63-92.

[2] Centers for Disease Control and Prevention, US Department of Health and Human Services. National diabetes fact sheet: general information and national estimates on diabetes in theUnited States, vol. 2003. Atlanta, GA: US Centers for Disease Control and Epidemiology; 2003.

[3] Adams CA Jr., Deitch EA. Diabetic foot infections. In: Holzheimer RG, Mannick JA, (Eds); Surgical Treatment: Evidence-Based and Problem-Oriented. Munich: Zuckschwerdt; 2001.

[4] Pressley Z, Foster J, Kolm P, Zhao L, Warren F, Weintraub W, et al. Digital image analysis: a reliable tool in the quantitative evaluation of cutaneous lesions and beyond. Arch Derm. 2007;143(10):1331-3.

[5] Grayson ML, Gibbons GW, Balogh K, Levin E, Karchmer AW. Probing to bone in infected pedal ulcers. A clinical sign of underlying osteomyelitis in diabetic patients. JAMA. 1995;273(9):721-3.

[6] Lozano RM, Fern'andez LG, Hern'andez DM, Montesinos JVB, Jim'enez SG, Jurado MAG. Validating the probe-to-bone test and other tests for diagnosing chronic osteomyelitis in the diabetic foot. Diabetes Care. 2010;33:2140-5.

[7] Collins KA, Sumpio BE. Vascular assessment. Clin Podiatr Med Surg. 2000;17(2):171-91.

[8] Lipsky BA, Berendt AR, Cornia PB, Pile JC, Peters EJ, Armstrong DG et al. Infectious Diseases Society of America clinical practice guidelines for the diagnosis and treatment of diabetic foot infections. Clin Infect Dis. 2012;54(12): e132-73.

[9] Van Baal JG. Surgical treatment of the infected diabetic foot. Clin Infect Dis. 2004;39(Suppl. 2):S123-8. https://doi.org/10.1086/383273.

[10] Reiber GE, Boyko EJ, Smith DG. Lower extremity foot ulcers and amputations in diabetics. In: Diabetes in America. 2nd ed. Rockville, MD: National Institute of Diabetes and Digestive and Kidney Disease, National Institutes of Health; 1995. p. 409-28.

[11] Rauwerda JA. Foot debridement: anatomic knowledge is mandatory. Diabet Metabol Res Rev. 2000;16. (Suppl. 1:S23-6.

[12] Armstrong DG, Liswood PJ, Todd WF. Prevalence of mixed infections in the diabetic pedal wound: a retrospective review of 112 infections. J Am Podiatr Med Assoc. 1995;85:533-7.

[13] Wheat LJ, Allen SD, Henry M, Kernek CB, Siders JA, Kuebler T, et al. Diabetic foot infections: bacteriologic analysis. Arch Intern Med. 1986;246:1935-40.

[14] Stotts NA. Determination of bacterial bioburden in wounds. Adv Wound Care. 1995;8:46-52.

[15] Aragon-Sanchez J. Seminar review: a review of the basis of surgical treatment of diabetic foot infections. Int J Low Extrem Wounds. 2011;10:33-65.

[16] Wagner FW Jr. The dysvascular foot: a system for diagnosis and treatment. Foot Ankle. 1981;2:64-122.

[17] Newman LG, Waller J, Palestro CJ, Schwartz M, Klein MJ, Hermann G et al. Unsuspected osteomyelitis in diabetic foot ulcers. Diagnosis and monitoring by leukocyte scanning with indium in 111 oxyquinoline. JAMA. 1991;266(9): 1246-51.

[18] Kuusela P. Fibronectin binds to Staphylococcus aureus. Nature. 1978;276(5689):718-20.

[19] Craig F, Shank MD, Jonathan B, Feibel MD. Osteomyelitis in the diabetic foot: diagnosis and management. Foot Ankle Clin. 2006;11(4):775-89.

[20] Ciampolini J, Harding KG. Pathophysiology of chronic bacterial osteomyelitis. Why do antibiotics fail so often? Postgrad Med J. 2000;76(898):479-83.

[21] Lipsky BA. Osteomyelitis of the foot in diabetic patients. Clin Infect Dis. 1997;25(6):1318-26.

[22] Johnson JE, Kennedy EJ, Shereff MJ, Patel NC, Collier BD. Prospective study of bone, indium-111-labeled white blood cell, and gallium-67 scanning for the evaluation of osteomyelitis in the diabetic foot. Foot Ankle Int. 1996;17(1):10-6.

[23] Ledermann HP, Morrison WB. Differential diagnosis of pedal osteomyelitis and diabetic neuroarthropathy: MR

imaging. Semin Musculoskelet Radiol. 2005;9(3):272-83.

[24] Morrison WB, Schweitzer ME, Wapner KL, Hecht PJ, Gannon FH, Behm WR. Osteomyelitis in feet of diabetics: clinical accuracy, surgical utility, and cost-effectiveness of MR imaging. Radiology. 1995;196(2):557-64.

[25] Tentolouris N, Al-Sabbagh S, Walker MG, Boulton AJ, Jude EB. Mortality in diabetic and nondiabetic patients after amputations performed from 1990 to 1995: a 5-year follow-up study. Diabetes Care. 2004;27(7):1598-604.

[26] Forsberg JA, Potter BK, 3rd Cierny G, Webb L. Diagnosis and management of chronic infection. J Am Acad Orthop Surg. 2011;19.(Suppl 1:S8-S19.

[27] Simpson AH, Deakin M, Latham JM. Chronic osteomyelitis. The effect of the extent of surgical resection on infection-free survival. J Bone Joint Surg Br. 2001;83(3):403-7.

[28] Heppert V, Wagner C, Glatzel U, Wentzensen A. Prinzipien der operativchirurgischen Therapie der Osteitis. Trauma Berufskrankheit. 2002;4:321-8.

[29] Gerhard Walter MD, Matthias Kemmerer MD, Clemens Kappler MD, Reinhard Hoffmann MD. Treatment algorithms for chronic osteomyelitis. Dtsch Arztebl Int. 2012 Apr; 109(14): 257-64.

[30] Stevens, DL, Baddou, LM. Necrotizing soft tissue infections. Learn Radiol. 2012.

[31] Childers BJ, Potyondy LD, Nachreiner R, Rogers FR, Childers ER, Oberg KC et al. Necrotizing fasciitis: a fourteen-year retrospective study of 163 consecutive patients. Am Surg. 2002;68:109-16.

[32] Aggelidakis J, Lasithiotakis K, Topalidou A, Koutroumpas J, Kouvidis G, Katonis P. Limb salvage after gas gangrene: a case report and review of the literature. World J Emerg Surg. 2011;6:28.

[33] Brook I, Frazier EH. Clinical and microbiological features of necrotizing fasciitis. J Clin Microbiol. 1995;33:2382-7.

[34] Brook I. The role of anaerobic bacteria in skin and soft tissue abscesses and infected cysts. Anaerobe. 2007;3:171-7.

[35] Kaide CG, Khandelwal S. Hyperbaric oxygen: applications in infectious disease. Emerg Med Clin North Am. 2008; 26(2):571-95. https://doi.org/10.1016/j.emc.2008.01.005.

[36] Heck R. General principles of amputations. In: Campbell WC, Canale ST, Beaty JH (eds).Campbell's Operative Orthopedics. vol. 1. Pennsylvania: Mosby, Elsevier; 2008. p. 562-6.

[37] Mercer N, Davies DM. Gas gangrene. BMJ. 1991;303: 854-5.

[38] Lepäntalo M, Biancari F, Tukiainen E. Never amputate without consultation of a vascular surgeon. Diabetes Metab Res Rev. 2000;16(Suppl 1):27-32.

第36章　感染性夏科足手术治疗
Infected Charcot Foot: Surgical Management

Venu Kavarthapu　著

一、急性感染性（活动性）夏科足

急性感染性（活动性）夏科足在一些足部没有良好保护的患者中会快速进展，导致骨骼迅速出现紊乱和破坏，形成骨碎片及周围血肿，进而引起明显的足部肿胀。由于骨碎片漂浮于液化血肿上而突出于皮肤，足部触诊时可有"皮包骨样"表现。由此导致的进行性畸形和不稳定使足部皮肤容易产生摩擦和骨突处溃疡。血源性传播是活动性夏科足的一种少见的感染途径，无论细菌来源于何处，血肿都为细菌感染定植提供了良好的培养介质，使其迅速传播。一般来说，不伴有皮肤破溃的骨髓炎是极其罕见的。

感染活动性夏科足的治疗可分为三个部分：感染治疗、促进夏科足从活动性转为非活动性的减压治疗和畸形治疗。

（一）感染治疗

夏科足感染可表现为局部感染溃疡、感染溃疡伴浅表扩散性感染或伴有深部组织感染（见第 32 章）。感染有时会导致局部组织坏死，并沿着组织间隙扩散。感染经常沿着腱鞘播散，该传播途径经常被比喻为"高速公路"。这种感染表现为溃疡近端和远端大面积播散性蜂窝织炎，还包括对感染的全身性反应，这样的侵袭性感染也被称为夏科足感染发作[1]（图 36-1）。这种迅速传播的组织坏死性感染的危险因素包括既往溃疡病史、既往截肢史、神经病变、周围血管疾病和畸形。

感染活动性夏科足最好在多学科诊疗中心中，按照标准化急症临床路径治疗[2]。治疗基本原则包括快速诊断感染、培养致病细菌和积极使用抗生素治疗，并决定是否需要清创手术。患者首先在糖尿病足门诊就诊，进行细菌培养和静脉注射抗生素，并决定是否需要进一步手术清创。

感染活动性夏科足伴深部组织感染的治疗原则如下。

1. 先进行包括血管评估在内的全面临床检查等来快速诊断感染。血液检查主要包括血清 C 反应蛋白，因为在急性严重感染中，血清 C 反应蛋

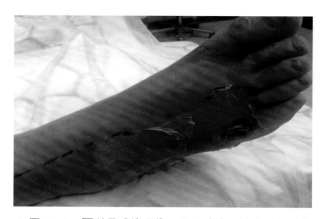

▲ 图 36-1　夏科足感染发作，显示溃疡近端和远端有大面积蔓延的蜂窝织炎和局部组织坏死

白水平常升高至超过 100mg/L，然而白细胞计数并不能很好地反映感染情况。MRI 对鉴别骨髓炎和软组织积液是有效的，但在这类感染中，时间就是组织，因此建议不要因为进行过度的影像学检查而延误治疗。

2. 在静脉注射抗生素之前要采集微生物标本进行病原学培养，即从溃疡底部取深层组织标本进行有氧和厌氧培养。如果有任何临床或 MRI 证据表明有深层积液，则进行超声引导下穿刺引流。

3. 获得微生物样本后立即开始经验性静脉抗生素治疗，后续根据感染细菌的药物敏感性结果调整抗生素。

4. 如果存在组织坏死或深部组织积液，需紧急进行手术清创并开放伤口，根据需要可能进行多次清创（图 36-2 至图 36-4）。负压伤口治疗是一种能尽快清除残余积液并促进伤口愈合的治疗方法。同时，足部需固定在全接触管型石膏中（对于小伤口需开窗），如果伴有较大的组织缺损需使用双瓣石膏固定。抗生素治疗需持续到根据临床指标和血清学指标完全清除感染为止。之后通过皮瓣移植或类似的整形外科手术来实现软组织覆盖伤口。

5. 在初次清创后，这些患者应通过伤口深部拭子和清创手术组织来进行临床、生化和病原学监测。如果血清 C 反应蛋白水平持续高或抗生素治疗无效，可能需反复手术干预或改变抗生素治疗。

（二）活动性夏科足的减压治疗

感染完全清除后，继续对足部进行减压治疗，首先使用全接触石膏进行固定减压，逐渐过渡为可拆卸助行器或夏科限制性矫形器继续治疗，最后可转为踝 – 足矫形器和定制鞋治疗，直至夏科足减压治疗结束（Eichenholtz 3 期）。

（三）畸形治疗

如果存在明显的足部畸形和（或）不稳定而不适合减压治疗，可以通过外科手术进行重建（见第 13 章）。

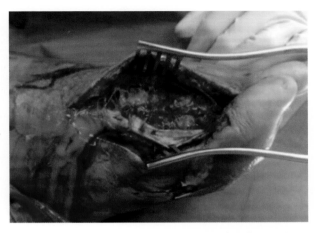

▲ 图 36-2　夏科足感染发作，大量脓液聚集伴组织坏死，感染沿腱鞘蔓延

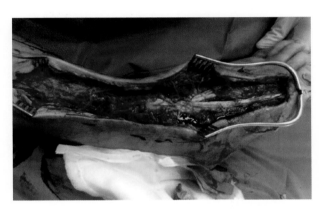

▲ 图 36-3　下肢接受积极充分的锐性手术清创

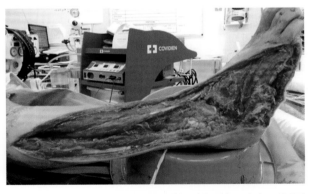

▲ 图 36-4　48h 后再次锐性清创，创面情况良好，创面未见明显感染残留

二、慢性感染性（非活动性）夏科足

慢性感染性夏科足比急性感染性夏科足更常见，通常表现为伴有皮肤溃疡和畸形的非活动性

的严重破坏性夏科足。大多数畸形通常可以通过踝 – 足矫形器和定制鞋来治疗，从而平衡因足部形态改变或骨突引起的异常足部压力。然而，严重的畸形和（或）不稳定即使采取高级别的减压治疗也难以预防局部压力增加，从而导致慢性溃疡。当患者出现新的炎症体征，特别是当足部皮肤出现破溃时，应该高度怀疑夏科足感染。溃疡常合并继发性深部感染，感染经常蔓延至骨突，导致慢性骨髓炎。如果不矫正畸形，感染的溃疡往往不能通过单纯抗生素治疗愈合，感染反复发作导致进行性骨质破坏会带来更高的截肢风险。

（一）评估

慢性感染性夏科足伴溃疡形成的管理首先是临床评估，其次进行包括影像学和血清炎症指标在内的检查。临床评估包括对足部畸形、机械性不稳定、溃疡、跟腱和血管情况的详细检查。当溃疡与骨突和异常压力分布有关时，可将其分为机械源性溃疡，而当溃疡与这些特征无关时，其起源可能是血管源性或感染性。C 反应蛋白通常是诊断夏科足溃疡合并感染的有效指标，但白细胞计数通常是非常不可靠的。

影像学检查包括足踝部 X 线，尽量进行正位、侧位和斜位的负重 X 线检查，因为这些检查可以提供关于溃疡的机械源性发病信息。为鉴别慢性夏科足与骨髓炎，可进行 MRI 检查。如果 MRI 不能明确诊断，可考虑 SPECT/CT 或 FDG-PET/CT 进一步检查，但这些影像学方法的诊断准确性尚未完全证实。如果存在深部积液，超声引导下穿刺引流可以明确诊断深部感染并有助于分离病原。如果没有皮肤破损且感染指标正常，糖尿病患者的足部红肿很可能是由于夏科足处于急性活动期而不是出现感染。此外，慢性夏科足的血管损害并不少见，这也可导致溃疡不愈合，因此还应进行下肢血管检查。

（二）治疗

对于采取充分的减压治疗仍发生溃疡的患者，需进行分期手术重建。活动感染性夏科足接受一期手术重建后有较高的感染复发风险，可能是由于骨清创不充分、感染区域有生物膜残留、骨切除后残留的死腔内继发感染或术后使用的抗生素不敏感。对于伴有活动性足部感染（如感染性溃疡和骨髓炎）的夏科足，分期手术可显著降低感染复发的概率。

三、感染性夏科足的二阶段重建手术

（一）第一阶段：在完全重建之前清除感染

在感染性夏科足 [2] 的治疗中，微生物培养和药敏是最关键的。床旁清创时可以取足部溃疡底部的深部组织标本进行病原学检测。如果怀疑出现骨髓炎，则应进行骨活检以确认是否存在深部感染并分离病原。活检可在门诊进行，这类患者通常伴有明显的感觉神经病变，因此不需要常规给予局部麻醉阻滞。活检通过骨活检针穿透溃疡附近的健康皮肤达到目标骨质并插入足够深度，从病变区域取标本进行微生物培养和组织学检查。尽可能等到取得深部组织标本或骨活检后才开始使用抗生素，而如果患者已经在使用抗生素治疗，如果临床情况允许，在进行骨活检之前停用抗生素 2 周，以提高诊断准确性。

在此分期重建的第一阶段，彻底清除包括溃疡在内的所有感染组织是根除感染的关键。慢性不愈合性溃疡周围通常可分为三个区域，区域一（红色区）为可清晰识别的感染坏死组织（图 36-5）。区域二（琥珀色区）围绕红色区域，代表炎症反应性组织及瘢痕组织（图 36-6）。这些组织常存

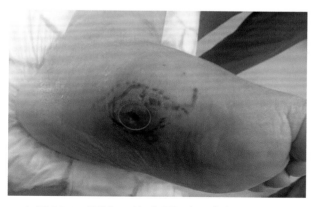

▲ 图 36-5 区域一（红色区）表示感染和坏死组织

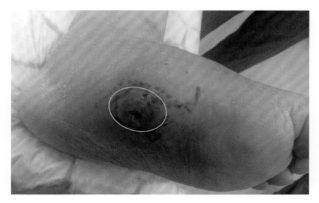

▲ 图 36-6　区域二（琥珀色区）围绕红色区域，代表炎症反应性组织及瘢痕组织

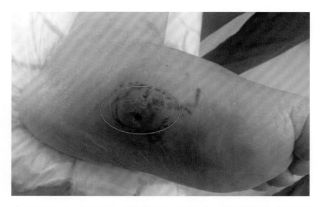

▲ 图 36-7　区域三（绿色区）表示在感染过程中未受影响的健康组织

在感染区域，如果清创不彻底，常常会遗留感染灶。区域三（绿色区）代表在感染过程中未受影响的健康组织（图 36-7）。这种红色 / 琥珀色 / 绿色分区的概念有助于我们进行彻底的溃疡清创。溃疡的扩大切除必须从多个方向延伸至绿色区域（图 36-8 至图 36-10）。清创时采集深部组织标本进行微生物培养，标本取自感染和坏死组织，但也要取清创后残留组织的边缘，注意将每个标本用无菌的独立容器送检。术后根据培养结果选择敏感抗生素并予以充分的减压治疗。在手术清创后，可在伤口缺损处置入载抗生素硫酸钙或载抗生素硫酸钙＋羟基磷灰石生物复合材料，以提高感染清除率。局部载药制剂的抗生素成分需根据之前微生物培养的药敏结果选择。侵袭性溃疡和深部组织清创导致的大面积软组织缺损可采用负压伤口治疗。

在第一阶段，对感染骨及软组织的过度清创可能会因为大量骨质的切除导致足部不稳定。这种不稳定会干扰组织愈合，减弱感染清除能力，使负压伤口治疗的应用更具挑战性。如果存在轻微不稳定，我们建议使用 2～4 颗直径 2～3mm 螺钉在将足踝纠正力线后加以固定，注意将螺钉头埋在皮下而突出于皮肤以便于取出。如果存在严重不稳定，可以使用临时外固定支架来促进伤口愈合和感染清除（图 36-11 至图 36-14）。需要密切监测固定支架的针道，以防止出现局部感染。

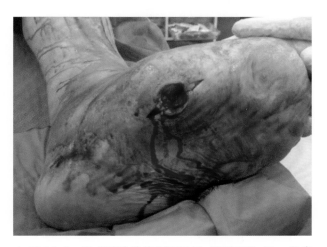

▲ 图 36-8　手术清除溃疡坏死组织（红色区）后，炎症反应区可能残留感染区域

围术期根据深部组织标本的培养药敏结果选择敏感抗生素治疗，定期评估临床和血清指标，以监测抗生素治疗效果。负压伤口治疗大面积软组织缺损可以通过伤口愈合进展反映感染控制情况。当具有感染完全清除的临床和影像学证据时，可进行第二阶段重建。但如果担心感染残留，可以在重建手术之前再次手术清创，达到感染根除。如果存在严重畸形，即使充分减压治疗，溃疡也可能无法愈合。最终目标是在手术重建之前控制感染，在第二阶段矫正畸形后，溃疡通常会愈合。

对于溃疡愈合后残存的畸形，在重建手术前进行骨活检以排除任何可能的残余深部感染依然至关重要。活检是通过穿过溃疡愈合区域附近的

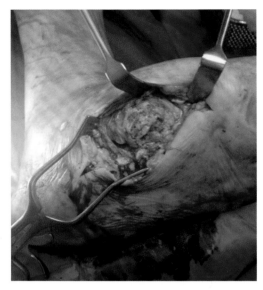

▲ 图 36-9 手术清创扩大到炎症反应区，进一步显露坏死组织和可能感染区域（琥珀色区）

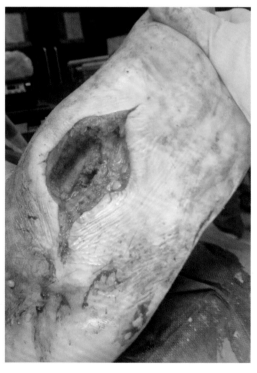

▲ 图 36-10 炎症反应区清除后显露正常表现的健康组织，表明所有感染区域均完整清除

健康皮肤进行，标本取自可疑的骨受累区域。如果标本显示病原阳性结果，可能仍需分两阶段进行重建。

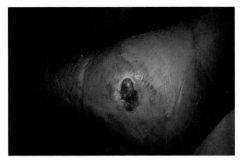

▲ 图 36-11 感染性夏科足伴有踝关节外侧溃疡和深部组织受累的临床照片

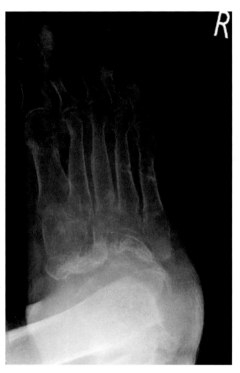

▲ 图 36-12 感染性夏科足的 X 线片显示右侧中足及后足破坏

（二）第二阶段：固定

固定方式的选择包括外固定、内固定和内外固定结合。每种术式都有其优缺点，手术选择应根据骨和软组织情况、术者的经验或偏好而定[3]。

1. 外固定

外固定是目前夏科足第二阶段重建最常用的固定方法。与内固定相比，外固定有一些优势，因为它可以在稳定固定的同时开放伤口，并可能允许早期负重，然而大多数已发表的研究没有显

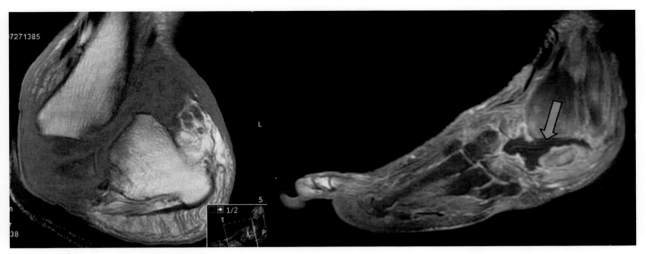

▲ 图 36-13 MRI 踝关节冠状位 T_1 加权图像和足部矢状位 T_1 加权脂肪饱和图像显示出畸形、骨质丢失和积液的严重程度（箭）

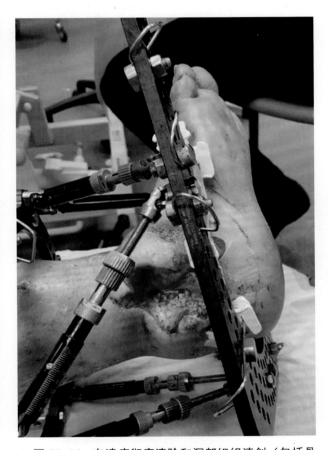

▲ 图 36-14 在溃疡彻底清除和深部组织清创（包括骨切除）后，明显足部不稳定可通过外固定支架将足部纠正力线后固定，通过踝关节外侧的伤口可看到该病例使用了载抗生素硫酸钙缓释制剂

示两者存在显著差异 [3-5]。针道感染和患者依从性仍然是外固定支架使用的主要问题。第 14 章讨论了夏科足重建中外固定支架的具体手术方法。

2. 内固定

在存在骨和软组织感染的情况下，内固定的使用总是让人担忧。然而最近发表的研究表明，使用内固定技术重建感染的夏科足具有较高的保肢率 [6, 7]。相比于外固定技术，内固定技术更易于被患者和医生接受。髓内钉作为一种刚性的载荷分配装置，可以减轻踝关节承受的应力，特别是在足部该区域通过长杠杆臂施加应力时。有研究报道后足重建内固定患者保肢率高，Siebachmeyer 等 [6] 报道的保肢率为 100%，Pinzur 等 [8] 报道的保肢率为 95.2%，Richman 等 [9] 报道的保肢率为 93.75%，Vasukutty 等 [10] 报道的保肢率为 100%。

第二阶段重建使用内固定遵循与第一阶段重建相同的原则（见第 13 章）。如果在第一阶段手术中使用了外固定支架进行临时固定，并根据临床和血清学指标判断感染清除，可以在第二阶段手术前 2 周左右拆除外固定支架。这样可以留出一个"针道愈合期"，促进针道的完全愈合，这也将微生物在针道定植继发感染的风险降至最低。经多学科评估后，可在第二阶段手术前约 2

周停用抗生素，前提是抗生素已给药约 6 周。

如果存在溃疡，则在第二阶段手术开始时彻底清创，进一步去除任何残留的无血供或可能感染的骨组织。术中对清创的各区域取骨和深部软组织样本进行微生物培养，注意将每个样本都用未污染的独立容器送检，并进行微生物培养和组织学检查。术中将污染的手术器械弃除，足部重新消毒铺单。

根据中后足畸形类型选择合适的重建手术入路，通过楔形截骨矫正畸形。根据标准的长节段刚性固定原则使用内固定，在获得最佳的骨对位后进行融合。将可注射载抗生素硫酸钙 + 羟基磷灰石钙制剂用于填充融合区域的骨空隙，该制剂中的羟基磷灰石钙成分可作为骨移植替代物，抗生素有助于清除任何可能残留的微生物，以降低术后感染风险。无软组织张力的切口通常可以一期缝合，然而对于某些不能一期缝合的切口，需要使用金属材料覆盖和负压伤口治疗敷料进行切口部分缝合，术后常规使用下肢抬高垫（图

36–15 和图 36–16）。

根据第一阶段清创的微生物培养药敏结果在第二阶段治疗时选择敏感抗生素静脉注射，直至第二阶段微生物培养药敏出结果。如果与之前的药敏结果不同，应考虑适当更换抗生素，然而根据我们的经验，这种情况很少出现。

术后护理已在第 13 章详细讨论。感染性夏科足的治疗非常复杂，由多学科协作团队在糖尿病足专科病房提供治疗极为重要。

3. 内固定术后感染

夏科足畸形的重建有利于改善患者的行走功能，然而用于内固定的金属内植物长期留置容易发生继发性感染，尤其是微生物血源性播散。为这些患者提供定制鞋，以确保足部压力正常。如果患者出现任何局部感染的迹象，应当有效沟通并鼓励他们在多学科合作病房接受治疗。

4. 抗生素骨水泥髓内钉结合环扎带固定的联合重建

最近的一项研究报道了伴有严重畸形和感

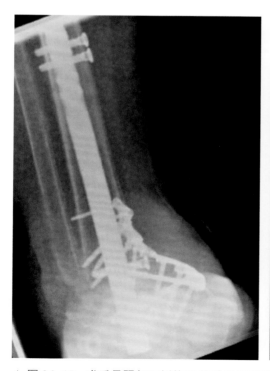 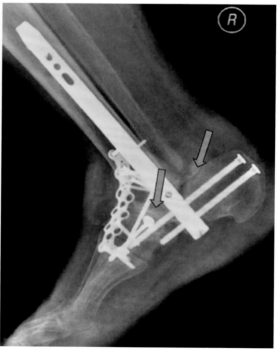

▲ 图 36–15 术后足踝部正侧位 X 线片显示采用内固定治疗取得了良好的畸形矫正、稳固固定和最佳的骨对位，可注射载抗生素硫酸钙 + 羟基磷灰石钙制剂（箭）用来填补骨空隙

第 36 章　感染性夏科足手术治疗
Infected Charcot Foot: Surgical Management

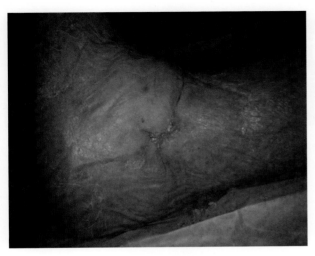

▲ 图 36-16　随访 10 周时拍摄的临床照片显示踝关节外侧溃疡二期完全愈合

染的踝关节神经性关节病通过抗生素骨水泥髓内钉结合环扎带固定进行一期重建关节融合术[11]。当畸形不能通过一期矫正时，可以使用 Taylor 外固定支架技术。总体而言，大多数保肢患者的下肢功能和临床疗效可观。另一项研究进一步表明，抗生素涂层髓内钉用于治疗夏科足患者的感染性踝关节不融合和胫骨远端感染性骨折，可以促进骨性愈合、融合和感染清除[12]。

结论

感染性夏科足是一种常见的难治性疾病，需要接受多学科协作治疗以降低截肢风险。急性感染性（活动性）夏科足和慢性感染性（非活动性）夏科足中的感染需区分开来处理。急性感染性夏科足的治疗包括感染治疗、促进夏科足从活动性转为非活动性的减压治疗和畸形治疗。慢性感染性夏科足的治疗通常需要接受两阶段的手术：在第一阶段彻底清除感染，在第二阶段进行稳定的手术重建。

参考文献

[1] Vas PRJ, Edmonds M, Kavarthapu V, Rashid H, Ahluwalia R, Pankhurst C, et al. The diabetic foot attack: "Tis Too Late to Retreat!". Int J Low Extrem Wounds. 2018 Mar;17(1):7-13. https://doi.org/10.1177/1534734618755582.

[2] Bateman AH, Bradford S, Hester TW, Kubelka I, Tremlett J, Morris V, et al. Modern orthopedic inpatient care of the orthopedic patient with diabetic foot disease. Int J Low Extrem Wounds. 2015;14(4):384-92.

[3] Dayton P, Feilmeier M, Thompson M, Whitehouse P, Reimer RA. Comparison of complications for internal and external fixation for Charcot reconstruction: a systematic review. J Foot Ankle Surg. 2015;54:1072-5.

[4] Pinzur MS, Gil J, Belmares J. Treatment of osteomyelitis in Charcot foot with single-stage resection of infection, correction of deformity, and maintenance with ring fixation. Foot Ankle Int. 2012;33(12):1069-74.

[5] El-Gafary KA, Mostafa KM, Al-Adly WY. The management of Charcot joint disease affecting the ankle and foot by arthrodesis controlled by an Ilizarov frame: early results. J Bone Jt Surg Br. 2009;91:1322-5.

[6] Siebachmeyer M, Boddu K, Bilal A, THester TW, Hardwick T, Fox TP, et al. Outcome of one-stage correction of deformities of the ankle and hindfoot and fusion in Charcot neuroarthropathy using a retrograde intramedullary hindfoot arthrodesis nail. Bone Joint J. 2015;97-B(1):76-82.

[7] Butt DA, Hester T, Bilal A, Edmonds M, Kavarthapu V. The medial column Synthes Midfoot Fusion Bolt is associated with unacceptable rates of failure in corrective fusion for Charcot deformity: results from a consecutive case series. Bone Joint J. 2015 Jun;97-B(6):809-13.

[8] Pinzur MS, Kelikian A. Charcot ankle fusion with a retrograde locked intramedullary nail. Foot Ankle Int. 1997;18(11):699-704.

[9] Richman J, Cota A, Weinfeld S. Intramedullary nailing and external ring fixation for tibiotalocalcaneal arthrodesis in Charcot arthropathy. Foot Ankle Int. 2017;38(2):149-52.

[10] Vasukutty N, Jawalkar H, Anugraha A, Chekuri R, Ahluwalia R, Kavarthapu V. Correction of ankle and hind foot deformity in Charcot neuroarthropathy using a retrograde hind foot nail—The Kings' Experience. Foot Ankle Surg. 2018;24:406-10.

[11] Tomczak C, Beaman D, Perkins S. Combined intramedullary nail coated with antibioticcontaining cement and ring fixation for limb salvage in the severely deformed, infected, neuroarthropathic ankle. Foot Ankle Int. 2018; 28: 1071100718800836. https://doi.org/10.1177/107110071-8800836. [Epub ahead of print]

[12] Pawar A, Dikmen G, Fragomen A, Rozbruch SR. Antibiotic-coated nail for fusion of infected charcot ankles. Foot Ankle Int. 2013 Jan;34(1):80-4. https://doi.org/10.1177/1071100712460209.

283

第 37 章　感染性缺血性足评估
Infected Ischemic Foot: Investigation

Samuel M. Miller　Brandon J. Sumpio　Bauer E. Sumpio　著

糖尿病患者出现足部感染前常有足部缺血病史。在下肢血液灌注正常的情况下，神经病变也可能发生，此内容在本书的其他章节进行讨论。缺血及伴随的组织缺氧会损害足部的愈合能力。随着下肢缺血程度的加重，机体抵抗及清除感染的能力会下降，所以患者更容易得溃疡。因此，溃疡的出现从侧面反映了严重的外周血管功能不全。行走时足部产生的剪切力造成的单纯表皮破损，起初如果未愈合，会逐渐进展损害至皮下组织。患者的愈合能力与足部受影响部位的血液灌注直接相关。

感染性缺血性足的检查和评估与许多其他疾病遵循相同的要点。重点病史询问及体格检查可以为患者分诊提供必要的信息。无创和有创血管评估可判断疾病的严重程度，有助于明确患者是否需要进行手术。这些血管评估方法包括影像学评估、压力测量记录及实验室检查。

一、病史

许多患者特征与动脉功能不全发生相关。其中不可控因素包括高龄和男性[1]。吸烟、糖尿病、高血压、高脂血症或肥胖的人患外周动脉疾病的概率也较高。表 37-1 总结了感染性缺血性足患者可能同时患有的合并症。周围血管疾病也有可能继发于主动脉或髂动脉的病变。不少患者会有复发性溃疡的病史，其中一部分人可能需要进行手术干预。

患者如果出现了疼痛，需要描述疼痛的具体部位。缺血性疼痛一般集中在前足和足趾[2]。这些部位属于肢体的最远端，因此在下肢灌注不足时会首先受到影响。疼痛诱发因素包括抬高下肢和卧床，将足悬在床沿或行走可以缓解疼痛。缺血性疼痛止疼药效果不佳。

病史中有一要点是需确定是否存在其他动脉粥样硬化疾病。10% 的下肢动脉疾病患者会有脑

表 37-1　与周围血管疾病相关合并症	
病　史	治疗重点
高脂血症	动脉粥样硬化风险增加
糖尿病	感染风险增加，伤口愈合能力受损，动脉粥样硬化风险增加
充血性心力衰竭	外周灌注恶化，下肢水肿，心脏风险增加
心房颤动	外周动脉栓塞，需抗凝治疗
心脏瓣膜置换	瓣膜赘生物，需抗凝治疗
慢性阻塞性肺疾病	呼吸机依赖
肾功能不全	对比剂肾病，棘手的液体管理
高血压	术后吻合口出血风险增加
肥胖	伤口愈合能力受损，行动不便
脑卒中	行动不便，出血
心肌血管重建	血管重建导管可用性降低

血管疾病，28% 的患者会有冠状动脉疾病[3]。考虑到这一点，患者很可能患有心脏疾病，其治疗应优先于足部感染。根据美国心脏病学会（American College of Cardiology，ACC）和美国心脏协会（American Heart Association，AHA）指南，可以将患者分为低、中和高风险人群[4, 5]（表 37-2）。经过临床评估，大约 10% 的患者是心脏并发症的高风险人群[6]。准备行血管手术且被认为是低或中风险的患者，大约 10% 经过无创检查后，将会重新被归类为高风险人群[6]。运动负荷心电图被认为是评估中或高风险患者是否适合手术的首选检查[6]。最终这些患者在术前都需要请心内科专家会诊进行评估。

患者既往糖尿病病史也需关注。足部感染的治疗及预防复发取决于患者血糖水平的短期和长期控制效果，同时应记录患者尿频、目眩、头晕和昏厥的发作情况。如果可能，应记录患者的血糖水平及 HbA1c 值，这有助于评估患者近期血糖控制情况。药物的使用应与标注的剂量一致。对于应用药物治疗（尤其是类固醇）的患者，需进一步询问负荷剂量，以及在足部感染治疗期间是否调整过药物剂量[7]。

二、体格检查

进行全面的体格检查之前，患者应身着宽松的病号服。基本生命体征有助于了解患者感染的整体状况。体温超过 38℃（100.4 ℉）提示足部或其他部位存在活动性感染[1, 2]。呼吸急促（呼吸频率＞20 次/分）和心动过速（心率＞100 次/分）也提示感染[1, 3]。同时应记录双侧肱二头肌和小腿部位的血压，以建立基线数值，并确定肢体间潜在的灌注差异。

患者应仰卧在检查台上，以便进行下肢视诊。初次查体应记录溃疡的位置、大小、深度和外观，以便与每次随访检查进行比较。也需记录有无异味，因为异味提示组织降解时有厌氧菌的存在[8]。

缺血性溃疡通常位于"皮肤边缘"，即位于足和足趾的边缘表面或足趾之间[3]（图 37-1）。因为行走时主要是第 1 和第 5 趾负重，所以溃疡好发于这些足趾[2]（图 37-2）。患者若没有足部畸形，足背部很少见缺血性溃疡，因为足背部受压少，血供丰富[2]。这些部位的病变通常表现为破溃穿孔，可能会出现疼痛和出血。

其他病因引起的溃疡在足部的其他部位更常见（表 37-3）。静脉性溃疡通常发生在踝部内侧静脉压力最高的地方[3]。它们与周围皮肤硬化、色素沉着、鳞屑生成相关。神经性溃疡常发生于足跟或跖骨头下方，表现为足部穿孔溃疡[1, 2]（图 37-3）。创伤可能会在较不典型的位置造成神经

表 37-2 非心脏手术围术期心脏评估的 ACC/AHA 指南		
低风险	**中风险**	**高风险**
• 高龄 • 异常心电图 • 低心输出量 • 脑卒中史 • 高血压控制差	• 既往心肌梗死 • 糖尿病 • 代偿性或既往充血性心力衰竭 • 轻度心绞痛	• 近期心肌梗死 • 不稳定或严重心绞痛 • 失代偿性充血性心力衰竭 • 严重心律失常 　– 高度房室传导阻滞 　– 器质性心脏病出现症状性心律失常 　– 室上性心律失常，心室率不可控 • 严重心脏瓣膜疾病

经许可转载，引自 Abir F, Kakisis Y, Sumpio BE. Do vascular surgery patients need a cardiology work-up? A review of Pre-operative cardiac clearance guidelines in vascular surgery. Eur. J. Vasc. Endovasc. Surg 2003; 25: 110-117

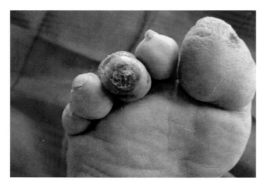

▲ 图 37-1 糖尿病患者伴锤状趾畸形的足趾溃疡

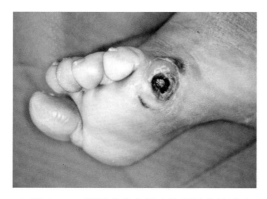

▲ 图 37-2 糖尿病患者足底外侧缺血性溃疡

性溃疡。夏科足患者会有典型的摇椅畸形，在中足底部可见溃疡[9]（图 37-4）。

其次应该观察溃疡周围皮肤。皮肤的颜色通常会随着足和腿的姿势而变化。因此，患者首先应该平卧，双足放在检查台上。由血管供血不足引起的缺血会使血液聚集在小静脉中，导致皮肤在寒冷时呈红色，在炎热时呈蓝色[2, 3]。感染性足可能会出现类似的皮肤颜色变化，因此必须将两者进行鉴别。感染性蜂窝织炎的红肿不会随足或下肢的抬高而消退，而单纯由血管供血不足导致的皮肤红肿会消退，因为此时足部静脉血液回流增多[2, 3]。事实上，因为动脉血流难以克服重力，所以缺血性下肢在抬高时皮肤反而会变得苍白。

在营养供应减少的情况下，灌注不足会导致皮肤附属物变薄和功能丧失。患者皮肤会变干燥、光滑，毛发减少，指甲变脆呈嵴状[3]。需用手背触诊皮肤温度，并且双侧对比。缺血下肢皮温更低，皮温变化的分界有助于粗略判断血管闭塞的水平[3]。如果双侧下肢均缺血，双侧皮温对

溃疡类型	位 置	周围皮肤	溃疡外观	疼 痛	其 他
静脉性	• 膝关节以下腿的 1/3 位置 • 踝水平	• 水肿 • 含铁血黄素 • 色素沉着 • 皮炎湿疹	• 表面渗出 • 边界不规则	疼痛	• 静脉曲张 • 淋巴水肿 • 大象腿 • ABI 正常
动脉性	• 肢体最远端 • 足趾 • 受压部位	• 组织薄 • 萎缩 • 干燥 • 光滑 • 无毛	• 圆形 • 规则 • 无出血 • 基底干燥	严重疼痛	• 外周溃疡少或无 • 毛细血管充盈不佳 • ABI＜0.8
糖尿病神经性	• 受压部位 • 足跟	蜂窝织炎	• 圆形 • 深 • 瘘管 • 排脓	无痛	• 感觉障碍 • 通常 ABI＞0.2

表 37-3 溃疡特征

ABI. 踝肱指数；经许可转载，引自 Sumpio BE, Paszkowiak J, Aruny JA, Blume PA Lower Extremity Ulceration.In:Creager M Loscalzo J and Dzau V, eds. *Vascular Medicine*, 1e. Philadelphia, PA:Elsevier; 2005. Chap. 62 pp. 880-893

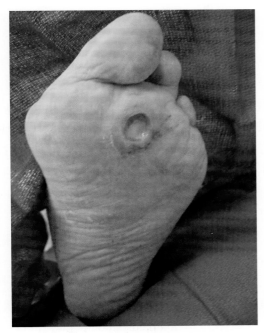

▲ 图 37-3 第 3 跖骨底神经性溃疡，足部畸形，第 2 趾截趾

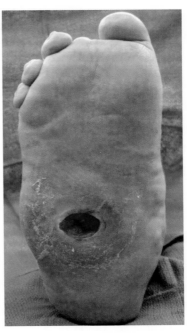

▲ 图 37-4 糖尿病患者夏科足
存在中足塌陷，这将导致压力增加，容易诱发足底溃疡

比效果不明显。

视诊后，可用棉签探针探查溃疡，明确是否存在窦道，确定溃疡边界，以及评估组织破坏程度[10]。用记号笔在皮肤上标记窦道及溃疡的边界并拍照记录，有助于追踪溃疡的进展。溃疡的面积可用最长径乘以最宽径确定[11]。溃疡有时可侵及肌腱、骨或关节，需及时发现。探针探及骨组织对诊断骨髓炎有很高的预测价值（见第 32 章）[10]。

外周脉搏应触诊肱动脉、桡动脉、股动脉、足背动脉和胫后动脉。在合并动脉疾病，血管壁钙质沉积或周围组织水肿情况下，脉搏可能触及不到。糖尿病患者相比正常人群，患动脉粥样硬化性血管病和血管壁钙质沉积的概率更高[3, 9, 12]。因此，在糖尿病患者和这些病例中，触诊外周脉搏可能更困难，此时可手持多普勒超声来评估血管。

下肢完整的神经系统评估应双侧进行对比[13]。神经功能基线水平为后期检查提供了一个比较点，神经系统检查应包括运动和感觉测试。急性动脉闭塞表现为感觉丧失，进行性运动无力，此时需要及时进行干预。振动觉、本体感觉及保护性感觉同样需要进行评估。周围神经病变导致的保护感觉丧失是糖尿病患者溃疡最常发生的原因[1, 2, 14]。单丝测量仪（Semmes-Weinstein）可以通过检测患者能感受到的最小单丝来评估保护性感觉[15]。如果患者能感觉到 4.17 型号单丝，则认为其感觉正常。当用 5.07 型号单丝检测直至发生屈曲时，患者仍感觉不到单丝，就认为其没有保护性感觉[16, 17]。另外，足部溃疡与皮肤压力感知阈值升高密切相关[15]。

三、血管评估

血管评估的主要目的是确定受影响的下肢活力如何。主要分三种情况。第一种是存活的下肢，可能会有部分组织缺失，此时需要进一步完善检查来确定损伤程度，第二种是可疑坏死的下肢，此时需要紧急治疗干预而不用大量检查。第三种则是已经坏死无法挽救的下肢，此时应根据临床查体和无创检查方法确定需截肢水平。这种无创检查有助于确定血管疾病病因和血管阻塞部位水平，根据组织灌注情况评估愈合潜力。

无创检查首先是踝肱指数的测量[18]（表37-4）。靠近踝上方放置血压计袖带，充气至胫后或足背动脉多普勒超声信号消失为止。缓慢放气，直至信号第一次出现并记录数值。ABI为此压力除以在肱动脉测量到的最高收缩压的比值。正常的ABI值为0.9～1.2。ABI<0.6时患者会出现跛行，ABI<0.3时会出现静息痛。出现组织缺损的患者提示ABI<0.5[3]。

节段性肢体血压是ABI的扩展，主要是通过比较患肢连续节段水平血压来定位血管闭塞性疾病。在大腿近端、膝盖上方、膝盖下方和足踝部位分别放置血压计袖带，用连续波多普勒探测足背或胫后动脉多普勒信号。探测方法与ABI测量一样。每个袖带都充气，直到多普勒信号消失，然后放气，直到信号再次出现。每一级的压力除以最高收缩压，得到每一级的指数[3]。同一肢端连续水平之间血压差如果达到20mmHg，则被认定压差显著，其与血流限制性血管病变有关。血压逐级显著下降提示存在多层次病变。与对侧健康肢体对比可以更好地反映病情严重程度，正常人群双腿同一水平收缩压不应超过20mmHg[3]。糖尿病患者动脉钙化的发病率高[12]，因此其血管不容易受压变形。在此类患者中，ABI值往往超过1.3，出现假阴性结果。此外，血压梯度值在高血压患者中可能会增大，在心排出量低的患者中可能会减小。

趾肱指数在无ABI时可替代其应用于糖尿病患者。因为趾动脉几乎不发生血管壁钙化[19]，因此在糖尿病患者中，TBI值比ABI值更可靠[20]。足趾上绑气动袖带，末端放置光电电极，以获得光学体积描记（photoplethysmographic，PPG）动脉波形。利用红外光照射皮肤表层，反射部分被体积描记传感器内的光电晶体管接收，由此产

表37-4 灌注研究方法概述			
方　法	**描　述**	**优　势**	**局限性**
多普勒（生理性）	通过发射连续波和接收声波来评估血管中的血流速度	• 快速，无创，便宜 • 办公室/诊室应用	• 受检测者经验及患者身体条件限制 • 不能定位阻塞部位
ABI/节段性压力（生理性）	测量肱动脉及踝部动脉压力，根据压力差判断是否存在外周动脉疾病	• 快速，无创，便宜 • 办公室/诊室应用	糖尿病和肾脏疾病所致血管钙质沉积继发假阳性结果
体积描记法/脉压记录（生理性）	评估和记录通过肢体的血流量或动脉搏动的变化	• 快速，无创，便宜 • 办公室/诊室应用	必须结合脉压记录和节段性压力使用，提供相关的重要临床信息
超声（解剖性）	超声可显示血管口径、阻塞情况、血流和斑块特征	• 快速，无创，便宜 • 办公室/诊室应用	• 受检查者经验限制 • 难以评估小腿和足部远端和小血管的灌注
CTA（解剖性）	CT横断面成像提供360°血管重建	• 快速，无创 • 比传统血管造影成本高	• 碘对比剂有肾毒性 • 血管钙化模糊影像
MRA（解剖性）	MR断面成像提供360°血管重建	• 无创 • 血管钙化不会模糊影像	• 检查时间长成本高 • 钆有肾毒性 • 静脉伪影模糊影像

ABI. 踝肱指数；CTA. CT血管造影；MRA. 磁共振血管成像；经许可转载，引自Benitez E, Sumpio BJ, Chin J, Sumpio BE. Contemporary assessment of foot perfusion in patients with critical limb ischemia.Semin Vasc Surg. 2014;27(1):3-15

生的信号与皮肤血液循环中的红细胞数量成正比[21]。足趾袖带充气，直到波形变平，之后逐渐放气。当正常波形开始出现，记录收缩压数值。TBI 为此数值与上肢肱动脉收缩压最高者比值。

脉博量记录（PVR）也常用于糖尿病患者血管评估[22, 23]。将血压计袖带序贯性绑在腿上，利用空气体积描记术进行测量。每个袖带充气至 10～65mmHg，通过袖带将压力变化反馈至压力传感器，可以评估皮下组织血流变化[21]。为了简便，也可以直接用标准血压计来观察压力变化。当袖带充气至肱动脉闭合时，血压计刻度盘会随着心脏周期而上下摆动。这种压力信号可转换成标准化的电信号，以跟踪模拟进行检测及转译。正常的 PVR 波形会有一个尖锐的上升波及峰值，回归基线之前会出现反射波。轻度血管闭塞时，反射波消失，上升波延迟，峰值变钝。中重度血管闭塞时，下降波变陡且远离基线。重度血管闭塞时，PVR 波形扁平，振幅低且不规则[22]。

经皮氧饱和度检测可以辅助测定组织灌注及皮肤氧合情况，最主要是有助于评估下肢溃疡的愈合潜力。测定时在患者的胸壁及足上放置铂氧电极。检测者可以选择测定足部氧张力的绝对值，也可以选择测定其与胸壁氧张力的比值[3]。正常足部氧张力绝对值为 60mmHg，足部 / 胸壁氧张力比值为 0.9[23]。目前对于组织愈合的最佳氧张力存在争议。一般来说当氧张力大于 40mmHg（足部 / 胸壁氧张力比值＞0.5）时组织更易愈合，当氧张力小于 20mmHg 时组织几乎无法愈合。糖尿病足溃疡愈合必须达到较高氧张力。经皮氧饱和度检测值也受局部皮肤水肿、皮肤温度、患者情感状态（交感神经兴奋时血管收缩）、药物使用的影响[24]。

四、感染伤口评估

实验室检查在感染性足的评估中至关重要。血化验需要包括完整的血细胞计数，明确白细胞是否升高。葡萄糖、糖化血红蛋白水平及尿常规可以得知血糖控制情况，侧面反应机体愈合能力。电解质和基础代谢水平可以反映血糖控制情况，发现潜在的酸碱失衡。ESR 和 CRP 可以评估患者治疗效果，所以在治疗前也需检测。

并非所有可能出现感染性缺血性足的患者都需要做细菌培养[25]。无论是否合并感染，细菌都存在于下肢伤口，所以培养出细菌并不能证明感染的存在。为了简明确定培养的应用时机，将患者伤口按以下情况进行分类。未感染伤口无化脓性分泌物或炎症，这些患者不需要做培养。轻度感染伤口至少存在两种炎症迹象（化脓、红斑、疼痛、压痛、皮温升高、硬结），并且蜂窝织炎或红斑不超过溃疡边缘 2cm[25]。这些患者做培养前，应该考虑到伤口耐药菌定植的可能性[25]。例如，近期服用过抗生素的患者更可能有耐药菌，因此应该进行培养[25]。中度感染伤口患者整体状况良好，代谢稳定，但至少存在以下一种征象：蜂窝织炎超过溃疡边缘 2cm，淋巴管炎，蔓延至皮下浅筋膜，深部脓肿，坏疽，或者累及肌肉、肌腱、骨关节[25]。重度感染伤口患者有全身中毒症状或代谢失衡[25]。中度和重度感染伤口患者也需做细菌培养[25]。一般在伤口清创时留取分泌物做培养，需同时送需氧和厌氧菌培养[25]。

浅表组织感染常由需氧革兰阳性球菌引起，其中包括金黄色葡萄球菌、无乳葡萄球菌、化脓性链球菌、凝固酶阴性葡萄球菌[26]。糖尿病足患者常为混合型感染，而非单种细菌感染。其中包括上述提到的细菌及肠球菌[26, 27]。存在广泛炎症、坏死或恶臭分泌物的伤口还应考虑到厌氧菌的繁殖，通常为厌氧性的链球菌、拟杆菌或梭状芽孢杆菌[26]。

五、影像学检查和血管检测

初步评估感染性缺血性足后，需进一步完善影像学检查，以明确足部病变，并进行病变定位和程度分级。在缺血评估中许多重要的影像检查也有助于伤口感染的评估。无创检查，如超声、X 线、MRI、MRA、CTA 和核医学检查，对感染性缺血性足患者都有帮助[3, 18, 28]（表 37-4）。

X 线片可排除骨病变所致疼痛原因，也可以确定病变底部是否存在骨髓炎（见第 32 章）[29]。X 线片也有助于评估血管壁钙化程度，明确软组织肿胀、骨皮质破坏和骨膜隆起[3]。

MRI 联合 X 线片可以评估有无骨髓炎，确定骨或软组织的病理改变及炎症表现[3]。应警惕 MRI 检查禁忌证，包括幽闭恐惧症、金属植入物（如心脏起搏器或动脉瘤夹）。怀疑骨髓炎但存在 MRI 检查禁忌时，可行核医学影像检查。核医学骨三相扫描应用了一种放射性核素示踪剂，会在骨代谢活跃区域聚集。"弹丸"式静脉注射核素后，利用伽马探头检测病变区，立即采集灌注影像，称血流相；紧接着在 15min 采集静态影像，称血池相；3h 后再进行静态显像，称延迟相[30]。骨髓炎表现为三相摄取增加，而蜂窝织炎只在血流相及血池相摄取增加[31]。在骨髓炎早期或慢性骨髓炎中可能会出现低灌注的假阴性结果[32]。

标记的白细胞扫描也可用于疑似合并骨髓炎的患者。从患者身上提取血液样本，白细胞被标记上一种放射性示踪剂，几小时后再注入患者体内。注射 24h 后进行成像，在炎症或感染部位的骨髓中可见放射标记的白细胞聚集[11]。与骨三相扫描不同，并不只有骨骼才有放射性核素聚集。

多普勒超声可以评估动脉血流。使用高频声波，检查者可量化通过病变动脉的血流。彩色多普勒超声，结合脉冲多普勒光谱分析、B 型超声和彩色多普勒成像技术，可以实现动脉粥样硬化斑块形态的三维重建[1]。这不仅能证实血管疾病，而且还能够定位动脉具体病变节段[1]。

对对比剂严重过敏、对比剂肾病、严重流入性疾病和远端血流缓慢的患者，可行 MRA 检查来评估血管状态。MRA 能将重建图像显示成动脉造影，因为它能很好地显示足部小动脉，对足部病变患者尤其有帮助[33]。在严重血管疾病的患者中，MRA 已被证明在识别各级未闭血管方面

比传统血管造影更敏感，其中在远端血管两者的差异最大[34]。与传统血管造影相比，MRA 也可用于量化动脉狭窄程度。

CTA 被认为是血管成像的金标准[3]。

在感染性缺血性足中，CTA 用于治疗前的血管解剖评估。为了评估病变狭窄的严重程度，必须获得多平面视图，因为动脉粥样斑块通常是不对称和偏心的[3]。由于糖尿病对肾功能的影响，糖尿病患者特别容易发生对比剂肾病[35]。因此检查前建议计算肾小球滤过率（GFR），用于评估对比剂肾病的风险。GFR>45ml/min 的患者发生对比剂肾病的风险最小，<30ml/min 的患者应该接受静脉水化治疗。GFR 在 30~45ml/min 时，应口服水化治疗[36]。

动脉造影有助于明确病变血管水平和疾病严重程度，还有助于明确病因。动脉粥样硬化会产生节段性或弥漫性斑块，造成不同程度动脉狭窄[3]。慢性疾病中常见侧支血管形成，而无侧支血管，造影中断或充盈缺损则提示动脉栓塞[3]。膨大的血管腔可形成动脉瘤，当动脉瘤出现血栓时往往很难被识别，因此建议行彩色多普勒超声检查。注射对比剂及评估病变严重程度之前，动脉管壁钙化在影像上就可能呈现出来。有创血管造影与无创血管检查相比，优势在于进行检查时能够同时进行干预。

结论

足部感染缺血在糖尿病患者中很常见。检查者应该意识到患者容易导致足部感染的合并症及诱发并发症的因素。感染性缺血性足的评估应该包括全面的病史询问及详细的体格检查。感染和缺血两者虽然经常同时出现，但在做出诊断之前，应该分别进行评估。感染和缺血可以通过实验室检查、辅助检查和多种影像技术来辅助诊断。这些患者中有许多将来会出现反复发作的缺血和感染，因此准确详细的病历记录和治疗管理十分重要。

参考文献

[1] Sumpio BE. Contemporary evaluation and management of the diabetic foot. Scientifica (Cairo). 2012;2012:1-17. https://doi.org/10.6064/2012/435487.

[2] Sumpio BE. Foot ulcers. N Engl J Med. 2000;343(11):787-93. https://doi.org/10.1056/NEJM200009143431107.

[3] Collins KA, Sumpio BE. Vascular assessment. Clin Podiatr Med Surg. 2000;17(2):171-91. http://www.ncbi.nlm.nih.gov/pubmed/10810651. Accessed February 28, 2017.

[4] Fleisher LA, Fleischmann KE, Auerbach AD, Barnason SA, Beckman JA, Bozkurt B et al. ACC/AHA guideline on perioperative cardiovascular evaluation and management of patients undergoing noncardiac surgery. J Am Coll Cardiol. 2014;64(22):e77-137. https://doi.org/10.1016/j.jacc.2014.07.944.

[5] Eagle KA, Berger PB, Calkins H, Chaitman BR, Ewy GA, Fleischmann KE et al. ACC/AHA Guideline update on perioperative cardiovascular evaluation for noncardiac surgery Task Force Members. Circulation. 2002:1-58.

[6] Abir F, Kakisis I, Sumpio B. Do vascular surgery patients need a cardiology work-up? A review of pre-operative cardiac clearance guidelines in vascular surgery. Eur J Vasc Endovasc Surg. 2003;25(2):110-7. http://www.ncbi.nlm.nih.gov/pubmed/12552470. Accessed February 19, 2017.

[7] Salem M, Tainsh RE, Bromberg J, Loriaux DL, Chernow B. Perioperative glucocorticoid coverage. A reassessment 42 years after emergence of a problem. Ann Surg. 1994;219(4):416-25. http://www.ncbi.nlm.nih.gov/pubmed/8161268. Accessed February 28, 2017.

[8] Pickwell K, Siersma V, Kars M, Apelqvist J, Bakker K, Edmonds M et al. Predictors of lower-extremity amputation in patients with an infected diabetic foot ulcer. Diabetes Care. 2015;38(5):852-7. https://doi.org/10.2337/dc14-1598.

[9] Knox R, Blume P, Sumpio BE. Diabetic foot disease. Int J Angiol. 2000;9(1):1-6. http://www.ncbi.nlm.nih.gov/pubmed/10629315. Accessed March 1, 2017.

[10] Grayson ML, Gibbons GW, Balogh K, Levin E, Karchmer AW. Probing to bone in infected pedal ulcers. A clinical sign of underlying osteomyelitis in diabetic patients. JAMA. 1995;273(9):721-3. http://www.ncbi.nlm.nih.gov/pubmed/7853630. Accessed February 28, 2017.

[11] Newman LG, Waller J, Palestro CJ, Schwartz M, Klein MJ, Hermann G et al. Unsuspected osteomyelitis in diabetic foot ulcers. JAMA. 1991;266(9):1246. https://doi.org/10.1001/jama.1991.03470090080036.

[12] Chen NX, Moe SM. Arterial calcification in diabetes. Curr Diab Rep. 2003;3(1):28-32. http://www.ncbi.nlm.nih.gov/pubmed/12643143. Accessed February 25, 2017.

[13] Boulton AJM, Armstrong DG, Albert SF, Frykberg RG, Hellman R, Kirkman MS et al. Comprehensive foot examination and risk assessment. A report of the Task Force of the Foot Care Interest Group of the American Diabetes Association, with endorsement by the American Association of Clinical Endocrinologists. Phys Ther. 2008;88(11):1436-43. http://www.ncbi.nlm.nih.gov/pubmed/19137633. Accessed February 28, 2017.

[14] Levin ME. Preventing amputation in the patient with diabetes. Diabetes Care. 1995;18(10):1383-94. http://www.ncbi.nlm.nih.gov/pubmed/8721944. Accessed March 1, 2017.

[15] Feng Y, Schlösser FJ, Sumpio BE. The Semmes Weinstein monofilament examination as a screening tool for diabetic peripheral neuropathy. J Vasc Surg. 2009;50(3):675-682.e1. https://doi.org/10.1016/j.jvs.2009.05.017.

[16] Armstrong DG, Lavery LA. Diabetic foot ulcers: prevention, diagnosis and classification. Am Fam Physician. 1998;57(6):1325-32. 1337-1338. http://www.ncbi.nlm.nih.gov/pubmed/9531915. Accessed February 28, 2017.

[17] Birke JA, Sims DS. Plantar sensory threshold in the ulcerative foot. Lepr Rev. 1986;57(3):261-7. http://www.ncbi.nlm.nih.gov/pubmed/3784758. Accessed February 28, 2017.

[18] Benitez E, Sumpio BJ, Chin J, Sumpio BE. Contemporary assessment of foot perfusion in patients with critical limb ischemia. Semin Vasc Surg. 2014;27(1):3-15. https://doi.org/10.1053/j.semvascsurg.2014.12.001.

[19] Kamal K, Powell RJ, Sumpio BE. The pathobiology of diabetes mellitus: implications for surgeons. J Am Coll Surg. 1996;183(3):271-89. http://www.ncbi.nlm.nih.gov/pubmed/8784324. Accessed March 1, 2017.

[20] Aso Y, Okumura K, Inoue T, Matsutomo R, Yoshida N, Wakabayashi S et al. Results of blood inflammatory markers are associated more strongly with toe-brachial index than with anklebrachial index in patients with type 2 diabetes. Diabetes Care. 2004;27(6):1381-6.

[21] Zierler R, Strandness D. Nonimaging physiologic tests for assessment of extremity arterial disease. In: Saundeers W, editor. Introduction to vascular ultrasonography. Vol Philadelph; 1992. p. 201.

[22] Sumpio BE, Benitez E. Pulse volume recording for peripheral vascular disease diagnosis in diabetes patients. J Vasc Diagnostics. 2015;3:33. https://doi.org/10.2147/JVD.S68048.

[23] Byrne P, Provan JL, Ameli FM, Jones DP. The use of transcutaneous oxygen tension measurements in the diagnosis of peripheral vascular insufficiency. Ann Surg. 1984;200(2):159-65. http://www.ncbi.nlm.nih.gov/pubmed/6465970. Accessed February 28, 2017.

[24] Creager MA. Clinical assessment of the patient with claudication: the role of the vascular laboratory. Vasc Med. 1997;2(3):231-7. https://doi.org/10.1177/1358863X

9700200312.

[25] Lipsky BA, Berendt AR, Cornia PB, Pile JC, Peters EJ, Armstrong DG et al. Infectious Diseases Society of America clinical practice guideline for the diagnosis and treatment of diabetic foot infections. Clin Infect Dis. 2012;54(12):e132-73. https://doi.org/10.1093/cid/cis346.

[26] Citron DM, Goldstein EJC, Merriam CV, Lipsky BA, Abramson MA. Bacteriology of moderate-to-severe diabetic foot infections and in vitro activity of antimicrobial agents. J Clin Microbiol. 2007;45(9):2819-28. https://doi.org/10.1128/JCM.00551-07.

[27] Lipsky BA, Tabak YP, Johannes RS, Vo L, Hyde L, Weigelt JA. Skin and soft tissue infections in hospitalised patients with diabetes: culture isolates and risk factors associated with mortality, length of stay and cost. Diabetologia. 2010;53(5):914-23. https://doi.org/10.1007/s00125-010-1672-5.

[28] Sumpio BE, Lee T, Blume PA. Vascular evaluation and arterial reconstruction of the diabetic foot. Clin Podiatr Med Surg. 2003;20(4):689-708. https://doi.org/10.1016/S0891-8422(03)00088-0.

[29] Stranix JT, Lee Z-H, Bellamy J, Rifkind K, Thanik V. Indications for plain radiographs in uncomplicated lower extremity cellulitis. Acad Radiol. 2015;22(11):1439-42. https://doi.org/10.1016/j.acra.2015.08.002.

[30] Schauwecker DS. The scintigraphic diagnosis of osteomyelitis.

Am J Roentgenol. 1992;158(1):9-18. https://doi.org/10.2214/ajr.158.1.1727365.

[31] Gold RH, Hawkins RA, Katz RD. Bacterial osteomyelitis: findings on plain radiography, CT, MR, and scintigraphy. Am J Roentgenol. 1991;157(2):365-70. https://doi.org/10.2214/ajr.157.2.1853823.

[32] Schauwecker DS. Osteomyelitis: diagnosis with In-111-labeled leukocytes. Radiology. 1989;171(1):141-6. https://doi.org/10.1148/radiology.171.1.2928518.

[33] Beltran J, Campanini DS, Knight C, McCalla M. The diabetic foot: magnetic resonance imaging evaluation. Skelet Radiol. 1990;19(1):37-41. http://www.ncbi.nlm.nih.gov/pubmed/2326654. Accessed March 1, 2017.

[34] Carpenter JP, Owen RS, Baum RA, Cope C, Barker CF, Berkowitz HD et al. Magnetic resonance angiography of peripheral runoff vessels. J Vasc Surg. 1992;16(6):807-13-5. http://www.ncbi.nlm.nih.gov/pubmed/1460706. Accessed February 28, 2017.

[35] Heyman SN, Rosenberger C, Rosen S, Khamaisi M. Why is diabetes mellitus a risk factor for contrast-induced nephropathy? Biomed Res Int. 2013;2013:123589. https://doi.org/10.1155/2013/123589.

[36] Richenberg J. How to reduce nephropathy following contrast-enhanced CT: a lesson in policy implementation. Clin Radiol. 2012;67(12):1136-45. https://doi.org/10.1016/j.crad.2012.05.003.

第38章　感染性缺血性足手术治疗

Infected Ischaemic Foot: Surgical Management

Hisham Rashid　　Michael E. Edmonds　　著

　　尽管足部严重或急性缺血可合并感染，但神经性缺血性足伴感染才是足部感染中最棘手的。感染的范围可从局部感染至严重的播散性感染，如糖尿病足感染（见第32章）。感染和缺血可相互促进加强。Eurodiale 的研究显示，缺血和感染同时存在对患者的溃疡愈合和大截肢的选择有重要的不利影响，外周动脉疾病和感染之间存在显著的相互作用[1]。外周动脉疾病使糖尿病足发生感染的风险上升了1倍[2]。而在糖尿病患者中，存在足部感染会使患者住院治疗的风险上升约56倍，截肢的风险上升约155倍[2]。糖尿病足感染伴外周动脉疾病者截肢的风险最高，相比不伴外周动脉疾病者上升约90%[3, 4]。高达58%的糖尿病足溃疡患者在初次就诊时已有感染，其中1/3的患者同时存在感染和外周动脉疾病[3, 5]。感染的发生是糖尿病足部治疗的急诊情况，需将患者紧急转诊至专门的足部治疗团队[6]。基本的处理原则包括明确感染的诊断、细菌培养、积极使用抗生素治疗、评估是否需清创和手术等。在处理这种严重且不稳定的足部病情时，治疗决策应根据患者的症状体征、正确采集的伤口分泌物和组织的细菌培养结果、患者以往和现在的个体情况来决定。这些患者发生播散性败血症的风险极高，肢体乃至生命都处于危险情况之中，必须进行紧急干预以免出现严重的并发症[7]。

一、诊断和分析

　　早期诊断感染至关重要，尤其是严重缺血的免疫力低下人群，他们可仅表现轻微的炎症反应，缺乏感染典型的症状和体征。全身感染的症状包括嗜睡、寒战、心动过速、体温降低（<35℃）或体温升高（>37℃）和低血压，但这些全身症状在许多严重的糖尿病足感染中也并不出现。在因晚期感染住院的患者中，只有12%～35%的患者出现明显发热，发生重度蜂窝织炎的患者中只有50%会伴发热或白细胞升高[8]。尽管缺乏全身症状，临床查体可能会发现足部的腔隙脓肿、深层坏死和不同层次的感染，使截肢风险显著升高。

　　实验室检查应有助于指导临床医生作出早期诊断。所有患者都必须进行包括C反应蛋白在内的全血分析。血清C反应蛋白的升高可能是感染的早期指标。继发于败血症的急性肾损害需要通过测定血清电解质来排除。

　　足正斜位和踝关节正侧位X线片可能提示异物或产气细菌脓肿的存在。足部骨髓炎（特别是趾骨骨髓炎）在平片上亦有表现。但在骨髓炎早期，平片表现并不明显，通常2周后才能出现。在一些足部存在感染但皮肤完好的病例中，如高度怀疑深部感染，急诊MRI可以帮助确诊。

　　在诊断潜在的足部缺血时，多普勒检查需标

记出所有可能需血管重建的动脉病变。在不明确的病例中可以施以 CTA 检查。

二、治疗

无论是单纯抗生素治疗，还是抗生素配合引流或清创治疗，首要的是急诊处理感染。作者在英国国王学院医院接诊此类患者时，严格遵循图 38-1 中所示的处理流程以取得较好的临床结果[9]。如果发生严重感染和坏死，应立即应用静脉抗生素。如果出现坏死或脓液，应急诊进行清创，血供重建可同时或稍后进行。需要注意的是，在没有包裹性脓肿的情况下，也可能存在需完全切除的广泛软组织感染。因为糖尿病患者的白细胞功能很差，无法将感染"包裹"成单个的脓液集合。对于有弥漫的蜂窝织炎但不伴软组织破坏的患者，须用静脉抗生素治疗，同时密切观察。患者最好在医院专业的足部治疗中心进行治疗。

（一）抗生素治疗

先使用广谱抗生素治疗，再根据微生物培养结果进行针对性治疗。临床抗生素的选择可以参考 Lipsky 等的综述[10]。选择治疗糖尿病足感染的初始抗生素是经验性的。抗生素方案选择的关键是既要避免抗菌谱过于宽泛，又要避免太过狭窄而不能覆盖致病菌。第一，临床重症感染需要广谱治疗。第二，需始终覆盖需氧革兰阳性球

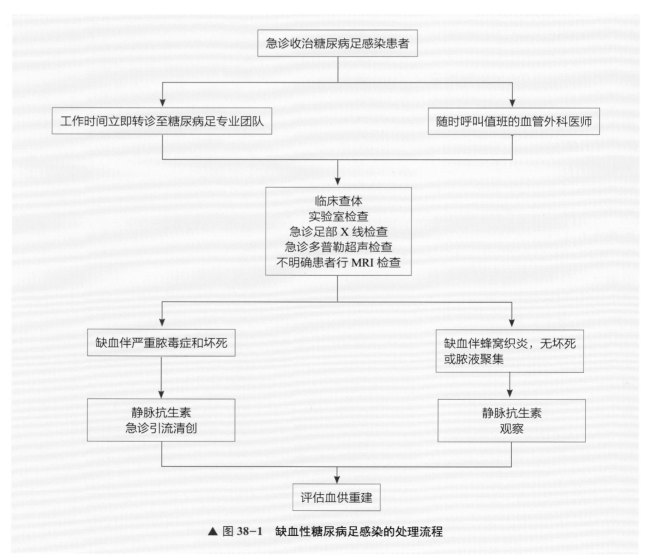

▲ 图 38-1　缺血性糖尿病足感染的处理流程

菌，特别是金黄色葡萄球菌（包括高危患者的抗甲氧西林金黄色葡萄球菌）。第三，如果是慢性感染急性加重，或者对近期的抗生素治疗无效，抗生素方案也应该覆盖需氧革兰阴性病原体。第四，对缺血肢体的坏死感染应给予抗厌氧菌抗生素。

因此，在首次就诊时即考虑光谱抗生素是很重要的，原因有三。

• 不可能从临床表现来预测细菌的数量和种类。

• 无法预测谁的感染会迅速加重，从而威胁到肢体甚至危及生命。

• 糖尿病患者存在免疫抑制。糖尿病足的神经病变和缺血降低了局部对入侵细菌的抵抗力。

（二）清创

感染部位的早期手术干预作为治疗感染的一个组成部分通常是必要的。手术方式包括简单软组织清创，也包括针对弥漫性感染的手术，如广泛切开、引流或截肢等，目的在于完整消除感染。手术治疗的指征包括存在坏死的感染软组织、局部波动感、其他表现的脓液、捻发感、平片提示的软组织气体、表明存在皮下坏死的皮肤发紫。清创术后应将清除的感染组织应连同清创边缘的标本一同送细菌培养。必须早期使用静脉抗生素，先行经验性治疗，再根据微生物培养和药敏结果进行针对性治疗。如有脓液，需要急诊引流和清创以避免全身败血症和死亡。对于足趾严重感染和坏疽的患者，也可行小截肢。在疾病早期，为了尽量保留更多的足部组织，建议行充分引流感染、清除所有坏死组织的非常规性小截肢术（图 38-2 和图 38-3）。这将有望改善患者的术后功能。对于严重感染的病例，通常需要反复清创，特别是当炎症标志物（如 C 反应蛋白）在治疗后没有显著变化时。对于严重的足趾和前足感染，可能需经跖骨截趾术。手术切口应避免一期闭合，以便持续引流和冲洗，同时也利于检查深部组织以便再次清创。对于较大的足部伤口，中厚皮片移植可加速伤口的愈合（图 38-4）。

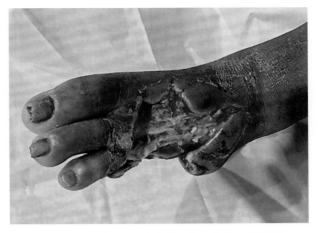

▲ 图 38-2　足部广泛清创，第 4 和第 5 趾截趾

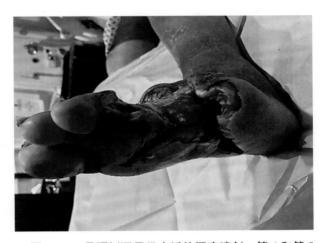

▲ 图 38-3　足跖侧面显示广泛的深度清创，第 4 和第 5 趾截趾

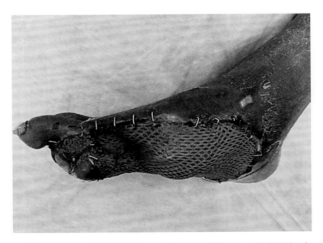

▲ 图 38-4　成功行清创、肉芽完全覆盖后，足内侧行皮肤移植

（三）血供重建

血供重建是治疗感染性缺血性足的重要组成部分。多普勒超声提示病变适合进行血管成形术后，患者行数字减影血管造影检查，通过减去重叠的骨和软组织密度影，可以清晰地显示血管结构，然后行血管成形术[11, 12]。

对于部分患者，血管成形术在技术上可能不可行。如果动脉病变过于广泛而无法行血管成形术，则可能必须行动脉搭桥术，因为如果不恢复足部的动脉血供，广泛的组织破坏就无法处理。当患者就诊较晚时，会出现因感染造成的大量组织破坏，并伴有广泛的动脉闭塞性疾病，不适合行血管成形术。对于此类患者，远端动脉搭桥配合外科清创、辅助整形与重建手术、抗生素治疗是有价值的疗法[8]。对于股总动脉疾病和股浅动脉、腘动脉和胫动脉长段闭塞，需要进行血管外科手术。远端动脉搭桥如果相对较短，并且从腘窝区到踝关节或足部，则比较容易成功。因此，对于股动脉和胫动脉均存在病变的患者，可以施以杂交手术，即膝关节以上的血管成形术和膝关节以下的远端动脉搭桥术。

结论

感染性缺血性足的处理临床十分棘手，尤其对于糖尿病患者。严重感染需要急诊入院接受广谱静脉抗生素治疗、紧急手术清创和血供重建。

参考文献

[1] Prompers L, Schaper N, Apelqvist J, Jude E, Piaggesi A, Bakker K, et al. Outcomes and predictors of outcome in individuals with diabetic foot ulcers. Focus on the differences between individuals with and without peripheral arterial disease. Diabetologia. 2008;51(5):747–55.

[2] Lavery LA, Armstrong DG, Wunderlich RP, Mohler MJ, Wendel CS, Lipsky BA. Risk factors for foot infections in individuals with diabetes. Diabetes Care. 2006;29(6):1288–93.

[3] Prompers L, Huijberts M, Apelqvist J, Jude E, Piaggesi A, Bakker K, et al. High prevalence of ischaemia, infection and serious comorbidity in patients with diabetic foot disease in Europe. Baseline results from the Eurodiale study. Diabetologia. 2007;50(1):18–25. Epub 2006 Nov 9

[4] Uckay I, Aragon-Sanchez J, Lew D, Lipsky B. Diabetic foot infections: what have we learned in the past 30 yrs? Int J Infect Dis. 2015;40:81–91.

[5] Hurlow JJ, Humphreys GJ, Bowling FL, McBain AJ. Diabetic foot infection: a critical complication. Int Wound J. 2018; 15:814–21.

[6] Uccioli L, Meloni M, Giurato L, Ruotolo V, Izzo V, Vainieri E, et al. Emergency in diabetic foot. Emerg Med. 2013;3:160. https://doi.org/10.4172/2165-7548.1000160.

[7] Caravaggi C, Sganzaroli A, Galenda P, Bassetti M, Ferraresi R, Gabrielli L. The management of the infected diabetic foot. Curr Diabetes Rev. 2013;9(1):7–24.

[8] Edmonds M, Foster A. Managing diabetic foot. Chichester: Wiley Blackwell; 2014.

[9] Zayed H, Halawa M, Maillardet L, Sidhu PS, Edmonds M, Rashid H. Improving limb salvage rate in diabetic patients with critical leg ischaemia using a multidisciplinary approach. Int J Clin Pract. 2009;63(6):855–8. https://doi.org/10.1111/j.1742-1241.2007.01608.x. Epub 2008 Feb 1

[10] Lipsky BA. Empirical therapy for diabetic foot infections: are there clinical clues to guide antibiotic selection? Clin Microbiol Infect. 2007;13:351–3.

[11] Faglia E, Mantero M, Caminiti M, Caravaggi C, De Giglio R, Pritelli CC, et al. Extensive use of peripheral angioplasty, particularly infrapopliteal, in the treatment of ischaemic diabetic foot ulcers: clinical results of a multicentric study of 221 consecutive diabetic subjects. J Intern Med. 2002; 252(3): 225–32.

[12] Uccioli L, Gandini R, Giurato L, Fabiano S, Pampana E, Spallone V, et al. Long-term outcomes of diabetic patients with critical limb ischemia followed in a tertiary referral diabetic foot clinic. Diabetes Care. 2010;33(5):977–82. https://doi.org/10.2337/dc09-0831. Epub 2010 Mar 3

第 39 章　感染性糖尿病足药物治疗
Medical Management of the Infected Diabetic Foot

Jared Wasser　Michael E. Edmonds　David Banach　著

糖尿病患者的足部感染日益常见，十分棘手。在大多数病例中，已实现标准的多专科治疗和外科干预，合理而及时地应用抗生素对治疗此类感染至关重要[1, 2]。因为此类感染表现多样，而且往往由多种细菌共同致病，因此抗生素的选择和优化极具挑战[3]。在选择经验性治疗药物时，必须考虑多重耐药菌，如抗甲氧西林金黄色葡萄球菌和铜绿假单胞菌。抗生素静脉或口服给药途径的选择也将影响最初的治疗方案。考虑到上述和其他多种影响因素，如有可能，建议在治疗团队中纳入一名传染病专家或一名临床微生物学家。本章的内容包括抗生素治疗的启动、抗生素种类的选择、治疗过程中的抗生素方案的调整、一种确定糖尿病足感染治疗疗程的方法，主要讨论了神经性足（包括夏科足）和缺血性足感染的药物治疗。

一、经验性抗生素治疗的注意事项

评估感染的程度

在临床实践中，感染通常表现为炎症，包括局部肿胀或硬结（肿瘤）、红斑或发红（泛红）、局部压痛或疼痛（痛苦）和受累组织发热（灼热）。

在临床实践中，感染可以被典型的炎症体征证实，包括局部红、肿、热、痛。美国传染病学会提出了一种对糖尿病足感染严重程度分级的系统[1]。该分级系统已被验证可以准确预测糖尿病足患者住院和截肢率，因而被视作一个极佳的指导治疗方案的工具[4]。分级系统如下。

- 未感染：无感染症状或体征。
- 轻度感染：只涉及皮肤和皮下组织的局部感染（不涉及深层组织，也没有下文所述的全身症状和体征）。如果出现红斑，必须局限于溃疡周围 0.5～2cm。造成皮肤炎症反应的其他原因（如外伤、痛风、急性夏科神经性骨关节病、骨折、血栓形成、静脉淤滞）应排除。
- 中度感染：局部感染伴周围红斑范围＞2cm，或者涉及皮肤和皮下组织更深的结构（如脓肿、骨髓炎、感染性关节炎、筋膜炎），无全身炎症反应体征。
- 重度感染：伴全身炎症反应综合征（systemic inflammatory response syndrome，SIRS）的局部感染，即至少存在以下 2 项。
  - 体温＞38℃或＜36℃。
  - 心率＞90 次 / 分。
  - 呼吸频率＞20 次 / 分或 $PaCO_2$＜32mmHg。
  - 白细胞计数＞12×10^9/L 或＜4×10^9/L，或者未成熟白细胞＞10%。

糖尿病对血管、神经和免疫系统存在广泛影响，机体对炎症的反应减弱，因而糖尿病患者中，上述症状可能表现轻微甚至缺乏。医生在对感染的伤口和溃疡进行分级时需要对此类非典型表现提高警惕。某些患者可能出现严重感染，但无全身感染症状。因此，在确定具体患者的严重程度时，医生的临床判断尤为重要。伤口的准确评估和分级是决定患者初始经验性抗生素治疗方案的一个重要因素。

提示感染的其他（或称为继发性）特征包括坏死、易碎或变色的肉芽组织、非脓性分泌物、恶臭、经过适当处理仍无法愈合的伤口[5]。

二、提示需住院治疗的因素

不是所有的糖尿病足伴感染的患者都需住院治疗，但国际糖尿病足工作组列出了一些提示需住院治疗的临床和社会因素[5]。

- 严重感染。
- 代谢或血流动力学不稳定。
- 需要静脉药物治疗（门诊不提供 / 不适合）。
- 门诊无法提供所需的诊断性检查。
- 存在严重的足缺血。
- 需要外科处理（门诊小手术除外）。
- 门诊治疗失败。
- 患者不能或不愿意遵从门诊治疗。
- 患者 / 护理人员无法提供的更复杂的换药处理。
- 需要仔细、持续的观察。

三、无感染证据

当糖尿病足患者没有明显的临床感染迹象时，通常不需要使用抗生素。减少伤口细菌的"载量"是否有助于愈合仍存在一些争议，但大多数研究不支持对未感染的伤口进行抗生素治疗[6-8]。

相比于对糖尿病足未感染伤口的过度治疗，针对临床感染的伤口使用敏感的抗生素治疗才是至关重要的。只治疗感染的伤口可能有助于防止耐药菌引起的后续感染，并在感染发生时保留更广泛的可用抗生素选择范围[9]。不必要地使用抗生素还会增加医疗成本和潜在的药物相关不良反应。

四、糖尿病足的微生物学

糖尿病足的微生物学是独特的。感染可由革兰阳性、革兰阴性和厌氧细菌单独或联合引起。

（一）革兰阳性球菌，包括抗甲氧西林金黄色葡萄球菌（MRSA）

A 族链球菌极少见于溃疡处，但当它出现时可导致严重的全身不适。B 族链球菌是糖尿病足的重要病原体。MRSA 可引起糖尿病足感染的所有临床表现，通常发生在住院患者中。在社区曾发现过一种 MRSA 菌株，即所谓的社区获得性MRSA，它与监狱等机构中人群的暴发有关，但也可以被传染至医院内。这些 MRSA 不一定如医院获得性 MRSA 一样具有多重耐药性，但也可以迅速导致严重感染。大约 2/3 可产生 Panton-Valentine 白细胞素，该毒素可在单核细胞和多形核细胞的细胞膜上形成微孔，并可导致严重的组织坏死。

由于 MRSA 可在糖尿病足的感染中普遍存在（高达 30%），因此在选择抗生素治疗时，是否覆盖该菌种是一个需要考虑的重要因素[10-12]。IDSA 指南建议在以下场景中对 MRSA 进行经验性覆盖。

- 患者在过去 12 个月内有 MRSA 感染或定植史。
- MRSA 的地区流行率（即该地区所有临床分离的金黄色葡萄球菌菌株抗甲氧西林的百分比）足够高（轻度软组织感染达 50%，中度软组织感染达 30%），因此存在 MRSA 感染的合理概率。
- 感染非常严重，在等待培养过程中，如果不能在经验上覆盖 MRSA，将会造成不可接受的治疗失败风险。

具有抗 MRSA 活性的抗生素包括静脉药物，如万古霉素、替考拉宁和达托霉素，以及口服药物，包括克林霉素、多西环素、夫西地酸钠、利福平、甲氧苄啶 / 磺胺甲噁唑和利奈唑胺。

（二）革兰阴性的铜绿假单胞菌和多重耐药菌

除非特殊情况，或者中、重度糖尿病足的感

染，抗生素覆盖革兰阳性球菌（即葡萄球菌和链球菌）可能即已足够。然而，除明确分离培养出细菌外，还有一些危险因素可能会增加患者感染革兰阴性杆菌，特别是假单胞菌的可能性[1, 13]。

- 发病前 1 个月内曾接受过抗生素治疗。
- 假单胞菌感染局部流行率高。
- 气候温暖。
- 经常让足部接触水（如泡脚）。

由于糖尿病患者对感染的免疫反应较差，即使是革兰阴性菌（如柠檬酸杆菌、沙雷菌和假单胞菌）也可能造成严重的组织损伤。不应忽视从深层溃疡拭子中分离出的革兰阴性菌。革兰阴性菌通过合成某些酶获得了多重耐药模式。这些酶包括超广谱 β- 内酰胺酶，即 ESBL。通过这种方法，革兰阴性菌产生了对广谱（第三代）头孢菌素类药物（如头孢他啶、头孢噻肟和头孢曲松）的耐药性，但不耐碳青霉烯类药物（如美罗培南或亚胺培南）。ESBL 最常见于两种细菌：大肠埃希菌和肺炎克雷伯菌。另外一组内酰胺酶是 AmpC-β- 内酰胺酶，此酶的基因通常编码在许多革兰阴性菌的染色体上，特别是柠檬酸杆菌、沙雷菌和肠杆菌，但通常经诱导才能表达。

在糖尿病足感染的治疗中，多重耐药菌（multi-drug resistant organism，MDRO），包括产 ESBL 革兰阴性菌、多重耐药（multi-drug resistant，MDR）的铜绿假单胞菌和耐碳青霉烯类肠杆菌（carbapenem-resistant enterobacteriaceae，CRE）越来越受到关注。在近期一项对 50 例糖尿病足溃疡患者的研究中，65.1% 的细菌分离株为革兰阴性杆菌，其中分别有 37.5% 的菌株产 ESBL，31% 的菌株产碳青霉烯酶[14]。在另一项 188 例糖尿病足感染患者的研究中，23.9% 的患者分离出了 MDRO[15]。MDRO 感染的危险因素包括前期的抗生素治疗、较长的抗生素使用时间、住院的频率和时间、骨髓炎的存在[16]。然而，有研究表明一种 MDRO 感染并不一定会延长糖尿病足部伤口的愈合时间[15]。

（三）厌氧菌

感染的缺血性糖尿病足创面中经常可分离出厌氧菌[17]。在清创和引流之前，大多数经验性抗生素方案中已包括抗厌氧菌治疗。一般来说，在大多数轻度和部分中度糖尿病足感染中，它们通常不是主要病原体，而且很少有证据支持在大多数已经充分清创的糖尿病足感染中进行抗厌氧菌治疗。但建议在严重感染、伴广泛坏死组织的感染伤口、坏疽和（或）恶臭的病例中行抗厌氧菌经验性治疗，特别是在没有行手术的情况下[3, 18]。

五、足感染的经验性抗生素治疗

中重度感染的基本治疗原则是先用广谱抗生素，再根据细菌药敏结果调整为针对性抗生素治疗。选择初始治疗方案时，需考虑的其他因素包括患者以前的细菌培养结果、社区或医院内耐药菌株的流行情况。药物剂量取决于感染的严重程度和患者包括肾功能不全在内的并发症。

（一）轻度感染

在临床轻度感染的患者中，抗生素选择最重要的是覆盖需氧革兰阳性球菌。经验性抗生素覆盖金黄色葡萄球菌最为重要，至于在特定的高危患者中是否覆盖 MRSA 则取决于当地的发病率[19]。高危因素包括近期住院史、近期抗生素使用史、在医疗机构居住和透析的患者等[19]。通常使用具有窄抗菌谱的抗生素即可。表 39-1 列出了感染性糖尿病足治疗中常用的方案。

如果没有胃肠道吸收障碍等口服抗生素治疗的限制，在轻度感染中首选具有高生物利用度和适当抗菌谱的口服药物。合适的抗生素选择包括口服半合成青霉素（双氯西林）和第一代头孢菌素（头孢氨苄），它们对葡萄球菌和链球菌都有良好的抗性。如果希望覆盖 MRSA，口服甲氧苄啶 / 磺胺甲噁唑或多西环素是很好的选择，因为它们也同时覆盖对甲氧西林敏感的金黄色葡萄球菌（methicillin-sensitive staphylococcus aureus，MSSA）。但这些药物无法覆盖一些种类的链球菌。氟喹诺酮类药物具有良好的口服生物利用

表 39-1 治疗糖尿病足感染的常用抗生素

	抗生素	抗菌谱	备注
口服制剂	头孢氨苄、双氯西林（氟氯西林）	革兰阳性菌（链球菌，MSSA）	每 6 小时给药 1 次
	克拉霉素	革兰阳性菌（链球菌，MSSA/MRSA）	
	克林霉素	革兰阳性菌（链球菌，MSSA/MRSA）	MRSA 耐药性增加
	多西环素	MSSA/MRSA，部分革兰阴性菌	抗链球菌活性可能有限
	复方新诺明	MSSA/MRSA，部分革兰阴性菌	抗链球菌活性可能有限
	甲氧苄啶（单剂）	MSSA/MRSA，部分革兰阴性菌	与复方新诺明相似
	左氧氟沙星	链球菌，革兰阴性菌	抗 MSSA/MRSA 的次优选，生物利用度高，革兰阴性耐药性在某些地区可能很高
	环丙沙星	链球菌，革兰阴性菌	生物利用度高，革兰阴性耐药性在某些地区可能很高
	阿莫西林克拉维酸钾	链球菌，MSSA，一些革兰阴性菌，厌氧菌	
	利奈唑胺	链球菌，MSSA，MRSA	使用＞2 周有血液学和神经毒性
	利福平	MSSA，MRSA	潜在肝毒性，许多重要的药物相互作用，应始终作为联合治疗的一部分
	夫西地酸钠	MSSA，MRSA	潜在肝毒性，应始终作为联合治疗的一部分，在美国不可用
	甲硝唑	厌氧菌	高口服生物利用度
静脉制剂	苯唑西林、头孢唑啉	MSSA	MSSA 的一线静脉治疗，频繁给药
	阿莫西林克拉维酸钾	链球菌，MSSA，一些革兰阴性菌，厌氧菌	
	氨苄西林舒巴坦	链球菌，MSSA，一些革兰阴性菌，厌氧菌	革兰阴性覆盖率可能正在下降，没有 MRSA 或假单胞菌覆盖率，每 6 小时给药 1 次
	头孢曲松	链球菌，MSSA，一些革兰阴性菌	无 MRSA 或假单胞菌覆盖，每天给药 1 次
	头孢他啶	链球菌，MSSA，广谱革兰阴性，包括假单胞菌	无 MRSA 覆盖，每天给药 3 次
	替卡西林 / 克拉维酸钾	革兰阴性菌，包括假单胞菌，厌氧菌	
	磷霉素	适用于 MDR 革兰阴性菌	美国没有静脉制剂
	厄他培南	链球菌，MSSA，一些革兰阴性菌，包括产 ESBL 的革兰阴性菌，厌氧菌	无 MRSA 或假单胞菌覆盖，每天给药 1 次

（续表）

抗生素		抗菌谱	备 注
口服制剂	美罗培南	链球菌，MSSA，一些革兰阴性菌，包括产 ESBL 的革兰阴性菌，厌氧菌	无 MRSA 覆盖，每天给药 3 次
	甲硝唑	厌氧菌	高口服生物利用度
	氨基糖苷类	革兰阳性和革兰阴性菌，包括假单胞菌	需要监测药物浓度
	头孢吡肟	链球菌，MSSA，广谱革兰阴性，包括假单胞菌	无 MRSA 覆盖
	哌拉西林他唑巴坦	链球菌，MSSA，广谱革兰阴性，包括假单胞菌，厌氧菌	无 MRSA 覆盖范围，每 6～8 小时给药 1 次
	万古霉素	链球菌，MSSA，MRSA	需要监测药物浓度
	替考拉宁	链球菌，MSSA，MRSA	高剂量（每天＞15mg/kg）可能导致明显的血小板减少，在美国无使用许可
	替加环素	革兰阳性菌，革兰阴性菌，一些厌氧菌	对 MRSA、VRE 有效，但铜绿假单胞菌和许多变形杆菌菌株对替加环素耐药。除非没有其他抗生素可用，否则不建议在英国使用
	多黏菌素	革兰阴性，包括 CPE 革兰阴性菌	肾毒性和神经毒性
	达普霉素	链球菌，MSSA，MRSA	每天给药 1 次，可导致肌酸激酶水平升高

MSSA. 对甲氧西林敏感的金黄色葡萄球菌；MRSA. 抗甲氧西林金黄色葡萄球菌；MDR. 多重耐药；ESBL. 超广谱 β- 内酰胺酶；CPE. 产碳青霉烯酶肠杆菌科；VRE. 万古霉素耐药肠球菌

度，每天 1 次的频率也便于给药；但它们对葡萄球菌的覆盖率往往不够理想，金黄色葡萄球菌的耐药率很高。克林霉素是另一种口服药物选择，对社区获得性 MRSA（CA-MRSA）具有潜在的良好抗性，但其可能不能作为感染性糖尿病足的一线经验药物，因为革兰阳性菌对其耐药性的报道逐渐增多 [20-22]。如果使用，也应完善 "D" 试验，以排除细菌存在诱导型克林霉素耐药性 [23]。

（二）中、重度感染

对于中度或严重感染、危及肢体或生命的患者，可以经验性使用静脉广谱抗生素治疗，以迅速达到较高的血药浓度。具体的经验性选择见表 39-1。初始的广谱抗生素应具有对革兰阴性菌和革兰阳性菌（包括 MRSA）、厌氧菌的抗性 [1, 19, 24]。是否覆盖假单胞菌取决于患者是否有如前所述的特定危险因素。假单胞菌感染的治疗越来越困难，有时必须使用替卡西林 / 克拉维酸钾、黏菌素或磷霉素等抗生素。如果确定嗜麦芽窄食单胞菌是糖尿病足感染的主要微生物，那么复方新诺明是最佳治疗药物，尽管它可能产生罕见而严重的不良反应，特别是在老年人群体中。产 ESBL 的革兰阴性菌应使用碳青霉烯类药物治疗，而对碳青霉烯类药物耐药的革兰阴性菌应使用黏菌素或对碳青霉烯酶有活性的替代药物治疗。在这种情况下，推荐咨询临床传染病或微生物学专业的专家。

六、缩小抗菌范围

应根据微生物培养结果、药敏结果和临床反应缩小抗菌范围。一旦患者临床情况稳定并能耐受口服治疗，应从静脉改为口服抗生素。

治疗糖尿病足感染伤口的一个关键是了解缩小抗菌范围或降级使用抗生素的时机。如前所述，做到这一点最有效和准确的方法是利用细菌培养和药敏结果，以敏感抗生素有效地治疗感染伤口中的特定病原体。然而，患者对经验性抗生素治疗方案的临床反应才是最重要的。不应对目前治疗失败的患者贸然缩小抗菌范围。如果无法获得培养和药敏结果，那么根据最初的经验性方案，基于患者特定的风险因素分析最可能的病原体后，可以缩小抗菌治疗的范围。

随着包括氟喹诺酮类和利奈唑胺在内的高生物可利用性口服抗生素的出现，口服抗生素治疗感染性糖尿病足溃疡已成为一种被广泛接受和使用的方案[19]。

七、疗程

感染性糖尿病足的合适治疗疗程尚无明确数据。对于轻度的皮肤和软组织感染，1～2周的治疗通常就足够了。较严重的软组织感染患者通常需要数周[1, 18, 25]。最佳的疗程取决于患者最初就诊时的严重程度、对抗生素治疗的反应、是否存在潜在骨髓炎、是否已充分清除感染的骨或假体。一旦感染的症状和体征消失，抗生素治疗就可以停止，因为抗生素只能用于治疗感染，而不能促进伤口愈合[9]。

骨髓炎患者的抗生素治疗疗程较长，通常是静脉应用，有时还需口服。一些不适合手术切除的患者，或者感染部位有异物的患者，可能需要长期或间歇性的抑菌性抗生素治疗[5]。在某些情况下，炎症反应标志物（如红细胞沉降率和C反应蛋白）可以作为治疗效果的监测指标。

八、抗生素治疗的不良反应

艰难梭状芽孢杆菌

密切监测抗生素相关的不良反应尤为重要，特别是呕吐和腹泻。如果出现这种情况，建议至少在短时间内停止抗生素治疗，以评估艰难梭状芽孢杆菌性结肠炎。在粪便行艰难梭菌检测的同时，也应立即开始口服万古霉素（静脉注射万古霉素不能治疗艰难梭菌）或口服甲硝唑治疗[26]。另外，也可以使用非达霉素200mg，每天2次口服治疗。嗜酸乳杆菌片可以帮助恢复肠道菌群。建议患者在服用抗生素时食用活性酸奶。

在艰难梭状芽孢杆菌严重感染的病例中，可能会出现腹痛伴腹泻，通常还会出现白细胞计数升高和发热。患者可能需要住院和静脉输液治疗。腹部CT可显示结肠环周水肿。当患有感染性糖尿病足的患者出现腹泻伴高白细胞计数和发热时，很难辨别发热和白细胞计数升高是由于足部感染的恶化还是艰难梭状芽孢杆菌腹泻的发作。必须进行详细的足部查体以确定感染是否恶化。如果不是因为足部感染恶化，那么高白细胞计数和发热很可能是结肠炎所致，应立即重新评估是否需要持续的全身抗生素治疗。

结论

感染是糖尿病足最大的破坏因素。在感染的治疗中，评估感染的严重程度、确定致病菌、积极使用抗生素进行治疗至关重要。必须掌握与此类感染有关的主要细菌种类及地区主要菌株的敏感抗生素，同时警惕耐药菌。最初的抗生素治疗是经验性的，依据是临床感染的严重程度和怀疑的致病菌。

参考文献

[1] Lipsky BA, Berendt AR, Cornia PB, Pile JC, Peters EJ, Armstrong DG, et al. Infectious Diseases Society of America clinical practice guideline for the diagnosis and treatment of diabetic foot infections. Clin Infect Dis. 2012;54(12):132-73. https://doi.org/10.1093/cid/cis346.

[2] Widatalla AH, Mahadi SEI, Shawer MA, Mahmoud SM,

Abdelmageed AE, Ahmed ME. Diabetic foot infections with osteomyelitis: efficacy of combined surgical and medical treatment. Diabet Foot Ankle. 2012;3. https://doi.org/10.3402/dfa.v3i0.18809.

[3] Rao N, Lipsky BA. Optimising antimicrobial therapy in diabetic foot infections. Drugs. 2007;67(2):195-214.

[4] Lavery LA, Armstrong DG, Murdoch DP, Peters EJG, Lipsky BA. Validation of the Infectious Diseases Society of America's diabetic foot infection classification system. Clin Infect Dis. 2007;44:562-5.

[5] Lipsky BA, Aragón-Sánchez J, Diggle M, Embil J, Kono S, Lavery L, et al. IWGDF Guidance on the diagnosis and management of foot infections in persons with diabetes. Diabetes Metab Res Rev. 2015;32(Suppl. 1):45-74.

[6] Lipsky BA. Medical treatment of diabetic foot infections. Clin Infect Dis. 2004;39(Suppl. 2):S104-14.

[7] O'Meara SM, Cullum NA, Majid M, Sheldon TA. Systematic review of antimicrobial agents used for chronic wounds. Br J Surg. 2001;88:4-21. https://doi.org/10.1046/j.1365-2168.2001.01631.x.

[8] Robineau O, Nguyen S, Senneville E. Optimising the quality and outcomes of treatments for diabetic foot infections. Expert Rev Anti-Infect Ther. 2016;14(9):817-27. https://doi.org/10.1080/14787210.2016.1214072.

[9] Abbas M, Uckay I, Lipsky BA. In diabetic foot infections antibiotics are to treat infection, not to heal wounds. Expert Opin Pharmacother. 2015;16(6):821-32. https://doi.org/10.1517/14656566.2015.1021780.

[10] Gurusamy KS, Koti R, Toon CD, Wilson P, Davidson BR. Antibiotic therapy for the treatment of methicillin-resistant Staphylococcus aureus (MRSA) in non surgical wounds. Cochrane Database Syst Rev. 2013;11. https://doi.org/10.1002/14651858.CD010427.pub2.

[11] Roghmann MC, Siddiqui A, Plaisance K, Standiford H. MRSA colonization and the risk of MRSA bacteraemia in hospitalized patients with chronic ulcers. J Hosp Infect. 2001;47(2):98-103. https://doi.org/10.1053/jhin.2000.0903.

[12] Tentolouris N, Petrikkos G, Vallianou N, Zachos C, Daikos GL, Tsapogas P, et al. Prevalence of methicillin-resistant Staphylococcus aureus in infected and uninfected diabetic foot ulcers. Clin Microbiol Infect. 2006;12(2):186-9. https://doi.org/10.1111/j.1469-0691.2005.01279.x.

[13] Guillamet CV, Kollef MH. How to stratify patients at risk for resistant bugs in skin and soft tissue infections? Curr Opin Infect Dis. 2016;29(2):116-23. https://doi.org/10.1097/QCO.0000000000000244.

[14] Shanmugam P. The bacteriology of diabetic foot ulcers, with a special reference to multidrug resistant strains. J Clin Diagn Res. 2013;7(3):441-5. https://doi.org/10.7860/JCDR/2013/5091.2794.

[15] Richard JL, Sotto A, Jourdan N, Combescure C, Vannereau D, Rodier M, Nîmes University Hospital Working Group on the Diabetic Foot, et al. Risk factors and healing impact of multidrug-resistant bacteria in diabetic foot ulcers. Diabetes Metab. 2008;34(4):363-9. https://doi.org/10.1016/j.diabet.2008.02.005.

[16] Kandemir Ö, Akbay E, Şahin E, Milcan A, Gen R. Risk factors for infection of the diabetic foot with multi-antibiotic resistant microorganisms. J Infect. 2007;54(5):439-45. https://doi.org/10.1016/j.jinf.2006.08.013.

[17] Ng LSY, Lee LK, Yeow SCS, Thean YT. Anaerobic culture of diabetic foot infections: Organisms and antimicrobial susceptibilities. Ann Acad Med Singap. 2008;37(11):936-9.

[18] Lipsky BA, Berendt AR. Principles and practice of antibiotic therapy of diabetic foot infections. Diabetes Metab Res Rev. 2000;16(Suppl. 1):S42-6. http://www.ncbi.nlm.nih.gov/pubmed/11054887

[19] Lipsky BA. Empirical therapy for diabetic foot infections: are there clinical clues to guide antibiotic selection? Clin Microbiol Infect. 2007;13(4):351-3. https://doi.org/10.1111/j.1469-0691.2007.01697.x.

[20] De Vries, Ekkelenkamp MB, Peters EJ. Are clindamycin and ciprofloxacin appropriate for the empirical treatment of diabetic foot infections? Eur J Clin Microbiol Infect Dis. 2014:453-6. https://doi.org/10.1007/s10096-013-1977-7.

[21] Eleftheriadou I, Tentolouris N, Argiana V, Jude E, Boulton AJ. Methicillin-resistant Staphylococcus aureus in diabetic foot infections. Drugs. 2010;70(14):1785-97.

[22] Szumowski JD, Cohen DE, Kanaya F, Mayer KH. Treatment and outcomes of infections by methicillin-resistant Staphylococcus aureus at an ambulatory clinic. Antimicrob Agents Chemother. 2007;51(2):423-8. https://doi.org/10.1128/AAC.01244-06.

[23] Dryden MS. Complicated skin and soft tissue infection. J Antimicrob Chemother. 2010;65:35-44. https://doi.org/10.1093/jac/dkq302.

[24] Ramakant P, Verma AK, Misra R, Prasad KN. Changing microbiological profile of pathogenic bacteria in diabetic foot infections: time for a rethink on which empirical therapy to choose? Diabetologia. 2011;54:58-64. https://doi.org/10.1007/s00125-010-1893-7.

[25] Lipsky BA. Diabetic foot infections: current treatment and delaying the " post-antibiotic era". Diabetes Metab Res Rev. 2016;32:246-53. https://doi.org/10.1002/dmrr.

[26] McDonald LC, Gerding DN, Johnson S, Bakken JS, Carroll KC, Coffin SE, et al. Clinical practice guidelines for Clostridium difficile in adults. Clin Infect Dis. 2018;66(7):987-9.

附录 缩略语
Abbreviation

ABI	ankle brachial index	踝肱指数
ACC	American College of Cardiology	美国心脏病学会
ADA	American Diabetes Association	美国糖尿病协会
AFO	ankle foot orthosis	踝足矫形器
AFS	amputation-free survival	无截肢生存
AHA	American Heart Association	美国心脏协会
ALADIN Ⅲ study	alpha lipoic acid in diabetic neuropathy Ⅲ study	α－硫辛酸在糖尿病神经病变中的作用Ⅲ研究
AMWT	advanced moist wound therapy	高级湿性伤口疗法
AOFAS	Academy of Foot and Ankle Surgeons	足踝外科学会
AP	antero-posterior	前后位
ARI	aldose reductase inhibitors	醛糖还原酶抑制药
ATA	anterior tibial artery	胫前动脉
AVF	arteriovenous fistula	动静脉瘘
BASIL	bypass versus angioplasty in severe ischaemia of the leg	血管搭桥术与血管腔内成形术治疗重度下肢缺血
BIS	bispectral index	脑电双频指数
BMI	body mass index	体重指数
BMS	bare-metal stent	金属裸支架
BTA	below the ankle	踝关节以下
BTK	below the knee	膝关节以下
CAD	computer-aided design	计算机辅助设计
CAM	computer-aided manufacture	计算机辅助制造
CA-MRSA	community-acquired methicillin-resistant staphylococcus aureus	社区获得性抗甲氧西林金黄色葡萄球菌

CAN	cardiac autonomic neuropathy	心脏自主神经病变
CART	controlled antegrade and retrograde subintimal tracking	控制性正向和逆向内膜下寻径技术
CCO	clostridial collagenase ointment	梭状芽孢杆菌胶原酶软膏
CE MRA	contrast enhanced magnetic resonance angiography	增强磁共振血管成像
CFA	common femoral artery	股总动脉
CHF	congestive heart failure	充血性心力衰竭
cFN	cellular fibronectin	细胞纤连蛋白
CGRP	calcitonin gene-related peptide	降钙素基因相关肽
CI	confidence interval	置信区间
CIDP	chronic inflammatory demyelinating polyneuropathy	慢性炎性脱髓鞘性多发性神经病
CKD	chronic kidney disease	慢性肾脏病
CLI	critical limb ischaemia	严重肢体缺血
CLTI	chronic limb threatening ischaemia	慢性肢体进行性缺血
CN	Charcot neuropathic osteoarthropathy	夏科神经性骨关节病
CoNS	coagulase negative staphylococci	凝固酶阴性葡萄球菌
CPA	complete pedal arch	完全足弓
CPE	carbapenamase producing enterobacteriaceae	产碳青霉烯酶肠杆菌科
CRE	carbapenem-resistant enterobacteriaceae	耐碳青霉烯类肠杆菌
CROW	Charcot restraint orthotic walker	夏科限制性矫形器
CRN	contrast related nephrotoxicity	对比剂相关肾毒性
CRP	C-reactive protein	C反应蛋白
CT	computed tomography	计算机断层扫描
CTA	computed tomography angiography	计算机体层血管成像
CTO	chronic total occlusion	慢性完全闭塞
CWD	continuous wave Doppler	连续波多普勒
DAFNE	dose adjustment for normal eating	正常饮食的剂量调整
DAN	diabetic autonomic neuropathy	糖尿病自主神经病变
DCB	drug-coated balloon	药物涂层球囊
DCCT	diabetes control and complications trial	糖尿病控制与并发症试验
DE-CTA	dual energy-CTA	双能CTA
DES	drug-eluting stent	药物洗脱支架

DFC	diabetic foot clinic	糖尿病足门诊
DFI	diabetic foot infection	糖尿病足感染
DFO	diabetic foot osteomyelitis	糖尿病足骨髓炎
DFU	diabetic foot ulcer	糖尿病足溃疡
dHACM	dehydrated human amnion/chorion membrane	脱水人羊膜 / 绒毛膜
DIPJ	distal interphalangeal joint	远指（趾）间关节
DN	diabetic neuropathy	糖尿病神经病变
DP	dorso-plantar	背底侧
DPA	dorsalis pedis artery	足背动脉
DPPN	diabetic painful peripheral neuropathy	糖尿病疼痛性周围神经病变
DR	direct revascularization	直接血供重建
DSA	digital subtraction angiography	数字减影血管造影
DSPN	diabetic sensorimotor peripheral neuropathy	远端对称性多发性神经病变
DUS	duplex ultrasound	双向超声
ECM	extracellular matrix	细胞外基质
EDB	extensor digitorum brevis	趾短伸肌
eGFR	estimated glomerular filtration rate	估计肾小球滤过率
EPS	extracellular polymeric substance	胞外聚合物
ES	electrical stimulation	电刺激
ESBL	extended spectrum beta lactamase	超广谱 β– 内酰胺酶
ESR	erythrocyte sedimentation rate	红细胞沉降率
ESRD	end-stage renal disease	终末期肾病
EURODIAB	European Diabetes Prospective Complications Study	欧洲糖尿病及并发症前瞻性研究
EURODIALE	European Study Group On Diabetes and The Lower Extremity	欧洲糖尿病与下肢研究小组
EVT	endovascular therapy	血管内治疗
FDG-PET/CT	fluorodeoxyglucose positron emission tomography/ computed tomography	氟脱氧葡萄糖正电子发射断层显像 / 计算机断层扫描
FDA	Food and Drug Administration	美国食品药品管理局
FSD	flow-sensitive dephasing	流动敏感去相位
GABA	gamma-aminobutyric acid	γ– 氨基丁酸

GAS	group A streptococci	A 族链球菌
GBCA	gadolinium-based contrast agent	钆对比剂
GI	gastro-intestinal	胃肠道
GLASS	Global Limb Anatomic Staging System	全球肢体解剖分期系统
HA	hydroxyapatite	羟基磷灰石
HbA1c	glycated haemoglobin	糖化血红蛋白
HBOT	hyperbaric oxygen therapy	高压氧治疗
HFDS	human fibroblast-derived dermal substitute	人成纤维细胞衍生真皮替代物
HFVA	hybrid foot vein arterialization	混合性足静脉血动脉化
HIV	human immunodeficiency virus	人类免疫缺陷病毒
HMPAO	hexamethyl propylene amine oxime	六甲基丙烯胺肟
HRQoL	health-related quality of life	健康相关生活质量
HSI	hyperspectral imaging	高光谱成像
ICGA	indocyanine green angiography	吲哚菁绿血管造影
IDDM	insulin-dependent diabetes mellitus	胰岛素依赖型糖尿病
IDSA	Infectious Diseases Society of America	美国传染病学会
IDT	interdisciplinary team	多学科团队
IENFD	intraepidermal nerve fibre density	表皮内神经纤维密度
IHD	ischaemic heart disease	缺血性心脏病
IL-1β	interleukin-1β	白细胞介素 -1β
IF-4	interleukin-4	白细胞介素 -4
IF-6	interleukin-6	白细胞介素 -6
IF-10	interleukin-10	白细胞介素 -10
IM	intramedullary	髓内
IPA	incomplete pedal arch	不完全足弓
IPOP	immediate post-operative prosthesis	术后即刻支具
IR	indirect revascularization	间接血供重建
IV	intravenous	静脉注射
IV-CCM	in-vivo corneal confocal microscopy	体内角膜共聚焦显微镜
IWGDF	International Working Group on the Diabetic Foot	国际糖尿病足工作组
LDF	laser Doppler flowmetry	激光多普勒血流仪

LDI flare	laser doppler imager flare	激光多普勒成像耀斑
LDL-C	low density lipoprotein cholesterol	低密度脂蛋白胆固醇
LEA	lower extremity amputation	下肢截肢
LLLT	low level laser therapy	弱激光疗法
LOPS	loss of protective sensation	保护性感觉丧失
MAC	medial arterial calcification	动脉中膜钙化
MALDI-ToF MS	matrix assisted laser desorption/ionization time of flight mass spectrometry	基质辅助激光解吸 / 电离飞行时间质谱技术
MC&S	microscopy, culture & sensitivity	显微镜检查、培养和敏感性
MDFT	multidisciplinary foot team	多学科足部诊疗团队
MDRO	multi-drug resistant organism	多重耐药菌
MDT	maggot debridement therapy	蛆虫清创疗法
MF	monofilament	单丝
MI	myocardial infarction	心肌梗死
MIC	minimum inhibitory concentration	最低抑菌浓度
MIP	maximum-intensity projection	最大密度投影
MMP	matrix metalloproteinase	基质金属蛋白酶
MNSI	Michigan Neuropathy Screening Instrument	密歇根神经病变筛查表
MPR	multi-planar	多平面
MR	magnetic resonance	磁共振
MRA	magnetic resonance angiography	磁共振血管成像
MRI	magnetic resonance imaging	磁共振成像
MRSA	methicillin-resistant staphylococcus aureus	抗甲氧西林金黄色葡萄球菌
MSSA	methicillin-susceptible staphylococcus aureus	对甲氧西林敏感的金黄色葡萄球菌
MSC	mesenchymal stem cell	间充质干细胞
MTPJ	metatarsal phalangeal joint	跖趾关节
NATHAN I Trial	neurological assessment of thioctic acid in diabetic neuropathy I trial	硫辛酸在糖尿病神经病变中的神经病学评估 I 期试验
NDS	neuropathy disability score	神经病变致残评分
NeuPSIG	Neuropathic Pain Special Interest Group	神经病理性疼痛学组
NICE	National Institute for Health and Clinical Excellence	国家健康和临床优化研究所
NIDDM	noninsulin-dependent diabetes mellitus	非胰岛素依赖型糖尿病

NIRS	near-infrared spectroscopy	近红外光谱
NIS-LL + 7	Neuropathy Impairment Score-Lower Limbs and seven neurophysiological tests composite score	下肢神经病变损伤评分和七项神经生理学测试综合评分
NNH	number needed to harm	不良反应例数
NNT	number needed to treat	需治疗人数
NPA	no pedal arch	无足弓
NPWT	negative pressure wound therapy	负压伤口治疗
NSF	nephrogenic systemic fibrosis	肾源性系统性纤维化
NRS	numeric rating scale	数字评分量表
OM	osteomyelitis	骨髓炎
PA	peroneal artery	腓动脉
PACS	picture archiving computer system	图像存储计算机系统
PAD	peripheral arterial disease	外周动脉疾病
PCR	polymerase chain reaction	聚合酶链式反应
PCT	procalcitonin	降钙素原
PDGF-BB	human platelet derived growth factor-BB	人血小板衍生生长因子 –BB
PHMB	polyhexamethylene biguanide hydrochloride	聚六亚甲基双胍盐酸盐
PIPJ	proximal interphalangeal joint	近指（趾）间关节
PMN	polymorphonuclear	多形核
POP	plaster of paris	熟石膏
PRAFO	pressure relief ankle-foot orthosis	减压踝足矫形器
PSM	phenol soluble modulins	酚溶性调节蛋白
PSV	peak systolic velocity	收缩期峰值血流速度
PTA	posterior tibial artery	胫后动脉
PTB	probe to bone	骨探针
PTT	pulse transit time	脉搏传导时间
PVI	percutaneous vascular intervention	经皮血管介入治疗
PVL	Panton-Valentine leucocidin	杀白细胞素
PVR	pulse volume recording	脉搏容量记录
PWV	pulse wave velocity	脉搏波传导速度
QALY	quality-adjusted life year	质量调整生命年
QISS	quiescent interval single shot	静态间隔单次激发

RANK	receptor activator of nuclear factor kappa-B	核因子 κB 受体激活蛋白
RANKL	receptor activator of nuclear factor kappa-B ligand	核因子 κB 受体激活蛋白配体
RCT	randomised controlled trial	随机对照试验
rRNA	ribosomal ribonucleic acid	核糖体核糖核酸
RF	radio frequency	射频
SCF	semi compressed felt	半压缩毡
SCV	small colony variants	小菌落突变株
SFA	superficial femoral artery	股浅动脉
SIRS	systemic inflammatory response syndrome	全身炎症反应综合征
SFN	small fibre neuropathy	小纤维神经病
SNRI	serotonin and norepinephrine reuptake inhibitor	5- 羟色胺和去甲肾上腺素再摄取抑制药
SPECT/CT	single-photon emission computed tomography/computed tomography	单光子发射计算机断层成像 / 计算机断层扫描
SPK	simultaneous pancreas and kidney transplantation	胰肾联合移植
SPP	skin perfusion pressure	皮肤灌注压
SSFP	steady-state free precession	稳态自由进动
SSG	split skin graft	皮片移植物
STSG	split thickness skin graft	中厚皮片移植
SVR	systemic vascular resistance	全身血管阻力
SVS	Society for Vascular Surgery	血管外科学会
TAL	tendo-achilles lengthening	跟腱延长术
TASC	Trans-Atlantic Inter-Society Consensus	泛大西洋协作组织
TBI	toe brachial index	趾肱指数
TCC	total contact cast	全接触石膏
TCI	total contact insole	全接触鞋垫
^{99m}Tc-MDP	technetium ^{99m} methylene diphosphonate	^{99m}Tc 亚甲基二磷酸盐
TCNS	TORONTO Clinical Neuropathy Score	多伦多临床神经病变评分
$TcPO_2$	transcutaneous partial oxygen pressure	经皮氧分压
TGF-β_1	transforming growth factor-β_1	转化生长因子 -β_1
TIMP	tissue inhibitor of metalloproteinase	金属蛋白酶组织抑制物
TIND	treatment induced neuropathy of diabetes	糖尿病诱发神经病变的治疗

TLR	target lesion restenosis	靶病变再狭窄
T$_{max}$	time from onset to maximum intensity	从发作到最大强度的时间
TNF-α	tumour necrosis factor alpha	肿瘤坏死因子 -α
TRPV1	transient receptor potential cation channel subfamily V member 1	瞬时受体电位阳离子通道亚家族 V 成员 1
TSE	turbo spin echo	快速自旋回波序列
US	ultrasound	超声
VAC	vacuum assisted closure	真空辅助闭合
VAS	visual analogue scale	视觉模拟评分法
VGST	vein graft surveillance randomized trial	静脉移植物监测随机试验
Vr	velocity ratio	速比
VNA	Visiting Nurses Association	家访护士协会
VPT	vibration perception threshold	振动觉阈值
VR	volume rendered	体积渲染
VRE	vancomycin-resistant enterococcus	万古霉素耐药肠球菌
WBC	white blood cell	白细胞
WIfI	wound, ischemia, and foot infection	创面、缺血和足部感染
XLPAD	excellence in peripheral artery disease	杰出外周动脉疾病

后 记
Epilogue

尽管糖尿病足的管理取得了许多进展，但它仍然是一个重大的全球公共卫生问题。糖尿病足是神经病变、缺血和感染三大病理过程共同作用的结果。组织坏死的快速进展是糖尿病足自然病程的基本特征，并且这一过程极具破坏性。这种快速进展的临床表现被称为"糖尿病足发作"，类似于冠心病或脑卒中急性发作。

由于糖尿病足发作会出现严重的组织坏死，快速进展到无法挽回的地步。因此，迅速明确诊断并进行快速强化治疗至关重要。早期诊断与干预是关键。

关键在于以下方面。

- 在感染发生之前治愈溃疡。
- 在坏死发生之前消除感染。
- 在坏疽发生之前治疗缺血。
- 在畸形发生之前诊断夏科足，或者如果畸形已经发生，以防止溃疡形成。

当糖尿病足存在威胁时，重要的是要通过控制下述情况，以实现对整体临床状况的控制。

- 创面控制。
- 机械控制。
- 微生物控制。
- 血管控制。
- 代谢控制。
- 教育控制。

这种干预只能由多学科团队的专业人员在一个专门的糖尿病足门诊密切合作来进行，并且在患者入院时能为患者提供持续的护理。

我们希望本书提供了足够的信息，使医生能够了解糖尿病足门的自然病史，快速诊断其问题，并自信地及时采取适当的干预措施。